Demenz erleben

Tabea Stoffers

Demenz erleben

Innen- und Außensichten einer vielschichtigen Erkrankung

Mit einem Geleitwort von Prof. Dr. Insa Fooken

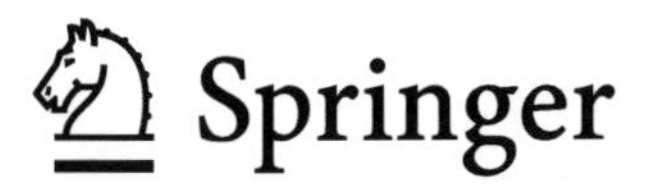

Tabea Stoffers
Siegen, Deutschland

Dissertation an der Universität Siegen, Fakultät II Bildung – Architektur – Künste, Department Erziehungswissenschaft – Psychologie, Originaltitel: Demenz im Prozess subjektiven Erlebens. Multiperspektivische Betrachtungen eines krisenhaften Geschehens.

ISBN 978-3-658-12468-7 ISBN 978-3-658-12469-4 (eBook)
DOI 10.1007/978-3-658-12469-4

Die Deutsche Nationalbibliothek verzeichnet diese Publikation in der Deutschen Nationalbibliografie; detaillierte bibliografische Daten sind im Internet über http://dnb.d-nb.de abrufbar.

Springer

Gedruckt auf säurefreiem und chlorfrei gebleichtem Papier

Springer ist Teil von Springer Nature
Die eingetragene Gesellschaft ist Springer Fachmedien Wiesbaden GmbH

Geleitwort

Demenz aus der Innenperspektive – mit der Akzentsetzung auf den Prozess des subjektiven Erlebens unmittelbar Betroffener nimmt Tabea Stoffers einen paradigmatischen Perspektivenwechsel vor, der innerhalb der Fülle von Publikationen über multiperspektivische Zugänge zum Phänomen Demenz einen innovativen Forschungsschritt darstellt. Dank einer dicht am Originalton von (publizierten) Selbstzeugnissen verbleibenden Analyse gelingt es ihr eindrücklich, das bislang stark durch die Außenperspektive bestimmte Bild der Demenz als einem alarmierenden demographischen Problem durch einen längst notwendigen „anderen" Blickwinkel von Betroffenen in ihrer Rolle als „Experten in eigener Sache" entscheidend zu ergänzen. Die Arbeit ist somit bewusst als Gegen- bzw. Alternativentwurf zum biomedizinischen Standardparadigma der Demenz konzipiert worden. Als themenrelevante psychosoziale Betrachtungsperspektiven, die es erlauben, das Phänomen Demenz in einem anderen Licht zu betrachten, werden die (psychosozialen) Konzepte Emotionalität, Personsein, Bindung, Identität, Autonomie und Lebensgeschichte theoretisch abgeleitet und begründet.

Der empirische Materialkorpus, dem diese Analyse zugrunde liegt, besteht aus insgesamt 47 „Fallberichten" (Selbstzeugnisse und Angehörigen-Texte) aus den vergangenen 25 Jahren. Hier werden Schritt für Schritt zentrale Bestimmungsmerkmale des Krankheitsgeschehens herausgearbeitet und thematisch umrissen: (1) Unterschiedlichste Aspekte des objektiven und subjektiv erlebten Verlaufs der Erkrankung, (2) damit gegebene vielfältige Formen der Auseinandersetzung und Mechanismen der Bewältigung, (3) der jeweilige Stellenwert sozialer Kontexte und Beziehungen, (4) die Bedeutung (prämorbider) Persönlichkeitsmerkmale sowie, ganz entscheidend, (5) lebensgeschichtliche Prägungen. In bemerkenswerter Weise ist es damit in dieser Studie gelungen, Schichten des Erlebens herauszufiltern, die meist nur dann wahrgenommen werden können, wenn Betroffene von sich selbst, mit ihren eigenen kommunikativen Möglichkeiten, sprechen können und „dürfen". Das bedeutet, dass Menschen mit demenziellen Veränderungen nicht mehr (nur) als beforschte Objekte, sondern als äußerungsfähige Subjekte wahrgenommen werden. Mit dieser Herangehensweise können Außen- und Innensichten von Angehörigen und Erkrankten sensibel aufeinander bezogen werden und dadurch sowohl die Vielschichtigkeit als auch die immer gegebene Einzigartigkeit und Individualität der Geschehensabläufe erhellen.

Im Verlauf dieses Analyseprozesses gelingt es Tabea Stoffers überzeugend, die schwierige Gratwanderung zwischen (manchmal hilfreicher) Verallgemeinerung des Krankheitsgeschehens einerseits und konsequenter Betonung der Einzigartigkeit und Individualität andererseits auszubalancieren. Deutlich wird, dass es in allen Stadien des Krankheitsverlaufs darum geht, das „Personsein" der Betroffenen wahrzunehmen und ihm zu entsprechen. Dazu gehört insbesondere auch, die lebensgeschichtlichen Besonderheiten von Menschen mit demenziellen Erkrankungen stärker zu berücksichtigen. In ihren Schlussfolgerungen formuliert Tabea Stoffers – nicht zuletzt, weil sie die professionelle Praxis aus eigener Anschauung gut kennt – eine Fülle von Anregungen für eine neue, gesellschaftlich zu verantwortende Betrachtung von Demenz. Die vorliegende Arbeit stellt einen Meilenstein dar sowohl für weiterführende Theorie- und Forschungsbezüge als auch für innovative Praxiskonzepte. Man wünscht ihr einen großen Leserkreis.

Insa Fooken

Vorwort

Fünf bewegte Jahre mit vielen Höhen und Tiefen sowie intensiver Arbeit liegen hinter mir. Das Ergebnis meiner Mühen ist die vorliegende Dissertation. Im Rückblick wird mir immer stärker bewusst, dass ich diesen nicht immer leichten Weg ohne die richtigen Menschen an meiner Seite wohl nicht hätte bewältigen können. Und so möchte ich mich an dieser Stelle bei all denen bedanken, die mich in dieser mit Sicherheit herausforderndsten Phase meines Lebens wohlwollend und unterstützend begleitet haben.

Mein besonderer Dank gilt meiner Doktormutter, Frau Prof. Dr. Insa Fooken, die mich nunmehr bereits seit über 15 Jahren über meine gesamte Studienzeit begleitet hat. Insbesondere meine fachliche Ausrichtung auf Themen der Altersspanne habe ich nicht zuletzt ihren hervorragenden Vorlesungen aus dem Bereich der Psychologie der Lebensspanne zu verdanken. Ich danke ihr darüber hinaus für manchen korrigierenden Hinweis, den sie mir gab, aber auch die Freiheit, die sie mir gewährte. Frau Prof. Dr. Behnken bin ich für ihre Bereitschaft, das zweite Gutachten zu übernehmen, zu Dank verpflichtet. Wertvolle Anregungen erhielt ich auch von Herrn Prof. Dr. Radebold durch seine wegweisenden Forschungen im Bereich der Kriegskindheiten.

Eine herausragende Stellung nimmt in jeglicher Hinsicht meine Familie ein. Eine Promotion parallel zur Erziehung von mittlerweile drei Kindern ist ohne familiäre Unterstützung nicht möglich gewesen. Hier möchte ich insbesondere meinem Mann, Christian Stoffers, der aus eigener Erfahrung weiß, wie schwierig ein Promotionsweg sein kann, herzlich dafür danken, dass er mir in intensiven Arbeitsphasen stets den Rücken freigehalten hat. Meinem Vater danke ich, dass er in vielen Stunden diese umfangreiche Arbeit mehrfach auf sprachliche Richtigkeit hin durchgesehen hat. Meiner Mutter möchte ich herzlich danken für ihren seelischen Beistand, wenn das Gefühl der Überforderung wieder einmal die Oberhand zu gewinnen drohte. Für meine gesamte Familie, nicht zuletzt für unsere drei Kinder, Joshua, Silas und Tabitha, waren die vergangenen Jahre auch oft mit Entbehrung und notwendiger Rücksichtnahme verbunden. Dass sie dies so klaglos hingenommen haben, erfüllt mich mit tiefer Dankbarkeit.

Tabea Stoffers

Inhaltsverzeichnis

I Einführung ... 1

1 Einleitung ... 1
2 Fragestellung ... 3
3 Aufbau ... 5

II Themenrelevante theoretische Aspekte und Auswahl empirischer Befunde ... 7

4 Demenz - Krankheitsbild und Diskurskontexte ... 7
4.1 Krankheitsbild der Demenz - Biomedizinisches Paradigma ... 7
4.1.1 Begriffsbestimmung und Historie ... 7
4.1.2 Klassifikation und Diagnosekriterien ... 9
4.1.3 Demographische und epidemiologische Aspekte ... 10
4.1.4 Klinik und Verlauf ... 12
4.1.5 Ätiologie, Therapie und Prävention ... 21
4.2 Diskurskontexte zum Phänomen Demenz ... 25
4.2.1 Standardparadigma der Demenz ... 25
4.2.2 Kritik am biomedizinischen Modell ... 26
4.2.3 Menschenbild und mediale Diskurse ... 28
4.3 Demenz im Licht verschiedener psychosozialer theoretischer Konzepte ... 30
4.3.1 Emotionalität ... 30
4.3.2 Personsein ... 32
4.3.3 Bindung - das Gefüge psychischer Sicherheit ... 35
4.3.4 Identität - biographische Kontinuität und lebensweltliche Kohärenz ... 40
4.3.5 Autonomie ... 43
4.3.6 Lebensgeschichte ... 45
5 Demenz in unterschiedlichen lebensgeschichtlichen Kontexten ... 51
5.1 Häuslicher Kontext ... 53
5.1.1 Partnerpflege ... 54
5.1.1.1 Veränderungen in der Partnerschaft ... 55
5.1.1.2 Demenz als Paarkrise ... 57
5.1.1.3 Gleichzeitigkeit von Paar- und Pflegebeziehung ... 60

5.1.1.4 Belastung der pflegenden Partner 62
5.1.1.5 Konsequenzen für die Angehörigenberatung 64
5.1.2 Elternpflege 66
5.2 Stationärer Kontext 69
5.3 Lebensgeschichtliche Brüche und Krisenerfahrungen 85
5.3.1 Migration 85
5.3.1.1 Ältere Migranten in Deutschland 85
5.3.1.2 Ältere Migranten und Demenz 87
5.3.2 Trauma und Lebenskrisen 93
6 Empirische Befundlage zu krankheitsbedingten Veränderungen 101
7 Theoretische und empirische Standortbestimmung 103
III Methodik 105
8 Methodische Überlegungen und Fallmaterial 105
8.1 Präzisierung der Fragestellung 105
8.2 Auswahl des empirischen Korpus 105
8.3 Konkretisierung des methodischen Vorgehens 105
IV Empirische Ergebnisanalyse 107
9 Zur Einstimmung: Prominente Demenzkranke - eine Auswahl 107
9.1 Von Immanuel Kant bis Rudi Assauer 107
9.2 Der Casus Jens, Sachs und Taylor - exemplarische Betrachtung unterschiedlicher Umgangsweisen mit der Erkrankung 112
9.3 Enttabuisierung und ihre Grenzen 122
10 Relevante Veröffentlichungen Erkrankter und ihrer Angehörigen - Bestandsaufnahme einer Literaturrecherche 129
11 Demenz als Erlebnisprozess in der Außen- und Innensicht 133
11.1 Einführung 133
11.2 Pflegende Angehörige 136
11.3 Erkrankte 139
11.4 Erlebnisberichte 143
11.4.1 Ausgewählte Porträts in der Innen- und Außensicht 143
11.4.1.1 Uta van Deun mit ihrem Ehemann Peter 143
11.4.1.2 Stella Braam mit ihrem Vater René van Neer 147
11.4.1.3 Richard Taylor 154

11.4.1.4 Gabriela Zander-Schneider mit ihrer Mutter 161
11.4.1.5 Christine Bryden 169
11.4.1.6 Katrin Hummel mit Hans und Hilda 173
11.4.2 Ausgewählte Kurzporträts aus der Angehörigenperspektive 178
11.4.2.1 Susanne Bauer mit ihrem Ehemann Arthur 178
11.4.2.2 Frau B. mit ihrem Sohn 178
11.4.2.3 Angelika Fuls mit ihrem Ehemann Thomas 178
11.4.2.4 Ingrid Schulz mit ihrem Ehemann Walter 178
11.4.2.5 Vera Sachtleben mit ihrem Ehemann Jörg 179
11.4.2.6 Janine Rosenberger mit ihrem Vater 179
11.4.2.7 Noel, Matina und Lisa Matoff mit ihrer Mutter Ute 179
11.4.2.8 Weitere Kurzporträts 180
12 Der Krankheitsprozess im Selbstzeugnis - strukturiert und kommentiert 181
12.1 Krankheitsbedingte Veränderungen 181
12.1.1 Kognitive Einbußen 181
12.1.2 Funktionelle Beeinträchtigungen 197
12.1.3 Persönlichkeitsveränderungen 202
12.1.4 Veränderungen im sozialen Umfeld 212
12.1.5 Defizitkonfrontationen und Bewältigungsstrategien 220
12.1.6 Gefühle und Stimmungen 230
12.1.7 Trauma-Reaktivierung 237
12.2 Markante Einschnitte im Erlebnisprozess 242
12.2.1 Diagnoseeröffnung 242
12.2.2 Heimübersiedlung 252
12.3 Spätes und finales Stadium 256
12.4 Bedürfnisse, Wünsche und Forderungen Demenzkranker 261
V Fazit und Ausblick 269
13 Zusammenfassung 269
14 Fazit 271
15 Desiderate und Ausblick 277
Literaturverzeichnis 283

VI Verzeichnisse

Abbildungsverzeichnis

Abb. 1: Ehebeziehung und Pflegebeziehung als Kippfigur 61

Abb. 2: ICD-10-Kriterien für die Demenzdiagnostik 299

Abb. 3: Einteilung der Demenzen 299

Abb. 4: Demenzkranke in Ländern mit unterschiedlichem Einkommensniveau 300

Tabellenverzeichnis

Tab. 1: Geschätzte Zunahme der Anzahl demenziell Erkrankter von 2010 - 2050 301

Tab. 2: Ausgewählte demographische Daten zum Alter in Deutschland 301

Tab. 3: Prävalenz von Demenzen in Abhängigkeit vom Alter 301

Tab. 4: Inzidenz von Demenzen in Abhängigkeit vom Alter 302

Tab. 5: Demenzentwicklung nach Reisberg 302

Tab. 6: Bindungstypen bei gesunden Erwachsenen und bei Demenz 303

Tab. 7: Wirkungen von Musik bei Personen mit Demenz 303

Tab. 8: Verwandtschaftsverhältnis der Hauptpflegepersonen 304

Tab. 9: Hauptpflegepersonen von Pflegebedürftigen verschiedener Altersgruppen in Privathaushalten 304

Tab. 10: Kognitive Bereiche und Subtests von TRAKULA 305

Tab. 11: Diagnosekriterien für verschiedene Demenzen 306

Tab. 12: Allgemeine Kriterien für ein Demenzsyndrom (ICD-10) 307

VII Anhang

Kurzvorstellung der Publikationen 309

- Robert Davis (1989) 309
- Harry Anifantakis & Jean Tyler (1993) 309
- Diana Friel McGowin (1994) 310
- Larry Rose (1997) 310
- Astrid Schoene (1998) 311
- Tom DeBaggio (2003) 311
- Maren Niebuhr (2010) 311
- Julie Hilden (2005) 312
- Inga Tönnies (2006) 312
- Uta van Deun (2006) 312
- Gabriela Zander-Schneider (2006) 313
- Ingrid Fuhrmann (2006) 313
- Berit Degnæs (2006) 314
- Maria Riedl (2006) 314
- Stella Braam (2007) 314
- Tahar Ben Jelloun (2007) 315
- Cyrille Offermans (2007) 315
- Richard Taylor (2008) 315
- Jean Witt (2008) 316
- Johannes Hilser (2008) 316
- Bärbel Danneberg (2008) 316
- Lena Heimhilger (2008) 316
- Helga Fix (2008) 317
- Julia Engelbrecht-Schnür und Britta Nagel (2009) 317
- Tilman Jens (2009) 317
- Christa Matter und Noel Matoff (2009) 317
- Rosmarie Maier (2009) 318
- Katrin Hummel (2009) 318
- Virginia Stem Owens (2009) 319
- Demenz-Support Stuttgart (2010) 319
- Elisabeth Bäsch (2010) 319
- Gudrun Piechotta (2011) 320

- Lisa Snyder (2011) ... 320
- Dieter Uhlmann (2011) ... 321
- Helga Rohra (2011) ... 321
- Christine Bryden (2011) ... 322
- Kajta Thimm (2011) ... 323
- Arno Geiger (2011) ... 323
- Peter Wißmann & Christian Zimmermann (2011) ... 323
- Ulrike Halmschlager (2012) ... 324
- Martina Rosenberg (2012) ... 324
- Jörn Klare (2012) ... 325
- David Sieveking (2013) ... 326
- Martin Woodtli & Christoph Müller (2013) ... 326
- Bernd Eichmann (2013) ... 327
- Richard Taylor (2013) ... 327
- Sabine Bode (2014) ... 328

Abkürzungsverzeichnis

AD	Alzheimer-Demenz
BmfSFJ	Bundesministerium für Familie, Senioren, Frauen und Jugend
CT	Computertomographie
DAlzG	Deutsche Alzheimer Gesellschaft e.V.
DAT	Demenz vom Alzheimer-Typ
DCM	Dementia Care Mapping
DAlzG	Deutsche Alzheimer Gesellschaft e. V.
DZA	Deutsches Zentrum für Altersfragen
FTD	Frontotemporale Demenz
FTLD	Frontotemporale Lobärdegeneration
IKoM	Informations- und Kontaktstelle für die Arbeit mit älteren Migrantinnen und Migranten
LBD	Lewy-Body-Demenz
KDA	Kuratorium Deutsche Altershilfe
MDK	Medizinischer Dienst der Krankenversicherung
MRT	Magnetresonanztherapie
ORF	Österreichischer Rundfunk
ROT	Realitätsorientierungstraining

Vorbemerkungen

Im Folgenden soll noch auf einige formelle Aspekte in der vorliegenden Arbeit eingegangen werden:

- Aus sprachlichen Gründen – insbesondere der besseren Lesbarkeit wegen – wurde bei durchgängig das Maskulinum verwendet. Die Bezeichnung "demenziell Erkrankter" beispielsweise ist also geschlechtsneutral zu verstehen und betrifft gleichermaßen Männer und Frauen.
- Geänderte Namen wurden mit einem * versehen.
- Wörtliche Zitate innerhalb des Fließtextes sind durch Kursivdruck gekennzeichnet.

I Einführung

1 Einleitung

Noch vor 50 Jahren waren die Begriffe *Demenz* und *Alzheimer* fast nur in der Psychiatrie und vor allem in der Gerontopsychiatrie bekannt. Heute kennt sie fast jeder und es gibt kaum mehr jemanden, der nicht einen Betroffenen in seinem Verwandten- oder Bekanntenkreis hat. Speziell die Alzheimer-Demenz hat seit längerem die Nische der Expertendiskurse verlassen und ist in das Rampenlicht des öffentlichen Interesses getreten. Vor allem ab der Jahrtausendwende ist eine große Anzahl von Fachbüchern, wissenschaftlichen, populärwissenschaftlichen und belletristischen Veröffentlichungen erschienen, die die Demenz unter verschiedensten Blickwinkeln thematisierten und auf diverse Zielgruppen ausgerichtet waren und sind.
Lange Zeit haben Betroffene und ihre Angehörigen, gequält von Schuld- und Schamgefühlen und ausgegrenzt durch die verbreitete Stigmatisierung, eine Demenzerkrankung hinter einer Mauer des Schweigens und der Sprachlosigkeit versteckt. Hinter dieser Wand machten sich im Krankheitsverlauf in zunehmendem Maße Ratlosigkeit, Hilflosigkeit, lähmende Enge und Vereinsamung breit. Diese Tabuisierung, die im privaten Bereich auch heute noch ein gewisses Problem darstellt, wurde erstmals nachhaltig durchbrochen, als Prominente mit ihrer Erkrankung an die Öffentlichkeit gingen. Unvergessen bleibt die Art, wie sich der ehemalige US-Präsident Ronald Reagan 1994 in einem Brief an die Nation in die Demenz verabschiedete. 1987 hatte er vor dem Brandenburger Tor dem damaligen sowjetischen Staatschef zugerufen: *Mr. Gorbatschow, reißen Sie diese Mauer ein!* Nun riss er selbst eine Mauer ein, als er schrieb: *Ich beginne jetzt die Reise, die mich in den Sonnenuntergang meines Lebens führen wird* -, eine Reise, auf die sich zuvor schon seine Mutter, sein Bruder und Auguste D., die erste namentlich bekannte Alzheimerpatientin, begeben hatten (Shenk, 2005). Und wie bei der Berliner Mauer erlebten viele das Durchbrechen dieser Mauer des Schweigens und der Geheimhaltung, mit der sich die meisten Demenzkranken gegen die *andere Welt da draußen* abgeschottet hatten, als Befreiung aus einem Ghetto. Reagan, die Schauspielerin Rita Hayworth, der Dichter Siegfried Lenz, die ehemalige britische Premierministerin Margaret Thatcher, der Geigenvirtuose Helmut Zacharias, die Schauspielerin Inge Meysel, der Rhethorikprofessor und Literat Walter Jens und andere bekannte Persönlichkeiten haben einen wichtigen Beitrag zur dringend notwendigen Enttabuisierung der Krankheit und zur Sensibilisierung breiter Bevölkerungsschichten geleistet. Geholfen hat dies vor allem den Millionen Namenlosen, die hinter dieser langen Reihe prominenter Persönlichkeiten stehen und deren gesellschaftliche Stigmatisierung auf diesem Weg reduziert wurde.
Die zurückliegenden Jahre haben zweifellos Fortschritte gebracht. Leuchtturmartig sind vorbildliche, demenzspezifische Einrichtungen entstanden, manche Medikamente wurden entwickelt, die Sekundärsymptome abmildern können. Die Medien haben wesentlich dazu beigetragen, dass das Thema Demenz mitten in der Gesellschaft angekommen ist und die Tabuisierung weitgehend aufgebrochen werden konnte. Problematisch ist allerdings das in vielen Darstellungen bewusst oder unterschwellig vermittelte Bild der Demenz, ein Bild, das sich fast ausschließlich mit den medizinisch-biologischen Vorgängen beschäftigt und psychische und soziale Aspekte und Einflüsse weitgehend ausblendet.
Demenz macht Angst. Während die meisten anderen Krankheiten *nur* den Körper zu betreffen scheinen, bedroht die Demenz das Proprium des Menschen, seine Identität. Das Bedrohlichste am Phänomen Demenz ist der Angriff auf die Vernunft und Autonomie, die in der westlichen Kultur als obligat das Mensch-Sein konstituierende Elemente betrachtet werden (Gerschlager

& Baumgart, 2006). Lange Zeit war Krebs die am meisten gefürchtete Krankheit, heute ist es für nicht wenige die Demenz - nicht zuletzt deshalb, weil die Heilungschancen bei Krebs inzwischen bei rund 50% liegen, während Demenz nach wie vor als unheilbar eingestuft werden muss. Laut einer repräsentativen Forsa-Studie aus dem Jahr 2013[1] ist vor allem bei Senioren die Angst vor einer Demenz größer als die vor einer onkologischen Erkrankung. In jüngster Zeit ist das Phänomen Demenz-Angst, also die Befürchtung, an einer Demenz zu erkranken, und eng damit verbunden, die Befürchtung, für einen an Demenz Erkrankten Sorge tragen zu müssen, Gegenstand insbesondere in US-amerikanischen Studien geworden (Kessler, Bowen, Baer, Frölich & Wahl, 2012).

In Deutschland wird es in Zukunft sowohl absolut als auch relativ gesehen mehr ältere Menschen und unter ihnen mehr Hochaltrige geben. Dabei genießen einerseits immer mehr Menschen das Senium bei guter Gesundheit, andererseits aber ist hohes Alter der größte Risikofaktor für die Entstehung einer Demenz, insbesondere der Alzheimer-Demenz, der häufigsten primären, auf hirnorganische Abbauprozesse zurückzuführenden, progressiven und irreversiblen Demenz. Ab dem 60. Lebensjahr steigt das Risiko, an einer solchen Demenz zu erkranken, exponenziell an und verdoppelt sich etwa alle fünf Jahre (Bickel, 2012). Von den über 90-Jährigen sind knapp 35% demenziell erkrankt (Kastner & Löbach, 2007). Im Jahr 2014 litten in Deutschland rund 1,5 Mio. Menschen an einer Demenz (Bickel, 2014). Diese Zahl dürfte sich bis zum Jahr 2030 auf etwas mehr als 2 Mio. und bis zum Jahr 2050 auf über 3 Mio. erhöhen (Bickel, 2014 - Tab. 1 *(vgl. S. 301)*) und damit das Janusköpfige einer alternden Gesellschaft deutlich hervortreten lassen. Diese Zahlen sind alarmierend und sie sind unumstritten.

Von den Demenzkranken werden derzeit etwa zwei Drittel zu Hause gepflegt. Dies wird in Zukunft in diesem Ausmaß nicht mehr möglich sein. Denn voraussichtlich wird sich die Zahl der pflegebedürftigen Demenzkranken innerhalb der nächsten vierzig Jahre verdoppeln (DAlzG, 2012) und gleichzeitig wird das familiale Pflegepotenzial aufgrund der in der Moderne ablaufenden sozialen Veränderungsprozesse in den Familienkonstellationen und im Erwerbsleben zurückgehen (Kaiser, 2009).

Je drängender die beschriebene Problematik wird, desto notwendiger scheint es, Strategien zu entwickeln, mit denen einer solchen Herausforderung begegnet werden kann. Wesentliche Voraussetzung für das Gelingen eines solchen Unterfangens ist ein vermehrtes Wissen darum, wie die Innensicht einer Demenzerkrankung aussieht, wie Erkrankte und ihre Angehörigen selbst ihren demenziellen Veränderungsprozess erleben und welche Gefühle, Bedürfnisse und Belastungen sie äußern. Die Einbindung dieser Personengruppen ist ein wesentliches Element auf dem Weg zu einer multiperspektivischen Betrachtung der Demenz.

1 Die genauen Ergebnisse der Studie sind zu finden unter: http://www.dak.de/dak/download/Forsa-Studie_Angst_vor_Krankheiten_2013-1332642.pdf; [03.12.2013]

2 Fragestellung

In den letzten beiden Dekaden sind zahlreiche auf der Betroffenen- oder Angehörigensicht basierende Erlebnisberichte erschienen. Dabei liefern die bisher kaum untersuchten autobiographischen Zeugnisse erste Einblicke in die Befindlichkeit und die spezifische Bedürfnisstruktur demenziell Erkrankter. Indem Demenzkranke sich selbst zu Wort melden, mutieren sie von *hilf- und sprachlosen Forschungsobjekten* zu *kompetenten, aussagefähigen Subjekten (Wißmann, 2010, S. 151)*. Es gibt nicht wenige, denen es die Krankheit (noch) erlaubt, in eigener Sache zu sprechen, ihre aktuelle Lebenssituation und ihr Erleben der Krankheitssymptomatik und der dementogenen Veränderungen zu schildern und ihre Wünsche, Erwartungen und Forderungen zu formulieren (Wißmann, 2010). Hieraus erwachsen eine Reihe erkenntnisleitender Fragestellungen, die in der vorliegenden Arbeit untersucht werden sollen: Inwieweit stellt die Einbeziehung solcher am phänomenalen Erleben orientierter Binnensichten der Demenz eine notwendige und bislang unterschätzte Erweiterung des Verständnisses des Erkrankungsgeschehens dar? Sind diese Materialquellen analytisch nutzbar zu machen im Sinne eines empirischen Zugangs zum Phänomen des Demenzerlebens? Ist aus dieser spezifischen Sichtweise auf das Phänomen Demenz ableitbar, dass es sich hier um einen multidimensional verlaufenden, multifaktoriell verursachten, in differente Kontexte eingebetteten und nur multidisziplinär zu betrachtenden Prozess handelt?

3 Aufbau

Im theoretischen Teil der Arbeit wird zunächst in Kapitel 4 in gedrängter Form der gegenwärtige Wissensstand über das Krankheitsbild der Demenz zusammengetragen und damit das biomedizinische Standardparadigma dargestellt. Im Anschluss daran werden alternative Diskurse zum Phänomen Demenz vorgestellt, die stärker personorientiert und zur Korrektur und Ergänzung des klassischen Diskurses geeignet sind. In diesem Zusammenhang soll das in westlichen Gesellschaften dominierende Menschen- und Selbstbild und das in medialen Diskursen häufig transportierte Demenzbild kritisch hinterfragt und die Krankheit im Licht verschiedener psychosozialer Dimensionen und Konzepte beleuchtet werden. Dabei wird auch der Frage nachgegangen, wie stark Personsein, Identität und Autonomie betroffen sind und welche Bedeutung dem Bindungsverhalten und der Lebensgeschichte der Betroffenen zukommt.

In Kapitel 5 wird das Krankheitserleben in unterschiedlichen lebensgeschichtlichen Kontexten thematisiert. Im Fokus werden dabei die sich im häuslichen Kontext vollziehende Partner- und Elternpflege sowie die besonderen sich im stationären Kontext stellenden Probleme stehen, aber auch der spezifischen Situation von Migranten und traumatisierten Menschen soll die gebührende Aufmerksamkeit gewidmet werden.

In der Folge werden Bestand und Erkenntnisstand der theoretischen und empirischen Diskussion dargestellt (Kap. 6); sodann wird in einer Standortbestimmung entschieden, welche Erkenntnisse oder Aspekte im Blick auf den empirischen Teil der Arbeit gewinnbringend verwertbar erscheinen (Kap. 7). Nach einer kurzen Darstellung und Begründung des methodischen Vorgehens (Kap. 8) folgt die empirische Ergebnisanalyse. Dabei werden zunächst in einer Art Zeitreise kurze Schlaglichter auf den Kenntnisstand der jeweiligen Epoche sowie den Erlebnisprozess der Betroffenen geworfen (Kap. 9.1), bevor an drei Beispielen unterschiedliche Umgangsweisen thematisiert werden (Kap. 9.2) und die Grenzlinie ausgelotet wird, die bei Veröffentlichungen aus dem häuslichen Kontext nicht überschritten werden sollte (Kap. 9.3).

In Kapitel 10 wird das aus einer umfangreichen Literaturrecherche gewonnene Fallmaterial vorgestellt, zunächst in tabellarischer Form, im Anhang auch im Fließtext. In erster Linie handelt es sich dabei um Erfahrungsberichte von Angehörigen in den unterschiedlichsten Pflegekonstellationen, dazu gesellen sich jedoch auch einige besonders wertvolle, autobiographische und damit die Innenperspektive des Krankheitsprozesses beleuchtende Berichte Erkrankter. Insgesamt handelt es sich um mehr als 30 Publikationen, die den Zeitraum zwischen 1989 und 2014 abdecken und schwerpunktmäßig nach der Jahrtausendwende erschienen sind.

In Kapitel 11 wird die Demenzerkrankung als Erlebnisprozess in der Innen- und Außensicht dargestellt. Dabei werden nach einem knapp gefassten allgemeinen Teil aus der Fülle der vorgestellten Publikationen sechs Erfahrungsberichte ausgewählt, deren Darstellungen besonders themenrelevant sind und bei denen das Krankheitserleben anhand markanter Zitate beleuchtet werden soll. Auch darunter finden sich zwei Erkrankte, die einen tiefen Einblick in das Erleben einer Demenz im Frühstadium gewähren. Im Anschluss daran folgen elf Kurzporträts, die ebenfalls einige bemerkenswerte und lebensgeschichtlich relevante Akzente enthalten.

In Kapitel 12 wird der Krankheitsprozess in Selbstzeugnissen beleuchtet, untergliedert in Symptomgruppen und Problemfelder, mit Zitaten belegt und unter Bezug auf den theoretischen und empirischen Erkenntnisstand kommentiert.

Zum Abschluss der Arbeit werden zunächst die aus der Analyse der Betroffenheitstexte gewonnenen Ergebnisse dargestellt. Sodann wird ein den gesamten Untersuchungsansatz, also auch theoretische Aspekte und empirisch gewonnene Erkenntnisse, umfassendes Fazit gezogen, bevor noch zu erforschende Zusammenhänge angesprochen, Schlussfolgerungen gezogen und Handlungsempfehlungen für das soziale Umfeld formuliert werden.

II Themenrelevante theoretische Aspekte und Auswahl empirischer Befunde

4 Demenz - Krankheitsbild und Diskurskontexte

4.1 Krankheitsbild der Demenz - Biomedizinisches Paradigma

4.1.1 Begriffsbestimmung und Historie

Demenzen gehören zu den häufigsten und folgenreichsten geriatrischen Leiden. Der Begriff *Demenz* stammt aus dem Lateinischen und beschreibt die Abwesenheit (Präfix: de-) von mens (Denkvermögen); de-mens bedeutet also *ohne Verstand*. In der Tat stellt der Verlust der geistigen Leistungsfähigkeit das wesentliche Merkmal einer Demenz dar (Seitz & Weibler-Villalobos, 2007; MDS, 2009). Demenzen gehen aber nicht nur mit gravierenden kognitiven und mnestischen Einbußen, sondern auch mit dem Verlust grundlegender Orientierungen und bisher selbstverständlicher Alltagskompetenzen einher. Im Krankheitsverlauf gelingt es immer weniger, auf Erfahrungen zurückzugreifen und erlernte Handlungssequenzen folgerichtig durchzuführen (BMFSFJ, 2002). Dies führt zu zunehmenden Einschränkungen in der selbständigen Lebensführung und kann eine vollständige Unselbständigkeit nach sich ziehen. Zudem ist das Demenzsyndrom nicht selten mit Auffälligkeiten in Persönlichkeit und Verhalten verbunden (Wahl & Heyl, 2004; Brand & Markowitsch, 2005).
Bereits in der Antike wurden charakteristische demenzkorrelierte Symptome in Tragödien, Komödien und Epen beschrieben. Gelegentlich brachte man sie sogar mit altersbedingtem Hirnschwund in Zusammenhang (Gutzmann & Zank, 2005). Vor 2000 Jahren schon schrieb der römische Dichter Vergil in Ekloge 9: *Omnia fert aetas, animum quoque. - Die Zeit raubt uns alles, auch den Verstand. (Wojnar, 2007).* 1797 prägte der französische Arzt Pinel den Begriff *Demenz* und verstand darunter eine chronisch verlaufende Erkrankung (Kastner & Löbach, 2007). 1845 definierte Esquirol Demenz als zerebrale Erkrankung und sah den Subtyp *senile Demenz* als altersbedingt und unheilbar an (Gutzmann & Zank, 2005).
Die häufigste degenerative Demenzform beschrieb Alzheimer (1864-1915), Neuropathologe und praktizierender Arzt. 1901 begegnete er der Patientin, die ihn berühmt machen sollte: Auguste Deter. Ihr Ehemann hatte die 51-Jährige in die Städtische Anstalt für Irre und Epileptische in Frankfurt am Main gebracht, weil sie unerklärliche Wutausbrüche bekam, eine abnorme Eifersucht entwickelte, Gegenstände im Haus verlegte und versteckte und einfachste Aufgaben nicht mehr bewältigen konnte. Alzheimer diagnostizierte zeitliche und räumliche Desorientiertheit und enthemmtes Verhalten (MDS, 2009).
Ihr Kurzzeitgedächtnis war so stark beeinträchtigt, dass sie erhebliche Probleme hatte, ihren eigenen Namen zu behalten und aufzuschreiben, wenn Alzheimer ihn zuvor genannt hatte. In einer solchen Situation stellte sie die berühmt gewordene Eigendiagnose: *Ich habe mich selbst verloren. (Shenk, 2005, S. 17).* Im November 1904, dreieinhalb Jahre später, war sie bereits bettlägerig, inkontinent und weitestgehend bewegungsunfähig. Im Oktober 1905 wurde sie in einer Embryonalhaltung mit zum Kinn gezogenen Knien eingerollt vorgefunden. Sie konnte nicht mehr sprechen und brauchte Hilfe beim Essen (Shenk, 2005). Dieses Krankheitsbild irritierte Alzheimer, ließ es sich doch so gar nicht in die bekannten psychiatrischen *Schubladen* einsortieren. Wie konnte eine 51-Jährige Symptome einer senilen Demenz entwickeln? Als er 1906 von Deters Tod erfuhr, ließ er sich ihr Gehirn nach München schicken, wo er mittlerweile arbeitete, und untersuchte es unter dem gerade neu entwickelten, stark vergrößernden, verzerrungsfreien Zeiss-Mikroskop. Da endlich sah er die Krankheit (Shenk, 2005).

Der Kortex sah aus, als ob er von Masern oder Windpocken befallen wäre. Er war übersät mit zahllosen krustigen, braunen Klumpen, einem Wirrwarr aus Körnchen und kurzen, verbogenen Fäden. Diese Plaques lagerten sich an den Neuronen ab, in einem Raum, den üblicherweise stützendes Gewebe (Gliazellen) einnimmt. Alzheimer hatte keine Ahnung, worum es sich bei diesem mikroskopisch kleinen *Zellschutt* handeln könnte. Und dann sah er noch etwas Anderes. In der zweiten und dritten Kortexschicht war fast ein Drittel der Neuronen von innen her ausgelöscht; vielen fehlte der komplette Zellkern sowie ein Großteil des restlichen Zellinhalts. Sie waren überschwemmt von etwas, das Alzheimer einen *verknäuelten Haufen Fibrillen* nannte: lange, fadenartige, eng miteinander verschlungene Fasern. Diese Tangles hatten gleich ungebetenen, bösartigen Eindringlingen die Neuronen aus dem Zellinnern heraus erstickt (Shenk, 2005).

Das Beobachtete sah er ursächlich an für die zuvor festgestellten Auffälligkeiten. Noch im selben Jahr berichtete er in Tübingen vor Kollegen über seine Entdeckung und bereits vier Jahre später machte Kraepelin Alzheimer *unsterblich*, indem er diese Demenzform nach ihrem Erstbeschreiber benannte und den Begriff *Alzheimersche Erkrankung* in die Psychiatrie einführte (Kastner & Löbach, 2007; MDS, 2009).

Obwohl die Demenz vom Alzheimer-Typ (DAT) also bereits seit mehr als einem Jahrhundert bekannt ist, wurden grundlegende Erkenntnisse über Demenzen erst ab den 1970er-Jahren gewonnen. Dies dürfte u. a. darauf zurückzuführen sein, dass erstmals eine große Zahl von Menschen ein hohes Alter erreichte und damit die sozial- und gesundheitspolitische Relevanz demenzieller Erkrankungen sprunghaft zunahm und in den alternden Gesellschaften Demenzen zu einem wachsenden Problem wurden (Gutzmann & Zank, 2005). Ab dem Jahr 1968 stufte man neuropathologische Veränderungen, amyloide Plaques und neurofibrilläre Bündel als krankhaft ein und ab 1980 wurde der Begriff *Alzheimer-Demenz* klinisch-wissenschaftlich konzipiert. Erst seit den 1990er-Jahren kristallisierte sich eine einheitliche Diagnostizierung mit den Begriffen *Alzheimer-Demenz* und *vaskuläre Demenz* heraus (Kastner & Löbach, 2007).

Demenz kann als Oberbegriff für die mehr als 70 Störungen verstanden werden, die eine demenzielle Erkrankung auslösen können (Bowlby-Sifton, 2007) und von denen Morbus Alzheimer die häufigste ist. Auch wenn es bedeutende Unterschiede im Hinblick auf Symptome und Verlauf zwischen den einzelnen Demenzformen gibt, weisen Demenzen dennoch mehr Gemeinsamkeiten als Unterschiede auf.

Demenz bezeichnet keine spezielle Krankheit, sondern einen erworbenen, durch eine fassbare organische Hirnschädigung verursachten Zustand, der zu einer globalen Beeinträchtigung intellektueller Funktionen in unterschiedlichen Schweregraden führt (Gatterer & Croy, 2008). Eine gängige Definition eines Demenzsyndroms stammt von einer amerikanischen Psychiatervereinigung. Danach handelt es sich bei einer Demenz um eine komplexe, neuropsychiatrische Störung, die sich durch einen zunehmenden Gedächtnisverlust manifestiert und zumindest von einer weiteren Beeinträchtigung der höheren kortikalen Funktionen begleitet ist. Dazu zählen Aphasie, Apraxie und Agnosie. Zwingend damit einhergehen müssen Beeinträchtigungen in den Aktivitäten des täglichen Lebens, vor allem beim Ankleiden, Essen und bei persönlicher Hygiene.

Die im Übrigen recht ähnliche WHO-Definition, die International Classification of Deseases (Abb.1 *(vgl. S. 299)*) fordert zusätzlich als weiteres Kriterium einen Zeitraum von 6 Monaten. In beiden Definitionen bleiben nicht kognitive Symptome, wie z. B. psychotische Erlebnisweisen, unberücksichtigt, obwohl sie durchaus relevant für Diagnostik und Therapie sind und die Lebensqualität des Betroffenen erheblich beeinträchtigen (Dibelius & Uzarewicz, 2006; Weyerer, Schäufele, Hendlmeider, Kofahl & Sattel, 2006).

4.1.2 Klassifikation und Diagnosekriterien

Das Demenzsyndrom kann, ausgehend von der Lokalisierung der Grunderkrankung in primäre und sekundäre Demenzformen unterteilt werden. Primäre Demenzen sind auf Veränderungen im Gehirn zurückzuführen, sekundäre Demenzen haben ihren Ursprung in anderen Krankheitsbildern. Primäre Demenzen verursachen die größten Probleme, da sie nicht nur mit ca. 85% den überragenden Anteil der Demenzerkrankungen bilden, sondern auch, weil sie irreversibel, nicht heilbar und nur schwer therapierbar sind (Lind, 2007). Konsens herrscht darüber, dass es sich bei etwa 60% von ihnen um Alzheimerdemenzen (AD) handelt, bei denen es im Gehirn zur Ablagerung von aus pathologischem Eiweiß, dem sog. Amyloid, bestehenden neuritischen Plaques kommt. Die Angaben über die übrigen Demenzformen differieren in der Literatur z.T. erheblich. So soll der Anteil der Lewy-Body-Demenz (LBD) an allen Demenzen zwischen 5% (Kastner & Löbach, 2007) und bis zu 30% (Brand & Markowitsch, 2005) liegen.
Mit zu dem insgesamt recht verwirrenden Bild tragen die relativ häufigen Mischformen bei. Auf vaskuläre Demenzen (VD), die auf kleine, oft aufeinanderfolgende Hirninfarkte zurückzuführen sind, und Mischformen aus AD und VD, bei denen gleichzeitig ein degenerativer Abbau bestimmter Hirnarreale und gefäßbedingte Läsionen und Hirninfarkte vorliegen, entfallen jeweils ca. 15% der Demenzen. Die restlichen 10% machen seltenere Erkrankungen wie die Frontotemporalen Demenzen (FTD), die Lewy-Body-Demenz und andere aus (Lind, 2007; Kastner & Löbach, 2007; Freter, 2008). Im Präsenium sind frontotemporale Demenzen offenbar ähnlich häufig wie Demenzen vom Alzheimertyp, im Senium dagegen ist ihr Anteil deutlich geringer. In westlichen Ländern ist die AD die häufigste Demenzform, während in einigen asiatischen Ländern die VD zu dominieren scheint (MDS, 2009; Diehl-Schmid, 2012).
Sekundäre Demenzen sind Folgeerscheinungen infektiöser, toxischer, entzündlicher und anderer Hirnerkrankungen. Sie sind zurückzuführen z. B. auf Schädel-Hirn-Traumata, Alkohol- und Medikamentenabusus, kardiovaskuläre Erkrankungen, Vitaminmangel- und andere Stoffwechselerkrankungen. Gelingt es, die Grundkrankheit zu beeinflussen, ist ein Stillstand oder eine (teilweise oder vollständige) Rückbildung der Demenz zu erreichen (MDS, 2009; Kastner & Löbach, 2007). Auf diese potenziell reversiblen Demenzen entfallen ca. 15% aller Demenzerkrankungen (Abb. 2 *(vgl. S. 299)*). Sie kommen vergleichsweise häufig bei jüngeren Personen vor.
Eine Demenzdiagnose erfolgt stets multimethodisch und schließt Anamnese, Familien- und Fremdanamnese, klinischen Befund (neurologische und internistische Untersuchungen, psychopathologischer Befund) und technische Befunde (Laboruntersuchungen, bildgebende Verfahren) ein. Bei Anamnese und Fremdanamnese werden initiale und spätere Defizite, Progressionsmodus, Bewältigung banaler und anspruchsvoller Alltagsaktivitäten, neurologische Symptome (z. B. Gang-, Riech- und Sehstörungen), Defizite bei Orientierung und Gedächtnis und Sprachprobleme, z. B. Wortfindung, Flüssigkeit, Verständnis, erfragt (MDS, 2009).
Entscheidend für die Zuordnung zu den primären Demenzen ist die Feststellung eines progredienten demenziellen Syndroms und der Ausschluss ähnlicher klinischer Bilder - vor allem der einer sekundären, potenziell ätiologisch therapierbaren Demenz. Neurodegenerative Demenzen sind zwar nicht heilbar, doch kann durch adäquate Maßnahmen ihre Progression verzögert und die Pflegebedürftigkeit hinausgeschoben werden (MDS, 2009). In einer sorgfältigen Differentialdiagnose muss eine Demenz abgegrenzt werden gegen Depression, Delir und leichte kognitive Beeinträchtigung (Weyerer et al., 2006).
Die Diagnose von Morbus Alzheimer ist eine Ausschluss-Diagnose. Der höchste Grad an diagnostischer Sicherheit fällt in die Kategorie *wahrscheinlich* (Trefferquote 75-90%). Eine sichere Diagnose setzt eine Autopsie voraus, sodass erst post mortem die Wahrscheinlichkeitsdiag-

nose durch eine histopathologische Untersuchung verifiziert werden kann (Brand & Markowitsch, 2005).
Eine differentialdiagnostische Abgrenzung einer AD von anderen Demenzformen oder einer anderen Erkrankung, z. B. einer Depression, ist nicht immer einfach. Verhältnismäßig problemlos ist die Unterscheidung zwischen AD und VD. Die abgrenzenden Kriterien betreffen den Krankheitsbeginn (akut oder schleichend), den Verlauf (stetig progredient oder intermittierend verstärkt bzw. abgeschwächt), neurologische Symptome (fehlend oder vorhanden), den Charakter der kognitiven Störungen (kortikal oder subkortikal), Art und Ausmaß von Persönlichkeitsveränderungen und Verhaltensauffälligkeiten sowie motorische Störungen. Nicht selten - etwa in 10-15% aller Fälle - liegt allerdings eine Kombination dieser beiden Demenzen vor (Gatterer & Croy, 2005).

4.1.3 Demographische und epidemiologische Aspekte

In den letzten 200 Jahren ist die durchschnittliche Lebenserwartung markant angestiegen. War die Zunahme vor 1950 hauptsächlich auf eine rückläufige Säuglings- und Kindersterblichkeit zurückzuführen, entwickelte sich danach die aus erheblichen Fortschritten in Medizin, Hygiene und Ernährung resultierende höhere Lebenswahrscheinlichkeit der über 65-Jährigen zur tragenden Säule (Wahl & Heyl, 2004). Im Jahr 2009 betrug die durchschnittliche Lebenserwartung zum Zeitpunkt der Geburt bei Frauen 82,8 und bei Männern 77,8 Jahre[2]. Die hier zutage tretende geschlechtsspezifische Diskrepanz führt zu einem deutlichen Überwiegen von Frauen in allen höheren Altersgruppen (Feminisierung des Alters) und dazu, dass weltweit 70% der Demenzerkrankungen auf Frauen entfallen (MDS, 2009, Bickel, 2012).
Besonders auffällig ist das überproportionale Wachstum bei der Zahl und dem Anteil der Hochaltrigen, also der über 80-Jährigen. Von den heute 50-Jährigen werden von den Frauen ca. 65% und bei den Männern rund 44% 80 Jahre alt werden und in Zukunft werden immer mehr Menschen ihren 100. Geburtstag erleben, was bisher nur wenigen vergönnt war. Waren im Jahr 2000 lediglich 3,6% der Bevölkerung 80 Jahre und älter, werden es 2020 bereits 6,3% und 2050 11,3% sein (Tab. 2 *(vgl. S. 302)*)
Da hohes Alter neben genetischen Faktoren der einzig gesicherte Risikofaktor für die Manifestation einer DAT ist, wird gelegentlich die Frage diskutiert, ob nicht die gestiegene Lebenserwartung geradezu zwangsläufig mit Lebensqualitätseinbußen verbunden ist und ob ein hohes Alter lediglich eine Zeit lang verlockend aufleuchten darf, ehe schließlich doch seine dunkle Kehrseite zum Vorschein kommt (Wahl & Heyl, 2004). Diese Frage aufzuwerfen, bedeutet allerdings, einseitig negative Altersstereotype zu bemühen, in denen zumindest Hochaltrigkeit zwingend mit Vorstellungen von Krankheit, Hilfs- und Pflegebedürftigkeit besetzt ist.
Altern vollzieht sich jedoch in einer erheblichen interindividuellen Varianz. Hochaltrige bilden keinen monolithischen Block, vielmehr existiert, wie Studien belegen, bis ins höchste Alter die gleiche Heterogenität wie in allen anderen Altersstufen. Die gerontologische Forschung spricht in diesem Zusammenhang vom *differentiellen Altern*. Dies schließt ein, dass auch im Senium die biographisch, also lebenslang angelegten Unterschiede bestehen bleiben. In einer großen Bandbreite gibt es neben vielen, weitgehend gesunden, aktiven, ihr Leben selbständig gestaltenden Personen auch zahlreiche andere, die insbesondere unter dem gleichzeitigen

2 Quelle: Eurostat; verfügbar unter: http://epp.eurostat.ec.europa.eu/statistics_explained/index.php?title=File:Life_expectancy_at_birth,_1994_and_2009_(years)-de.png&filetimestamp=20120712141531 [10.04.2013]

Auftreten chronisch-körperlicher und psychischer Erkrankungen und unter funktionellen Defiziten leiden, die das Alltagsleben erheblich beeinträchtigen und damit die Hilfsbedürftigkeit prädizieren (BMFSFJ, 2002).

Zudem verfügen selbst sehr alte Menschen noch über zahlreiche Potenziale, mit deren Hilfe sie sich an sich verändernde Lebenssituationen anpassen und Krisensituationen bewältigen können, und erstaunlich viele Hochaltrige bezeugen trotz objektiv ungünstiger Lebensumstände und Einschränkungen und Problemlagen ein relativ hohes Maß an Lebenszufriedenheit (Lebenszufriedenheitsparadox). Die überraschende Stabilität der Lebenszufriedenheit bis ins Senium kann auf Resilienz, also die psychologische Widerstandsfähigkeit gegenüber den mit dem Alter einhergehenden negativen Veränderungen zurückgeführt werden (BMFSFJ, 2002).

Die geschilderte positive Sichtweise negiert allerdings keineswegs die Vulnerabilität und die individuell unterschiedlichen, aber teilweise gravierenden Einschränkungen und Einbußen, die ein hohes Alter mit sich bringt. Mit zu den größten Herausforderungen, denen sich ein alter Mensch gegenübersehen kann, gehört die Notwendigkeit, eine demenzielle Erkrankung mit ihren weitreichenden psychologischen und psychosozialen Beeinträchtigungen bewältigen zu können.

Während präsenile Demenzen sehr selten sind - von den 60-65-Jährigen sind lediglich 0,5% davon betroffen - , sind bei den 70-79-Jährigen bereits 10%, bei den 80-90-Jährigen 20% und bei den über 95-Jährigen mehr als 40% demenziell erkrankt. Dieser Prozentsatz kann einerseits beängstigend wirken, andererseits besagt er aber auch, dass fast 60% der über 95-Jährigen von dem Problem nicht betroffen sind (Wahl & Heyl, 2004; Gatterer & Croy, 2005). Konsens herrscht darüber, dass die Bevölkerungsgruppe der Hoch- und Höchstbetagten das größte Risiko für Multimorbidität, die Entwicklung eines Demenzsyndroms, schwere Pflegebedürftigkeit und intramurale Versorgung trägt und dass Demenzen zu den häufigsten Ursachen für den Verlust der Selbständigkeit und für das Eintreten von Pflegebedürftigkeit zählen (Weyerer et al., 2006).

In Deutschland leben gegenwärtig mehr als 1,5 Mio. demenziell Erkrankte (Bickel, 2014). Wenn kein Durchbruch in Prävention und Therapie gelingt, dürfte sich die Zahl dieser Demenzkranken bis zum Jahr 2050 auf etwa 3 Mio. erhöhen (Tab. 1 *(vgl. S. 301)*). Die Prävalenz, d. h. der Anteil der Kranken an der Gesamtbevölkerung zu einem bestimmten Zeitpunkt, liegt bei den über 65-Jährigen bei knapp 7%. Alle Feldstudien zeigen einen stark altersabhängigen Anstieg der Prävalenzrate; diese verdoppelt sich im Abstand von jeweils etwa fünf Altersjahren und steigt von etwas mehr als 1% bei den 65-69-Jährigen auf über 34% bei den über 90-Jährigen. Der exponenzielle Anstieg macht deutlich, dass die in Zukunft zu erwartende Zunahme der Hochaltrigkeit zu überproportional wachsenden Erkrankungszahlen führen wird. Bezieht man die Prävalenzrate auf die Altersstruktur, so zeigt sich, dass mehr als zwei Drittel der Betroffenen 80 Jahre und älter sind (Tab. 3 *(vgl. S. 301)*).

Die Inzidenz, d. h. die Rate, der im Laufe eines Jahres neu Erkrankten, nimmt von 0,4% bei den 65-69-Jährigen auf über 10% bei den Höchstbetagten zu. Jährlich erkranken in Deutschland knapp 300.000 Personen an einer senilen Demenz (Tab. 4, *(vgl. S. 302)*). Der altersbezogene Anstieg der Inzidenz verdeutlicht, dass die wachsenden Prävalenzraten nicht lediglich auf eine Kumulation lang andauernder chronischer Demenzerkrankungen zurückzuführen sind, sondern dass es tatsächlich zu einem steilen Anstieg des Morbiditätsrisikos im höheren Lebensalter kommt. Die Anzahl der präsenil neu Erkrankenden ist unbekannt (Bickel, 2012).

Demenzen sind ein globales Phänomen. Zwar können Häufigkeit der Erkrankung und Verteilung der Demenzarten von Region und zu Region differieren, aber es gibt keine *demenzfreie* Zone (Wojnar, 2007). Auch die Gesellschaften in den Entwicklungsländern altern. So führte

die durch das verbesserte Gesundheitswesen erreichte längere Lebenserwartung weltweit zu einem markanten Anstieg der Zahl Demenzerkrankter. Demenzerkrankungen entwickeln sich immer mehr und immer schneller zu einer globalen Herausforderung, die die Gesundheits- und Sozialsysteme in Turbulenzen stürzen kann. Im Dezember 2013 von Alzheimer' Disease International (ADI) veröffentlichte Statistiken zeigen, dass die Zahl demenzkranker Personen weltweit höher ist und in den nächsten Dekaden stärker wachsen wird als bisher angenommen. Sind derzeit 44 Mio. Menschen demenziell erkrankt, werden es 2030 fast 76 Mio. und 2050 bereits 135 Mio. sein. Diese Zahlen liegen um 15% bzw. 17% über dem 2009 von ADI vorgelegten Berechnungen (Alzheimer's Disease International, 2010 und 2013).
Erstmals fließen die Ergebnisse aktueller Studien aus China und den afrikanischen Staaten südlich der Sahara ein. Sie bestätigen die Annahme, dass in Ländern mit mittlerem und niedrigem Pro-Kopf-Einkommen der Anteil Demenzkranker überdurchschnittlich stark anwachsen wird, in Ländern also, in denen das Gesundheits- und Sozialsystem auf diese Herausforderung noch weniger gut vorbereitet ist als in hochentwickelten Ländern (Abb. 3, *(vgl. S. 300)*). Für die dort lebenden Betroffenen ist die Erkrankung mit gravierenden zusätzlichen Problemen verbunden. Aufgrund des geringen Wissensstands wird eine Demenz häufig als Bestandteil des normalen Alterungsprozesses angesehen, sodass nicht selten keine Therapie erfolgt, pflegende Angehörige keine Unterstützung erfahren und Persönlichkeits- und Verhaltensänderungen der Erkrankten nicht als demenzassoziiert eingestuft werden (Alzheimer's Disease International, 2013).
Trotz der mit der Pflege eines Demenzkranken verbundenen hohen Belastungen werden rund zwei Drittel der Demenzkranken zu Hause von ihren Angehörigen und gegebenenfalls einem ambulanten Pflegedienst versorgt. Bei bis zu 80% von ihnen ist allerdings in fortgeschrittenen Stadien eine stationäre Unterbringung unumgänglich. In Alten- und Pflegeheimen liegt der Demenzkrankenanteil inzwischen bei ca. 65%. Dabei handelt es sich überwiegend um schwer bis sehr schwer demenziell Erkrankte, während im häuslichen Kontext vorwiegend im frühen Krankheitsstadium befindliche Personen versorgt werden (Bischof, 2006; MDS, 2009).
Voll im Erwerbsleben stehende Frauen - Frauen sind nach wie vor die traditionell Pflegenden - stehen im Krankheitsverlauf sehr schnell vor der gnadenlosen Alternative Pflege oder Job. Bei progredienter Demenz geraten sie selbst bei Inanspruchnahme professioneller ambulanter Hilfe rasch an die Grenze des für sie Leistbaren, sodass eine Übersiedlung in ein Pflegeheim unumgänglich wird. Hinzu kommt, dass aufgrund der demographischen und gesellschaftlichen Entwicklung zweifellos in Zukunft ein nicht unerheblicher Anteil älterer Menschen kinderlos, verwitwet oder infolge von Scheidung allein leben wird.

4.1.4 Klinik und Verlauf

Eine Demenz als chronische und/oder fortschreitende Erkrankung des zentralen Nervensystems geht einher mit Einbußen im Bereich höherer kortikaler Funktionen wie Gedächtnis, logisches Denken, räumliche, zeitliche, situative und personelle (inklusive autopsychische) Orientierung, Auffassung, Rechnen, Lernfähigkeit, Sprache und Urteilsvermögen, mit Veränderungen der emotionalen Kontrolle, des Sozialverhaltens sowie psychischen Auffälligkeiten und mit der Beeinträchtigung von Alltagsfertigkeiten, sodass Betroffene die üblichen und überlebenswichtigen Aufgaben nicht mehr unabhängig bewältigen können. Auch wenn nicht immer eine Progredienz ersichtlich ist und zudem die Symptome fluktuieren, kommt es doch im Krankheitsverlauf stets zu einer Ausdehnung der kognitiven und nicht kognitiven Beein-

trächtigungen und dabei zu einer sukzessiven Reduzierung von Alltagsfertigkeiten und sozialen Fähigkeiten (Papassotiropoulos, 2005; Kaiser, 2009).
Die Symptome einer Demenz können bei Patienten gleicher Diagnose durchaus heterogen sein. Die interindividuell unterschiedliche Systemausprägung führt zu einem individuellen *Demenzmuster* aus erlittenen Verlusten und noch vorhandenen Fähigkeiten. Es gibt also keine allgemein gültige Charakterisierung einer demenzkranken Person. Da jeder Mensch einmalig ist, treten auch unterschiedliche Symptome auf und diese äußern sich unterschiedlich. Zwar ist es ungemein wichtig, die Symptome und den Verlauf des Krankheitsprozesses zu kennen, darüber darf aber nicht vergessen werden, dass die Art, wie dieser Prozess sich bei den einzelnen Betroffenen bemerkbar macht, individuell höchst unterschiedlich ist. Die Manifestation ist außer von der Ursache und dem Stadium der Demenz sowie dem betroffenen Hirnarreal auch abhängig von prämorbidem Lebensstil, Persönlichkeitsfaktoren, sozialem Umfeld, dem Maß der Unterstützung und dem Grad der körperlichen Erschöpfung oder der Stressbelastung (Bowlby-Sifton, 2007).
Trotz der interindividuellen Unterschiede und ungeachtet der Tatsache, dass bei den einzelnen Demenzformen unterschiedliche Einbußen im Vordergrund stehen, gibt es doch zahlreiche Gemeinsamkeiten, die ein Demenzsyndrom ausmachen. Dabei unterscheidet man Primär- oder Kernsymptome, die auf die Erkrankung des Kortex zurückzuführen sind, und Sekundärsymptome, die als Folge- oder Begleiterscheinungen eines demenziellen Prozesses anzusehen sind. Bei den Sekundärsymptomen handelt es sich um nicht kognitive, die Persönlichkeit und das Verhalten betreffende Veränderungen im Rahmen einer Demenzerkrankung. Demenzassoziierte Verhaltensauffälligkeiten und Persönlichkeitsänderungen stellen nicht selten Reaktionen des demenziell Erkrankten auf seine Defizite bzw. auf die Umweltanforderungen dar. Sekundärsymptome können psychischer und körperlicher Art sein. Zu ersteren zählen Angst, Depressivität, Verkennungen und Halluzinationen, Unruhe und Agitiertheit, Aggressivität sowie Sammeln und Verstecken. Bei den somatischen Symptomen sind zu nennen gestörter Schlaf-Wach-Rhythmus, Mobilitäts-, Schmerzwahrnehmungs- und Sensibilitätsstörungen, Inkontinenz sowie Schluck- und Essbeschwerden (Kastner & Löbach, 2007).
Verhaltensstörungen können auf medizinisch-somatische oder psychiatrische Ursachen zurückzuführen sein. Unter den somatisch bedingten, nicht kognitiven Störungen überwiegen nicht mehr zu artikulierende und angemessen zuzuordnende Schmerzzustände, ausgelöst z. B. durch unerkannte Frakturen, frakturfreie Stürze, Osteoporose oder Digitalis- bzw. Neuroleptikaüberdosierung. Psychopharmaka werden nicht selten mit dem Ziel eines rascheren Wirkeintritts unter Vernachlässigung der pharmakokinetischen Besonderheiten älterer Menschen zu früh eingesetzt, zu hoch dosiert oder zu rasch in der Dosis gesteigert (Kratz, 2012).
Unter den psychiatrischen und psychologischen Ursachen sind affektive und psychotische Störungen (komorbide Alterspsychosen, anhaltende wahnhafte Störungen) sowie Persönlichkeitsakzentuierungen (z. B. ängstlich-vermeidender oder zwanghafter Typ) zu nennen. Bei affektiven Störungen handelt es sich meist um Anpassungsstörungen. Wird ein Demenzkranker durch ungeschultes Personal oder mit dem Krankheitsbild nicht vertraute Angehörige dauerhaft mit seinen Einschränkungen konfrontiert, reagiert er in Abhängigkeit von seinem prämorbiden Persönlichkeitstyp mit Aggressivität oder Depressivität. Die Abklärung der Ursachen muss stets einer medikamentösen Behandlung vorausgehen (Kratz, 2012).
Multiple Störungen der Wahrnehmung, des Affekts, des Antriebs und der Persönlichkeit sind - allerdings in unterschiedlicher Ausprägung und Stärke - bei allen Demenzformen zu beobachten. Bei der AD werden vorwiegend Persönlichkeitsänderungen beschrieben, insbesondere eine höhere Rigidität und eine wachsenden Initiativlosigkeit, die abhängig sind von der prämorbiden Persönlichkeitsstruktur und die mit zunehmenden kognitiven Dysfunktionen stärker

werden (BMFSFJ, 2002). Wahrscheinlich in Abhängigkeit von der Grundpersönlichkeit und den betroffenen Gehirnregionen treten depressive oder gereizte Verstimmungen auf. Nicht selten kommt es zu Konflikten mit den Ehepartnern oder Kindern (Gatterer & Croy, 2005).
In der Persönlichkeit angelegte, aber bisher nicht auffällige Züge treten nun gleichsam ungedämpft hervor; so kann Sparsamkeit beispielsweise zu Geiz und Großzügigkeit zu Verschwendungssucht entarten. Infolge des Verlusts der Fähigkeit zu kritischer Kontrolle kann es aber auch zu einer ausgeglicheneren Gemütsverfassung und einer euphorischen Stimmungslage kommen, bei der der Betroffene leicht zu erheitern ist. Häufiger ist jedoch die Ausbildung eines depressiven Syndroms (Bischof, 2006).
Bei einer LBD treten neben der fluktuierenden kognitiven Beeinträchtigung insbesondere wiederkehrende visuelle Halluzinationen sowie extrapyramidale Störungen in Form eines Parkinson-Syndroms auf (Stoppe, 2006). Auch Persönlichkeitsänderungen und abnormes Verhalten sind charakteristisch für eine LBD. Besonders häufig wird über enthemmtes, aggressives oder situationsunangemessenes Verhalten berichtet (Brand & Markowitsch, 2005).
Diese Sekundärsymptome treten auch - allerdings stärker ausgeprägt - bei FTD-Patienten auf. Begleitet werden sie nicht selten von unangemessenem Lachen oder Weinen und von Stimmungslabilität (Brand & Markowitsch, 2005). Bereits früh kommt es zur Verringerung sozialer Kontakte, zu emotionaler Verarmung und zur Minderung von Kontroll-, Kritik- und Urteilsfähigkeit sowie zu diätischen Veränderungen (z. B. Gier nach Kohlehydraten und signifikante Gewichtszunahme). Häufig beobachtet wird auch eine Vernachlässigung der persönlichen Pflege und Hygiene - bei gleichzeitiger Neigung zur Egozentrik. Frühes Auftreten von Inkontinenz und Primitivreflexen (z. B. Saug- und Greifreflexe), Perseverationen und Stereotypien im Verhalten sowie extrapyramidalmotorische Störungen wie vermehrte Muskelspannungen (Rigor), Zähigkeit und Verlangsamung (Bradykinese) oder Verminderung (Hypokinese) des Bewegungsablaufs runden das klinische Bild ab (Stoppe, 2006; Bischof, 2006).
So wichtig Sekundärsymptome auch sind, im Vordergrund stehen verständlicherweise die Primärsymptome. Wesentliches Kennzeichen einer AD wie auch einiger anderer demenzieller Erkrankungen sind Einschränkungen im kognitiven Bereich. Schmidtke & Otto (2012) unterscheiden Störungen des Gedächtnisses, des visuell-räumlichen Denkens, Beeinträchtigungen in Sprache, manueller Praxis, visueller Gnosis und in den Exekutivfunktionen. Diese multiplen kognitiven Defizite sind nicht oder nur in geringem Maße beeinflussbar und bestimmen die Progredienz der Erkrankung. Wenngleich diese Kernsymptomatik bei allen Patienten mit Demenz obligat ist, so gibt es doch erhebliche interindividuelle Unterschiede in Ausprägung und Gewichtung. Gelegentlich bildet sich ein *pseudofokales*, neuropsychologisches Profil heraus, wenn einzelne Defizite stark in den Vordergrund treten; in Erscheinungszeitpunkt und Ausprägungsgrad atypische Beeinträchtigungen können eine Diagnose erschweren (Schmidtke & Otto, 2012).
Die Beeinträchtigung der kognitiven Leistungsfähigkeit hat negative Auswirkungen auf intellektuelle Alltagsleistungen im Privat- und Berufsleben sowie im Bereich sozialer Prozesse. Betroffenen fällt es beispielsweise im Krankheitsverlauf immer schwerer, einem Gespräch zu folgen, Verabredungen und Vereinbarungen einzuhalten, die eigene Lebensgeschichte zu rekonstruieren, sich an gemeinsame Aktivitäten zu erinnern oder komplexe Alltagsaufgaben wie das Autofahren oder das Bedienen eines Geräts zu bewältigen. Extrem geringe kognitive Ressourcen gefährden daher die eigene Identität und führen nicht selten zu Ängsten und Bedrohungsgefühlen (Martin, 2005).
Bei dem Verlust von kognitiven Leistungen und Alltagskompetenzen handelt es sich um kontinuierliche, einer überindividuellen Gesetzmäßigkeit folgende Vorgänge. Sie sind unmittelbar zurückzuführen auf die fortschreitenden neurodegenerativen Prozesse im Gehirn, insbeson-

dere den Ausfall von Neuronen und Synapsen. Die nicht kognitiven Sekundärsymptome dagegen zeigen einen diskontinuierlichen Verlauf ohne deutlich erkennbare Regelhaftigkeit. Ihre neurobiologischen Korrelate sind weit weniger gut erforscht. Dies ist bedauerlich, da diese Symptome die Betroffenen und ihre Pflegepersonen meist erheblich stärker belasten als die kognitiven Störungen (Kurz, 2002).

Im Folgenden sollen die wichtigsten primären Demenzen kurz vorgestellt und anhand eines Fallbeispiels veranschaulicht werden, wobei sich die Erwähnung demenztypübergreifender Beeinträchtigungen nicht völlig vermeiden lässt. Dann soll etwas näher auf die klinische Symptomatik der AD als der mit Abstand am weitesten verbreiteten Demenzform eingegangen werden.

Im Krankheitsverlauf kommt es bei der progredient und stets letal verlaufenden AD zu mannigfachen Veränderungen des Gehirns, die zunächst vor allem den zerebralen Kortex, das für die Lernfähigkeit und Affektkontrolle bedeutsame limbische System, später aber große Teile des Gehirns betreffen. Als pathognomische Kennzeichen einer AD gelten Ablagerungen aggregierter Proteine, neuritischer Plaques und neurofibrillärer Bündel (Tangles), die allerdings erst posthum mittels einer Hirnbiopsie nachgewiesen werden können. Neuritische Plaques sind extrazelluläre, amyloidhaltige, neurotoxische Ablagerungen. Die neurofibrillären Bündel lassen sich innerhalb der Zelle nachweisen; sie destabilisieren das Zytoskelett. Die pathologischen Veränderungen haben zur Folge, dass die Zahl der Neuronen um bis zu 30% abnimmt und die dendritischen Verbindungen sich um bis zu 50% reduzieren, was zu markanten Störungen der Informationsverarbeitung führt (Brand & Markowitsch, 2005; Lind, 2007).

Der Prozess der Vereiweißung (Amyloidose) des Gehirns vollzieht sich in folgenden Schritten: Große Eiweißkörper zerfallen in Bruchstücke (Amyloide), die bei gesunden Menschen durch Enzyme aufgelöst und ausgeschwemmt werden, bevor sie zu unlöslichen, dichten Faserbündeln oder fleckartigen Ablagerungen verklumpen können. Bei Alzheimerpatienten kommt es aus bisher ungeklärter Ursache zu einer starken Vermehrung der krankhaften Abbauprodukte und zugleich zu einer Störung der Entsorgung. Die sich in den Nervenzellen und den Zellzwischenräumen bildenden amyloiden Ablagerungen können einen erheblichen Teil der Neuronen zerstören. Die für die Informationsverarbeitung notwendigen Botenstoffe, die Neurotransmitter, werden nicht mehr in ausreichendem Maße hergestellt und zudem blockieren Amyloidablagerungen den Transport zwischen den verbliebenen Nervenzellen. Insbesondere der Mangel an Acetylcholin, dem wichtigsten Neurotransmitter, führt dazu, dass neue Wahrnehmungen nicht mehr übertragen, verarbeitet und mit gespeicherten Erfahrungen verglichen werden können (Steurenthaler, 2013).

Die Kenntnis dieser Prozesse kann therapeutisch genutzt werden. Bereits heute ist es möglich, mit Hilfe von Cholinesterase-Hemmern die Acetylcholin-Konzentration an den Synapsen zu erhöhen und den Krankheitsverlauf zu verlangsamen. Gelänge es, den Verklumpungsprozess insgesamt zu verzögern, wäre dies ein weiterer Schritt zur positiven Beeinflussung des Krankheitsverlaufs. Ungeklärt ist nach wie vor, warum und wodurch der Entsorgungsprozess der Amyloidbruchstücke gestört ist und auch, ob die amyloiden Ablagerungen Ursache oder Folge der AD sind (Steurenthaler, 2013).

> *Erste Veränderungen hatte die Ehefrau von Herrn B.[3] zunächst gar nicht wahrgenommen, bis ihre Kinder sie darauf hingewiesen hatten. Ihr Mann hatte mehrfach Überweisungen getätigt, die eigentlich bereits erledigt waren, dafür hatte er andere Rechnungen nicht beglichen. Einmal fand er den geparkten Wagen in der Stadt nicht mehr wieder und war dann mit der Bahn nach Hause gekommen. Im Alltag störte Frau B. vor allem die Inaktivität ihres Mannes. Aufgaben im Haushalt begriff er nicht, die Gartenarbeit erledigte er nicht wie gewohnt und auch den Männerchor sowie*

3 Nicht zu verwechseln mit Herrn B. bei Matter & Matoff, 2009 *(vgl. S. 178)*.

den Kegelverein besuchte er nicht mehr. Immer wieder stockte er im Gespräch und suchte nach den richtigen Worten. Die ganze Tragweite erkannte Frau B. schließlich, als ihr Mann sie nach dem Besuch des Sohnes fragte, was der junge Mann bei ihnen gewollt habe. (Kastner & Löbach, 2007, S. 30)

Die präsenile AD ist vom klinischen Bild her nahezu identisch mit der senilen AD. Abzugrenzen ist allerdings die sehr seltene (<1% der Fälle) autosomal-dominant vererbte, mit hoher Penetranz auftretende und sich meist schon im Alter von 45-60 Jahren manifestierende AD (Schmidtke & Otto, 2012). Präsenile Demenzen stellen für die Erkrankten und ihr Umfeld eine besondere Herausforderung dar (z. B. Taylor *(vgl. S. 119)*, Matoff, 2009).
Der Verlauf einer AD kann gegliedert werden in eine ausgedehnte Latenzphase - von der ersten pathologischen Umwandlung bestimmter Proteine bis zum Tod des Patienten können bis zu 30 Jahre vergehen -, ein etwa zwei Jahre währendes klinisches Vorstadium mit manifester, aber noch prädemenzieller Symptomatik in Form einer leichten kognitiven Störung und eine ca. 5-8 Jahre umfassende maligne Phase (Schmidtke & Otto, 2012).
In der präklinischen Phase sind die meisten Gehirnzellen noch funktionstüchtig. Wenn dann im weiteren Verlauf immer mehr Neuronen zugrunde gehen, übernehmen andere ganz oder teilweise deren Funktion. Erst bei Überschreiten einer kritischen Schwelle (*Schwellenkrankheit*), von der an die durch die Degeneration bestimmter Hirnareale verursachen Einbußen nicht mehr von anderen Hirnbereichen kompensiert werden können und somit die beeindruckenden Reservekapazitäten des Gehirns erschöpft sind, wird die Demenz manifest (Schmidtke & Otto, 2012).
Der Leistungsverlust bei der AD verläuft sigmoidal, d. h. er ist zu Beginn relativ flach, im mittleren Krankheitsstadium am größten und wird danach wieder geringer (Kurz, 2002). Als erste klinisch relevante Symptome treten Gedächtnisdefizite auf. Anfangs ist vor allem das episodische Gedächtnis betroffen und hierbei insbesondere Speicherung und Abruf neuerer Informationen. Später kommt es auch zu Beeinträchtigungen des semantischen (Faktenwissen) und des autobiographisch-semantischen Gedächtnisses (Persönlichkeitsfakten, z. B. Name der Eltern, eigene Herkunft). Allgemein bleiben personengebundene Gedächtnisinhalte länger erhalten als verbale. Auch produzieren an einer AD Erkrankte vermehrt falsche Erinnerungen und Konfabulationen (Martin & Schelling, 2005; Stoppe, 2006).
Im Krankheitsverlauf gesellen sich zu den Gedächtnisdefiziten zunehmend Abbauprozesse in anderen Bereichen, vor allem bei Aufmerksamkeitsleistungen und exekutiven Funktionen. Mit Gedächtnisdefiziten und anderen neuropsychologischen Einbußen konfundierte exekutive Dysfunktionen beeinträchtigen die Alltagskompetenz der Betroffenen erheblich. Eine AD kann - wie andere Demenzformen - dazu führen, dass bereits im Frühstadium der Erkrankung das Bewusstsein für eigene Krankheitssymptome oder Beeinträchtigungen vermindert wird oder gar vollständig verloren geht (Anosognosie). Unter dem Begriff *Vaskuläre Demenzen* werden verschiedene demenzielle Erscheinungsbilder subsumiert, die auf durch ischämische Läsionen verursachte Hirnschädigung zurückzuführen sind. Der Untergang einer kritischen Masse von Hirngewebe kann dabei vor allem durch mehrere territoriale Infarkte (Multi-Infarkt-Demenz / Summationstheorie), durch kleine Läsionen an neuralen Verteilerstellen (Theorie des strategischen Infarkts) oder durch kleine, disseminierte Läsionen (multiple lukanäre Infarkte / Theorie der diffusen Schädigung) hervorgerufen werden (Hamann, 2012).
Bei dieser zweithäufigsten Demenzform bilden je nach Läsionslokalisation sowohl einzelne kognitive oder mnestische Defizite als auch globale neuropsychologische Funktionseinbußen die Kardinalsymptome. Nicht selten manifestieren sich zudem Aphasien, insbesondere im Bereich von Sprachverständnis und Sprachproduktion. Auch Amnesien und Apraxien gehören zu den häufigen Symptomen einer VD, sind aber meist weniger stark ausgeprägt als bei einer AD (Brand & Markowitsch, 2005; Stoppe, 2006; Kastner & Löbach, 2007).

> *Die Angehörigen von Frau S. konnten die ersten Veränderungen ihrer Mutter sehr genau an einem bestimmten Ereignis festmachen. Nach dem Weihnachtsfest im Jahr 2002 war es zu einer plötzlichen Gangunsicherheit gekommen und die Sprache von Frau S. klang verwaschen. Bereits nach wenigen Tagen, so berichteten die Angehörigen, habe Frau S. sich damals wieder gut erholt und zeigte keine wesentlichen Symptome mehr - bis auf eine Veränderung des Kurzzeitgedächtnisses. Seitdem fiel auf, dass Frau S. immer dann, wenn sie erwachte, deutlich verwirrter erschien und erst nach dem Morgenkaffee "in die Gänge kam". Nach einer Hüftoperation vor 5 Jahren sei sie tagelang verwirrt gewesen, habe ihre Angehörigen nicht mehr erkannt und Tiere im Zimmer gesehen. Nun sei es vor einem halben Jahr plötzlich erneut zu einer weiteren psychischen Verschlechterung gekommen, nachdem sich der Zustand von Frau S. im Vorfeld sogar über Monate hinweg leicht gebessert hatte. (Kastner & Löbach, 2007, S. 33)*

Während Morbus Alzheimer schleichend und unmerklich beginnt und chronisch-progredient verläuft, sind vaskuläre Demenzen gekennzeichnet durch einen plötzlichen Beginn, einen fluktuierenden, stufenhaften Verlauf mit vorübergehenden Remissionen und Plateaubildungen und einen zeitlichen Zusammenhang mit einem Schlaganfall. Entscheidend für die Diagnose ist der zeitliche Kontext und der plausible Zusammenhang mit einem ischämischen Ereignis sowie der Nachweis vaskulärer Hirnveränderungen in CT oder MRT. Im fortgeschrittenen Stadium sind AD und VD kaum mehr voneinander zu unterscheiden. Zudem stellen pathologische vaskuläre Prozesse einen Risikofaktor für die Entwicklung einer AD dar, sodass in einem späteren Stadium der VD nicht selten zusätzlich noch eine AD auftritt (Brand & Markowitsch, 2005; Stoppe, 2006; Hamann, 2012).
Am Anfang einer VD stehen häufig eine plötzliche, oft nächtliche Verwirrung, verursacht durch einen Hirninfarkt sowie Stürze oder Schwindelattacken. Dieser spektakuläre Beginn begünstigt eine frühzeitige Diagnosestellung und Therapieeinleitung (Gatterer & Croy, 2005). Die Symptomausprägung innerhalb der Gruppe der VD-Patienten ist recht heterogen und insgesamt noch etwas variabler als bei an Morbus Alzheimer Erkrankten. Die Symptomatik ist abhängig von einer Reihe von Faktoren, z. B. der Lokalisation und Größe der Schädigung, der Dauer der klinischen Symptome, dem prämorbiden intellektuellen Niveau usw. (Brand & Markowitsch, 2005; Gatterer & Croy, 2005). Therapieprinzipien sind eine postakut durchgeführte Neurorehabilitation sowie eine konsequente Sekundärprävention zur Vermeidung weiterer Insulte. Insgesamt gibt es einen erheblichen Überlappungsbereich von Patienten mit zerebrovaskulären und degenerativen Hirnveränderungen (Mixed Dementia; Hamann, 2012).
Erst in jüngerer Zeit wird die klinisch, neuropathologisch und genetisch heterogene, etwa drei Prozent aller Demenzen umfassende Gruppe der frontotemporalen Lappendegenerationen (FTLD) als eigene Entitäten aufgefasst. Zu diesen durch pathologische Veränderungen des Vorderhirnbereichs hervorgerufenen Demenzen gehören die zahlenmäßig dominierende und besonders herausfordernde frontotemporale Demenz (FTD), die progrediente nichtflüssige Aphasie (PA) und die semantische Demenz (SD).
Leitsymptom der FTD (behaviorale Variante der frontotemporalen Demenz), die sich oft bereits im Alter von 50-60 Jahren manifestiert und bei der es bereits in der Frühphase der Erkrankung zu einer Atrophie des das Verhalten steuernden Frontal- und/oder des für die Emotionen maßgeblichen Temporallappens kommt, sind deutliche Persönlichkeits- und Verhaltensauffälligkeiten. Beschrieben werden dabei Vergröberung des Sozialverhaltens, Affektverflachung, emotionale Indifferenz, Egozentrik, ritualisiertes, stereotypes, repetitives, zwanghaftes oder unangemessenes Verhalten, Distanzslosigkeit, Enthemmung und *Witzelsucht*, Unbedachtheit und Sorglosigkeit bis hin zur Straffälligkeit. Anfangs wirken Betroffene oberflächlich und sorglos, unkonzentriert und unbedacht, vernachlässigen ihre Pflichten. Auch verlieren sie ihr Interesse an Familie und Hobbys, erscheinen teilnahmslos, antriebslos und apathisch. Hinzu kommen Aufmerksamkeitsstörungen und Defizite exekutiver Funktionen. Bedingt durch Ein-

bußen bei höhergradigen mentalen Prozessen, die planmäßiges, zielgerichtetes und effektives Handeln ermöglichen, unterlaufen Erkrankten Fehlleistungen auch im Beruf. Gedächtnisbeeinträchtigungen treten erst im Krankheitsverlauf auf und sind weniger prominent (Brand & Markowitsch, 2005; Diehl-Schmid, 2012; Kratz, 2012). Sowohl im häuslichen als auch im stationären Kontext führt das Verhalten von FTD-Erkrankten oft zu schweren Konflikten und, bedingt durch die noch nicht beeinträchtigten kognitiven Leistungen, zu Fehleinschätzungen und Fehldiagnosen (Kastner & Löbach, 2007). Eine Krankheitseinsicht ist bei den Betroffenen in der Regel kaum vorhanden; viele glauben, absolut gesund zu sein.

> *Frau M. war vor 5 Jahren in das Altenheim eingezogen. Grund für die Aufnahme war, dass sie oft stundenlang zwischen Wohnzimmer und Esszimmer hin und her lief, ohne zu wissen, was sie in einem der beiden Räume wollte. Ihr Gedächtnis schien jedoch unverändert: jede neue Pflegekraft kannte sie schnell beim Namen und erinnerte sich auch kleinster Vorkommnisse im Wohnbereich. Im weiteren Verlauf zeigte sie zunehmend Verhaltensauffälligkeiten; so setzte sie sich beispielsweise pünktlich um 11 Uhr auf ihren Gehwagen vor die Tür der Zentralküche und ließ sich auch durch das Küchenpersonal nicht verdrängen, wenn sie im Weg stand. Frau M. musste von den Pflegenden in den Wohnbereich geführt werden, um kurz danach wieder vor der Küchentür zu stehen. Auch schaute sie aus ihrem Fenster den Arbeiten auf einer nahe gelegenen Baustelle oft stundenlang zu. Meist war sie dabei jedoch unbekleidet, aber ohne jede Scham gegenüber den Arbeitern. (Kastner & Löbach, 2007, S. 35 f.)*

Im Gegensatz zur FTD sind bei der PA und der SD keine Verhaltens- und Persönlichkeitsänderungen, sondern Sprachstörungen die primären Symptome. Diese betreffen bei der PA insbesondere die expressiven Sprachfunktionen (z. B. erhöhte Sprachanstrengung, lange Pausen, ausgeprägte Wortfindungsstörungen), während bei der SD semantisch-konzeptuelle Schwierigkeiten (Reduktion des Wortschatzes, Schwierigkeiten beim Benennen, erhebliche Wortfindungsstörungen bei noch flüssiger Sprache) im Vordergrund stehen (Brand & Markowitsch, 2005; Diehl-Schmid, 2012).

Der Demenz mit Lewy-Körperchen wird erst seit einigen Jahren Bedeutung beigemessen. In jüngerer Zeit wird sie vermehrt diagnostiziert. Anders als bei der AD stehen nicht Gedächtnisdefizite, sondern Aufmerksamkeitseinschränkungen und exekutive Einbußen sowie visuokonstruktive Störungen im Vordergrund der klinischen Symptomatik. Begleitet werden sie oft von ausgeprägten, jedoch wenig affektbeladenen und distanziert hingenommenen szenischen Halluzinationen (z. B. Rohra *(vgl. S. 321)*) sowie Verhaltens- und Persönlichkeitsstörungen (Kratz, 2012).

> *Herr F. war bereits seit längerer Zeit im Gehen eingeschränkt. Die Familie hatte dies vor allem auf sein Alter zurückgeführt, genauso wie die verstärkt auftretenden Gedächtnislücken und die fehlende Orientierung im Haus. In den letzten Wochen war Herr F. zudem mehrfach gestürzt. Eine internistische Untersuchung hatte jedoch keine Hinweise auf kreislaufbedingte Ursachen erbracht und auch das CCT war für das Alter von Herrn F. unauffällig. Die Familie erwirkte eine fachärztliche Untersuchung, nachdem Herr F. mehrfach darüber berichtet hatte, dass Zigeuner in seinem Garten die Zelte aufschlagen und campieren würden. Er sagte, er hätte im Prinzip nichts dagegen, nur die Musik am Abend sei ihm zu laut. Auch fühlte er sich von den kleinen Kinder, die ihn ungefragt in der Wohnung besuchten, gestört. Der Facharzt verschrieb Herrn F. ein Antipsychotikum zur Behandlung der Halluzinationen. Bereits nach der ersten Einnahme wurden jedoch die Bewegungen von Herrn F. steif, er konnte nur noch liegen und kaum mehr schlucken oder sprechen. (Kastner & Löbach, 2007, S. 37)*

Die Krankheit beginnt meist im höheren Lebensalter und schreitet mit variabler Progressionsgeschwindigkeit fort (Stoppe, 2006). Besonders charakteristisch sind im frühen Verlauf auftretende wiederholte Stürze und Synkopen ohne erkennbare Ursache, eine extrapyramidal-motorische, an Morbus Parkinson erinnernde Symptomatik und Störungen des Rapid-Eye-Movement-Schlafes, die ihren Ausdruck finden in lebhaften, angsterfüllten, mit heftigen Bewegungen und Schreien einhergehenden Träumen (Wallesch & Förstl, 2012). Die Symptome fluktuieren recht stark, d. h. es wechseln Tage mit ausgeprägter Symptomatik mit solchen ohne krankheitsbedingte Beeinträchtigung. Aufgrund der visuellen oder akustischen Halluzinationen werden nicht selten Neuroleptika verordnet, die allerdings bereits bei niedriger Dosierung zu markanten Nebenwirkungen aus dem Bereich der Parkinsonsymptomatik führen (Brand & Markowitsch, 2005; Kastner & Löbach, 2007).

Bei Morbus Alzheimer können, auch wenn die Krankheitsverläufe differieren und von verschiedenen Determinanten (prämorbide Intelligenz, Persönlichkeitsfaktoren, Verhalten von Angehörigen und Pflegepersonal, Umweltgestaltung) abhängig sind, doch aufeinanderfolgende Stadien unterschieden werden. Bekannt ist die Gliederung des Krankheitsverlaufs durch Reisberg (Tab. 5, *(vgl. S. 302)*), der nach dem Grad der kognitiven Defizite sieben Stadien unterscheidet. Nach seinem Ansatz vollzieht sich der Abbau kognitiver und funktioneller Fähigkeiten unaufhaltsam und gleichsam im Stil eines ablaufenden Programms, und zwar gegenläufig zu ihrem Erwerb, analog zur ontogenetischen Entwicklung in der Kindheit. Bei dieser retrogenetischen Betrachtungsweise der Demenz darf allerdings nicht außer Acht gelassen werden, dass ein demenzkranker älterer Mensch - anders als ein Kind - bereits über eine lange Biographie verfügt und dass daher bei zu treffenden Entscheidungen und bei der Umsetzung des Parentalismus als Handlungsrichtlinie immer gefragt werden muss, wie der Patient aufgrund seiner im Verlauf seines Lebens entwickelten Vorstellungen, Werthaltungen und Einstellungen selbst entschieden hätte (Martin & Schelling, 2005; Held & Ermini-Fünfschilling, 2006).

Am gängigsten ist die einfache Unterscheidung in ein frühes, mittleres und spätes Stadium, in etwa entsprechend den Mini-Mental-Werten von >20, >10 und <10 (Schmidtke & Otto, 2012). Diese Stadieneinteilung ist allerdings keineswegs als starres Verlaufsmodell, sondern lediglich als schematisierte Grobgliederung des Krankheitsverlaufs anzusehen.

Im Vor- und Frühstadium mit seinem gleitenden, von der individuellen *kognitiven Reserve* abhängigen und daher schwer erkennbaren Übergang sind leichtgradige, aber zunehmende Gedächtnisstörungen dominant und obligat, gefolgt von Beeinträchtigungen des visuell-räumlichen Denkens, die sich insbesondere bei komplexen Aufgabenstellungen und weniger geübten Tätigkeiten äußern. Ein gebräuchlicher Früh- und Verlaufsindikator ist dabei der Uhrentest, bei dem die Uhrzeit abgelesen bzw. Ziffernblatt und Zeiger in einen leeren Kreis eingezeichnet werden sollen. Visuell-räumliche Störungen als zweites Haupt- und Frühsymptom einer AD sind zurückzuführen auf eine Degeneration des Parientallappens beidseits und äußern sich in im mittleren Krankheitsstadium immer deutlicher zutage tretenden Problemen beim Lesen und Schreiben. Da die Fähigkeit, die Topologie von Gegenständen zu erfassen und den Aufbau von Zeichen und Symbolen zu entschlüsseln, mehr und mehr verlorengeht, stellen Alltagstätigkeiten wie örtliche Orientierung, Aufräumen, Reparieren, Lesen von Verkehrsschildern oder Ausfüllen von Formularen erhebliche Herausforderungen dar (Schmidtke & Otto, 2012).

Beginnende Sprachstörungen äußern sich in Benennungsproblemen, einer verminderten Präzision des Ausdrucks und einer Reduktion des aktiven Wortschatzes. Die Krankheitseinsicht ist in diesem Stadium noch erhalten oder nur leicht getrübt. Betroffene versuchen ihre Defizite vor ihrer Umgebung zu verbergen und entwickeln Verschleierungs- und Kompensationsstrategien, die eine frühzeitige Diagnose verhindern können (Kurz, 2002; Kaiser, 2009).

Das Verhalten ist gekennzeichnet durch Unsicherheit, depressive Verstimmungen und Stimmungslabilität; diese Symptome sind leichtgradig und an Intensität fluktuierend. Die Aktivitäten des täglichen Lebens sind beeinträchtigt, im Ganzen aber ist ein selbständiges und unabhängiges Leben noch möglich. Betroffene können viele Stunden ohne Hilfe zurechtkommen und auch allein leben. Bei anspruchsvollen organisatorischen Aufgaben (Behördengänge, Geldgeschäften) benötigen sie aber Unterstützung. (Kurz, 2002; Lind, 2007; Steurenthaler, 2013).

Im mittleren Stadium ist eine selbständige Lebensführung nicht mehr oder nur mit deutlicher Unterstützung möglich, da die Auffälligkeiten des ersten Stadiums, insbesondere die kognitiven Defizite als Kernsymptome einer AD, sich nun generell verstärken. Gedächtnisstörungen erfassen alle Gedächtnisteile. Die Kontinuität des Erlebens und Erinnerns geht mehr und mehr verloren (Schmidtke & Otto, 2012). Die hochgradige Vergesslichkeit betrifft selbst Namen vertrauter Personen, die eigene Telefonnummer u. Ä. und führt dazu, dass die Erinnerung zusehends verblasst. Gedächtnisinhalte aus dem mittleren Erwachsenenalter können leichter abgerufen werden als erst wenige Jahre zurückliegende Geschehnisse. Diese mnestische Störung begünstigt ein *Leben in der Vergangenheit*: Die Betroffenen glauben, in der Blüte ihrer Jahre zu stehen (Kurz, 2002).

Die zeitliche, räumliche, situative und personelle Orientierung nimmt weiter ab. Besonders gravierend auf die Alltagsgestaltung wirken sich Defizite der manuellen Geschicklichkeit (Dyspraxie) aus. Aphasische Sprechstörungen (Vertauschen und Verstümmeln von Silben und Wörtern, umständliche, unpräzise, von Wortfindungsstörungen durchsetzte, repetitive und floskelhafte Sprachgestaltung) erschweren die Kommunikation. Sowohl einfache Aktivitäten des täglichen Lebens als auch basale geistige Funktionen (Antrieb, Aktivität, Aufmerksamkeit, Tempo im Denken, Handeln und Sprechen) sind zunehmend beeinträchtigt (Hafner & Meier, 2005; Bischof, 2006; Schmidtke & Otto, 2012).

Charakteristisch für dieses Stadium sind zudem motorische Unruhe, zielloses Umherwandern und permanentes Suchen von irgendwelchen Gegenständen. Nicht selten entwickelt sich ein kleinschrittiges, unsicheres Gangbild mit nach vorne gebeugter Körperhaltung. Aggressive Verhaltensweisen und Wutanfälle müssen als verständliche, durch Fehlleistungen oder Konflikte mit den Bezugspersonen ausgelöste Überforderungsreaktionen interpretiert werden. 20-30% der Patienten entwickeln wahnähnliche Vorstellungen (Bestohlenwerden, Anwesenheit fremder Personen im Haus, Eifersucht) und illusionäre Verkennungen. So halten sie z. B. eine wichtige Bezugsperson für einen Fremden oder gar einen Betrüger (Capgras-Syndrom). Ein weiteres häufiges Missidentifikationssyndrom ist das Spiegelzeichen: Der Erkrankte erkennt sich selbst im Spiegel nicht (Kurz, 2002; Stoppe, 2006; Steurenthaler, 2013).

Diese Phase ist die schwierigste, und zwar sowohl für den Betroffenen als auch für seine soziale Umwelt. Der Erkrankte ist gereizt und aggressiv, weil er spürt, dass etwas *mit ihm geschieht*, das er aber nicht zuordnen und verstehen kann. Seine Betreuung ist besonders belastend und aufwendig.

Etwa sechs Jahre nach der Diagnosestellung treten die Patienten in das dritte, schwere, mit massiven Beeinträchtigungen aller kognitiven Funktionen einhergehende Stadium der AD ein. Die Sprache reduziert sich auf wenige einfache Wörter oder simple Phrasen; daher können einfachste Bedürfnisse nicht mehr artikuliert werden. Da auch das Sprachverständnis nicht mehr gegeben ist, ist eine über Sprache laufende Kontaktaufnahme mit dem Kranken kaum mehr möglich. Das Gedächtnis speichert keine neuen Informationen mehr, aber auch lange zurückliegende Gedächtnisinhalte sind kaum noch abrufbar. Familienmitglieder, ja sogar der Lebenspartner werden immer häufiger nicht erkannt bzw. verkannt. Die biographische Erinnerung ist nicht selten völlig verschüttet. Eine selbständige Lebensführung ist nicht mehr möglich, da selbst einfachste Verrichtungen des täglichen Lebens wie Aufstehen aus dem Bett, Ankleiden, Aufsuchen der Toilette oder Einnehmen von Mahlzeiten ohne Hilfe nicht zu bewältigen sind. Der Erkrankte findet sich nirgendwo mehr allein zurecht und ist rund um die Uhr auf Pflege angewiesen. Pflegehandlungen kann er nicht mehr einordnen; dies kann dazu führen, dass er sich bedroht fühlt und aggressiv reagiert.

Die motorische Unruhe weicht der Tendenz zur Apathie bis hin zur Immobilität. Einige Schwerdemente allerdings behalten stereotype motorische Abläufe wie Schreien oder Wandern bei.

Auffällig sind Gangstörungen, zunehmende Rigidität und vielfältige Primitivreflexe. Häufig treten Harn- und Stuhlinkontinenz auf. Oft kommt es zu Krampfanfällen, Ess- und Schluckstörungen *(vgl. S. 258)* und im Finalstadium zum ausgeprägten Verfall der körperlichen Kräfte (Kachexie). Die Patienten werden bettlägerig und dadurch anfällig für Dekubiti und Infektionen. Sie sterben in der Regel nicht an der Demenz. Die häufigste Todesursache ist vielmehr eine Bronchopneumonie (Kurz, 2002; Bischof, 2006), gefolgt von ebenfalls auf die lange Bettlägerigkeit zurückzuführenden infizierten Dekubitusgeschwüren und durch die permanente Inkontinenz verursachten Harnwegsinfektionen (Klessmann, 2006).

4.1.5 Ätiologie, Therapie und Prävention

Bereits das Vorhandensein unterschiedlicher Demenzformen zeigt, dass die Ursachen für die Entwicklung eines Demenzsyndrom heterogen sein müssen. Insbesondere die AD ist von ihrer Entstehung her eine komplexe Erkrankung mit multifaktorieller Ätiologie. Der hohe Komplexitätsgrad ergibt sich aus der großen Anzahl potenzieller Einflussfaktoren und den vielfältigen möglichen Interaktionen. Das Zusammenspiel zahlreicher genetischer und nicht genetischer Faktoren beeinflusst das Erkrankungsrisiko und modifiziert das Ersterkrankungsalter, das klinische Bild und den Krankheitsverlauf. Die Einzelfaktoren sind von unterschiedlicher Relevanz. Ein nicht unerheblicher Beitrag zum Erkrankungsrisiko wird den genetischen Faktoren zugeschrieben (Papassotiropoulos, 2005). Allerdings kann nur eine kleine Anzahl von Demenzen vom Alzheimertyp (DAT) allein mithilfe genetischer Faktoren erklärt werden. Lediglich bei der autosomal dominanten AD wird die Erkrankung mit vollständiger Penetranz weitervererbt.
Während autosomal dominante Mutationen nur bei wenigen Familien nachgewiesen werden können, ist eine Isoform des Apolipoproteins E, ApoE4, für viele Menschen von Bedeutung, da dieses Gen mit einem erhöhten Risiko für die Entwicklung einer AD assoziiert ist. Das ApoE4 -Gen ist allerdings nur ein sog. Suszeptibilitäts-Gen, das nicht zwangsläufig eine AD verursacht (BMFSFJ, 2002; Schmidtke & Otto, 2012). So gibt es Populationen, in denen sich keinerlei Korrelation zwischen ApoE4 und einer AD nachweisen lässt. Dies legt die Vermutung nahe, dass bei komplexen Erkrankungen wie der DAT Kofaktoren den Effekt von ApoE4 verstärken oder abschwächen können. Neben ApoE4 gibt es noch weitere Genpolymorphismen, die einen nachweisbaren Effekt auf die Erkrankungswahrscheinlichkeit haben, der aber wesentlich geringer ist (Bickel, 2012).
Noch immer existiert keine klinisch wirksame antidementive Pharmakotherapie, die die pathophysiologische Progression der neurodegenerativen Demenzen hemmen und damit den Krankheitsprozess stoppen oder in seiner Gesamtheit zumindest effektiv abmildern könnte. Ein rascher Durchbruch in der kausalen Therapie von Demenzerkrankungen ist vermutlich auch nicht zu erwarten. Studienergebnisse zeigen, dass die angewandten Strategien entweder nicht den gewünschten Erfolg bringen oder mit unerwünschten Nebenwirkungen und nicht abschätzbaren Wechselwirkungen verbunden sind. Zudem erfasst keiner der Therapieansätze die gesamte pathophysiologische Kaskade der Demenzerkrankungen, sondern jeweils nur einzelne Elemente (Hampel, Graz, Zetzsche, Rujescu & Möller, 2012).
Innerhalb der symptomatischen antidementiven Therapie gibt es inzwischen eine ganze Reihe von Substanzen, deren Wirksamkeit in Studien überzeugend nachgewiesen wurde und die individuell auf die Bedürfnisse des Patienten ausgerichtet werden können. So werden die den Dopamin- und Serotonin-Stoffwechsel des Gehirns beeinflussenden Atypika eingesetzt zur Behandlung von Verhaltensauffälligkeiten wie Aggressivität, Misstrauen, sozialem Rückzug

und Störungen des Schlaf-Wach-Rhythmus. Nootropika werden verabreicht zur Anregung des Gehirnstoffwechsels, Antidepressiva gegen Erregungs- und Neuroleptika gegen Verwirrtheits- und Wahnzustände. Ein Forschungsschwerpunkt liegt derzeit in der Entwicklung von Methoden zur frühzeitigen Erkennung einer AD. Ziel ist dabei, die neurodegenerative Erkrankung bereits im Vorstadium, also im Bereich der leichten kognitiven Beeinträchtigung, zu erkennen und so eine frühzeitige Behandlung einzuleiten und damit die vorhandenen Funktionsbereiche möglichst lange erhalten zu können (Hampel et al., 2012; Steurenthaler, 2013).

Insbesondere bei der AD sind nicht medikamentöse Therapieansätze wichtiger als die lediglich der Symptombekämpfung dienenden medizinischen Interventionen. Psychosoziale Ansätze sind in ihrer Zielsetzung breiter angelegt als pharmakologische Therapien. In den letzten 50 Jahren wurden zahlreiche, meist für die stationäre Pflege konzipierte Modelle und Therapien entwickelt, die dazu beitragen können, die kognitive und alltagspraktische Kompetenz zu erhalten, psychisches Wohlbefinden und Lebensqualität zu verbessern, neuropsychiatrische Symptome mittels stressreduzierender Maßnahmen abzumildern und dadurch auch die Belastung von Pflegenden zu verringern (Romero & Förstl, 2012).

Bereits in den 1960er-Jahren entstand das Konzept der Realitätsorientierung (ROT), bei dem mit der ständigen Wiederholung von Informationen zu Person, Orten und Ereignissen *Realitätsanker* geschaffen werden sollen. Im gleichen Zeitraum entwickelte Feil mit der Validation ein gegenläufiges Konzept, bei dem vor dem Hintergrund der Biographie und Individualität des Betroffenen seine subjektive Realität *für gültig erklärt wird*. In der Folgezeit entstanden zahlreiche andere Therapien wie das auf die Frühphase beschränke Hirnleistungstraining, die auf die Erhaltung der personalen Kontinuität zielende Selbsterhaltungstherapie (SET), das erlebnisorientierte Konzept der Mäeutik, eine Weiter- und Fortentwicklung der Validation, die Musiktherapie, die Milieutherapie und die im schweren Krankheitsstadium wertvollen Therapien Snoezelen und Basale Stimulation (Romero & Förstl, 2012; Steurenthaler, 2013).

Innerhalb der psychosozialen Behandlungsansätze unterscheidet man verändernde (z. B. ROT) und akzeptierende (z. B. Validation) Konzepte, Therapien mit partikulärer (z. B. Hirnleistungstraining) und mit mehr integrativer Zielsetzung (z. B. SET) sowie Interventionen, die auf einzelne Krankheitsstadien ausgerichtet sind (z. B. Kognitives Training, Snoezelen) und andere, die über den ganzen Krankheitsverlauf angewendet werden können (z. B. Biographiearbeit, Musiktherapie).

Keine der bisher vorgelegten Studien bestätigt mit ausreichender Evidenz die Wirksamkeit nicht pharmakologischer Interventionen. Diese unzureichende Studienlage steht in eklatantem Gegensatz zur klinischen Praxis, in der psychosoziale Behandlungsansätze inzwischen als zentraler und unverzichtbarer Bestandteil der Unterstützung von Demenzkranken und ihren Angehörigen angesehen werden. Folgerichtig wird in der Analyse pflegerischer Versorgungskonzepte betont, dass aus fehlender Evidenz nicht auf Ineffektivität geschlossen werden dürfe (Romero & Förstl, 2012).

Die Autoren der deutschen S3-Leitlinie *Demenzen*, die sich mit psychosozialen Interventionen beschäftigt (DGPPN und DGN 2009), und auch die Österreichische Alzheimer Gesellschaft kommen in Bezug auf nicht pharmakologische Therapiemaßnahmen zu einem positiven Resümee. Die S3-Leitlinie befürwortet den Einsatz eines breiten Therapiespektrums und betont insbesondere die positive Wirkung der Angehörigenarbeit, die Österreicher heben vor allem die Bedeutung multisensorischer Stimulation, die Kombination verschiedener Behandlungsansätze und die Relevanz psychosozialer Aktivierung hervor (Romero & Förstl, 2012).

Ziel muss es sein, in naher Zukunft integrative Therapiekonzepte zu entwickeln, die in einem interdisziplinären Ansatz sowohl somatische als auch neuropsychiatrische und psychosoziale Aspekte angemessen berücksichtigen und bei denen an die Stelle der Konzentration auf

partikuläre Therapieziele die Verfolgung übergreifender, individuell anpassbarer Zielsetzungen steht (Romero & Förstl, 2012). Infolge der engen Altersassoziation führt bereits eine vergleichsweise geringe Verzögerung des Erkrankungsbeginns dazu, dass die Demenz nicht mehr zu Lebzeiten des Betroffenen auftritt. Modellrechnungen zeigen, dass der Aufschub des Erkrankungsalters um zweieinhalb Jahre den Anteil von demenzerkrankten Menschen um 20% und bei fünf Jahren sogar um 50% verringern kann (Gatterer & Croy, 2005).
Prominentester nicht genetischer Risikofaktor für Demenzerkrankungen, insbesondere für die AD, ist das Alter. Daneben ist die - oft altersassoziierte - leichte kognitive Beeinträchtigung zu nennen. Sie erhöht das Risiko für die Entstehung demenzieller Störungsbilder um das 20-fache im Vergleich zu nicht beeinträchtigten Altersgruppen und führt bei 80% der Patienten innerhalb zu sechs Jahren zur Entwicklung einer Demenz. Als weitere Risikomodulatoren einer DAT werden diskutiert soziodemographische (z. B. Schulbildung), klinische (Komorbidität), medikamentöse (z. B. langjähriger Gebrauch von nicht steroidalen Antiphlogistika), Ernährungsfaktoren sowie Umweltfaktoren im weitesten Sinn (Wettstein, 2005; Kastner & Löbach, 2007).
Als belegt gilt, dass eine geringe Schulbildung und eine geringe berufliche Qualifikation mit der Wahrscheinlichkeit, eine Demenz zu entwickeln, assoziiert ist. Einleuchtend ist, dass eine gehobene Ausbildung die zerebrale Reservekapazität erhöht und damit den Erkrankungszeitpunkt hinauszögern kann. Die Schutzwirkung einer höheren Bildung könnte allerdings auch darauf zurückzuführen sein, dass dieser Personenkreis eine *heile Fassade* länger aufrechterhalten kann. Zudem ist zu bedenken, dass eine geringe Bildung und Ausbildung in der Regel mit einem ungünstigen Sozialstatus, niedrigerem Einkommen und geringeren Möglichkeiten für eine angemessene medizinische Versorgung verknüpft ist. Aufschlussreich sind die Ergebnisse der bereits erwähnten US-amerikanischen Studie an Mitgliedern eines Ordens, der sog. Nonnenstudie. Hier konnte gezeigt werden, dass eine niedrige Ideendichte und ein mangelhaftes sprachliches Ausdrucksvermögen in jungen Jahren ein erhöhtes Manifestationsrisiko darstellten. Andererseits existieren jedoch auch Studien, in denen kein Zusammenhang zwischen einem gehobenen Bildungsniveau und dem Ausbruch oder Verlauf einer AD nachgewiesen werden konnte (BMFSFJ, 2002, Kastner & Löbach, 2007).
Depressive Erkrankungen erhöhen offenbar das Demenzrisiko. Allerdings ist umstritten, ob sie als Prädiktoren späterer Demenzerkrankungen oder eher als Frühsymptome einer Demenz anzusehen sind. Als weitere Risikofaktoren werden genannt: Rauchen, übermäßiger Alkoholgenuss, fettreiche Ernährung, Vitamin B2-Mangel, Schilddrüsenerkrankungen, Aluminium, Zink und Umwelttoxine. Auch körperliche Inaktivität wird als Risikofaktor diskutiert. Allerdings ist unbekannt, ob sie direkt pathogen wirkt oder ob dies auf dem Umweg über eine Beeinträchtigung des Gesundheitszustands geschieht (BMFSFJ, 2002, Kastner & Löbach, 2007).
Als Fazit lässt sich festhalten: Nahezu alle Risikofaktoren für eine AD werden kontrovers diskutiert. Der tatsächliche Entstehungs- und Schädigungsmechanismus ist trotz intensiver Forschung immer noch unbekannt. Man kennt also unverändert nicht die potenziellen Mechanismen, über die nicht genetische Faktoren ihre Wirkung entfalten (Seitz & Weibler-Villabos, 2007; Papassotiropoulos, 2005).
Eindeutiger ist die Zuordnung von Risikofaktoren zur Entstehung einer vaskulären Demenz. Konsens herrscht darüber, dass Bluthochdruck (Hypertonus), ein erhöhter Cholesterin- (Hypercholesterinämie) und Harnsäurespiegel (Hyperurikämie) im Blut, krankhafte Veränderungen der Arterieninnenhaut im Verlauf einer Arteriosklerose (Atheromatose) und andere vaskuläre Erkrankungen das Manifestationsrisiko erhöhen (BMFSFJ, 2002).
Die bisher beschriebene systematische Erfassung und Interpretation von Risikofaktoren repräsentiert nur eine der beiden denkbaren Präventionsphilosophien. Die andere ist ausgerichtet auf die systematische Erhöhung von Schutzfaktoren, mit dem Ziel, die allgemeine Lebens-

kompetenz und die Adaptivität, d. h. die Anpassung an sich verändernde Lebensumstände, zu stärken. Beide Philosophien ergänzen sich gegenseitig und leisten jeweils einen Beitrag zur Prävention (Wahl & Heyl, 2004).

Abgeleitet von den genannten Risikofaktoren lassen sich zwei demenzpräventive Maßnahmen unterscheiden: die Erhöhung der zerebralen Reserven und die Minimierung schädigender Einflüsse auf das Gehirn. Die erste Strategie basiert auf dem Umstand, dass Gehirne, die durch Bildung und andere Hirnaktivitäten generierende Maßnahmen über große funktionelle Reserven verfügen, nachgewiesenermaßen länger schädigende Läsionen tolerieren können.

Das Netzwerk aus Neuronen und Synapsen ist enger verknüpft und weiter verzweigt, sodass auch bei partiellen Verlusten immer noch ausreichend Informationen verarbeitet werden können und das kognitive Leistungsvermögen kaum beeinträchtigt ist. Einen der bekanntesten Belege für die protektive Wirkung, die vom Aufbau einer sog. kognitiven Reserve ausgeht, liefert die Nonnenstudie - , auch wenn der wesentliche Erkenntnisgewinn aus dieser Studie ein anderer war. Als leuchtendes Beispiel wird in der Literatur Schwester Mary genannt. 1892 geboren, trat sie nach frühem Schulabschluss in sehr jungen Jahren dem Orden bei, holte mit 41 Jahren mit Bestnoten ihren Highschool-Abschluss nach, arbeitete bis zum Alter von 77 Jahren in Vollzeit, danach noch sieben Jahre in Teilzeit als Lehrerin und schließlich weitere 17 Jahre als Erzieherin. Sie war in ihrer Kirchengemeinde aktiv, studierte mit der Lupe Zeitungen und Bücher und wurde ein halbes Jahr vor ihrem Tod im Alter von 101 Jahren zum letzten Mal medizinisch und psychologisch untersucht. Dabei wies sie eine ebenso gute oder sogar bessere intellektuelle Leistungsfähigkeit auf als sehr viel jüngere Mitschwestern (Mietzel, 2012).

Als besonders wirksam erwiesen sich in einer großen, randomisierten, kontrollierten prospektiven Studie kombinierte Fitness- und Gedächtnistrainingsprogramme (Wettstein, 2005). Zu beachten ist allerdings, dass Gehirntraining nur prophylaktisch schützt und bei bereits ausgebrochener Krankheit eher kontraproduktiv wirkt. Ein günstiger Einfluss wird einer stimulierenden Umgebung und der Reduzierung von Stress und Sorgen zugeschrieben (BMFSFJ, 2002; Kastner & Löbach, 2007). Nicht nur regelmäßige körperliche und geistige Aktivität, sondern auch ausgewogene Beziehungspflege in den Bereichen Partnerschaft, übrige Familie und Freundschaften wirkt demenzpräventiv. Dieser in einer rein beobachtenden, in einem Stockholmer Vorort durchgeführten Demenzinzidenzstudie nachgewiesene Effekt beruht offenbar darauf, dass die Pflege von Beziehungen eine sehr anspruchsvolle kognitive Aktivität darstellt.

Unter der zweiten Strategie, der Minimierung schädigender Einflüsse auf das Gehirn, werden Präventionsmaßnahmen subsumiert, die geeignet sind, Hirntraumata zu vermeiden. Dazu zählt u. a. das Tragen eines Schutzhelms z. B. beim Radfahren. Zudem gilt es, mithilfe der bekannten Anti-Ateriosklerose-Strategien Hirnschläge zu verhindern. Spätestens seit in der Nonnenstudie eine sehr enge Beziehung zwischen Hirnschlägen und Demenz nachgewiesen wurde, wird der Hirnschlagprävention hohe Priorität eingeräumt.

Neben der sozialen Primärprävention mit der Erhöhung der Allgemeinbildung und dem Aufbau von Reservekapazitäten werden medikamentöse bzw. diätetische Vorbeugemaßnahmen diskutiert. Erwiesen ist z. B., dass oxidative Prozesse und dabei entstehende freie Radikale Zellschäden im Gehirn verursachen und damit die Entwicklung einer Demenz begünstigen können. Von Antioxidanzien geht daher eine gewissen Schutzwirkung aus. Daneben wird auch Statinen, also Medikamenten zur Senkung von Bluttfettwerten, eine protektive Wirkung gegen AD und VD zugeschrieben. Vermeidung von schweren Kopfverletzungen, körperliche Aktivität und maßvoller Genuss von Rotwein werden mit einer niedrigeren Inzidenz der VD assoziiert (Gutzmann & Zank, 2005; Papassotiropoulos, 2005)

4.2 Diskurskontexte zum Phänomen Demenz

Die Diskurslandschaft zum Thema Demenz ist vielfältig und bunt. Eine Auffächerung fördert diverse Diskurse zutage, die auf verschiedenen Ebenen geführt werden und unterschiedliche Disziplinen und Professionen betreffen.
Im Folgenden soll zunächst in kurzen Schlaglichtern aufgezeigt werden, wie es dazu kam, dass das medizinische Demenzmodell zum Standardparadigma wurde und weshalb Mediziner noch heute vielfach die Definitionsmacht für sich beanspruchen (4.2.1). Im Anschluss daran sollen die Schwächen dieses Modells kritisch beleuchtet werden (4.2.2).
Da die medialen Diskurse und das ihnen zugrundeliegende, für viele Fehlentwicklungen und Verkürzungen verantwortliche einseitige, rationalistisch geprägte Menschenbild nicht zu den in 4.2.4 darzustellenden psychosozialen Dimensionen und Konzepten passt, soll sich an die Auseinandersetzung mit dem medizinischen Paradigma ein gesondertes Kapitel anschließen, das sich mit dem immer noch vorherrschenden Menschenbild und den von ihm beeinflussten medialen und populärwissenschaftlichen Diskursen beschäftigt (4.2.3).
In Kapitel 4.2.4 soll dann herausgearbeitet werden, dass auch psychische Veranlagungen und Einwirkungen bzw. Reaktionen des sozialen Umfelds bei der Entwicklung und Bewältigung einer Demenz von Bedeutung sind. Dabei geht es um die Frage, wie stark Personsein, Identität und Autonomie des Betroffenen tangiert sind und welche Bedeutung der Bindung als dem auch für Erwachsene bedeutsamen Gefüge psychischer Sicherheit sowie der Lebensgeschichte zukommt. Dabei sollen theoretische Ansätze in angemessenem Maße berücksichtigt werden.

4.2.1 Standardparadigma der Demenz

Demenz als pathologische Erscheinung wurde im medizinischen Kontext *entdeckt* - Alois Alzheimer war Psychiater und Neuropathologe - und in den darauf folgenden Jahrzehnten auch überwiegend von Medizinern weiter erforscht. Somit ist die Medizin und insbesondere die Neurologie die Wissenschaftsdisziplin, die sich am längsten mit dem Phänomen Demenz befasst und sich um die Erforschung dieser Erkrankung besonders verdient gemacht hat. Daraus leitete sich ein Deutungs- und Handlungsmonopol ab, sodass das biomedizinische Modell zum Standardparadigma wurde.
Nach der Internationalen statistischen Klassifikation der Krankheiten und verwandter Gesundheitsprobleme (ICD) ist die Demenz ein *Syndrom als Folge einer meist chronischen oder fortschreitenden Krankheit des Gehirns mit Störung vieler höherer kortikaler Funktionen, einschließlich Gedächtnis, Denken, Orientierung, Auffassung, Rechnen, Lernfähigkeit, Sprache und Urteilsvermögen (...) Die kognitiven Beeinträchtigungen werden gewöhnlich von Veränderungen der emotionalen Kontrolle, des Sozialverhaltens oder der Motivation begleitet, gelegentlich treten diese auch eher auf.*[4] Bei Morbus Alzheimer handelt es sich nach dem ICD-System um eine *primär degenerative, zerebrale Krankheit mit unbekannter Ätiologie und charakteristischen neuropathologischen und neurochemischen Merkmalen. Sie beginnt meist schleichend und entwickelt sich langsam aber stetig über einen Zeitraum von mehreren Jahren.*[5]
Diese Definitionen machen deutlich, dass die Demenz und speziell die Alzheimer-Demenz in der Regel als eine ausschließlich hirnorganische Erkrankung angesehen wird. Die histopatho-

4 vgl.: http://www.icd-code.de/icd/code/F00.-*.html - [10.02.2013]
5 vgl.: http://www.icd-code.de/icd/code/F00.-*.html - [10.02.2013]

logischen Hauptmerkmale sind dabei Amyloidablagerungen, neurofibrilläre Bündel, aktivierte Mikrogliazellen sowie Verluste bei Synapsen und Neuronen (Wallesch & Förstl, 2012). Warum diese einseitige Sicht dieser Erkrankung nicht unproblematisch ist, soll im Folgenden dargestellt werden.

4.2.2 Kritik am biomedizinischen Modell

Bereits die Charakterisierung als *Krankheit mit unbekannter Ätiologie* weist auf Unsicherheitsfaktoren hin, die die Eignung des medizinisch orientierten Modells als Standardparadigma fragwürdig erscheinen lassen. In der Tat basiert das Standardparadigma auf einer einseitigen, stark vereinfachten Vorstellung der Genese und Therapie einer Demenz.
Die gängige Hypothese zur Erklärung der Genese von Morbus Alzheimer geht von einem Schwelleneffekt aus. Danach manifestiert sich eine Demenz, sobald der Verlust an Neuronen und Synapsen in den Kernbereichen des Gehirns so groß geworden ist, dass er nicht mehr kompensiert werden kann. Dabei gibt es einen Expertenstreit darüber, wodurch diese schließlich nicht mehr beherrschbare Entwicklung in Gang gesetzt wird. Befürworter der Amyloid-Kaskade-Hypothese behaupten, die Krankheit gehe auf eine Anhäufung von Beta-Amyloid zurück und diese Plaques führten, wenn sie eine kritische Masse erreichten, zur Bildung von Tangles. Andere Altersforscher sind davon überzeugt, dass Plaques kaum einen Einfluss auf die Mechanismen der Krankheit haben und dass vielmehr die Tau-Proteine der Tangles ursächlich sind. Wieder andere sehen in der Alzheimer-Demenz eine grundlegende Stoffwechselerkrankung, die auf einer genetischen Prädisposition beruht und von einem oder mehreren Umweltfaktoren beeinflusst wird (Shenk, 2005). Weitere Forschergruppen sehen in Alzheimer einen Entzündungsprozess. Die Reihe der Erklärungsversuche ließe sich noch weiter fortsetzen. Das Rätsel ist alt und die Liste derer, die sich an einer Lösung versucht haben, ist lang.
Fakt ist, dass die Pathogenese der DAT weiterhin als ungeklärt eingestuft werden muss, dass das Alter als einziger gesicherter Risikofaktor anerkannt ist und dass Auguste Deter, der ersten namentlich bekannten Demenzpatientin, heute medizinische ebenso wenig geholfen werden könnte wie vor 100 Jahren.
Bei der Theorie der Verursachung arbeitet das Standardparadigma mit einer einfachen linearen Kausalkette nach dem Billard-Prinzip. Biologische Systeme aber sind stets komplexer, die Verursachung ist in der Regel multifaktoriell und interaktional. Daher muss die reduktionistische Auffassung überwunden, der Blick auf den gesamten Prozess der demenziellen Veränderung gerichtet, auch das subjektive Erleben der Betroffenen einbezogen und die Forschung breiter angelegt werden.
Dass dies nur von einer Minderheit so gesehen wird, ist aus wissenschaftlicher Sicht umso weniger zu verstehen, als die empirische Basis des Standardmodells durchaus nicht als gesichert gelten kann. So weist z. B. Bauer darauf hin, dass Gellerstedt und Rothschild bereits in den 1930er-Jahren und von Braunmühl in den 1950er-Jahren Zweifel an der pathogenetischen Bedeutung der Plaques äußerten (Bauer, 1994).
Nachhaltig erschüttert wurde die Plaques-Theorie durch die sog. Nonnenstudie. Snowdon, ein amerikanischer Altersforscher, fand in einer großen, seit 1986 laufenden Studie an 678 Nonnen eines US-amerikanischen Ordens (Mietzel, 2012), von denen 102 mit einer posthum durchgeführten Gehirnautopsie einverstanden waren, heraus, dass bei nicht wenigen die Anzahl der Plaques und das Ausmaß des geistigen Verfalls nicht übereinstimmten. Rund ein Drittel der Nonnen, die Alzheimer-Gehirne im fortgeschrittenen oder gar Endstadium besaßen,

zeigten zu Lebzeiten keine Symptome. Andere wiederum waren dement, ohne dass ihr Gehirn signifikant pathologisch verändert war.

Besonders eklatant war die Diskrepanz bei einer Ordensschwester, die im Rahmen der Studie Berühmtheit erlangte: Schwester Bernadette, die Mitte der 1990er-Jahre im Alter von 85 Jahren an einem Herzanfall verstarb. Bei kurz zuvor mit ihr durchgeführten Tests hatte sie hervorragend abgeschnitten. Trotz ihres hohen Alters verfügte sie über einen scharfen Intellekt und ein ausgezeichnetes Gedächtnis. Bei der Autopsie bot sich den Neuropathologen dann aber ein völlig unerwarteter Anblick: Sie stießen auf eines der schlimmsten Alzheimer-Gehirne, das sie je gesehen hatten. Hippocampus und Neokortex waren voller Fibrillen und Beta-Amyloid-Plaques - und das, obwohl es bis zu ihrem Tod nicht den geringsten Hinweis auf eine Demenz gab (Wißmann & Gronemeyer, 2008; Förstl & Kleinschmidt, 2009).

Ähnlich verhielt es sich mit Schwester Mary *(vgl. S. 24)*, die selbst im Alter von 101 Jahren kognitiv noch erstaunlich leistungsfähig war, obwohl auch ihr Gehirn eine beachtliche Anzahl seniler Plaques und neurofibrillärer Verklumpungen aufwies (Mietzel, 2012). Waren Bernadette und Mary dement oder waren sie es nicht? Ohne Zweifel wären sie nach jeder klinischen Demenzdiagnostik als ungefährdet entlassen worden. Und doch hatte zumindest das Gehirn von Bernadette nach der offiziellen Klassifizierung den Demenzgrad 6 erreicht - das absolute Alzheimer-Endstadium.

Das Besondere an der Nonnenstudie war, dass die Probanden etwa ab dem 20. Lebensjahr unter nahezu identischen Bedingungen gelebt hatten und daher Vergleiche zwischen den Einzelschicksalen in dieser Untersuchung aussagekräftiger sind als bei Studien mit Teilnehmern aus verschiedenen Bevölkerungsschichten und dass die Nonnen über viele Jahre dreimal pro Jahr auf ihre geistigen Fähigkeiten getestet worden waren und ihre Gehirne posthum untersucht werden durften (Förstl & Kleinschmidt, 2009).

Die Nonnenstudie zeigt, dass noch andere Faktoren an der Entwicklung einer Demenz beteiligt sein müssen. Auf der Suche nach ihnen erkannte Snowdon, dass das gleichzeitige Vorhandensein von Plaques und Tangles einerseits und Minihirninfarkten andererseits das Risiko für die Manifestation einer Demenz verdoppelte. Er schloss daraus, dass Beta-Amyloid-42 einen zwar lästigen, aber nicht bedrohlichen altersassoziierten Zellmüll darstellt und dass erst die Kombination aus Alzheimerveränderungen und zusätzlichen vaskulären Zellschäden wirklich bedrohlich wurde (Förstl & Kleinschmidt, 2009).

Eine weitere Frage wird durch die Nonnenstudie mit Nachdruck auf die Agenda gesetzt: Welche Rolle spielen soziale Faktoren bei der Entwicklung einer Demenz? In welchem Maße kann oder muss bei Schwester Bernadette ihrem Eingebundensein in eine Gemeinschaft und in einen mit Sinn, Funktion und Aufgaben ausgestatteten Kontext eine protektive Wirkung zugesprochen werden?

Die Nonnenstudie ist es nicht allein, die die Plaques-Theorie nachhaltig erschüttert. So beschrieb Melton (2005) im Magazin New Scientist den Fall des hochbegabten Schachspielers Richard Wetherill, der im Jahr 2001 spürte, wie seine geistigen Fähigkeiten nachließen. So konnte er nicht mehr wie sonst acht, sondern nur noch fünf Züge vorausberechnen - immer noch eine grandiose geistige Leistung! -, bestand sonst aber alle mentalen Tests zur Früherkennung einer Alzheimererkrankung. Auch bei Untersuchungen des Gehirns mittels bildgebender Verfahren zeigten sich keinerlei Auffälligkeiten. Bis auf seine von ihm als dramatisch empfundene nachlassende Leistung beim Schachspiel führte Wetherill ein vergleichsweise mental aktives Leben bis zu seinem plötzlichen Tod im Jahr 2003 (Flynn, 2007). Bei der Autopsie fand der Arzt, der auch zuvor die Alzheimer-Tests mit Wetherill durchgeführt hatte, zu seiner großen Verwunderung ein mit Plaques übersätes Gehirn - nach der gängigen Theorie Morbus Alzheimer im Endzustand. Melton (2005, S. 32) schreibt dazu:

The anatomical evidence indicated advanced disease, with a level of physical damage that would have reduced most people to a state of total confusion. Yet for Wetherill the only impact was that he could no longer play chess to high standards.

Allein die Tatsache, dass sich die neurologischen Befunde, die mit den wichtigsten Demenzformen einhergehen, auch in Gehirnen nicht kognitiv beeinträchtigter Menschen finden, müsste eine zentrale Säule des biologisch-medizinischen Demenzmodells zum Wanken bringen. Denn wenn der kausale Zusammenhang zwischen Symptomen und pathologischen Merkmalen nicht gegeben ist, erfüllt die Demenz von dieser Seite aus nicht einmal das Schlüsselkriterium einer klassischen Krankheit (Wißmann, 2004; Kitwood, 2008).
Das Standardparadigma vermittelt ein reduktionistisches und mechanistisches Bild der Demenz, da es von einer autonom ablaufenden, standardisiert und schematisch beschreibbaren Erkrankung des Gehirns ausgeht, die sich weitgehend unabhängig von der individuellen Person entwickelt[6]. Wesentliche Aspekte von Genese, Verlauf und Bewältigung einer Demenz bleiben unberücksichtigt. Daher muss es als einseitig eingestuft werden. Zudem ist es defizitorientiert[7] und objektfixiert.
Mit der Etablierung der Alzheimerdemenz als Krankheit und ihrer Eingliederung in die Klassifikationssysteme ICD und DSM wurden biochemische und pharmakologische Forschungsaktivitäten erheblich intensiviert. Nach einigen Jahrzehnten des Forschens drängen sich angesichts des gigantischen Aufwands, der dürftigen Resultate und der erkennbaren Verquickung von Forschung und Pharmaindustrie, für die eine Personengruppe von der Größenordnung der Alzheimerpatienten ein äußerst attraktives und lukratives Marktsegment darstellt, einige Fragen auf: Ist man hier wirklich dem Täter auf der Spur? Oder verfolgt man möglicherweise eine falsche oder zumindest nachrangige Spur? Verhindern Interessengruppen bzw. Interessenverbände das Beschreiten eines anderen Weges (Wißmann & Gronemeyer, 2008; Stolze, 2011a)? Immerhin ist, solange sich die Krankheit nicht zweifelsfrei diagnostizieren lässt, auch keine zielsichere Therapie möglich. Daher beruht die für die Zukunft diagnostizierte kausale, medikamentöse Therapie auf spekulativen Annahmen (Stolze, 2011b). Bei der unklaren Gemengelage und beim Fehlen eines schlüssigen Gesamtbildes scheint es geboten zu sein, eine nüchterne, nicht polarisierende Bestandsaufnahme vorzunehmen, den Befund kritisch zu reflektieren und auf dieser Basis eine ergebnisoffene Diskussion zu beginnen.
Neben dem klassischen, biomedizinisch geprägten Diskurs existieren noch eine Reihe vielversprechender Diskurse, die unter dem Oberbegriff *personenzentriert* zusammengefasst werden können. Sie sind nicht medizinisch orientiert und geeignet, Fehlentwicklungen und verkürzten Sichtweisen entgegenzuwirken. Insbesondere sind sie zu verstehen als Korrektiv zu einem problematischen Menschenbild und den daraus gespeisten medialen und populärwissenschaftlichen Demenzdiskursen. Diese beiden Problemfelder sollen zunächst betrachtet werden, bevor auf die auf der psychosozialen Ebenen liegenden Konzepte näher eingegangen wird.

4.2.3 Menschenbild und mediale Diskurse

Die Einschätzung des von einer Demenzerkrankung ausgehenden Bedrohungspotenzials ist in hohem Maße davon abhängig, welches Bild der Betroffene von der Demenz hat. Seine individuellen Vorstellungen werden maßgeblich beeinflusst von dem vorherrschenden Menschenbild und dem in den medialen Diskursen vermittelten Demenzbild. Wenn der Erkrankte

6 vgl.: Cofone, s.d. - Verfügbar unter: http://www.demenzservice-cofone.de/pdf/neuewege.pdf; [13.02.2013]
7 siehe auch die Definition nach dem DSM IV, z. B. verfügbar unter: http://www.demenz-leitlinie.de/aerzte/Diagnostik/ICD10/DSMIV.pdf; [15.02.2013]

befürchtet, sein Personsein, seine Würde und seine Identität zu verlieren und zu einer *geistlosen, leeren Hülle* zu werden, kann ihn dies in Verzweiflung stürzen. Dass solche Befürchtungen nicht unbegründet sind, soll im Folgenden aufgezeigt werden.
Der oft zitierte Satz Descartes' *Cogito, ergo sum* ist die Basis des heutigen Menschenbildes und des auf Rationalität und Logik aufbauenden Denk- und Wissenschaftsmodells. Wenn der Mensch sich aber vor allem über rationales und logisches Denken definiert, hat dies gravierende Folgen für die, die zu analytischem, schlussfolgerndem und logische Operationen vollziehendem Denken nicht fähig sind, z. B. demenzkranke oder auch geistig behinderte Menschen. Ihnen nimmt die Demenz dann alles, was sie als Mensch ausmacht.
Wenn eine Gesellschaft sinnliche, emotionale und spirituelle Erfahrungsebenen gering schätzt, werden die angstauslösenden Attribute, mit denen die Demenz von vielen Seiten belegt wird, verstehbar, da dann die Krankheit etwas berührt und angreift, was in der westlichen Welt seit einigen Jahrhunderten als das Fundament der Gesellschaft und des menschlichen Daseins angesehen wird. Bei nicht wenigen Völkern jenseits des westlichen Kulturkreises existiert dieses verkürzte Menschenbild nicht. Für sie ist der Mensch eine Einheit aus Körper, Seele und Geist. Sie wissen, dass nicht nur Kognition, sondern auch Emotionalität und Spiritualität den Menschen ausmachen. Dies wusste man in der westlichen Welt auch, bevor das von der Ratio dominierte Weltbild zur allgemein gültigen Leitorientierung wurde (Wißmann, 2004).
Damasio, Hirnforscher aus den USA, geht vehement gegen die Trennung von Psyche und Physis und gegen das Primat der Kognition gegenüber der Emotion vor. Einem seiner Bücher gab er den programmatischen und zugleich provozierenden Titel *Ich fühle, also bin ich* (2002), um damit deutlich zu machen, dass er Descartes' Schwerpunktsetzung keineswegs teilt.
Die Medien leisten einen wichtigen Beitrag zur Informationsvermittlung und Enttabuisierung der Demenz. Das Bild allerdings, das dabei von der Demenz gezeichnet und in die Öffentlichkeit hineintransportiert wird, ist nicht selten problematisch. So wählte Karasek, den das Hamburger Abendblatt anlässlich eines STERN-Artikels über die Demenzerkrankung von Walter Jens veröffentlichte, Formulierungen, die, auch wenn sie in Frageform gekleidet waren, als entsolidarisierend, ausgrenzend und Angst erzeugend eingestuft werden müssen:

> *Der Anfang vom schrecklichen Weg ins Ende: Der 84-Jährige steht in seiner Tübinger Bibliothek vor einem Liebermann-Bild seines verehrten Hausgottes Fontane und erkennt ihn nicht mehr . . . Ein tiefer Sturz, ein lebender Tod . . . . Jens lebt - lebt? vegetiert? verkümmert? verendet? in Tübingen.*[8]

Möglicherweise erinnerte sich allerdings der sehr belesene Karasek daran, dass Walter Jens selbst die Folgen einer Demenzerkrankung in ähnlich drastischen Worten beschrieben hatte. Der Rhethorikprofessor, dem es ein großes Anliegen war, selbstbestimmt zu sterben, schrieb Mitte der 1990er-Jahre in *Menschenwürdig sterben*[9]:

> *Darf ich [...] nach einem selbstbestimmten Leben nicht auch einen selbstbestimmten Tod haben, statt als ein dem Gespött preisgegebenes Etwas zu sterben, das nur von fernher an mich erinnert? Und dieses Bild wird bleiben und überdauert, auf lange Zeit, die Impressionen aus Tagen, da ich ein "Ich" und kein "Es", ein denkendes Wesen und kein zuckendes Muskelpaket war [...].*

Als Tilman Jens, auf dieses Zitat in einer Talkshow angesprochen, gefragt wurde, ob sein Vater nun ein *Es* oder ein *Ich* sei, antwortete er: *Er ist ein lädiertes "Ich"*. Bevor Walter Jens 2004 selbst dement wurde, sagte er dem Magazin STERN im Winter 2003/ 2004: *Nicht mehr schreiben zu können, heißt für mich: nicht mehr atmen zu können. Dann ist es Zeit zu sterben, dann*

8 vgl. http://www.abendblatt.de/kultur-live/article910850/Er-lebt-und-ist-doch-tot.html; [29.11.2011]
9 vgl. Podiumsdiskussion mit Albin Eser, Walter Jens, Hans Küng, Dietrich Niethammer. – In: Jens, W. & Küng, H. (1995): Menschenwürdig sterben. Ein Plädoyer für Selbstverantwortung, Piper: München/Zürich, S. 196

möchte ich tot sein. Solche Äußerungen prominenter Intellektueller, denen man ein wohldurchdachtes, fundiertes Urteil zutraut, bleiben nicht ohne Einfluss auf das Bild der Demenz in der Öffentlichkeit.

In den zahlreichen von familiär oder professionell Pflegenden und Betroffenen selbst veröffentlichten Büchern - auf sie wird im empirischen Teil noch ausführlich eingegangen werden - und in den sich allmählich mehrenden filmischen Darstellungen, wie z.B. dem 2013 in den Kinos angelaufenen Film *Vergiss mein nicht* von Sieveking, wird in der Regel ein weniger problematisches und entwürdigendes und damit realitätsnäheres Demenzbild vermittelt.

Zweifellos kommt es im Krankheitsverlauf zu Persönlichkeitsveränderungen. Allerdings sind häufig doch noch Zusammenhänge mit der Biographie und der prämorbiden Persönlichkeit herstellbar. Davon abweichende Verhaltensweisen lassen sich psychologisch erklären, nicht zuletzt aus dem Verlust der gewohnten inneren Abwehrstrategien, wodurch bisher unterdrückte Gefühle und verdrängte Ereignisse an die Oberfläche kommen können. Auch gibt es zahlreiche Belege dafür, dass der behauptete Persönlichkeitsverlust durch einen demenzgerechten Umgang zumindest abgemildert werden kann (Cofone & Sträßer, 2000).

Einbußen bei Vernunft und Autonomie berechtigen nicht dazu, Demenzkranken ihre Subjektivität und letztendlich ihre Würde abzusprechen, ihr Menschsein allein von Rationalität, Geschwindigkeit und Leistung abhängig zu machen, sie an Leistungskriterien zu messen, die sie nicht mehr erfüllen können, und an gesellschaftlichen Normen, die für sie ihre Bedeutung verloren haben, sie zum Untersuchungs- oder Pflegeobjekt zu degradieren und somit keine persönliche Beziehung zu ihnen aufbauen zu müssen (Cofone & Sträßer, 2000). Hilfreich sind in diesem Zusammenhang Versuche, das schambehaftete Thema Demenz aus den Hinterzimmern betroffener Familien auf die Bühne zu holen. So wurde z.B. 2012 im Rahmen des Kölner *Sommerblut-Festivals* das Theaterstück *ANDERLAND - Eine Reise ohne Ruder ins Land der Demenz* aufgeführt, in dem fünf Demenzkranke, unterstützt von vier professionellen Schauspielern, die Lebenswelt Demenzkranker den Zuschauern nahezubringen versuchten[10].

4.3 Demenz im Licht verschiedener psychosozialer theoretischer Aspekte

Zunächst soll dargestellt werden, warum eine Neukonzeptualisierung des Demenzbildes mit einer angemessenen Berücksichtigung psychosozialer Einflussfaktoren unumgänglich erscheint. Sodann soll untersucht werden, ob eine Demenzerkrankung das Personsein des Betroffenen in Frage stellt und inwieweit sie seine Identität und Autonomie tangiert. Schließlich soll der Frage nach dem Einfluss der Lebensgeschichte auf die Genese, Entwicklung und Bewältigung einer Demenz nachgegangen werden.

4.3.1 Emotionalität

Beim Standardparadigma der Demenz spielen psychosoziale Faktoren keine oder nur eine untergeordnete Rolle. Das Erleben einer Demenz ist jedoch zutiefst subjektiv und emotional. Bei medizinischen Untersuchungen werden auch psychopathologische Befunde erhoben. Die dabei festgestellten psychischen Störungen und Verhaltensauffälligkeiten werden als Begleiterscheinungen demenzieller Abbauprozesse eingestuft und nicht als definierter Bestandteil

10 vgl.: http://2012.sommerblut.de/anderland; [03.06.2012]

des Gesamtbilds der Demenz angesehen. Dies führt zu der paradoxen Situation, dass diese Symptome in der klinischen Diagnostik und der medizinischen Literatur weitgehend unbeachtet bleiben, dass sie aber im Klinik- und Praxisalltag die Hauptprobleme aufwerfen. Ausgeprägte und ambulant nicht zu beherrschende emotionale und soziale Verhaltensauffälligkeiten erzwingen weitaus häufiger als kognitive Störungen eine stationäre Unterbringung (Zaudig & Berberich, 2001; Steurenthaler, 2013). Verschiedene Studien zeigen, dass bis zu 90% der Patienten Wesensveränderungen, bis zu 80% Depressionen und bis zu 50% Verhaltensprobleme aufweisen und dass es bei 20-73% der Betroffenen zu Wahnvorstellungen und bei 23-50% von ihnen zu Verkennungen kommt (Zank, Peters & Wilz, 2010).

Unbestreitbar betrifft eine demenzielle Erkrankung nicht nur das Gehirn, sondern den ganzen Menschen. Der Erkrankte ist einem doppelten Veränderungsprozess unterworfen: Neben den neurologischen Veränderungen muss er auch solche im sozialpsychologischen Umfeld, z. B. in den Bereichen Beziehung und Interaktion, bewältigen. Daraus ergibt sich die Notwendigkeit, einen Demenzkranken nicht länger im Wesentlichen auf technische Weise zu betrachten, also etwa so, wie ein Elektronikexperte mit einem defekten Computer verfährt, sondern die reale Person in der Vielfalt ihres jeweiligen Hintergrunds, ihrer Persönlichkeit und ihrer Lebensgeschichte mitzuberücksichtigen (Baer, 2007).

Jede psychosoziale Veränderung hat ein organisches Substrat, das ernst genommen werden muss, jedoch darf die psychosoziale Störung nicht auf dieses Substrat reduziert werden. Es gilt also, ein Verständnis von Demenz zu entwickeln, das außer den hirnorganischen Veränderungen auch psychische, soziale und körperliche Funktionen berücksichtigt (Baer, 2007).

Auf sehr unterschiedlichen Ebenen - sowohl bei von Experten durchgeführten Untersuchungen als auch bei Alltagsbegegnungen - zeigt sich, dass die Erkrankung nicht nur die kognitiven Fähigkeiten, sondern auch das Gefühlsleben, das Sozialverhalten und das körperliche Befinden verändert. Demenz führt immer auch zu einer tiefgreifenden und komplexen Veränderung der Art und Weise, wie Betroffene sich und ihre Welt erleben. Das Erleben eines demenziellen Prozesses ist stets zutiefst subjektiv geprägt; es ist einzigartig, weil jede Person einzigartig ist. Wie eine Demenz sich individuell entwickelt, ist nicht naturgegeben und voraussagbar, sondern wird in nicht unerheblichem Maß mitbestimmt vom sozialpsychologischen Umfeld und von der Art der Kommunikation und Interaktion. Aggressive Ausbrüche und andere herausfordernde Verhaltensweisen sind nicht lediglich Krankheitssymptome, sondern als logische und erklärbare Reaktionen des Betroffenen anzusehen. Auch bleibt der Demenzkranke eine einzigartige Persönlichkeit mit dem Bedürfnis nach Zuwendung, Liebe und Trost, Einbindung und sinnvoller Betätigung. Als Individuum entzieht er sich weitgehend schematisierenden Kategorisierungsversuchen (Wißmann, 2004).

Vertreter der anthropologischen Medizin - allen voran Viktor von Weizsäcker als ihr Begründer - setzen sich schon länger dafür ein, neben den neuropathologischen Prozessen auch subjektives Erleben, biographische Erfahrungen und soziale Einflüsse in das Verständnis von Demenz einfließen zu lassen (Baer, 2007). Auch einzelne in anderem Milieu beheimatete Wissenschaftler wiesen schon vor der Jahrtausendwende auf Zusammenhänge zwischen psychologischen Aspekten und degenerativen Veränderungen im Gehirn hin. Ihre Hypothesen wurden allerdings kaum beachtet. Bauer, Professor für psychosomatische Medizin an der Universität Freiburg, schrieb bereits 1994: *Nicht-kognitive, psychologische Symptome im Vorfeld einer Demenz wurden vielfach beschrieben [...] und dürften ein wichtiger, meist allerdings völlig vernachlässigter Aspekt der Alzheimererkrankung sein (S. 59).* Kitwood äußert, ausgehend von der Überzeugung, dass psychische Faktoren wie Stress und depressive Reaktionen auf einen Verlust an der Genese einer Demenz beteiligt sein könnten, sogar folgende kühne Vermutung: *Eine mali-*

gne Sozialpsychologie kann das Nervengewebe möglicherweise schädigen. Eine Demenz kann möglicherweise durch die Belastungen des Lebens induziert werden (Kitwood, 2008, S. 40). Bekannt ist das Phänomen, dass es nach krisenhaften Veränderungen im Leben älterer Menschen zu *Demenzschüben (Baer, 2007)* kommt. Es gibt zahlreiche Fallbeispiele, in denen Angehörige von bedeutsamen Verlusterlebnissen (z. B. Verwitwung) vor Ausbruch einer Demenz berichten. So ist belegt, dass die im Allgemeinen langsam verlaufenden neuropathologischen Prozesse sich nicht nur durch den Tod des Partners, sondern auch durch einen Krankenhausaufenthalt oder den Verlust der eigenen Wohnung und die Übersiedlung in ein Pflegeheim deutlich beschleunigen können. Letzteres entwickelt vor allem dann einen dramatischen Effekt, wenn sich dieses Heim als eine totale Institution entpuppen sollte. Unter demenzgerechten ökologischen Rahmenbedingungen und dabei vor allem bei einem respektvollen, ressourcenorientierten, wertschätzenden Umgang bleibt dieser Effekt verständlicherweise aus (Baer, 2007).
Die Forderung nach einer stärkeren Gewichtung psychosozialer Einflussfaktoren darf nicht mit dem Versuch verwechselt werden, das Standardparadigma zu verdrängen. Die anzustrebende Neuorientierung soll nicht zu einer Entpathologisierung und zur Infragestellung der Demenz als Krankheit führen, sondern vielmehr dazu, das dominierende Modell zu erweitern und sinnvoll zu ergänzen und Vertreter der herrschenden medizinischen Lehrmeinungen dazu zu veranlassen, ihre Grenzen zu erkennen und zu akzeptieren. Unter dieser Zielsetzung gehen sowohl Feil als auch Kitwood auf dem Weg zu einer Neukonzeptualisierung der Demenz vermutlich zu weit. Feil glaubt, dass alte Menschen, wenn ihnen die Verarbeitung ungelöster Probleme früherer Lebensphasen nicht gelingt, immer mehr in die Demenz abgleiten. Kitwood schließt sich der Forderung an, die Meacher (1972) im Rahmen seiner Pflegeheimstudie zieht, und äußert die Überzeugung, dass bei der traditionellen Pflegekultur *die sozialen, psychischen und allgemeinen Dispositionen für sich genommen bereits völlig ausreichen, um einen Menschen dement zu machen (Kitwood, 2008, S. 74).* Diese Position wird von vielen Experten als überzogen eingestuft, zumal es keine belastbaren Daten dazu gibt, dass eine depersonalisierende und den Beziehungsaspekt vernachlässigende Pflege und Betreuung, so beklagenswert sie auch ist, tatsächlich eine Demenz auslösen kann.
Zusammenfassend lässt sich sagen: Die Verursachung einer Demenz darf nicht länger als linear und monokausal, sondern muss als vielfältig und interaktional angesehen werden (Kitwood, 2008). Die Erkrankung muss als komplexer Prozess verstanden werden, der biologische, psychische, soziale und andere Veränderungen umfasst und bei dem auch das subjektive Erleben der Betroffenen angemessen einzubeziehen ist; das Demenzmodell muss ganzheitlich konzipiert sein.

4.3.2 Personsein

Personen unterscheiden sich in zahlreichen Dimensionen voneinander. Neben Aussehen, Geschlecht, Bildungsgrad, Sozialstatus, Interessen, Wertvorstellungen usw. zählt dazu auch die Lebensgeschichte. Jeder Mensch ist auf einem ihm eigenen Weg an den Punkt gelangt, an dem er sich gerade befindet. Die zahlreichen interindividuell unterschiedlichen Lebensstationen haben dabei jeweils ihre spezifischen Spuren hinterlassen. Auf diese Weise ist er zu einer einzigartigen Person geworden (Kitwood, 2008). Die mit einer Demenzerkrankung einhergehenden geistigen Verluste und Verhaltensänderungen veranlassen nicht wenige Angehörige zu

der Feststellung, der Betroffene sei *ein anderer* geworden. Ist dies nur eine Metapher oder ist es mehr? Ist jemand, dessen geistige Verfassung und dessen Verhalten sich gravierend verändert haben, noch derselbe Mensch oder ist er eigentlich jemand anders? Die Überlegung, ob eine Demenz dem Betroffenen sein Personsein nimmt, führt zu der grundlegenden Frage: Was konstituiert das Personsein? Auf diese Frage wurden - stark vereinfacht - zwei unterschiedliche Antworten gegeben. Nach der einen Sichtweise ist jeder Mensch per se Person, der Status des Personseins ist damit unverlierbar und für die Dauer des Lebens gleichmäßig gegeben, nach der anderen ist Person nur, wer bestimmte Eigenschaften, insbesondere kognitive Fähigkeiten aufweist, und sie auch aktuell realisiert. Diese aktualistische Betrachtungsweise schließt Kontinuität aus und führt dazu, dass jemand, der einmal Person war, nicht mehr Person ist, wenn er demenzkrank wird. Konsequent zu Ende gedacht, sind alle Schlafenden keine Personen mehr, weil sie in diesem Zustand die für das Personsein notwendigen Bedingungen nicht erfüllen (Kunzmann, 2006). Auf die Frage, wie die Kontinuität des Personseins durch die Zeit überhaupt hergestellt werden kann, gibt es zwei Antworten. Einmal wird die Person als Substanz aufgefasst, Lebensphasen werden gedeutet als Akzidenzien an einer Substanz, die bleibt. Sie sind gleichsam die sich verändernde Oberfläche des immergleichen Substrats. Beim zweiten Ansatz ist der Personbegriff relational, auf die Gemeinschaft bezogen. Dabei kann das Füreinanderdasein in unterschiedlichen Lebensphasen auch unterschiedlich ausgeprägt sein. Das Personsein eines Demenzkranken konstituiert sich in besonderem Maße auch durch ein Feld von Relationen, d. h. von unterschiedlichen Beziehungen. Damit schimmert hier eine ursprüngliche Bedeutung von *persona* im Sinne einer Theatermaske durch, einer Maske, die eine Rolle symbolisiert. Eine Figur auf der Bühne aber wird das, was sie ist, erst im Rahmen des gesamten Ensembles und im Kontext des ganzen Theaterstücks (Kunzmann, 2006).
Bleibt das Personsein auch, wenn die Beziehungen nach und nach gekappt werden? In der Beantwortung dieser Frage lässt sich der Substanz- und Beziehungsansatz zur sog. Bündeltheorie verknüpfen. Dabei wird die Substanz beschrieben als ein Bündel von Eigenschaften und auch die Relationen werden als Eigenschaften aufgefasst. Die vielen Eigenschaften der Substanz und die verschiedenen und verschiedenartigen Beziehungen sind gleichsam in einem dicken Seil verwoben. Dieses Seil reißt nicht, auch wenn einzelne Fasern verloren gehen und es dadurch dünner wird. Dies ändert nichts an seiner grundsätzlichen Struktur. Eine solche Persondefinition ist wesentlich überzeugender als die aktualistische, kognitionsfixierte, weil sie den Aufbau und Abbau der zur Lebenswelt gehörenden Phänomene wesentlich besser abbilden kann. Nach dieser Theorie bleibt der Demenzkranke auch im finalen Stadium eine Person. Das Seil ist dick genug, um daran nie einen Zweifel aufkommen zu lassen (Kunzmann, 2006).
Personsein ist also ein allgemeines Menschenrecht, das unter keinen Umständen in Frage gestellt werden darf. In den westlichen Gesellschaften leistet die Überbetonung von Rationalität, Individualität und Autonomie im Verbund mit der Geringschätzung von Emotionalität und Beziehungsfähigkeit Ausgrenzungs- und Depersonalisierungstendenzen Vorschub. Ein angemessener Umgang mit Demenzkranken setzt die Erkenntnis voraus, dass selbst in schweren Krankheitsstadien eine Beziehung zu ihnen aufgebaut und erhalten werden kann (Kitwood, 2008).
Wenn dagegen davon ausgegangen wird, dass Demenz letztendlich zum Verlöschen der Persönlichkeit führt und wenn angehende und im Beruf stehende Pflegekräfte sowie Therapeuten und Angehörige auf vielfältige Weise über den Untergang der Persönlichkeit und das unausweichliche Verschwinden des Personseins informiert, geschult und beraten werden, dann haben diese Bilder und Vorstellungen Auswirkungen auf die Ebene von Haltungen und Handlungen. Denn was bleibt, wenn der Mensch keine Person oder Persönlichkeit mehr ist? Eine körperliche Hülle, die aus Nächstenliebe oder professionellem Selbstverständnis gut versorgt

werden muss, zu der aber keine personenzentrierte Ich-Du-Beziehung mehr aufgebaut werden kann und muss, da ja die Person als Gegenüber fehlt (Wißmann, 2004).
Wenn das soziale Umfeld denkt und signalisiert: *Der Erkrankte ist nicht mehr er selbst, mit ihm ist nichts mehr los, er ist nur noch eine Hülle*, macht dies beide krank, den mit dem Etikett *dement* Versehenen und den Angehörigen, der darauf reagiert. Angemessener ist es, die Gleichzeitigkeit von Persönlichkeit und Krankheit auszuhalten. Es ist das bleibende Verdienst von Kitwood und van der Kooij, sich leidenschaftlich für die Erkenntnis eingesetzt zu haben, dass die Persönlichkeit durch die Krankheit nicht verschwindet und dass es Wege gibt, die zur Persönlichkeit hinführen, und Türöffner, die selbst bei Schwerstkranken noch *funktionieren (Sowinski, 2008)*. Im Vordergrund der Betrachtung eines Demenzkranken muss der Mensch stehen und nicht die Krankheit, die Beziehung und nicht die Funktion.
Demenziell Erkrankte sind einzigartige, sensible Persönlichkeiten mit Bedürfnissen, Fähigkeiten und Kompetenzen und sie bleiben bis zu ihrem Lebensende Personen mit verborgenen Wünschen, Gedanken und Träumen, mit der Sehnsucht nach menschlicher Nähe, nach körperlicher Berührung, Zärtlichkeit und Gespräch (Wißmann, 2004, Wojnar, 2007).
Der Fotograf Michael Hagedorn, der seit 2005 Demenzkranke und ihre Angehörigen mit der Kamera über einen längeren Zeitraum begleitet und dabei die weltweit umfangreichste Fotodokumentation über diesen Personenkreis geschaffen hat, sagt:

> *In der Regel assoziiert man mit Demenz ja einen völligen Verlust von Persönlichkeit und Lebensqualität. Im Laufe der Zeit habe ich allerdings viele einzigartige, eigenwillige Menschen mit Demenz getroffen, die ihr Leben durchaus zu genießen scheinen, [...], die Freude, Würde und Individualität ausstrahlen (Rosentreter, 2012, S. 208)*

Eine Person, die demenzkrank wird, durchlebt einen doppelten Veränderungsprozess. Parallel zu den neuropathologischen Veränderungen kommt es auch zu Veränderungen im sozialpsychologischen Umfeld und in Mustern von Beziehung und Interaktion. Bei der oft extrem negativen und deterministischen Sicht des Standardparadigmas kommt der Blick auf die reale Person, ihren jeweiligen Hintergrund, ihre Persönlichkeit, ihre Lebensgeschichte und ihren Alltag zu kurz. Soziale und gesellschaftliche Faktoren wie Sozial- und Bindungsstatus, finanzielle Ressourcen und Verfügbarkeit von Unterstützungen und Dienstleistungen bleiben weitgehend unberücksichtigt (Kitwood, 2008).
Kitwood ist aufgrund seiner Beobachtungen und Studien davon überzeugt, dass sowohl im häuslichen als auch im stationären Kontext soziale und zwischenmenschliche Faktoren den Krankheitsprozess beeinflussen - zum Positiven und auch zum Negativen. Daraus schließt Kitwood zurecht, dass die geistigen und emotionalen Symptome keinesfalls allein auf neurologische Prozesse im Gehirn zurückzuführen sind. Gerade bei der Heimunterbringung kann die Untergrabung des Personseins und die damit einhergehende *maligne Sozialpsychologie (Kitwood, 2008)* sich außerordentlich negativ auf den Krankheitsprozess auswirken.
In der traditionellen Sichtweise der Demenz werden sozialpsychologische Elemente weitgehend vernachlässigt, obwohl sie eine wesentliche Variable darstellen. Neuropathologische und sozialpsychologische Faktoren müssen zu einem Bild zusammengefügt und Demenz muss als ein Prozess angesehen werden, der das fortlaufende Zusammenspiel zwischen beiden Faktorengruppen umfasst. Eine Demenz muss nicht notwendigerweise eine radikale Desintegration der Person mit sich bringen, denn die sozialpsychologischen Faktoren können neben der negativen Wirkung infolge von depersonalisierenden Tendenzen auch eine positive Wirkung entfalten, indem sie bis zu einem gewissen Grad die Auswirkungen der Neuropathologie kompensiert und dabei zum Erhalt des Personseins beiträgt. Die stärkste Komponente einer positiven Sozialpsychologie ist eine demenzgerechte Pflege. In einem optimalen Kontext von Pflege und Fürsorge können fortschreitende neurologische Beeinträchtigungen, die bei maligner

Sozialpsychologie extrem gravierend verlaufen können, durch eine personenzentrierte Pflege und eine qualitativ gute Interaktion teilweise aufgefangen werden (Kitwood, 2008).

4.3.3 Bindung - das Gefüge psychischer Sicherheit

Bowlby entwickelte Ende der 1960er-Jahre die Theorie der Entstehung und Bedeutung von Bindung. Gegenstand der Bindungstheorie ist die Erforschung der für die Qualität enger emotionaler Beziehungen verantwortlichen Entstehungsbedingungen, Entwicklungseinflüsse und individuellen Anpassungsmechanismen und der bei Beeinträchtigung dieser Beziehungen zu beobachtenden und zu erwartenden Auswirkungen auf die seelische Gesundheit. Unter Bindung versteht man dabei eine lang andauernde, individuell angepasste, emotionale Beziehung zu bestimmten, nicht ohne weiteres austauschbaren Personen (Grossmann & Grossmann, 1995).

Vorrangiges Bindungsmotiv scheint das Streben nach Befriedigung sowohl des Sicherheits- als auch des Erkundungsbedürfnisses zu sein, d. h. die Schaffung eines sozialen Verhältnisses, das es dem Kind ermöglicht, bei Angst und Gefahr Schutz und Geborgenheit zu finden und von einer sicheren *Basisstation* aus zu der einen Erfahrungsgewinn erbringenden Umgebungsexploration aufzubrechen.

Bereits im ersten Lebensjahr richtet der Säugling an seine Bindungsperson einfache Erwartungen, aus denen etwas später generelle, nun auch auf die Umwelt gerichtete Erwartungshaltungen (Grossmann & Grossmann, 2004), *internal working models (Bretherton, 2009, S. 43)* entstehen. Modellvorstellungen ermöglichen es dem Kind, sowohl das Verhalten der Bindungspersonen und seiner sozialen Umwelt abzuschätzen als auch das eigene Bindungsverhalten zu regulieren (Grossmann & Grossmann, 2004; Freiburghaus, Scholl, Hauser, Humbel, Reliquias, Joss & Stauber, 2011). Das sich in konkreten Situationen äußernde Bindungsverhalten wird gespeist aus Wissen, Erwartungen und Vorstellungen der Bindungspersonen und des eigenen Selbst. Erfahrene emotionale Verfügbarkeit bzw. Zurückweisung bilden die Basis für die Interpretation und Vorhersage von Interaktionen mit den Bindungspersonen. Eine feinfühlig auf die Bedürfnisse des Kindes eingehende Bezugsperson leistet einen wichtigen Beitrag zu seiner weiteren sozialen und emotionalen Entwicklung und hilft ihm, eine positive Beziehung zu seiner Umwelt aufzubauen und sensibel auf seine Umwelt zu reagieren (Freiburghaus et al., 2011). Internale Arbeitsmodelle sind zu verstehen als ein spezifisches inneres Muster, das tief in der Psyche verankert ist, oft lebenslang wirksam bleibt und daher auch das Bindungsverhalten im Alter nachhaltig beeinflusst (Stuhlmann, 2004). Vorrangig bei der mit einer tiefgreifenden Verunsicherung einhergehenden Demenzerkrankung ist ein auf die Erreichung physischer oder psychischer Nähe abzielendes Bindungsverhalten, das seinen Ausdruck findet in direktem Nähesuchen oder in einer zielgerichteten Kommunikation (Zimmermann, Suess, Scheuerer-Englisch & Grossmann, 1999).

Eine sichere Bindung ist charakterisiert durch die Erfahrung prinzipieller Verfügbarkeit und Hilfsbereitschaft der Bezugsperson (Grossmann & Grossmann, 2004) und ist eine wesentliche Voraussetzung für die Entwicklung seelischer Stabilität. Aus dem Vertrauen in die erste Bezugsperson erwächst auch das Vertrauen in die eigene Person und die Überzeugung, über geeignete Ressourcen zu verfügen, um die Umweltanforderungen bewältigen zu können. Sicher gebundene Personen sind eher in der Lage, Ängste, Unbehagen, Ärger oder auch autonome Wünsche zu äußern. Sicher nach innen und außen, haben sie meist keine Probleme, enge Beziehungen einzugehen, auf andere angewiesen oder für andere da zu sein (Stuhlmann, 2004). Das Erleben von Unzuverlässigkeit, Nicht-Verfügbarkeit, Verweigerung oder Entzug von Unterstützung dagegen führt ebenso zu einer unsicheren Bindung wie eine die Explorationsfähigkeit blockierende Überbehütung oder überzogene Kontrolle. Personen mit unsicher-vermeidender Bindung neigen dazu, neue Situationen durchgängig als beängstigend zu erleben und mit Rückzug zu beantworten. Sie wollen auf niemanden angewiesen sein und sich niemandem gegenüber verpflichtet fühlen. Unsichere Bindung ist zwar nicht per se pathologisch, allerdings verstärkt sie die Tendenz, bei Bedrohungen der Autonomie und dem Verlust der Kontrolle über das eigene Leben mit Depression, Regression und Angst zu reagieren. Problematische frühe Bindungserfahrungen führen also nicht zwangsläufig zu einem Selbstkonzept, das mit einem abweisenden, gehemmten, sozial unsicheren und ängstlichen Verhalten in Verbindung gebracht werden kann, vielmehr erhöhen sie lediglich die Vulnerabilität für spätere psychische Auffälligkeiten. Zu einer Manifestation kommt es nur, wenn sich noch weitere psychosoziale Belastungsfaktoren hinzugesellen (Esser, 2008).

Ein weiterer problematischer Bindungstyp ist der unsicher-ambivalente. Unvorhersehbares Verhalten der Mutter begünstigt die Entwicklung eines ängstlich-abhängigen, anklammernden Bindungsverhaltens.

Die drei aufgeführten Bindungsstile - sichere, unsicher-ambivalente und unsicher-vermeidende Bindung - stellen individuelle Verhaltensmuster dar. Zwar sehen sich Menschen mit unsicherem Bindungsverhalten mit vielfältigen Problemen im Leben konfrontiert, dennoch ist ein solcher Bindungsstil noch keine Störung im klinischen Sinn. Anders verhält es sich beim vierten Bindungsstil - der desorganisierten / desorientierten Bindung. Main und Solomon fanden in einer breit angelegten Studie heraus, dass sich innerhalb der drei zuerst genannten Bindungsstile Störungen entwickeln können, im Rahmen derer desorientiertes oder desorganisiertes Verhalten auftritt (Grossmann & Grossmann, 2012). Es kommt zu widersprüchlichem Verhalten wie der Suche von Nähe mit gleichzeitig abgewandtem Kopf; aufgrund des fehlenden konsistenten Verhaltensmusters fällt es Betroffenen oft schwer, konstante Bindungen einzugehen (Grossmann & Grossmann, 2007; Grossmann & Grossmann, 2012).

Zwischen den beschriebenen Bindungstypen existieren Übergangsformen, Überschneidungen und Kombinationen von Anteilen unterschiedlicher Bindungsformen. Die grundlegenden Bindungsmuster bleiben zwar über die gesamte Lebensspanne latent wirksam, können aber zum Positiven wie zum Negativen hin verändert werden. Das Erleben erfolgreicher Bewältigung von Herausforderungen und Sicherheit in der Partnerschaft können aus einem unsicheren Bindungsmuster eine sichere Bindung werden lassen. Umgekehrt können Erfahrungen von Verlust und Kontrolle, Isolation und traumatische Erlebnisse sichere Bindungen zum Unsicheren hin verändern oder latent gebliebene unsichere Muster reaktivieren. Wensauer & Grossmann (1995) fanden unter den Senioren Belege für einen signifikant erhöhten Anteil von Personen mit einem unsicheren Bindungsmuster und sahen dies im Zusammenhang mit den z.T. extremen Lebensbedingungen in der Kindheit und den Erfahrungen von Krieg, Flucht und Vertreibung. Sie führten ihren Befund also auf eine zeithistorische Ursache zurück.

Im Kontext einer Demenzerkrankung ist von Bedeutung, dass eine starke Deprivation bei Kindern zu Störungen der Hirnentwicklung führt. Die Unterstimulierung des neuralen Netzwerks und die direkte Schädigung der Neuronen durch lang andauernden Stress führen zu einer individuellen neuronalen Vulnerabilität, die zeitlebens bestehen bleibt, werden aber oft erst nach einer langen Latenzzeit sichtbar. Heine (2004) geht davon aus, dass sich diese Schäden erst nach über 50 Jahren im Rahmen einer Demenz manifestieren können, und leitet daraus die provozierende Frage ab, ob nicht der Grundstein für die Entwicklung von Morbus Alzheimer bereits in der frühen Kindheit gelegt wird, einer Zeit also, in der der größte Anteil des neuronalen Netzes, auf dem die Leistungsfähigkeit des Gehirns und damit die protektiven Funktionsreserven beruhen, verknüpft und organisiert wird, und ob nicht durch eine kindgerechte

Förderung in vielen Fällen die Entwicklung einer Alzheimerdemenz verhindert werden kann (Stuhlmann, 2004).
Zwischen Demenz und Depression existiert eine wechselseitige Beeinflussung. Bereits in der Zeit vor der Diagnosestellung gibt es einen Überschneidungsbereich von ca. 50%. Dabei erhöhen Depressionen, die in früheren Lebensjahren aufgetreten sind, das Risiko an einer Demenz zu erkranken um mehr als das Doppelte. Bei einer Altersdepression herrscht noch kein Konsens darüber, ob diese einen kausal wirksamen Risikofaktor oder vielmehr ein Prodromalsymptom der späteren Demenz darstellt (Bickel, 2012, S. 29). Zu Beginn der Demenzerkrankung beeinträchtigt eine depressive Störung die Verarbeitung der Defizite sowie die Bewältigungsressourcen und Bewältigungsstrategien. Positive Bindungserfahrungen stellen eine wesentliche Voraussetzung dar für die lebenslange Verfügbarkeit und Nutzung von Ressourcen zur Wahrnehmung, Beurteilung und Bewältigung von Lebenskrisen und schweren Erkrankungen. Unter Ressourcen versteht man alles, was von einem Individuum in einer bestimmten Situation als hilfreich erlebt wird. Das persönliche Rüstzeug setzt sich u. a. aus körperlichen und geistigen Fähigkeiten, Erfahrungen aus der Lebensgeschichte und dem Vorhandensein sozialer Unterstützung zusammen. Man unterscheidet sozio-biographische, soziale, psychische und physische Ressourcen. Zu den sozio-biographischen Ressourcen zählen Alter, Zivilstand und Lebensereignisbiographie (Krieg, Vertreibung, Unglück, besondere Erfolge), zu den sozialen Ressourcen das soziale Beziehungsnetz, Wohnverhältnisse und materielle Gegebenheiten. Messbare psychische Ressourcen sind Gedächtnis, Intelligenz und Bildung, subjektive psychische Ressourcen bilden z. B. das Vertrauen in die eigenen Fähigkeiten oder Religiosität als Lebenshilfe. Zu den physischen Ressourcen zählen allgemeine Konstitution, körperliche Belastbarkeit und Ausdauer, Erkrankungen, angeborene oder erworbene Behinderungen und Funktionseinschränkungen. Die individuellen Ressourcen sind nur aus der Lebensgeschichte heraus verstehbar. Dabei kommt ersten Bindungserfahrungen, materiellen und sozialen Rahmenbedingungen und dem Eintreten schicksalhafter Lebensveränderungen besondere Bedeutung zu (Stuhlmann, 2004).
Eine Gesellschaft, die u. a. gekennzeichnet ist durch eine Tendenz zur Singularisierung und einer abnehmenden Bereitschaft, gemeinschaftliche Verbindungen einzugehen, lässt es erforderlich erscheinen, im Senium auftretende Probleme wie Entbindung von sozialen Rollen, Reduzierung des sozialen Netzwerks, Einsamkeit oder das Risiko von Altersarmut und Pflegebedürftigkeit mithilfe von aus der Biographie verfügbaren Ressourcen zu bewältigen. Daher ist in der täglichen Arbeit mit demenzkranken Personen die Entdeckung und Aktivierung von Ressourcen von erheblicher Bedeutung.
Demenz führt zu einer Schwächung der Ressourcen durch Vergessen; gleichzeitig aber können neue Ressourcen aus alten Quellen entstehen. Bei einer Untersuchung von Persönlichkeitsveränderungen im Verlauf einer Demenzerkrankung zeigte sich, dass demenziell Erkrankte auf Verhaltensmuster zurückgreifen, mit denen sie früher einmal erfolgreich waren, die sie nun in die Gegenwart übertragen und zur Bewältigung einsetzen - allerdings ohne zu verstehen, dass die äußeren Umstände sich maßgeblich verändert haben und dass ursprüngliche Bindungspersonen, die bei dieser zeitversetzten Repräsentation auftreten, nicht mehr real sind. So kann es sein, dass eine demenzkranke alte Frau am späten Vormittag regelmäßig das Pflegeheim verlassen will mit der Begründung: *Ich muss sofort nach Hause. Wenn meine Kinder aus der Schule kommen, muss ich für sie gekocht haben.*
In jüngster Zeit hat man erkannt, dass auch Bindung und Bindungsverhalten eine Ressource darstellen, die bei der Pflege und Betreuung Demenzkranker nutzbar gemacht werden kann. Dabei ist eine affektive Bindung zu verstehen als stabile und emotional bedeutungsvolle Bezie-

hung zu diesen pflegebedürftigen, in ihren Alltagskompetenzen eingeschränkten und daher in besonderer Weise abhängigen Personen.

Unter den generationsübergreifenden Aspekten von Bindung ist von Bedeutung, dass es offenbar auf der Ebene von Kranken und ihren Bezugspersonen Zusammenhänge zwischen Bindungsmuster und Krankheitsverhalten gibt. Ein sicheres Bindungsmuster, und zwar sowohl seitens der pflegenden Kinder als auch der Pflege empfangenden Eltern, wirkt sich positiv aus auf die Ausgestaltung der Pflegebeziehung. Erfahrungen mit abweisenden Bindungspersonen schränken den flexiblen Umgang mit sozialer Unterstützung ein. In belastenden Pflegesituationen können unsicher-vermeidende Bindungsanteile reaktiviert werden und den Umgang mit Hilfe beeinträchtigen (Stuhlmann, 2004).

In Paarbeziehungen kommt bei einer Demenzerkrankung des einen Partners und der Entwicklung einer Asymmetrie in der Beziehung der individuellen Beziehungsvorgeschichte der beiden Partner und des Paares in der gemeinsamen Zeit vor Eintritt der Erkrankung besondere Bedeutung zu. Es kann als gesichert gelten, dass Partner mit überwiegend sicheren Bindungsanteilen krankheitsbedingte Veränderungen besser bewältigen und weiterhin einen guten emotionalen Kontakt aufrechterhalten können. Überwiegend unsicher gebundene Partner dagegen sind, bedingt durch die eigene Lebensgeschichte, oft nicht in der Lage, die notwendige Unterstützung zu geben. Dies ist ein gravierendes Problem, da der auf allen Ebenen verunsicherte Erkrankte ein starkes Bedürfnis nach Sicherheit hat.

Jeder Mensch hat im Lebensverlauf gelernt, mit Stress und Belastungen auf eine ihm eigene Weise umzugehen. Diese Bewältigungsstrategien, auf die später noch näher eingegangen werden wird *(vgl. S. 220)*, sollen im Folgenden nicht im Sinn einer erfolgreichen Problemlösung verstanden werden, sondern alle Formen des Umgangs mit Belastungen umfassen. Diese Strategien bestehen aus der subjektiven Wahrnehmung und der Interpretation einer Situation, d. h. der Einschätzung des Bedrohungspotenzials und der verfügbaren Handlungsmöglichkeiten. Ziel ist es, Spannungen abzubauen und Bedrohungen abzuwenden (Stuhlmann, 2004). In der Konfrontation mit einer langsam und unaufhaltsam fortschreitenden Demenz treten zahlreiche unterschiedliche Bewältigungsformen auf. Bereits Jahre vor der klinischen Diagnose kommt es nicht selten zur Aufgabe von Interessen und Hobbies, zum Rückzug aus Beziehungen und Kontakten (Vermeidungsstrategie) und zur Delegation von Verantwortung und Tätigkeiten (z. B. Matoff *(vgl. S. 223)*).

Patienten mit überwiegend sicheren Bindungsanteilen sprechen freimütiger über Frühsymptome und akzeptieren Hilfe. Dies begünstigt die Diagnosestellung und die Einleitung einer rechtzeitigen Behandlung. Bei unsicher gebundenen Demenzkranken dagegen geht wertvolle Zeit dadurch verloren, dass sie sich in Verleugnung, Vermeidung, Regression und betonte Hilflosigkeit flüchten (Stuhlmann, 2004; *(vgl. S. 302)*).

Bei Demenz dienen Bewältigungsstrategien dazu, Bedrohungen, Anforderungen, Störungen und neue, unübersichtliche Situationen zu bewältigen. Diese Copings können auf der physiologisch-biologischen (vegetative Anspannung, Unruhe, Verkrampfung der Bewegungen), der kognitiv-gedanklichen (Verleugnung, Verdrängung, wahnhafte Umdeutung), der emotionalen (Angst, Depression, Resignation, Regression) und der Handlungsebene (Vermeiden, Rückzug, Schimpfen, Jammern, repetitives und zwanghaftes Handeln) erlebt bzw. beobachtet werden. Auf welcher Ebene der Betreffende agiert, hängt von den verfügbaren und aktivierbaren Bewältigungsressourcen ab (Stuhlmann, 2004). Regression, d. h. der Rückgriff auf Erlebnis- und Verhaltensstrategien aus früheren Lebensphasen und auf Erfahrungen der Sicherheit und Geborgenheit, ist ein durchaus sinnvoller Schutzmechnanismus. Regression hat aber auch pathologische Seiten, wenn sie im Fall einer Demenz zu Rückzug, Verweigerung, Demonstration von Hilflosigkeit und zu unangemessenem, anklammerndem Verhalten (z. B. Tyler *(vgl. S. 219)*)

führt. Eine überwiegend somatisch ausgerichtete, wenig personenorientierte Pflege erhöht das Risiko einer pathologischen Regression. Insbesondere tragen mangelhafte Biographiekenntnisse, Depersonalisierung, entmündigende Behandlung, infantilisierende Kommunikation sowie erwünschte und z.T. pharmakologisch erzwungene Inaktivität zu dieser Entwicklung bei.
Eine unsicher-vermeidende Bindung begünstigt wahnhaftes Erleben, bei dem Betroffene die Realität in Richtung auf gerade erlebte Gefühle umdeuten. Wenn z. B. eine demenzkranke Frau ihren verstorbenen Mann zurückerwartet und deshalb immer wieder einmal für ihn kocht, kann darin das Bemühen gesehen werden, den Verlust ungeschehen zu machen, früheres Fürsorgeverhalten wieder aufzunehmen und Einsamkeitsgefühle zu überwinden. Eine verbreitete, häufig wahnhafte Verarbeitung von Gedächtnisstörungen stellt der Bestehlungswahn dar, bei dem der Erkrankte verlegte oder verlorene Gegenstände als gestohlen betrachtet, eigene Defizite auf andere projiziert und Schuldzuweisungen Angehörigen oder Pflegekräften gegenüber äußert (Stuhlmann, 2004).
Soziale Zugehörigkeit, Bindungserinnerungen und Identität sind eng miteinander verwoben. Die Vergegenwärtigung gelebter Beziehungen zu den ersten Bindungspersonen und zu späteren bedeutsamen Bezugspersonen und das Eingebundensein in Vereine, Belegschaften oder Religionsgemeinschaften stärkt das Gefühl der Zugehörigkeit. Der zeitliche Abstand, hinzugewonnene Lebenserfahrungen und veränderte Beurteilungsmaßstäbe können zu einer Neuinterpretation von im Laufe der Lebensgeschichte als belastend erlebten Situationen und Beziehungen führen (Stuhlmann, 2004).
Verhaltensweisen, die in der Außensicht auffällig und problematisch erscheinen (z. B. *Hallo-* oder *Schwester-Rufen*, häufiges Wiederholen von Fragen, Hinterherlaufen) gehören nicht selten zum Repertoire von Signalen, das der Erkrankte bei seinem Bindungsverhalten verwendet. Ziel muss es sein, das Milieu so zu gestalten, dass Unruhe, Angst und Verwirrtheit und dadurch ausgelöste problematisch erscheinende Verhaltensweisen minimiert werden. Ein wichtiges Element dieser Umweltgestaltung ist die Nutzung der Sinneskanäle; sie stellen den elementarsten Zugang zu einer Person dar. Über das Sehen, Hören, Riechen, Schmecken und den Hautkontakt können gespeicherte Erfahrungen aktiviert werden. Blickkontakt, Mimik und Gesichtsausdruck, aber auch Gesten wie Winken, Kusshand-Zuwerfen und Kopfnicken einer einfühlsamen Person können bindungsstärkend und sicherheitsspendend wirken.
Zu den vielfältigen akustischen Signalen zählt das Erzeugen von Tönen, Klängen und Rhythmen. Das Erleben eigener Wirksamkeit stärkt das Selbstbewusstsein. Positiv in der Lebensgeschichte verankerte Musik leistet unbestritten einen wertvollen Beitrag in der Arbeit mit Demenzkranken. Die Melodie lässt längst verloren geglaubte Texte wieder zum Vorschein kommen *(vgl. S. 254)*. Musik schafft einen unmittelbaren emotionalen Zugang zum Erkrankten. Ihre bindungsstärkende Wirkung erfolgt dabei auf verschiedenen Ebenen und Zugangswegen (Tab. 7, *(vgl. S. 303)*).
Auch das gesprochene Wort (Sprache, Erzählen, Vorlesen) darf nicht unterschätzt werden. Schließlich gehören zu einem Gespräch Kontaktaufnahme, Ernstnehmen und Zuhören. Damit wird der andere in seinem Personsein wahrgenommen und bestärkt. Daher sollten Handlungen und insbesondere Pflegetätigkeiten immer erklärt oder kommentiert werden.
Wertvolle Helfer in der Bindungs- und Beziehungsregulation sind auch Geruch und Geschmack (*Diesen Geruch kenne ich doch von früher. - Das schmeckt wie bei Mutter.*). Dies sollte bei der Auswahl der Pflegehilfsmittel (Seife, Badezusätze und Lotionen) und bei der Essenszubereitung beachtet werden. Essen und Trinken erfüllen über ihren Ernährungswert hinaus wichtige soziale und psychische Funktionen. So stellen sie z. B. ein bindungsstärkendes Ritual dar. Gemeinsame Mahlzeiten fördern das Zugehörigkeitsgefühl des Demenzkranken, *in Gemeinschaft*

isst er fast schon automatisch mit, weil es alle anderen [...] ja auch tun (Rosentreter, 2012). Dabei steuern Gerüche ganz wesentlich das Essverhalten. Hilfreich bei der Ernährung von Demenzkranken ist die Kenntnis von Lieblingsgerichten und -getränken.

Die Haut als das größte Sinnesorgan erfüllt die Doppelfunktion von Schutz und Abgrenzung. Unerwünschte, unvermittelt vorgenommene, schmerzhafte oder gar mit Gewalt verbundene Hautkontakte stellen äußerst problematische Grenzüberschreitungen dar, die akute Verwirrtheitszustände auslösen und traumatische Erlebnisse (z. B. Misshandlungen, Missbrauch) reaktivieren können. Daher müssen Reaktionen des Demenzkranken auf körperliche Nähe und Berührung aufmerksam registriert und ernst genommen werden (Stuhlmann, 2004).

In Spätphasen der Erkrankung bietet die basale Stimulation einen wertvollen, ganzheitlichen, alle Sinneskanäle nutzenden Zugang zum Patienten. Das bekannteste Konzept der basalen Stimulation ist Snoezelen. Hierbei werden in speziell dafür eingerichteten Räumen alle Sinne sanft stimuliert und aktiviert.

Bindungssicherheit ist ohne sichere Basis nicht vorstellbar. Ein solcher *sicherer Hafen* ist im stationären Kontext eine vertraute, einfühlsame Präsenzkraft. Auch Strukturen, die aus klar bestimmbaren, sich in einer vorhersehbaren Weise wiederholenden Elementen bestehen, sind Baubestandteile einer sicheren Basis. Sie bilden den Rahmen für die Inhalte, begrenzen und schützen, vermindern Anspannung und Sorge. Bei vorherrschender Unsicherheit schaffen sich Demenzkranke ihre eigenen Strukturen, etwa durch wiederholtes Fragen *Wann kommt. . . ?* oder *Wann müssen wir nach . . . ?*. Darauf wird nicht primär eine Antwort erwartet, vielmehr kann dieses repetitive Verhalten auf ein Bindungsbedürfnis und auf die Sehnsucht nach Wahrgenommenwerden hinweisen. Um das Grundbedürfnis nach Identität, Bindung, Zugehörigkeit und Sicherheit angemessen zu befriedigen, müssen Pflegekräfte über ausreichende Biographiekenntnisse verfügen und bereit sein, sich als Bindungsperson zur Verfügung zu stellen (Stuhlmann, 2004).

4.3.4 Identität - biographische Kontinuität und lebensweltliche Kohärenz

Eng verbunden mit der Frage nach dem Personsein Demenzkranker ist die Frage nach Identität und Autonomie. Alle Lebewesen haben eine Lebensgeschichte. Doch nur der Mensch besitzt die Fähigkeit zur Reflexion und zur Ausbildung einer Identität. Nur er ist in der Lage, Reaktionen auf Reize aufzuschieben, aus der Summe alternativer Entscheidungsmöglichkeiten eine reflektierte Auswahl zu treffen und sein individuelles Verhalten bewusst zu steuern. Bereits im ersten Lebensjahr lernt ein Kind, Handlungen (z. B. Zweck-Mittel-Verbindungen) und Kommunikation (bewusster Einsatz kommunikativer Elemente mit dem Ziel, Bezugspersonen zu Handlungen zu bewegen) zu steuern. Mit dem Erleben wachsender eigener Autonomie und der Abgrenzung gegenüber dem Verhalten anderer autonomer Individuen entwickelt sich ein Identitätsbewusstsein (*Dies oder jenes kann, mache und will ich, hierin unterscheide ich mich von anderen.*) (Skiba, 1997).

Die Identität eines Menschen umfasst alle angeborenen oder erworbenen Merkmale, d. h. Herkunft und Aussehen, Eigenschaften, Fähigkeiten, Wissen und Wertvorstellungen (Stuhlmann, 2004). So kennt sich der Einzelne und so will er von anderen gekannt werden, als jemand, der er war, ist und sein wird. Doch Identität ist noch weitaus komplexer. Der Identitätsbegriff ist einem Wandel unterworfen. Attribute wie Unveränderlichkeit, Einheit, Rationalität und Kontinuität, die in der Vergangenheit mit den Identitätsbegriff in Verbindung gebracht wurden, reichen für ein zeitgenössisches Identitätskonzept nicht mehr aus. Das traditionelle Verständnis von Identität, von Selbigkeit ist zwar durchaus korrekt, denn schließlich leitet sich der Begriff vom lateinischen *idem* (der- bzw. dasselbe) ab, aber in der Moderne ist es schwieriger geworden, die Fragen *Was bin ich?* und *Was ist der andere?* konsistent zu beantworten. Die tiefgreifenden Veränderungen der sozialen und kulturellen Rahmenbedingungen (Flexibilisierung von Lebensformen, Inkonsistenzen in Rollenmustern und Zugehörigkeitsformen, Konfrontiertsein mit divergierenden Normen- und Wertesystemen, Enttraditionalisierung, Säkularisierung etc.) lassen einen differenzierteren Identitätsbegriff angezeigt erscheinen. Daher verwendet man in der modernen Identitätsdebatte den Begriff Identität dezidiert im Plural und verfolgt interdisziplinäre, vor allem von den Human-, Sozial- und Geisteswissenschaften geleitete Ansätze (Zirfas, 2010). Zudem kann Identität unter sehr unterschiedlichen Blickwinkeln betrachtet werden: *als (kognitives) Selbstbild, als habituelle Prägung, als soziale Rolle oder Zuschreibung, als performative Leistung, als konstruierte Erzählung usw. (ibd, S. 9).*

Zur Identität gehört das Wissen um die eigene Vergangenheit und das Bewusstsein über sich selbst in der Gegenwart. Beides geht mit den demenzassoziierten mnestischen Einbußen mehr und mehr verloren. Mit der schleichenden Auflösung des Eingebundenseins in eine Sicherheit gebende Sozialstruktur (Höwler, 2011) verliert der Erkrankte die Grundlage für die Konstitution von biographischer Kontinuität und lebensweltlicher Kohärenz (Neumann, 2005), die biographische Identität beginnt sich aufzulösen, dem Betroffenen wird gleichsam die Basis seines Lebens entzogen. In noch höherem Maße als früher ist für den Menschen der Moderne Identität *kein Geschenk, sondern eine Aufgabe* (Zirfas, 2010, S. 15), eine Aufgabe allerdings, die für einen Demenzkranken nur schwer zu bewältigen sein wird. Denn diese Leistung, die Vorstellung über das eigene Ich, wie es einmal in der Vergangenheit war, wie es sich in der Gegenwart sieht und wie es in der Zukunft sein wird, zu erbringen, ist für einen an Demenz erkrankten Menschen nahezu unmöglich. Schwindende biographische Erinnerungen führen dazu, dass auch die Identität des demenziell Erkrankten zunehmend fragmentiert, dissoziativ und diskontinuierlich wird (Neumann, 2005). *Der Erinnerungsverlust wird zum Identitätsverlust (ibd., S. 30).*

Mit fortschreitender Demenz verlieren Erkrankte zunehmend den Bezug zur eigenen Person und zum eigenen Verhalten. Sie leiden nicht nur - wie viele andere ältere Menschen auch - durch den Verlust persönlicher Kontakte an interpersoneller, sondern auch an intrapersonaler Isolation. Verstehbar gemacht werden kann dies mithilfe der Begriffe Selbst und Ich, die gleichsam als die beiden Seiten einer Medaille die personale Identität eines Menschen ausmachen. Bei nicht demenziell erkrankten alten Menschen wird das im Hier und Jetzt agierende Ich fortwährend gespeist aus biographischen Daten und Erfahrungen, die das im lebensgeschichtlichen Kontext stehende Selbst konstituieren. Im Verlauf eines demenziellen Prozesses zerbricht die personale Identität mehr und mehr. Mit dem Verlust von Neuronen und Synapsen schwindet das Miteinander von Selbst und Ich, sodass schließlich beide zunehmend unabhängig voneinander agieren und es so zu einer intrapersonalen Isolation kommt (Gürtler, 2004).

Erinnerte oder durch andere Personen in Erinnerung gerufene Lebensgeschichte kann dazu beitragen, drohendem Identitätsverlust entgegenzuwirken und auch bei sich vergrößernden Gedächtnislücken ein gewisses Maß an Kontinuität zu erhalten. In dieser Situation ist es von großer Bedeutung, dass Betreuende, ausgestattet mit einem profunden Wissen um Biographie, Vorlieben, Rituale, Routinen usw. gleichsam als *Hilfs-Ich (Gürtler, 2004)* die Identität widerspiegeln und die Ich-Identität durch kenntnisreiche Biographiearbeit und Lebensweltorientierung stärken. Dies kann nur gelingen, wenn Betreuende nicht in erster Linie zusammenhanglos biographische und sozialhistorische Daten sammeln, sondern sich mit Empathie den Erkrankten zuwenden und, falls ein rationaler Austausch nicht mehr möglich ist, nonverbal deren Wünsche und Erwartungen zu erkennen und zu deuten versuchen (Falk, 2009, vgl. Stem Owens *(vgl. S. 191)*, Witt *(vgl. S. 192)*). Der Erhalt des Personseins ist davon abhängig, ob der Betreffende von seinem sozialen Umfeld als Person wahrgenommen wird und ihm Respekt, Anerkennung und Würde zukommen. Geschieht dies nicht, besteht die Gefahr, dass es zur Entpersonalisierung und zum Verlust der Identität kommt.

Bei Manifestation einer Demenz kann der Einzelne sein Lebensschicksal nicht mehr eigenverantwortlich gestalten. Eine angemessene Begleitung ist aber ohne fundierte Kenntnisse der Lebensgeschichte des Erkrankten nicht vorstellbar. Wenn vieles so bleibt, *wie es immer schon war*, schafft dies Geborgenheit, Vertrautheit und Sicherheit. Vertraute Gewohnheiten wie frühes Aufstehen, spätes Zubettgehen, spezielle Reihenfolgen oder Vorlieben bei bestimmten Tätigkeiten (Waschen, Kleiden, Essen etc.), Rituale und Traditionen (Abendgebet, Feiern von Festen, Gedenktage usw.) strukturieren den Tages- und Jahresablauf, werden zu *Sicherheitsgurten* für die desorientierten alten Menschen und reduzieren Unruhe und Verwirrtheit.

Biographiekenntnisse tragen dazu bei, auch nicht artikulierte Bedürfnisse und Wünsche schneller und häufiger zu erkennen, mithilfe emotional positiv besetzter Lebensereignisse angenehme Erinnerungen zu wecken und negative Emotionen auslösende Erinnerungen zu meiden und auszuklammern (Stuhlmann, 2004).

Kernziele biographischen Arbeitens sind Erhaltung und Stärkung von Identität, Kompetenzbewusstsein, Zugehörigkeitsgefühl sowie Ermöglichung retroperspektivischer Bearbeitung. Sich an die Bewältigung schwieriger Lebenssituationen (Lagerhaft, Krieg, Flucht, Vertreibung, Misshandlung usw.) zu erinnern, hilft, sich seiner eigenen Stärken wieder bewusst zu werden und Zuversicht zu gewinnen im Blick auf gegenwärtige Herausforderungen. Insofern dient biographisches Arbeiten auch der Stärkung von Bewältigungsstrategien.In Anlehnung an Goldstein (1939) kann im Drang zur Selbstaktualisierung, in der Tendenz, sich mitzuteilen und auszudrücken, das zentrale Motiv menschlichen Lebens und Verhaltens gesehen werden. Allerdings kann Stimmigkeit, wie Thomae (1968) es nennt, nur dann erlebt werden, wenn die Situationen, in denen sich Selbstaktualisierung vollziehen soll, einen biographischen Bezug aufweisen und somit die verbliebenen Reste des Selbst tangieren (Kruse, 2013)

Das Einmalige, Individuelle der Persönlichkeit geht auch in der Demenz nicht verloren, sondern kommt in Situationen der Selbstaktualisierung zum Tragen. Hier zeigen sich nicht nur Reste des Selbst, sondern auch Fragmente von Selbstgestaltung - allerdings auch hier weniger als bewusster, zielorientierter Prozess, sondern vielmehr als Tendenz, sich einem sozialen Gegenüber zuzuwenden und auf dieses Gegenüber auch zu reagieren; dies zu erkennen ist nicht immer einfach und gelingt vor allem in späten Phasen der Demenz nur dem zugewandten, offenen und geschulten Beobachter und Begleiter (Kruse, 2013).

Es sind vor allem zwei Aspekte, die generell bei der Aktivation und Stimulation von Demenzkranken fokussiert werden müssen: Das *Präsentisch-Werden* der individuellen Vergangenheit und die Erfahrung der Bezogenheit (Kruse, 2013). Wenn die Biographie in der Gegenwart eine Relevanz gewinnt, wenn sie lebendig wird durch gezielte Stimulation, dann entsteht Wohlbefinden. Zum anderen evoziert das Gefühl des Eingebundenseins, des Bezogenseins auf andere, besonders für emotional empfängliche Menschen, zu denen auch Demenzkranke zählen, zahlreiche positive Affekte und Emotionen (Böggemann, Berendonk, Kaspar, Bär & Kruse, 2008).

4.3.5 Autonomie

Demenz und Autonomie stehen zwangsläufig in einem Spannungsverhältnis zueinander, scheinen gar auf den ersten Blick unvereinbar miteinander zu sein. Sieht man allerdings etwas genauer hin, bietet sich ein differenzierteres Bild. Folgt man nämlich strikt der lexikalischen Definition - nach eigenen Gesetzen lebend, selbständig und unabhängig - führt dies zu der irritierenden Erkenntnis, dass in modernen Gesellschaften niemand autonom leben kann und dass Demenzkranke in einem Teilbereich autonomer sind als Nichterkrankte. In der Tat kann niemand in unserer Gesellschaft nach eigenen Gesetzen leben; auch Unabhängigkeit und Selbständigkeit sind durch das Eingebundensein in die Gesellschaft eingeschränkt. Die provokante These eines höheren Autonomiegrades Demenzkranker beruht auf der Tatsache, dass sie mehr als andere Menschen ihr Leben nach eigenen Bedürfnissen und eigenen Gesetzen gestalten und dass sie bestimmten, nicht immer nachvollziehbaren Handlungsimpulsen folgen, ohne sich durch gesellschaftskonforme Werte, Normen und Verhaltensmuster steuern zu lassen. Dies ist sicherlich eine Art Autonomie, allerdings in einer Ausprägung, die das Zusammenleben und den Umgang mit den Betroffenen erschwert (Wißmann, 2004).
Legt man die ebenfalls zum Autonomiebegriff gehörenden Elemente Selbstbestimmung, Selbstverantwortung und Reflexionsvermögen zugrunde, können demenziell erkrankte Menschen im Krankheitsverlauf in immer geringerem Maße ein autonomes Leben führen, denn an einer Demenz zu erkranken, bedeutet immer weniger Selbst- und immer mehr Fremdbestimmung. Diese Entwicklung ist darauf zurückzuführen, dass viele Demenzen, insbesondere die Alzheimer- und die frontotemporale Demenz, frühzeitig und präferenziell assoziative Hirnareale betreffen, die für die Entscheidungsfähigkeit und die Urteilsbildung von großer Bedeutung sind. Damit verliert der Erkrankte Eigenschaften, die ihn zum autonomen Individuum machen. Gelegentlich wird gefordert, diesem *menschenunwürdigen Zustand* durch Sterbehilfe ein Ende zu bereiten. Doch diese Forderung hält einer kritischen ethischen Prüfung nicht stand; denn Menschenwürde ist eine grundlegende Gegebenheit, sie ist unverlierbar und unabhängig von Verdiensten, Eigenschaften oder Fähigkeiten wie Selbstbestimmung (Wettstein, 2005).
Die angemessene ethische Grundhaltung, mit der die Fremdbestimmung ausgeübt werden sollte, ist der Parentalismus. Wie gute Eltern ihren Kindern mit zunehmenden Alter immer mehr Entscheidungsspielraum gewähren, müssen, der retrogenetischen Betrachtungsweise folgend, bei fortschreitender Demenz immer mehr Entscheidungen von den Betreuenden getroffen werden. Willensäußerungen müssen bei beiden Personengruppen einerseits ernst genommen werden, andererseits dürfen sie aber auch nicht unkritisch und ungeprüft übernommen werden. Allerdings hat - anders als ein Kind - ein älterer Mensch in seiner langen Lebensgeschichte eigene Vorstellungen, Werthaltungen und Einstellungen entwickelt, aufgrund deren Entscheidungen gemäß dem mutmaßlichen Willen des Erkrankten getroffen werden müssen (Wettstein, 2005). Kruse (2013) sieht Selbstverantwortung im Kontext von Demenz weniger als Ausdruck selbstbestimmter Entscheidungen und Handlungen, sondern will das Konstrukt umfassender verstanden wissen. So gelte es vielmehr, den basalen Ausdruck von Selbstverantwortung zu fördern, der sich in der Demenz u.U. nur noch dadurch ausdrückt, dass der Demenzkranke spürt, dass er und nicht etwa sein Gegenüber auf einen Reiz reagiert. Weder der Verlust der formalen Geschäftsfähigkeit noch Einbußen in der Fähigkeit, Bedürfnisse, Ansprüche und Präferenzen zu artikulieren, tangieren das Bedürfnis nach Selbstbestimmung und Teilhabe an persönlich bedeutsamen Lebensbereichen. Wenn die Fähigkeit zur verbalen Kommunikation verloren gegangen ist, können erwiesenermaßen über die Analyse der

Mimik Einblicke gewonnen werden in das emotionale Erleben des Demenzkranken und seine Wünsche und Bedürfnisse (Gohde, Kruse & Naegele, 2008).
Beim Verhältnis von Nähe und Distanz und dem Grad der Versorgung und Betreuung sollte demenziell Erkrankten maximal mögliche Selbstbestimmung eingeräumt werden. Eine Maxime demenzgerechter Pflege und wertschätzenden Umgangs lautet: maximale Freiheit und minimale Kontrolle. Dies bedeutet z. B., die eigenen bzw. gängigen Vorstellungen von Ordnung und Sauberkeit, Angemessenheit und Sinnhaftigkeit nicht unreflektiert auf den Erkrankten zu übertragen. So wurde beobachtet, wie eine demenzkranke Bewohnerin den ganzen Tag über ihre persönlichen Gegenstände in ihrem Zimmer umherräumte *(vgl. S. 218)*. Sie tat dies mit aller Ernsthaftigkeit und ohne das geringste Anzeichen von Langeweile. Die Pflegekräfte tolerierten dies. Als aber Angehörige sich darüber beschwerten (*Das ist ja ein richtiger Saustall*), wurden die Gegenstände in die im Zimmer befindlichen Schränke eingeschlossen. Der Raum war nun ordentlich und aufgeräumt, aber die alte Dame reagierte irritiert, zeigte Pflegepersonen gegenüber ein anklammerndes Verhalten, fühlte sich wertlos (*Was habe ich denn hier zu tun?*), einsam und zunehmend desorientiert. Zuvor hatte sie sich in ihrem Zimmer inmitten ihrer noch verbliebenen persönlichen Dinge wohlgefühlt, konnte sich beim Umherräumen orientieren, sah in ihrem Tun einen Sinn und lebte in *ihrer* Ordnung. Für sie war es unwesentlich, dass es sich dabei um vergilbte Zeitungen handelte, die sie nicht mehr lesen konnte, oder um *unwichtige* und *wertlose* Dinge wie zerrissene Servietten oder alte Plastiktüten (Maier, 2009).
Dieses Beispiel zeigt, dass Probleme entstehen, wenn die in der Welt der Orientierten geltenden Ordnungsvorstellungen ohne Zustimmung der Erkrankten durchgesetzt und ihr unorthodoxes Verhalten pathologisiert und daher unterbunden wird. Angemessener ist es, Demenzkranke möglichst in alle sie betreffenden Entscheidungen und Handlungen einzubeziehen und nur dann Kontrolle auszuüben, wenn tatsächlich Handlungsbedarf besteht, da z. B. die Gefahr der Selbstgefährdung gegeben ist.
Hier ist an ein Vorgehen gemäß der advokatorischen Ethik zu denken. Dieser Begriff wurde von Brumlik (2004) zwar im Zusammenhang mit Kindeswohlerwägungen verwandt, kann aber sehr wohl auch auf das Verhältnis von Pflegenden zu Pflegebedürftigen übertragen werden. Wie Kinder noch nicht, so sind demenziell Erkrankte nicht mehr in der Lage, ihre Interessen in vollem Umfang wahrzunehmen, sodass die Notwendigkeit besteht, dass andere stellvertretend und anwaltlich für sie handeln und, ausgehend von der gegenwärtigen Situation der Erkrankten und ihren eigenen subjektiven Überzeugungen und Einschätzungen, die Interessen der Schutzbefohlenen vertreten und dabei in erster Linie deren Wohl im Auge haben (Brumlik, 2004).
Auch aus Vergangenheit und Gegenwart gespeiste Gefühle Demenzkranker müssen ernst genommen werden, da sie real erlebt werden und nicht der Einbildung entspringen. Die Sorge um die *kleinen Kinder*, die auf ihre Mutter warten, und die Angst, das Essen nicht bezahlen zu können oder ohnmächtig und hilflos körperlicher oder psychischer Gewalt ausgesetzt zu sein, sind echt und real. Häufig anzutreffen ist die Trauer über den Verlust eines geliebten Menschen, erfahrene Ungerechtigkeit, unerwiderte Liebe, verwehrte Lebenschancen. Insbesondere mit Trauer und Schmerz verbundene Kriegserlebnisse werden durch die Demenz freigelegt, da sie nicht mehr kontrolliert werden können (Maier, 2009). In der Vergangenheit erlebte Gewalterfahrungen können durch aktuelle verletzende Äußerungen und Handlungen reaktiviert werden. Virulent ist diese Gefahr in der gegen den Willen des Demenzkranken durchgeführten Körperpflege *(vgl. S. 98)*.

4.3.6 Lebensgeschichte

In einem ersten Schritt sollen die Begriffe Lebenslauf, Biographie, Lebensgeschichte und lebensgeschichtliche Erfahrungen bestimmt und gegeneinander abgegrenzt werden. Unter Lebenslauf wird in der neueren soziologischen Diskussion die äußere, faktische Abfolge von Stadien und Ereignissen des Lebens verstanden. Der Lebenslauf ist nicht durch eine einfache Phasenfolge (Kindheit, Adoleszenz, Erwachsenenalter und Senium) oder eine einzige Zyklustheorie adäquat zu erfassen, vielmehr ist er gegliedert durch Stadien, Entwicklungsbereiche, Hoch-, Tief- und Wendepunkte, Brüche, Krisen und Übergänge von Lebensphasen und weist Kontinuitäten und Diskontinuitäten auf (Schilder, 2007).
Unter Lebensgeschichte wird in der Soziologie und Psychologie die Interpretation oder Rekonstruktion dieser Ereignisse und damit ein subjektiver Erfahrungs- und Handlungszusammenhang verstanden. Der Begriff Biographie wiederum steht im engeren Sinn für die wissenschaftliche oder literarische Darstellung der Lebensgeschichte von Menschen. Sie verbindet objektives Erleben - dokumentierte Ereignisse aus der Lebensgeschichte und durch Erzählungen erfahrene Anteile - mit dem subjektiven Erleben und der subjektiven Verarbeitung der Lebensgeschichte. Dabei spielen Phänomene wie Bewertung, Verdrängung, Vergessen, aus einer bestimmten Perspektive gespeiste Sichtweisen und neue Einordnungen eine Rolle (Stuhlmann, 2004). Lebensgeschichtliche Ereignisse beeinflussen das Denken, Fühlen und Handeln und sind Teil der Identität (Ruhe, 2007).
Im Folgenden werden die Begriffe Lebensgeschichte und Biographie (im weiteren Sinn) synonym verwendet, da sie im Gegensatz zum objektiven Lebenslauf die Subjektivität betonen und die Bewertung der Ereignisse aus der Innenperspektive des betreffenden Individuums hervorheben. Im Lebensrückblick schälen sich subjektiv bedeutsame Ereignisse und Entwicklungen heraus, die in der Biographie als Strukturierungselemente dienen können. Um diese als persönlich bedeutsame Stationen oder Einschnitte interpretierten *Knoten (Kruse, 2000)* gruppieren sich Phasen von geringerer subjektiver Bedeutsamkeit; die Erinnerung an diese ist weniger präsent und differenziert (Kruse, 2000).
Nicht vergessen werden darf, dass die *kleine* Lebensgeschichte in die *große* Geschichte eingebettet ist und dass historische, gesellschaftliche und kulturelle Strukturen ihre Spuren in der individuellen Lebensgeschichte hinterlassen und diese daher im Zusammenhang mit der überindividuellen Geschichte interpretiert werden muss (Kruse, 2000; Schilder, 2007). Die Erinnerungen eines alten Menschen können verstanden werden in einer integrativen Zusammenschau von Biographie und Historizität, von individuellem Lebenslauf und überindividuellem geschichtlichem Kontext. Gerade bei den Kohorten, die den Zweiten Weltkrieg miterlebt haben und sich im Alter wieder der eigenen Vergangenheit annähern, wird deutlich, wie eng der eigene Lebenslauf mit den jeweils herrschenden Umgebungsbedingungen verwoben ist (Skiba, 1997).
Das objektiv geführte und das subjektiv interpretierte Leben sind keineswegs deckungsgleich. Subjektive Deutung, Filterung, Auslassungen und Hinzufügungen ergänzen und überlagern die objektiven Fakten (Kaiser, 2009). Jeder Mensch entwirft in unterschiedlichen Situationen (z. B. beim Bewerbungsgespräch, bei der Aufnahme persönlicher Beziehungen, bei der Lebensrückschau) eine jeweils eigene Ausprägung seiner Lebensgeschichte. Diese hat den Charakter eines offenen Entwurfs und besteht aus einer selektierten und interpretierten Auswahl von Erfahrungen und Ereignissen, die dem Erzählenden zum jeweiligen Zeitpunkt und im jeweiligen Rahmen für die Präsentation seiner Geschichte wichtig erscheinen. Erinnerung ist keine exakte Beschreibung des Vergangenen, sondern ein komplexes Konglomerat aus der Reproduktion

der vergangenen Wirklichkeit, dem Erleben dieser Wirklichkeit, dem Speichern dieses Erlebens und der Art und Intention des Zugriffs auf das Erlebte (Ruhe, 2007).
Ein Lebenslauf und damit auch eine Lebensgeschichte setzt sich aus der Abfolge unterschiedlicher Ereignisse zusammen. Dabei unterscheidet man im Wesentlichen normative, zeitgeschichtliche und krisenhafte Ereignisse. Normative Ereignisse sind vorhersehbar und treffen für viele Personen einer Generation innerhalb eines Lebensabschnitts zu. So besteht eine *typische* Lebensgeschichte aus Ereignissen bzw. Lebensabschnitten wie Kindergartenbesuch, erster Schultag, Kommunion / Konfirmation, erste Liebe, Führerschein, Heirat, Kindererziehung, Berufstätigkeit, Ruhestand und Hochaltrigkeit. Dabei ist das Durchschreiten der Lebensspanne verbunden mit der Übernahme und dem Verlust verschiedener sozialer Rollen und der sich wandelnden Wahrnehmung dieser Rollen und Aufgaben. Kindheit und Jugend sind als besonders prägend anzusehen, da in diesen Phasen zentrale Werte und Normen vermittelt und internalisiert werden (Kaiser, 2009).
Ereignisse mit zeitgeschichtlichem Charakter (2. Weltkrieg, Fall der Berliner Mauer) betreffen alle Bewohner eines Landes, wobei die lebensgeschichtliche Bedeutung allerdings je nach Grad der Betroffenheit und Lebensalter differieren kann. Krisenhafte Ereignisse können den Lebensweg in eine unerwartete Richtung lenken. Beispiele hierfür sind Unfälle, schwere Erkrankung oder Tod von Familienangehörigen, Arbeitsplatzverlust, Scheidung oder eigene lebensgefährliche Erkrankungen. Im Miterleben von Kriegen und Wirtschaftskrisen mischen sich krisenhafte und zeitgeschichtliche Ereignisse. Studien belegen, dass im Lebensverlauf erlittene Traumata im Senium wieder aufbrechen und bei Vorliegen einer Demenzerkrankung zu auffälligen Verhaltensweisen führen können. Wiederauflebende Traumata sind auf gravierende Verlusterlebnisse, physische oder psychische Gewalterfahrungen und - bei der heutigen älteren Generation - insbesondere auch auf Kriegserlebnisse zurückzuführen (Kaiser, 2009).
Von besonderer Bedeutung sind nach Schilder (2007) identitätsstiftende, prägende biographische Themen der Lebensgeschichte wie Herkunft (Schicht, Region, Kindheit), Ausbildung (Lehre, Beruf, Studium), Beziehungen (Kennenlernen des Ehepartners, Familiengründung / -geschichte), Berufswelten sowie kritische Lebensereignisse (Krieg, Verlust von Bezugspersonen, Krankheiten, Verlust von Selbständigkeit).
Für den Zusammenhang zwischen Lebensgeschichte und Demenz von besonderer Bedeutung ist die Tatsache, dass es keine emotionsfreie kognitive Wissensakkumulation gibt. Daher muss die aus der Demenzdefinition ablesbare Trennung von Kognition und Emotion und das daraus abgeleitete Primat eines *kognitiven Gedächtnisses* aufgegeben werden. Sinneseindrücke durchlaufen verschiedene Filter. Dabei sind Emotionen wichtige Regulatoren neuronaler Wahrnehmungs-, Bewertungs- und Entscheidungsprozesse. Der Einfluss von Emotionen auf die Aufnahmebereitschaft und die Verarbeitungstiefe von sensorischen Reizen darf nicht unterschätzt werden. Emotional gefärbte Informationen gelangen leichter ins Langzeitgedächtnis und bleiben dort auch länger abrufbereit. Wer ein traumatisches Erlebnis hatte, wird sich möglicherweise lebenslang an viele Details erinnern (Baer, 2007).
Eng mit der Lebensgeschichte verbunden ist die biographische Rückschau auf das eigene Leben, der Lebensrückblick, bei dem man therapeutische und nicht therapeutische Formen unterscheidet. Zu letzteren zählen Autobiographien und Oral-History-Interviews, in denen Zeitzeugen ihre wichtigsten Erlebnisse und Hintergründe zwecks Ergänzung des bekannten historischen Wissens schildern. Im Zusammenhang mit Demenzerkrankungen von größerer Relevanz sind therapeutische bzw. sozialtherapeutische Verfahren mit den drei Hauptformen: einfaches Reminiszieren (gesprächs- und interaktionsorientiertes, meist im spielerischen Rahmen durchgeführtes Sammeln von Erinnerungen zu bestimmten Themen), Biographiearbeit (Durchsprechen der einzelnen Lebensphasen in einer Serie von Sitzungen mit dem Ziel der

Rekonstruktion der eigenen Lebensgeschichte, der Stärkung der Erinnerungskompetenz und der Gewinnung neuer Ansatzpunkte für Aktivitäten) und Lebensrückblick im engeren Sinn, mit dem zusätzlich noch eine Selbstreflexion und Reflexion des bisherigen Lebensweges angestrebt wird. Standard sind dabei nicht unstrukturierte, spontane Formen, sondern strukturierte Formen des Lebensrückblicks, die konzipiert wurden, um individuelle Rückblicke in Gruppen analysierbar und vergleichbar zu machen (Maercker, 2013).

Beim strukturierten Lebensrückblick werden die Interviewpartner geführt und ermutigt, sich ihr gesamtes Leben abschnittsweise von der frühen Kindheit bis in die Gegenwart in Erinnerung zu rufen, über ihre Lebensgeschichte, wesentliche Ereignisse und Entscheidungen nachzudenken, sie zu bewerten, sich gegebenenfalls mit ihnen zu versöhnen.

In der Arbeit mit Demenzkranken muss dabei der kognitiven Beeinträchtigung, den nachlassenden Fähigkeiten, der leichteren Ermüdbarkeit und erwartbaren demenzbedingten Verhaltensweisen Rechnung getragen werden. Als hilfreich erweist sich in der Praxis der Einsatz von Bildern und anderen Requisiten, insbesondere visuellen Hilfen wie Fotos mit authentischen Szenen aus der eigenen Familie oder dem Heimatort, aber auch unpersönliche Alltagsszenen aus der Jugendzeit des Betroffenen können als wertvolle Stimuli fungieren, um eine Brücke zur Vergangenheit zu schlagen, Erinnerungsvorgänge und Rückblicksprozesse anzuregen und die schrumpfende, dahinschwindende eigene Welt festzuhalten (Haight & Haight, 2013).

Ein einfühlsamer, sensibler Therapeut als das zweite Glied der Dyade versteht es, mit der interindividuell unterschiedlichen Reaktion auf Erinnerungen und Lebensereignisse umzugehen. Im Krankheitsverlauf geht die Fähigkeit zur Einschätzung und Integration von Lebensereignissen und zur Problembearbeitung und -lösung immer mehr verloren. Daher profitieren vor allem Patienten in frühen Krankheitsstadien vom strukturierten Lebensrückblick. In dieser Phase sind sie noch in der Lage, bedrückende Erlebnisse und ungelöste Probleme zu identifizieren, mit dem Therapeuten durchzusprechen, kognitiv zu verarbeiten und, soweit möglich, zu lösen und sich so mit der Vergangenheit auszusöhnen und einen gewissen Frieden zu erreichen, der auch in späteren Krankheitsphasen erhalten bleibt. Ungelöste Probleme im Leben können im Verbund mit einer voranschreitenden Demenzerkrankung und damit einsetzender Unfähigkeit zur Problemverarbeitung und -lösung und zur Artikulation von Bedürfnissen zu innerer Unruhe, Umherlaufen und anderen auffälligen Verhaltensweisen führen (Haight & Haight, 2013).

Der strukturierte Lebensrückblick hat den Vorteil, dass bei den Kindheitserinnerungen begonnen wird, sich die meisten Patienten als noch kompetent erleben und somit in einer positiven Grundeinstellung in die nächsten Treffen gehen. Neben dem Mangel an Erinnerungen stellt der Umgang mit Wiederholungen, Ängsten und Frustrationen und der Rolle der Angehörigen eine besondere Herausforderung für den Therapeuten dar. Demenzkranke neigen dazu, dieselbe Geschichte mehrfach zu erzählen. Ein erfahrener Therapeut wird dies zulassen, da möglicherweise etwas an der Erinnerung den Patienten umtreibt und er aufgrund seiner kognitiven Defizite nicht mehr in der Lage ist, die Erinnerung oder das Problem ohne Hilfe einzuschätzen, durchzuarbeiten und zu integrieren. Nicht selten mündet eine zugelassene Wiederholung in eine Katharsis, eine für den Erkrankten wohltuende Reinigung und Befreiung von aufgestauten Emotionen. Als Beleg möge ein Fallbeispiel dienen, das Haight & Haight (2013, S. 149) anführen:

> *Ein sehr gutes Beispiel für ein solches Wiederholungsverhalten mit anschließender Katharsis erlebten wir bei einer Lebensrückblicksintervention in Japan. Wir trafen einen älteren Herrn mit fortgeschrittener Demenz, der in der Familie seiner Tochter lebte. Er war ein ruhiger und höflicher alter Mann, zeigte jedoch eine merkwürdige Verhaltensweise, die seine Familie wirklich störte: Er stahl wiederholt Essen und hortete es in seinem Schlafzimmer. Als er seinen Lebensrückblick begann, sprach er von Hunger im Zweiten Weltkrieg und in der Nachkriegszeit. Er war das älteste Kind und*

> *musste die gesamte Familie mit Essen versorgen, weil sein Vater gestorben war. Da er kein Geld hatte, fischte, jagte und stahl er, was er finden konnte, um seine Familie zu ernähren. Damals war er immer hungrig. Er hasste es, dass seine Tochter nun Blumen statt Obst und Gemüse anpflanzte. Während der ersten drei Treffen kreiste er um das Thema Essen. Der Therapeut wies auf die bei jedem Treffen von der Tochter servierten Erfrischungen hin, auf den Überfluss von Lebensmitteln in den Läden und in seinem Haus und auch die Tatsache, dass der Patient inzwischen genug Geld hatte, um zusätzliche Lebensmittel zu kaufen. Während des vierten Treffens begann der alte Herr von seiner früheren Arbeit und seiner Familie zu erzählen. Er lachte mit uns und schien viel weniger beunruhigt. Er hatte aufgehört, über Essen zu sprechen, und bewegte sich im Lebensrückblick weiter. Er genoss es besonders, sein Lebensrückblicksbuch mit vielen Bildern sowohl von Lebensmitteln als auch von seiner Familie zu gestalten. Noch wichtiger war, dass er aufhörte Essen zu stehlen und in seinem Schlafzimmer zu horten. Das Erinnern und die Beweise für den Nahrungsüberfluss überzeugten ihn schließlich davon, dass er nicht mehr hungern musste. So konnte er seine alten Probleme vergessen und über glücklichere Zeiten reden.*

Solche Erfolge stellen sich allerdings in der Regel nur in der ersten Krankheitsphase ein, da im weiteren Krankheitsverlauf erhaltene Informationen und wahrgenommene Bilder rasch wieder dem großen Vergessen anheimfallen. Von einer dem Fallbeispiel vergleichbaren Verhaltensweise berichtet Riedl (2006):

> *Das Sammeln bei alten Menschen heute kommt biografisch gesehen aus der Zeit, in der zum Überleben gespart werden musste. Je nach Lebensaufgabe sammeln Männer und Frauen unterschiedliche Gegenstände. Eine Sammelleidenschaft beschreibe ich kurz. In meiner Kinderzeit wurde bei uns mit Holz geheizt, viel davon sammelte mein Vater selber während des Jahres und so war es bei uns immer schön warm. 1992 wurde in der Wohnung meiner Eltern die Elektroheizung installiert, weil Holzarbeiten für beide Eltern nicht mehr möglich war. Mein Vater fing an, wie früher Holz zu sammeln. Rund um das Haus wurden von ihm zum Ärger mancher Mitbewohner Holzstapel aufgestellt. Er konnte nicht genug für sein Sicherheitsgefühl sammeln. Bei Beschwerden der Nachbarn kam es zu schlimmen Beschimpfungen seinerseits. Er war uneinsichtig und verbal aggressiv, bis mich die Nachbarn zu einem Gespräch darüber baten. […] Wir einigten uns auf einen Holzstaffl, der von ihm bearbeitet und kontrolliert wurde. Natürlich wurde dieser immer größer, weil elektrisch geheizt wurde. (S. 23)*

Ängste und Frustrationen treten verbreitet bei Lebensrückblicksprozessen auf. Betroffene vergessen Gesichter, möglicherweise die enger Familienangehöriger oder auch das des Therapeuten, sodass dieser sich jede Woche erneut vorstellen muss und erst bei der Rekapitulation der vorangegangenen Treffen die Erinnerung wieder zurückkehrt. Nicht nur Personen, sondern auch Objekte und Szenen können Erkrankte oft nicht mehr benennen oder in ihr Leben einordnen. Nicht selten liegt das betreffende Wort ihnen *auf der Zunge*, aber sie können es nicht abrufen. Solange sie noch um ihre früheren Kenntnisse und Fertigkeiten wissen, führen solche Defizitkonfrontationen zu ausgeprägten Frustrationen, die allerdings durch Bereitstellung von Bildern und verbalen Kontexten abgemildert werden können.

Angehörige haben ein besseres Gedächtnis und ein umfangreicheres Wissen als der Patient, aber, was der Erkrankte erzählt, ist seine Wahrheit - eine andere kennt er nicht - , daher muss sie ernst genommen werden. Sollte ein Lebensgeschichtenbuch angelegt werden, ist die *Patientenversion* zu übernehmen, auch wenn Angehörige manches anders sehen, anders erlebt haben und anders festgehalten wissen wollen. Der Lebensrückblick sollte aus Gründen der Vertraulichkeit dyadisch durchgeführt werden; auch sollte das Buch keine Gesprächsinhalte enthalten, die der Befragte nicht preisgeben möchte (Haight & Haight, 2013).

Biographisches Arbeiten muss ganzheitlich erfolgen und die individuelle, gesellschaftliche und tiefenpsychologische Dimension erfassen. Die individuelle Dimension stellt die Lebensgeschichte einer Person dar; die hier vorfindbaren *harten* Lebensfakten sind die Ansatzpunkte, von denen aus der Weg zu den dahinterliegenden Erfahrungen, Begebenheiten und Erlebnissen führt. Die gesellschaftliche Dimension bettet den Einzelnen in sein Umfeld ein, verdeutlicht Lebenschancen und das Maß, in dem gesellschaftliche Ereignisse die Lebensgeschichte bestimmt haben. Harte Daten und gesellschaftliche Gegebenheiten bilden die Basis, auf der es zu seelischen Beschädigungen und Heilungen kommt (Ruhe, 2007).

Jeder Mensch erinnert sich im Alter an Schlüsselerlebnisse, mit dazugehörigen Personen, Orten oder Begebenheiten. Diese Schlüsselerlebnisse bilden das Gerüst der Lebensgeschichte und damit das Fundament der Identität. Die erinnerte und erzählte Lebensgeschichte ist die Grundlage für unser Wissen um uns selbst und unsere Beziehung zur Umwelt. Demenzkranke können anfangs lediglich keine neuen Informationen mehr in ihre Biographie aufnehmen (z. B. neugeborene Enkelkinder), später aber vergessen sie mehr und mehr auch Schlüsselerlebnisse aus der ferneren Vergangenheit. In diesem Zusammenhang können Erinnerungsalben hilfreich sein, in denen in Worten oder Bildern die wichtigsten Momente im Leben des Betreffenden festgehalten sind. Regelmäßiges Blättern in den Alben hilft dem Demenzkranken, Schlüsselerlebnisse lange wachzuhalten, auf das eigene Leben zurückzublicken, Selbstvertrauen und Selbstachtung zu stärken und die Identität zu wahren, und es hilft den Pflegenden, den Erkrankten in seinem Personsein zu sehen und ein anregendes, für den Patienten befriedigendes Gespräch zu beginnen.

Wertvolle Hilfsmittel können vertraute Gegenstände, vergrößerte Fotos oder Musik sein. Gegenstände und Tätigkeiten aus dem früheren Alltags- und Arbeitsleben (mechanische Schreibmaschine, alte Haushaltsgeräte, Werkzeuge und Transportmittel; Aktivitäten aus dem Haushaltsbereich) rufen unmittelbare Erinnerungen und ein starkes Gefühl für die eigenen Fähigkeiten hervor. Ausschnittvergrößerungen erinnerungsträchtiger Fotos (z. B. Hochzeitsbild) können ebenso wie biographierelevante Musik wertvolle Türöffner sein. Eine biographiebezogene Einrichtung des Zimmers in einer stationären Einrichtung erfüllt ebenfalls die Funktion eines sicheren Hafens. Eigene Möbel und Bettwäsche, vertraute Bilder und andere persönliche Gegenstände, Fotos aus dem Familien- und Freundeskreis sowie von früheren Haustieren, Auszeichnungen (Pokale, Urkunden, Diplome usw.), große Jahreskalender mit deutlich eingetragenen persönlichen Feiertagen, Lieblingsdüfte und ständig verfügbare Lieblingsgetränke können den Eindruck, 'zu Hause zu sein', maßgeblich unterstützen.

Bauer untersuchte bereits in den 1990er-Jahren, ausgehend von einem ganzheitlichen Verständnis von Gesundheit und Krankheit, die Biographien von später an Morbus Alzheimer erkrankten Personen. Dazu ließ er sich nicht nur die Biographie und Beziehungsgeschichte von den Betreffenden und - mit deren Billigung - von mindestens zwei Angehörigen schildern, sondern erfragte auch ihre Sicht der Beziehungen der späteren Patienten zu Dritten. Dabei stieß er auf typische, frappierend einheitliche Beziehungsmuster im Vorstadium der Erkrankung. Bei der Gestaltung von Partnerschaftsbeziehungen wurden die Personen als warmherzig, mitfühlend, anteilnehmend und weich geschildert. Zugleich neigten sie zur Konfliktvermeidung und zur Delegation schwieriger Entscheidungen an den Partner oder andere Bezugspersonen. Bei offenen Konflikten, die von den meisten als angst- und konfusionsauslösend erlebt wurden, präferierten die Betroffenen Verleugnungs- und Besänftigungsstrategien sowie Anpassung bis hin zur Selbstverleugnung gegenüber einer Klärung der Meinungsverschiedenheiten. Diese Ergebnisse standen in eklatantem Gegensatz zu Erkenntnissen über psychosoziale Faktoren im Vorfeld der Erkrankung an einer vaskulären Demenz. In der prämorbiden Persönlichkeitsstruktur dieser Patienten fanden sich weit häufiger Hinweise auf eine Dominanz gegenüber dem Partner als solche, die eine Inferiorität belegten (Franke, 2006).

Bauer schloss daraus, dass spätere Alzheimer-Patienten bereits lange vor dem Einsetzen erster Symptome markant in der Entwicklung ihrer Selbstidentität geschwächt waren. Bestätigt fühlte er sich durch aufwändige Studien einer japanischen Forschergruppe unter Kondo (1994)

und einer amerikanischen Gruppe um Friedland (1996/1997), die bei an Alzheimer Erkrankten in der prämorbiden Vorgeschichte ebenfalls ein - im Vergleich zu Kontrollpersonen - hochsignifikant geringeres Maß an psychosozialer Aktivität feststellten (Bauer, s.d.).
Auch Kropiunigg (1999) fand bei 50 untersuchten Alzheimerpatienten Hinweise auf ein fragiles Selbst in der prämorbiden Persönlichkeit. Zu einem ähnlichen Ergebnis kam Snowdon (1996) bei der Analyse von Aufsätzen, die in der Nonnenstudie untersuchte Frauen ca. 60 Jahre zuvor als Novizinnen beim Eintritt ins Kloster geschrieben hatten (Bauer, s.d.). Alle später dement gewordenen Nonnen offenbarten dabei eine eher verhalten depressive, negative Einstellung zum Leben sowie eine signifikant ideenärmere Sprache (Kumrow, 2009). Interessanterweise hatte Rothschild bereits in der ersten Hälfte des 20. Jahrhunderts in der prämorbiden Persönlichkeitsstruktur späterer Alzheimerpatienten Indizien für eine verminderte autonome Problemlösungskompetenz, eine schwach entwickelte Fähigkeit zur Selbstbestimmung und eine daraus resultierende Tendenz zur Überanpassung gefunden (Bauer, s.d.). Dies zeigt, dass ein innerlich dem Leben eher Zu- oder Abgewandtsein sehr wohl von Bedeutung sein kann für den Verlauf des Alters. Im Herbst des Lebens scheint der Mensch seine Biographie zuzuspitzen, gleichsam auf den Punkt zu bringen (Kumrow, 2009).
In den von Bauer untersuchten Biographien war die langjährige Beziehungsgestaltung geprägt von einer Dominanz des Partners und einer erheblichen alltagspraktischen Abhängigkeit von diesem. Etwa 1/2 bis 2 Jahre vor Auftreten der ersten klinischen Befunde hatten alle Probanden ein schweres, meist auf den Verlust des Partners oder aufbrechende, schwerwiegende Partnerschaftsprobleme zurückzuführendes Belastungserlebnis. Dies führte zum Zusammenbruch der bis zu diesem Zeitpunkt durch den in der Regel pragmatisch hochkompetenten Partner gewährleisteten Kompensation, verbunden mit einem Abgleiten in Resignation und Regression. Bauer folgert, dass dieses Belastungsereignis in Verbindung mit der bereits zuvor reduzierten neuronalen Aktivität das Einsetzen der Demenzerkrankung mit einem nunmehr irreversiblen degenerativen Prozess markiert. Zudem glaubt er, aus seinen eigenen Studien und den Forschungen anderer Wissenschaftler Hinweise darauf gefunden zu haben, dass die Disposition zur Entwicklung von Morbus Alzheimer bereits in der Kindheit und Jugend ausgebildet wird (Bauer, s.d.).
Vor dem Hintergrund der Erkenntnisse Bauers und der von ihm daraus geschlossenen Schlüsse stellt sich die Frage: Wie sind dann die nicht wenigen durchsetzungsfähigen, entscheidungsfreudigen, hochkompetenten Persönlichkeiten wie M. Thatcher, R. Reagan und W. Jens oder so selbstbewusste Medienstars wie der Entertainer H. Juhnke oder der berühmte Geiger H. Zacharias einzuordnen, die den Bauerschen Kriterien nicht entsprechen? Bilden diese Personen die berühmte Ausnahme von der Regel oder ist doch Inferiotität und psychosoziale Inaktivität lediglich ein Risikofaktor für die Entwicklung einer Alzheimerdemenz und die Genese der Krankheit ist doch wesentlich komplexer als Bauer vermutet? In jedem Fall besteht hier weiterer Forschungsbedarf. Dabei muss auch geklärt werden, ob es sich bei prämorbid beobachtbaren passiven, submissiven Verhaltensweisen um Prodromi handelt oder ob sie auf einen das Auftreten von Krankheitssymptomen begünstigenden Persönlichkeitstyp zurückzuführen sind (Kurz, 2002).

5 Demenz in unterschiedlichen lebensgeschichtlichen Kontexten

92% aller Pflegebedürftigen werden zu Hause versorgt, knapp 70% sogar ohne Hinzuziehung ambulanter Pflegedienste (Schneekloth, 2006). Wissenschaftlich erwiesen ist, dass demenzielle Erkrankungen die häufigste Ursache für Pflegebedürftigkeit darstellen. Von den 1,5 Mio. Demenzkranken in Deutschland (Bickel, 2014) werden Schätzungen zufolge drei Viertel zu Hause versorgt (Grass-Kapanke, Kunczik & Gutzmann, 2008), häufig ohne Inanspruchnahme ambulanter Dienste. Diese starke Zurückhaltung ist auf verschiedene Gründe zurückzuführen. Die wichtigsten davon sind Selbstüberschätzung, finanzielle Überlegungen, die Scheu, Fremden Einblick zu gewähren in familiäre Beziehungsprobleme, Konflikte und Intimräume, sowie die Furcht vor Kritik durch die und Rivalität mit den professionell Pflegenden. (Grond[11], 2000). Eine Demenz hat zwei Opfer: den Erkrankten und die Pflegeperson, die oft mehr leidet als der Demenzkranke. Die Pflege wird zu einem eigenen Abschnitt in der Lebensgeschichte der Pflegeperson. Wer die Pflege übernimmt, wird maßgeblich beeinflusst durch die Familienbiographie. Diese wiederum ist abhängig vom Partner- und Familiensystem, von dem Maß, in dem sich Gefühlsbeziehungen und Abgrenzungsfähigkeit sowie Zusammenhalt und Anpassungsfähigkeit entwickelt und in dem die Partner offen miteinander kommuniziert haben, und den Regeln, Hierarchien, Rollen und Koalitionen, die Familienmitglieder miteinander ausgehandelt bzw. praktiziert haben. Am häufigsten fällt die Entscheidung aufgrund vorbestimmter Rollen, insbesondere der Rolle der Frau oder einer Eltern-Delegation auf die Tochter. Die Pflegebereitschaft von Angehörigen ist abhängig von der Beziehung zum Pflegebedürftigen und zu den übrigen Angehörigen, dem biographisch gewachsenen Lebensstil, der eigenen Gesundheit, sozialer Unterstützung, von der Verfügbarkeit und Bezahlbarkeit entlastender Hilfen sowie von der Wohnsituation und der Schwere der Demenzerkrankung (Grond, 2000).
Die Übernahme der Pflege eines Demenzkranken durch Angehörige ist stets mit einschneidenden Veränderungen für die Pflegeperson und die ganze Familie verbunden. Neben ganz offensichtlichen Veränderungen, z. B. bezüglich der Berufstätigkeit der informellen Pflegeperson – eine intensive pflegerische Betreuung ist im Allgemeinen kaum mit einer Erwerbstätigkeit vereinbar (Pick, Brüggemann, Grote, Grünhagen & Lampert, 2004) – wird vor allem die Konfrontation mit der Krankheitssymptomatik als belastend empfunden. Darüber hinaus fehlen oft Regenerationsmöglichkeiten; zudem wird der Radius des sozialen Lebens zunehmend eingeschränkt (Gräßel, 2000).
Trotz dieser Probleme und trotz aller Individualisierungs- und Pluralisierungstendenzen, die die Postmoderne mit sich bringt, ist das familiale Pflegepotenzial immer noch hoch. Neben finanziellen Erwägungen – ambulante Versorgung ist deutlich preiswerter als die stationäre Unterbringung – tragen normative und ethisch-moralische Beweggründe zur Entscheidung für oder gegen die Pflegeübernahme bei. Angehörige können sich verpflichtet fühlen, die Pflege zu übernehmen, aufgrund eines Versprechens (z. B. Ahr *(vgl. S. 255)*), aus Dankbarkeit, Mitleid, dem Streben nach Anerkennung und Liebe oder sie lassen sich leiten von der Überzeugung , eine notwendige und sinnvolle Aufgabe zu übernehmen (z. B. Hilser *(vgl. S. 261)*). Auch die Erkrankten selbst können mit der Bitte, sich um sie zu kümmern und ihnen ein Verbleiben in der vertrauten Umgebung zu ermöglichen (z. B. Rosenberg *(vgl. S. 324)*), an ihre Angehörigen herantreten (Gröning, Kunstmann & Rensing, 2004; Poll & Gauggel, 2009).

---

11 Da Ausführungen über die mangelnde Inanspruchnahme ambulanter Pflegedienste, über die präferierte Pflegeperson sowie über die mit der Pflegeübernahme verbundenen Belastungen und dabei zu beachtende Grenzen in kompakter Form nur bei Grond zu finden waren, erschien der Rückgriff auf diese verhältnismäßig alte und zudem populärwissenschaftliche Quelle unumgänglich und vertretbar.

Die Entscheidung, die Pflege eines Angehörigen zu übernehmen, ist mit zahlreichen Befürchtungen verbunden: der Angst, den zusätzlichen Belastungen nicht gewachsen zu sein, zu schnell an die eigenen Grenzen zu stoßen, die Selbständigkeit und eine liebgewordene Berufstätigkeit aufgeben zu müssen, von anderen Angehörigen alleingelassen zu werden, schließlich selbst krank zu werden und das Versprechen, die Pflege bis zuletzt durchzuhalten, nicht einhalten zu können. Hinzu kommt die Angst vor unvorhersehbarer Aggressivität des Erkrankten, vor seinen Verdächtigungen und Beschuldigungen, vor nächtlichen Ruhestörungen und dem Weglaufen sowie davor, dass die Beziehung zum Pflegebedürftigen, zum Partner und zu den Kindern beeinträchtigt wird (Grond, 2000).

Potenziell Pflegende werden, bedingt durch die gravierenden Veränderungen in der Alltagsgestaltung und -bewältigung, im Familiensystem, in der emotionalen Beziehung zum Patienten und die tiefgreifenden Persönlichkeitsveränderungen des Erkrankten zu einer Risikogruppe für physische und psychische Erkrankungen (z. B. Rosenberg *(vgl. S. 324)*). Daher bedürfen sie selbst der Hilfe und Unterstützung. Hilfreich sind dabei Informationen über das Krankheitsbild und vorhandene Hilfsmöglichkeiten, Anleitungen für einen konfliktarmen Umgang mit dem Erkrankten sowie ein Entspannungs- und Problemlösetraining. Bewährt haben sich insbesondere Interventionsangebote, die psychoedukative Unterstützung und psychotherapeutische Hilfe kombinieren (Wilz & Gunzelmann, 2012).

Von der Übernahme der Pflege ist abzuraten bei konflikthaften Beziehungen (z. B. Hilden *(vgl. S. 312)*), undankbar nörgelnden oder aggressiven Patienten, bei ganztägiger Berufstätigkeit (z. B. Uhlmann *(vgl. S. 321)*) und fehlender Unterstützung, eigener Erschöpfung oder Erkrankung oder, wenn der Partner oder die Kinder die Aufnahme in die Familie ablehnen (*Deine Mutter oder ich*) und damit Ehe und Familie in Frage gestellt werden (Franke, 2006). Bei solchen Konstellationen kann und sollte der Pflegestress nicht geschultert werden (Grond, 2000).

Ein erhebliches, völlig ungelöstes Problem stellt die wachsende Zahl allein lebender Personen dar, bei denen in aller Regel die Krankheit noch später diagnostiziert wird als üblich und für die eine adäquate Versorgung und die Umsetzung eines angemessenen Betreuungskonzepts kaum realisierbar sind (Adler, 2009).

Gemäß einer Pressemitteilung des Statistischen Bundesamtes lebte nach dem Mikrozensus 2011 ein Drittel aller Senioren in einem Ein-Personen-Haushalt, schwerpunktmäßig in den Großstädten. Nach Geschlechtern differenziert waren dies 19% der Männer und 45% der Frauen. Auch wenn daraus nicht vorschnell geschlossen werden darf, dass jede dritte Person, die 65 Jahre und älter ist, dauerhaft allein lebt - Partner mit getrennten Wohnungen werden von dieser Statistik ohnehin nicht erfasst -, ist der Trend zur Singularisierung, die auf eine wachsende Bindungsscheu zurückgeführt werden kann, ungebrochen. Die *Vereinsamung* der Gesellschaft erweist sich bei Eintritt einer Pflegebedürftigkeit als gravierendes Problem. (Statistisches Bundesamt, 2012)

Da derzeit nicht absehbar ist, ob und wann die zahlreichen Forschungsvorhaben zu kausalen Behandlungs- und zu effektiven Präventionsansätzen führen, muss von einer sich verschärfenden Problemlage ausgegangen werden. Daher ist es erforderlich, die Bedingungen zu beschreiben, unter denen Demenzkranke in Privathaushalten betreut werden können, und die Fakten zu ermitteln, die die häusliche Versorgung stabilisieren oder gefährden (Schäufele, Köhler, Teufel & Weyerer, 2006).

Die MuG III-Studie zeigt, dass professionelle Hilfs- und Pflegedienste keine tragende, sondern vielmehr eine ergänzende Rolle spielen und erst einbezogen werden, wenn die Hauptpflegeperson hoch belastet und die Stabilität des häuslichen Pflegearrangements bereits gefährdet ist (Schäufele et al., 2006). Angesichts des zu erwartenden Rückgangs des familiären Pflegepotenzials kommt dem formellen Hilfesystem (ambulante Pflegedienste, Tagespflegeeinrich-

tungen) in Zukunft wachsende Bedeutung zu. Nur ein enges Miteinander familiärer Pflege mit professionellen ambulanten und teilstationären Unterstützungsleistungen kann den mit einer Versorgung Demenzkranker verbundenen extrem hohen Pflegebedarf so weit abmildern, dass eine Institutionalisierung vermieden werden kann.
Dennoch lässt sich in der letzten Krankheitsphase die Übersiedlung in ein Pflegeheim häufig nicht vermeiden. Daher soll im Folgenden nicht nur der häusliche, sondern auch der stationäre Kontext, der in aller Regel mit einem erheblichen Einschnitt in der Lebensgeschichte verbunden ist, betrachtet werden. Neben diesen beiden klassischen Kontexten soll noch auf zwei Sonderfälle eingegangen werden. Zunächst soll untersucht werden, welche Modifikationen im Erleben einer Demenzerkrankung bei Personen mit Migrationshintergrund zu beobachten und zu erwarten sind, sodann soll der Frage nachgegangen werden, ob sich ein Zusammenhang zwischen einer Traumatisierung und der Entstehung und Bewältigung einer Demenz nachweisen lässt.

5.1 Häuslicher Kontext

Der weitaus größte Teil der pflegebedürftigen Demenzkranken wird betreut durch den *größten Pflegedienst Deutschlands*, pflegebereite Angehörige, allen voran Ehepartner und Töchter. Im Jahr 2002 leisteten bei 28% - 1991 waren es noch 37% - der Pflegebedürftigen Ehe- bzw. Lebenspartner die Pflege, gefolgt von pflegenden Töchtern mit 26% (Schneekloth & Wahl, 2005; Tab. 8 *(vgl. S. 303)*). Erwartungsgemäß ist im Bereich der Hochaltrigkeit das partnerschaftliche Pflegepotenzial deutlich geringer. In einem Generationensprung geht die Hauptverantwortung nun auf die Töchter (44%) und Schwiegertöchter (17%) über (Schneekloth, Piekara, Potthoff & v. Rosenbladt, 1996; Tab. 9, *(vgl. S. 303)*).
Demenziell Erkrankte werden in der Regel zuerst von ihrem Ehepartner gepflegt. Ob und wie dies geschieht, hängt von der Familienbiographie, der Kultur und den geltenden Normen und Werten ab. Die unausgesprochene Verpflichtung zur Übernahme der Pflege ist in ländlichen Gegenden ausgeprägter als in Städten (Schilling & Wahl, 2002). Signifikant ist auch die steigende Anzahl männlicher Hauptpflegepersonen. Waren es 1991 lediglich 17%, so lag ihr Anteil bei der MuG III-Studie von Schneekloth und Wahl im Jahr 2002 bereits bei 27% (Schneekloth & Wahl, 2005).
Die Pflege eines Demenzkranken bürdet einem Angehörigen einen langen Lernprozess auf, in dem er sich dem ständigen Wechsel des Krankheitsbildes anpassen und die wachsenden physischen und psychischen Belastungen schultern muss (Steurenthaler, 2013). Ehepartner sehen sich mit der Tatsache konfrontiert, den Menschen, der mit ihnen oft über viele Jahre Freud und Leid geteilt hat und der ihnen in Notlagen eine verlässliche Stütze war (z. B. van Deun *(vgl. S. 143)*), nun füttern, waschen, wickeln und permanent beaufsichtigen zu müssen. Kinder stehen unvermittelt vor der Aufgabe, einem geliebten, geachteten und vielleicht bewunderten (z. B. Zander-Schneider *(vgl. S. 161)*), nun krankheitsbedingt hilflosen und in seiner Bedürftigkeit einem Kleinkind ähnelnden Elternteil dieselben Dienste erweisen zu müssen. Begründet ist die Übernahme dieser das bisherige Beziehungsgeflecht durcheinanderwirbelnde Pflege vor allem in Liebe, Verbundenheit, partnerschaftlicher Treue und Dankbarkeit für die gemeinsamen gesunden Jahre und die dabei erfahrene Zuwendung und Unterstützung (z. B. van Deun *(vgl. S. 313)*), aber auch in dem Bemühen, der Erwartungshaltung von Verwandten, Freunden und Nachbarn gerecht werden zu wollen (Steurenthaler, 2013).

Während Töchter häufig unter einem hohen Erwartungsdruck stehen, sind Söhne in Bezug auf die Pflegeübernahme deutlich freier. Von ihnen wird weniger erwartet, ihre Entscheidung wird seltener kritisiert und im Falle der Pflegeübernahme wird ihnen mehr Anerkennung gezollt. Hat die potenzielle Pflegeperson noch Geschwister, sind Spannungen und Konflikte vorprogrammiert. Denn sie müssen sich oft über hunderte von Kilometern hinweg verständigen, wie es mit dem erkrankten Elternteil weitergehen soll, wer die Versorgung übernehmen könnte oder wie eine sonstige Lösung, die nicht nur praktikabel, sondern auch finanzierbar sein muss, aussehen könnte (Bode, 2014).

Zentrale Zielsetzung bei der Realisierung der drei miteinander verflochtenen Motive Liebe, Verantwortung und Pflicht ist der Erhalt des Wohlbefindens des Erkrankten. Dieses Bestreben liegt bei Frauen eher in der Kontinuität, bei Männern mehr in einer gewissen Distanz zu tradierten Rollenmustern und kann daher bei Letzteren zur Bereicherung ihrer personalen Identität beitragen (Wadenpohl, 2008).

5.1.1 Partnerpflege

Infolge der Dominanz der Elternpflege bei Demenzkranken konzentrierte sich der wissenschaftliche Diskurs lange Zeit auf diese Pflegekonstellation und es bestand die Gefahr, dass Forschungsergebnisse auf andere familiale Pflegesituationen übertragen wurden - auch auf das zweithäufigste Pflegemuster *Frau pflegt Ehemann*. Dies ist problematisch, denn die Partnerpflege unterscheidet sich markant von der Pflege durch Kinder. Ein partnerschaftliches Verhältnis wird grundsätzlich durch Reziprozität bestimmt, während die Eltern-Kind-Beziehung prinzipiell asymmetrisch ist. Partnerpflege ist in hohem Maß dyadisch angelegt, während pflegende Kinder meist noch andere relevante Beziehungen, z. B. in der eigenen Partnerschaft oder im Beruf, haben. Zudem sehen sich pflegebereite Kinder bzw. Partner in unterschiedlichen Phasen ihres Lebenszyklus mit der Pflegeproblematik konfrontiert.

In der Reaktion auf die immer zweckrationaler werdende Arbeitswelt und die durch gesellschaftliche und wirtschaftliche Entwicklungen bedingte Herauslösung des Menschen aus gewachsenen, traditionellen Bindungen, Glaubenssystemen und sozialen Beziehungen kam es in den letzten Jahrzehnten zu einer zunehmenden Konzentration auf den Partner und die Kernfamilie. Die herausragende Bedeutung der Partnerschaft für die Identität des Einzelnen einerseits und die wachsende Instabilität moderner Partnerschaften aufgrund äußerer Versuchungen, überhöhter innerer Erwartungen und unzureichender Frustrationstoleranz andererseits werfen die Frage auf, ob und unter welchen Umständen ein derart fragiles Gebilde den Belastungen einer Demenzerkrankung gewachsen sein kann. Was geschieht, wenn der Partner nach und nach den Verstand, seine Sprache, seine Attraktivität einbüßt, das gemeinsame Weltbild und Wertesystem verloren geht? Erfolgt dann - parallel zur fortschreitenden Krankheit - eine Metamorphose der Beziehung und wie sieht diese aus? Was geschieht mit dem gesunden Partner, wenn ihm eine wichtige Säule seiner Identität und ein Hort der Stabilität in einer unsicher gewordenen Umwelt wegbricht? (Franke, 2006).

In der Partnerpflege stellen die Lebensphase Alter und die Lebenssituation Demenz in ihrer Kombination ein kumulatives, miteinander verflochtenes Problemfeld dar, das dazu führen kann, Gefährdungen in Kauf zu nehmen, um noch größere Bedrohungen abzuwenden. Dabei findet sich der Nichterkrankte in einer zumindest dreifachen, durch gegenläufige Prozesse ausgelösten, dilemmatischen Situation wieder. In Anbetracht des fortgeschrittenen Alters und

rückläufiger Ressourcen müssten Tätigkeiten eigentlich in ihrem Umfang reduziert oder zumindest verlangsamt werden, die Progredienz der Demenz lässt aber genau dies nicht zu. Zudem ist ohne Inkaufnahme von Gefährdungen der eigenen Gesundheit das häusliche Pflegearrangement oft nicht aufrechtzuerhalten. Dies untergräbt aber die Notwendigkeit, auf die altersbedingten gesundheitlichen Grenzen zu achten und die zur Aufrechterhaltung der häuslichen Lebens- und Pflegesituation notwendige Gesundheit zu erhalten (Wadenpohl, 2008).
Dass erhebliche Hilfs- und Versorgungsleistungen geschultert und Gesundheitsgefahren in Kauf genommen werden, hängt mit der Notwendigkeit zusammen, mit dem in der gemeinsamen Lebenszeit angesparten finanziellen und emotionalen *Vermögen* sorgsam umzugehen. Finanzmittel müssen zur Deckung formeller Hilfeleistungen, emotionale Ressourcen zur Herstellung von Reziprozität in privaten Bezugssystemen eingesetzt werden. Allerdings darf die Unterstützungsbereitschaft der Kindergeneration nicht überstrapaziert werden, will der Pflegende selbst später auch noch angemessen betreut werden, und Finanzmittel müssen möglichst sparsam eingesetzt werden, da die Länge der aktuellen Pflege nicht absehbar ist und die eigene Pflegebedürftigkeit auch noch abgesichert werden muss. Eine vorausschauende Planung ist besonders dann angezeigt, wenn Frauen ihre Männer pflegen, selbst über geringere Rentenansprüche verfügen und zu befürchten ist, dass die eigene Pflege in Ermangelung einer Hauptpflegeperson aus dem familiären Bezugssystem teurer wird als die des Partners (Wadenpohl, 2008).
Bei einer Einbindung in das pflegerische Betreuungs- und Versorgungssystem dringen Funktionalisierung und Bürokratisierung in die Paarbeziehung ein, obwohl doch Messung von Leistungserbringung, Zeit und Geld so gar nicht zu einer privaten und intimen Lebens- und Liebesbeziehung passen wollen. In dieser Situation muss sich das Paar mit Grenzen und Begrenztheit und dem progredienten Wandel von Zuständigkeiten auseinandersetzen (Wadenpohl, 2008).
Ein weiteres Dilemma besteht darin, dass Paare entgegen ihrem Rückzugsbedürfnis, dem im Alter üblichen Rückgang der Netzwerkdichte und den erheblichen pflegebedingten Anforderungen bestrebt sein müssen, bestehende Beziehungen aufrechtzuerhalten, dass sie einerseits vermehrt auf ein tragfähiges und unterstützungsbereites privates Bezugssystem angewiesen sind, andererseits aber gesundheitliche Einschränkungen und das gewachsene innerhäusliche Arbeitspensum Investitionen in eine Beziehungsarbeit kaum zulassen (Wadenpohl, 2008).
Die Auswirkungen einer Demenzerkrankung auf die Partnerschaft sind komplex und multidimensional; sie betreffen zum einen die Veränderungen in der Qualität der Partnerschaft und zum anderen die allmähliche Umwandlung der Partner- in eine Pflegebeziehung. Die beiden Veränderungsprozesse lassen sich zwar analytisch voneinander trennen, sind in Wirklichkeit aber eng miteinander verwoben.

5.1.1.1 Veränderungen in der Partnerschaft

Veränderungen in der Partnerschaft betreffen sowohl die Identität des Paares als Einheit als auch die Identitäten der beiden Partner. Bei Morbus Alzheimer vollziehen sich die Veränderungen der Paarbeziehung zunächst unmerklich. Vor der Diagnosestellung bemühen sich viele Erkrankte, eine heile Fassade aufrechtzuerhalten *(vgl. S. 222)*, während die Partner dazu neigen, Auffälligkeiten aus ihrem vertrauten Erfahrungshorizont heraus zu erklären (*Er ist ein bisschen durcheinander, wahrscheinlich überarbeitet.*). Nach der offiziellen Diagnose machen sich bei beiden Unsicherheit und Angst breit. Beim Patienten kommt die Befürchtung hinzu, zu einer Belastung für den anderen zu werden (z. B. McGowin *(vgl. S. 232)*), beim gesunden Partner treten häufig Gefühle von Einsamkeit und Entfremdung auf. Wie die beiden Partner mit der Diagnose umgehen, hängt vermutlich weitgehend davon ab, wie sie in der Vergangenheit kritische Ereignisse bewältigt haben, ob sie es gelernt haben, Probleme offen anzusprechen, Bedürfnisse zu äußern und sich gegenseitig zu unterstützen, oder ob schon früher die gegenseitige Anteilnahme eher gering war und die Tendenz zum Rückzug überwog (z. B. Fuls *(vgl. S. 178)* oder Sachtleben *(vgl. S. 179)*). Studien zu dieser Thematik liegen bisher nicht vor (Franke, 2006).

Im weiteren Krankheitsverlauf kommt es zunächst zu Rollenveränderungen. Die teilweise über lange Zeiträume geschaffene Verteilung von Aufgaben, Rollen und Funktionen gerät in Bewegung. Dies muss nicht als belastend, es kann sogar als bereichernd empfunden werden. Eine - allerdings kleine - Gruppe sieht in der Pflege einen Rollenzuwachs, also einen Gewinn von zusätzlichen Rollen und Fähigkeiten. Eindeutig negativ gewertet wird die Beziehungsdeprivation. Emotionale Unterstützung und gegenseitiger Respekt gelten als Schlüsselmerkmale gelungener intimer Beziehungen. Gerade in diesem Bereich aber kommt es bei einer Demenz zu tiefgreifenden Veränderungen.

Empirisch belegt sind drei unterschiedliche Verhaltens- und Bewältigungsmuster (Franke, 2006). Die einen Paare betonen die Kontinuität der Beziehung, fühlen sich weiter eng miteinander verbunden, wobei der Gesunde dies an kleinen Gesten und Äußerungen des Erkrankten festmacht. Er integriert die Pflegerolle in die Ehegattenrolle, sieht in ihr keine separate Aufgabe und betont die Wir-Perspektive. Er bemüht sich, die Beziehung unabhängig vom Krankheitsverlauf im gewohnten Rahmen und mit den eingespielten Umgangsformen aufrechtzuerhalten. Er neigt dazu, die Erkrankung des anderen zu verleugnen, und entwickelt unterschiedliche Strategien, um dessen Persönlichkeit zu bewahren und ihn nicht als Empfänger von Pflege, sondern als Partner zu positionieren. Hierbei scheinen Aspekte der Beziehungsgeschichte und der Persönlichkeit des Gesunden eine Rolle zu spielen. Zu denken ist vor allem an eine bereits prämorbid auf Liebe, Verständnis, Gleichberechtigung und Reziprozität aufgebaute Beziehung und Einfühlungsvermögen, Selbstreflexion und Belastbarkeit (Stechl, 2006).

Andere Paare erleben die Beziehung zwar als kontinuierlich, aber transformiert. Die frühere Persönlichkeit des Erkrankten reduziert sich zunehmend auf einzelne verbliebene Persönlichkeitsinseln, was den Angehörigen den Zugang zum Demenzkranken erschwert. Dennoch zeigen die Pflegenden eine starke Verpflichtung, die Beziehung zum demenziell veränderten Partner aufrechtzuerhalten und sie gleichzeitig auf eine neue Basis zu stellen (Franke, 2006).

Wieder andere Paare nehmen ihre Beziehung als radikal verändert wahr. Im Krankheitsverlauf vollzieht der Gesunde einen Bruch in seinem Beziehungsverständnis. In der Frühphase der Erkrankung versucht er, atypische Situationen und Verhaltensweisen des Erkrankten vor dem Deutungshintergrund einer *normalen* Familie zu verstehen. Nach dem Durchschreiten einer irritierenden Übergangsphase jedoch nimmt er, sobald sich demenzbedingte Verhaltensauffälligkeiten häufen, die nicht mehr im Rahmen der Deutungsmuster einer normalen Paarbeziehung zu interpretieren sind, die Beziehung vorrangig nicht mehr als Paar-, sondern als Pflegebeziehung wahr *(vgl. S. 175)* . Er ist davon überzeugt, den Erkrankten an die Demenz verloren zu haben, und sieht keine Kontinuität zur früheren Beziehung und zur prämorbiden Persönlichkeit des Erkrankten; er verhält sich emotional distanziert, berichtet ich-konzentriert und betont die zusätzlichen Aufgaben und Belastungen; im Fokus steht für ihn das Pflegemanagement (Franke, 2006).

Überlagert werden die drei skizzierten Verhaltensmuster von einer ausgeprägten Ambivalenz. Einerseits nehmen die Paare sich als Einheit wahr, erleben gemeinsam Angst und Trauer, andererseits müssen sie schmerzhaft zur Kenntnis nehmen, dass sich ihrer beider Welten kontinu-

ierlich voneinander entfernen und die gemeinsame Biographie mehr und mehr entschwindet (Wadenpohl, 2008).
Neben den Rollenveränderungen und der Deprivation der Beziehung ist die Asymmetrie der Entwicklung als weiteres Charakteristikum der Paarveränderungen zu nennen. Während der gesunde Partner vielfältige Aktivitäten entfaltet, um den krankheitsbedingten Veränderungen der Paarbeziehung zu begegnen, und sich so weiterentwickelt, stagniert die Entwicklung des Erkrankten, nicht zuletzt aufgrund mangelnder Problemeinsicht und schwindender Interaktionen mit der Umwelt. Ein vierter Veränderungsbereich betrifft die Sexualität (z. B. Degnæs *(vgl. S. 213)*). Bei den meisten Paaren nehmen Sexualität, aber auch Gesten der Zuneigung und Zärtlichkeit im Krankheitsverlauf ab.
Die Situation des gesunden Partners ist vorrangig gekennzeichnet durch eine zunehmende psychische und physische Belastung. Boss (2008) beschreibt das Phänomen des *uneindeutigen Verlustes*, das u. a. bei Angehörigen von Demenzkranken zu beobachten sei. Demenziell Erkrankte sind physisch weiterhin präsent, ihre Persönlichkeit jedoch verändert sich mehr und mehr. Dieser in der Ambiguität von Anwesenheit und Abwesenheit sich vollziehende, schleichende Verlust des Partners kann auch zu einer Bedrohung des Kerns der eigenen Persönlichkeit, des eigenen Selbst, führen. Verbreitet kommt es zu Verlusterfahrungen und dadurch ausgelösten Trauerreaktionen: Trauer über den progredienten Verfall des Partners *(vgl. S. 174)*, den Verlust an Intimität, die veränderte Kommunikation, den Verlust der eigenen Freiheit und den Verzicht auf Zukunftspläne. Gesunde erleben die Demenz wie einen schleichenden Tod; die Persönlichkeit des Erkrankten stirbt für sie jeden Tag ein Stück mehr. Sie fühlen sich in eine vorgezogene Verwitwung hineinversetzt, ohne den Trauerprozess wirklich bewältigen zu können, da der Erkrankte ja noch lebt *(vgl. S. 177)*. Zudem kann die zunehmende Isolation lebensgeschichtliche Erfahrungen von Trennung und damit zusammenhängende Traumata wieder aufleben lassen (Franke, 2006).
Mit dem Tod eines demenziell erkrankten Familienmitglieds und den Folgen für das Befinden pflegender Angehörige hat sich Opterbeck 2010 auf Datenbasis der LEANDER-Studie von Zank und Schacke (2007) befasst. Sie beschreibt darin den Teufelskreis der Gewaltspirale, der die Verarbeitung des Todes eines demenzkranken Angehörigen nachhaltig erschwert: Zeigt der Erkrankte während der Pflege signifikante Verwirrtheitssymptome und verhält sich aggressiv der Pflegeperson gegenüber, so reagiert diese nicht selten ihrerseits mit gewalttätigem Verhalten *(vgl. S. 210)*. Eine solche durch Aggression und Gewalt geprägte Pflegebeziehung wirkt noch lange nach dem Tod des Erkrankten nach. Daher, so postuliert Opterbeck (2010), ist es zwingend notwendig, durch geeignete Präventivmaßnahmen Gewalt in der Pflege vorzubeugen und Angehörigen bereits in der Pflegephase Unterstützungs- und Entlastungsangebote zukommen zu lassen, die ihnen nicht nur helfen, die Pflegesituation besser zu verkraften, sondern auch zu einer besseren Verarbeitung der mit dem Verlust des Partners verbundenen Trauer führen.

5.1.1.2 Demenz als Paarkrise

Franke (2006) trägt in einer umfangreichen Literaturrecherche den derzeitigen internationalen Forschungsstand zur Situation pflegender Partner von demenziell Erkrankten zusammen. Die dabei vorgefundenen, überwiegend aus den USA stammenden Forschungsergebnisse vergleicht sie mit den Erkenntnissen, die sie selbst in einer auf 19 Fallanalysen beruhenden

Feldstudie gewonnen hat. In einem weiteren Schritt setzt sie die Untersuchungsergebnisse in Bezug zu Theorien und Befunden über Paare und Paarentwicklung aus den Bereichen der Soziologie, Sozialpsychologie und Psychoanalyse. Damit vermittelt sie Einblicke in typische Problemstellungen der Partnerpflege und -beratung. Im Kern kommt sie zu dem Ergebnis, dass eine Demenzerkrankung eine schwerwiegende Paarkrise verursacht und zu einer verwirrenden, oft dilemmatischen Gleichzeitigkeit von Ehe- und Pflegebeziehung führt. Sie schließt sich dabei der Definition an, die Lenz (2003, S. 114) für eine Paarkrise gibt: *Als Krise wird eine subjektiv als belastend wahrgenommene Veränderung der Beziehung bezeichnet, die eine Unterbrechung der Kontinuität des Handelns und Erlebens und eine Destabilisierung im emotionalen Bereich zur Folge hat.*

Demenzbedingte Beziehungsveränderungen erfüllen alle drei genannten Kriterien und ziehen wesentliche konstitutive Dimensionen einer Paarbeziehung in Mitleidenschaft: Gefährtenschaft und Intimität, Loyalität und Vertrauen, Souveränität, Gleichberechtigung, Alltagsorganisation und Macht sowie Gerechtigkeit und Liebe. Dieser Themenkatalog zeigt, mit welcher Wucht eine Demenzerkrankung die Pfeiler angreift, auf denen Paarbeziehungen ruhen, und wie weitreichend und tiefgreifend die Bedrohung ist, die von einer Demenz auf die Partnerschaft ausgeht (Franke, 2006).

Als besonders schwerwiegend empfunden werden der *Schwund der Partnerschaft*, die Erosion der Intimität, die fehlende Reziprozität und aufkommende Entfremdungsgefühle. Die daraus resultierende Einsamkeit wird als gravierendes soziales Problem thematisiert. Hierzu zählt auch die Erfahrung, vom Erkrankten nicht als Partner erkannt (z. B. Witt *(vgl. S. 195)*), nicht beachtet oder gar zurückgewiesen zu werden. Besonders belastend scheint eine solche Deprivation der Beziehung für Partnerinnen zu sein. Von bindungstheoretischen Ansätzen aus gesehen fungieren Partner in einer Liebesbeziehung als gegenseitige Quelle der Sicherheit. Bei einer Demenzerkrankung geht für den gesunden Partner die sicherheitsspendende Funktion des anderen und damit die sichere Basis für die Auseinandersetzung mit der Umwelt verloren (z. B. van Deun *(vgl. S. 143)*). Gleichzeitig steigen die an ihn gerichteten Anforderungen, was zu einer psychischen Destabilisierung führen kann.

Intimität und Nähe gehören zu den wichtigsten Beziehungsmerkmalen. Paare haben oft in einer jahrzehntelangen Beziehungsarbeit eine ihnen eigene Form von Nähe entwickelt, mit Rückgriffsmöglichkeiten auf die gemeinsame Geschichte, Beziehungsmythen und Beziehungssymbolen. Nahe Beziehungen haben Verhaltenskomponenten (z. B. nahe beieinander stehen, sich berühren) sowie emotionale und kognitive Anteile. Zu den letzteren zählt das Wissen um die Stärken, Schwächen, Einzigartigkeiten, Hoffnungen und Ängste des anderen. Demenz führt dazu, dass diese Säule einer intimen Beziehung immer instabiler wird und schließlich ganz wegbricht. Eine Demenzerkrankung kann aber nicht nur Nähe zerstören, sie kann auch ein gesteigertes Bedürfnis nach Nähe erzeugen. Nicht selten führt die tiefgreifende Verunsicherung des Erkrankten zu anklammerndem Verhalten und der Erwartung einer ständigen Präsenzpflicht des anderen (z. B. Tyler *(vgl. S. 219)*). Dadurch gerät das in jahrelanger Paararbeit einregulierte Verhältnis von Nähe und Distanz aus der Balance (Franke, 2006).

Tragende Elemente einer intimen Beziehung sind gegenseitiges Vertrauen und umfassende persönliche Loyalität. Bei einer Demenzerkrankung des Partners müssen jedoch viele Entscheidungen vom Gesunden allein getroffen werden. Dies kann, auch wenn dabei die Interessen des Erkrankten wahrgenommen werden und - objektiv gesehen - das Vertrauen des hilflosen, vulnerablen Partners keineswegs missbraucht wird, mit gefühlten Loyalitätsverstößen und Vertrauensbrüchen verbunden sein. Dies ist z. B. der Fall beim gemeinsamen Nachdenken über die Unterbringung des Partners in einer Pflegeeinrichtung. So führt eine Demenz geradezu zwangsläufig in unterschiedliche Loyalitäts- und Vertrauenskonflikte und -dilemmata.

Ein häufig anzutreffendes Phänomen in der Loyalitätsproblematik ist die Überzeugung des gesunden Partners, für den Erkrankten verantwortlich zu sein, und die Angst des Beeinträchtigten, vom Gesunden verlassen zu werden (z. B. McGowin *(vgl. S. 232)*). Diese Ängste sind aus der Sicht austauschtheoretischer Modelle von Paarbeziehungen auch durchaus verständlich (Franke, 2006). Die Aufrechterhaltung oder Beendigung einer Beziehung an einer einfachen Kosten-Nutzen-Analyse, also der Abwägung zwischen den mentalen und körperlichen Belastungen auf der einen Seite und der mangelhaften Befriedigung der eigenen Interessen auf der anderen Seite, festzumachen, greift aber offensichtlich zu kurz, wie das verbreitete Festhalten an der Paarbeziehung zeigt. Offenbar spielt die Logik eines simplen Input-Output-Modells eine geringere Rolle als Loyalität und Opferbereitschaft.
Die Frage der Souveränität des erkrankten Partners ist von erheblicher Bedeutung. In die Sphäre des anderen einzugreifen, Entscheidungen für ihn zu treffen und gegebenenfalls Autorität über ihn auszuüben, ist mit tiefgreifender Unsicherheit verbunden. Die Spanne denkbarer Eingriffe reicht dabei von alltäglichen Kleinigkeiten bis hin zu weitreichenden Beschlüssen und existenziellen Fragen. Die Verunsicherung ist verständlich, wenn man bedenkt, dass gemeinsames Entscheiden und Handeln ein konstitutives Merkmal einer intimen Beziehung ist. Es steht am Anfang einer Paarbeziehung und durchzieht sie, denn in gemeinsamem Entscheiden und Handeln verwirklichen die Partner Lebensprojekte (Kindererziehung, Hausbau u. Ä.). Wenn dies nicht mehr möglich ist, haben nicht wenige Pflegende *den Eindruck, permanent wesentliche Prinzipien moderner Paarbeziehungen zu verletzen, etwa das Prinzip der Gleichberechtigung oder das Prinzip der "gemeinsam getroffenen Entscheidung" oder den Respekt vor dem Selbstbestimmungsrecht der/des anderen (Franke, 2012, S. 57).*
Empfehlenswert ist es, wenn betroffene Paare frühzeitig, spätestens zu Beginn des zweiten Krankheitsstadiums, offen darüber sprechen und der erkrankte Partner den Pflegenden dazu ermächtigt, notwendige und auch weitreichende Entscheidungen allein zu treffen. Degnæs beschreibt eine Situation, in der sie eine solche Aussage ihres Lebensgefährten als entlastend erlebt:

> *Die Krankheit konnte niemand aufhalten, allerdings deren Folgen . . . Jetzt war es definitiv zu spät, ihn wieder mit nach Hause zurückzunehmen. Oh, mein Liebster, was haben wir bloß mit dir gemacht? Die Hilfe, die ich brauchte, bekam ich von ihm selbst, indem ich mich an seine Worte erinnerte: "Du musst lernen, mit den Entscheidungen zu leben, die du getroffen hast." Ich hatte ihn so oft diese Worte sagen hören, jetzt waren sie so aktuell wie nie zuvor. (S. 91)*

Die veränderte Stellung der Partner zueinander berührt Fragen der Gleichberechtigung, der Alltagsorganisation und der Macht. Auf dem Modell der Gleichberechtigung basierende und erst recht hierarchisch aufgebaute Partnerschaften werden in ihrem Selbstverständnis durch eine Demenzerkrankung nachhaltig erschüttert. Aufgaben und Rollen sind eng mit der Identität der Partner verbunden. Jedes Paar verfügt über ein höchst individuelles, über Jahre austariertes Gefüge verschiedenartiger Rollen und Aufgabenbereiche. Die Übernahme von Aufgaben, die zuvor eindeutig im Kompetenzbereich des Erkrankten lagen, kann konfliktträchtig sein und führt zu einer Verschiebung der Machtverhältnisse innerhalb der Paarbeziehung (z. B. Sieveking *(vgl. S. 212)*). Bedingt durch die oft fehlende Krankheitseinsicht fällt es dabei dem Erkrankten schwer, seine Entpflichtung zu akzeptieren und die veränderte Rollenverteilung konstruktiv mitzugestalten, da mit dem entfallenden Beitrag zum gemeinsamen Arbeitspensum auch seine Identität und sein Stand in der Ehe in Mitleidenschaft gezogen werden. Dies führt dazu, dass der gesunde Partner, um dem Patienten Verlusterfahrungen zu ersparen, soweit möglich, verdeckt oder gar heimlich Aufgaben wahrnimmt, die traditionell in den Verantwortungsbereich des Erkrankten fielen.

Die Gerechtigkeitsfrage innerhalb einer von einer Demenz belasteten Beziehung spielt in der Literatur und in Beratungsgesprächen kaum eine Rolle, obwohl sie im Ehealltag, z. B. beim Ringen um die Arbeitsteilung in der Hausarbeit, durchaus thematisiert und bei der Eltern-Kind-Pflege offen angesprochen wird (*Abschiebung* der Eltern ins Altenheim, *Aufopferung* der Tochter für die alten Eltern). Einen Beitrag zu den Fragen der Verteilungsgerechtigkeit in der Paarbeziehung liefert die den austauschtheoretischen Ansätzen verwandte Equity-Theory, bei der in die Kosten-Nutzen-Abwägungen auch Vorleistungen eingehen und die im Heute aufzubringenden Kosten in einer Art Wiedergutmachung *verrechnet* werden mit früheren Leistungen des Erkrankten (Franke, 2006).
Darüber hinaus ist zu bedenken, dass in einer Paarbeziehung emotionale Qualitäten eine herausragende Rolle spielen. In diesem Bereich aber sind Demenzkranke auch in fortgeschrittenen Krankheitsstadien durchaus noch ansprechbar. Aus dieser Sicht ist der Erkrankte nicht lediglich ein Hilfe empfangendes und Belastungen verursachendes Objekt, sondern ein Subjekt, das einen Beitrag zur Beziehungsgestaltung leisten kann, wenn auch in veränderter Form. Zudem ist eine intime Beziehung mehr noch als auf Gerechtigkeit auf Liebe aufgebaut. Liebe jedoch beruht nicht auf Berechnung oder Verpflichtung, sondern auf der Bereitschaft zu freiwilliger und bedingungsloser Hingabe. Aus dieser Perspektive fungiert das aufopferungsvolle Engagement für den erkrankten Lebensgefährten als Bewährungsprobe für die Liebe. Damit kann gerade die *ungerechte* Lastenverteilung als Liebesbeweis interpretiert werden (z. B. van Deun *(vgl. S. 312)*). Auf diese Weise aber verliert die fehlende Anerkennung der Pflegeleistung durch den demenzkranken Partner an Gewicht (Koppetsch, 2001).

5.1.1.3 Gleichzeitigkeit von Paar- und Pflegebeziehung

Eine Demenz beeinträchtigt nicht nur auf vielfältige Weise konstituierende Merkmale einer Paarbeziehung und erschüttert so ihr Fundament, sondern führt die Betroffenen auch in das Spannungsfeld zwischen Paar- und Pflegebeziehung. Stärker noch als bei anderen chronischen Erkrankungen kommt es im Verlauf einer Demenz zu einer Umwandlung der partnerschaftlichen in eine Pflegebeziehung. Zahlreiche Studien zeigen, wie selbstverständlich und fraglos Ehegatten die Pflege ihres Partners übernehmen -, obwohl mit der Übernahme der Pflege die eigene Biographie abreißt, die gesamte Lebensplanung neu justiert werden muss und der Erkrankte den Partner schließlich zu einer Full-Time-Pflegekraft umfunktioniert. Als herausragender Erklärungsansatz für die hohe Motivation zur Übernahme der Pflege gilt die Ethik ehelicher Verpflichtung, d. h. das Versprechen, das sich Eheleute während der Trauungszeremonie gaben (... *in guten wie in bösen Tagen, in Gesundheit und in Krankheit* ...). Darüberhinaus sind aber auch altruistische Motive des Helfens (z. B. Ehepaar Scholz *(vgl. S. 208)*) und egoistische Motive (soziale Anerkennung, Vermeidung von Schuldgefühlen) für die bereitwillige Übernahme der Pflegerolle von Bedeutung.
Auch Franke (2006) fand bei ihrer Feldexploration die beiden Varianten und Deutungsmuster vor, stieß aber daneben auf Beziehungsformen, die eher auf die Koexistenz von Paar- und Pflegebeziehung und ein fortgesetztes Pendeln zwischen den beiden Beziehungsformen hindeuten. Die durch eine Demenz ausgelösten deutlichen Irritationen der gegenseitigen Wahrnehmung, Situationsdefinition und Rollenzuweisung versucht Franke mit der Gestalt der Kippfigur zu erfassen.

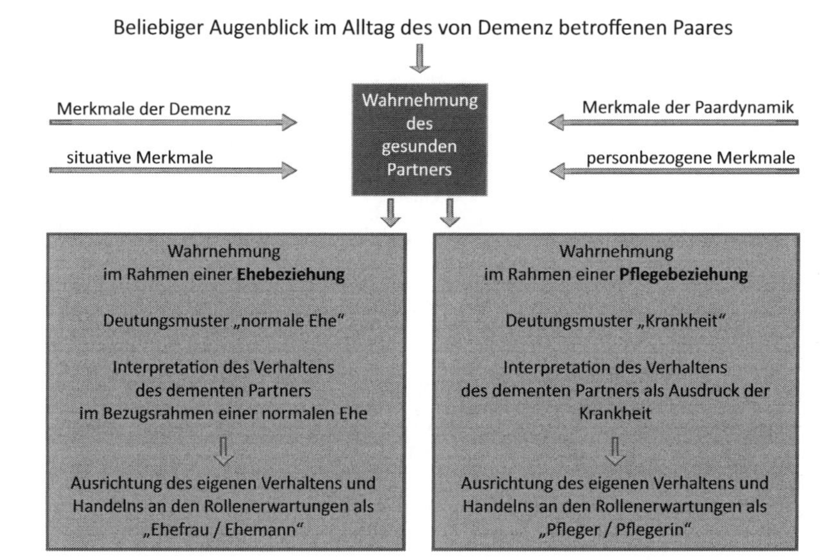

Abb. 1: Ehebeziehung und Pflegebeziehung als Kippfigur (Franke, 2012, S. 60)

In der Wahrnehmungspsychologie wird mit Kippfigur das Phänomen beschrieben, dass ein Bild bei Veränderung von Blickwinkel und Perspektive in ein anderes Bild *umkippen* kann. Das wahrgenommene Bild kann sich in ein zweites, darin enthaltenes verwandeln und auch wieder *zurückkippen*, da das jeweils andere Bild nicht verschwindet. Bekanntestes Beispiel ist die Zeichnung einer Frau, die je nach Blickwinkel als jung oder alt erscheint. Übertragen auf die Demenzpflege bedeutet dies, dass je nach Blickwinkel einmal die Paar- und ein anderes Mal die Pflegebeziehung dominant ist. Die Beziehung zwischen den Partnern steht *auf der Kippe - sie kippt hin und her - zwischen der mit dem Fortschreiten der Demenz immer notwendiger werdenden Pflegebeziehung auf der einen Seite und der vertrauten Ehebeziehung auf der anderen Seite (Franke, 2012, S. 58).*

Die Schwierigkeiten, die Verwandlung einer intimen Beziehung in eine Pflegebeziehung überhaupt zu registrieren, erklärt sich aus der Tatsache, dass über lange Strecken die affektiven Dimensionen der Pflege im Vordergrund stehen. Hierzu zählen die ständige Beobachtung des Erkrankten und seiner Stimmungslage, das permanente Bemühen, seine Wünsche und Bedürfnisse sensibel zu erfüllen, seine Defizite einfühlsam aufzufangen, ihn als Person zu achten und seine Würde zu wahren. Da affektive Dimensionen anders als in der vorkapitalistischen Ehe in der modernen Ehe zentral sind und Betroffene häufig mit dem Begriff *Pflege* nur die handwerklichen Aufgaben assoziieren, werden affektive Anteile der Pflege und emotionale Präsenz als beziehungsimmanent und nicht als Pflegeleistung betrachtet.

Das Phänomen der Kippfigur erklärt das von Franke wiederholt beobachtete ambivalente Verhalten Pflegender. So nimmt eine Frau ihrem demenzkranken Mann die früher zu seinem Aufgabenbereich gehörende Verwaltung der Finanzmittel ab. Nach dieser folgerichtigen, unter dem Deutungsmuster *Krankheit* vorgenommenen Entlastung ihres Mannes schwenkt sie wieder in das Deutungsmuster *Paarbeziehung* über, sieht in der Aufgabenübernahme einen

unbefugten Eingriff in seine Souveränität und entwickelt Schuldgefühle. Obwohl sie genau das Richtige tut, versagt sie aus ihrem Alltagsverständnis heraus als *gute Ehefrau*.
Verschiedene Faktoren führen in ihrer unterschiedlichen Gewichtung und Kombination dazu, dass die Wahrnehmung einer aktuellen Situation in Richtung Paarbeziehung oder in Richtung Pflegebeziehung tendiert (siehe Abb. 4). Einen wesentlichen Einflussfaktor stellen Symptomatik und Schweregrad der Demenz dar. Mit fortschreitender Krankheit wächst die Wahrscheinlichkeit, dass Verhaltensweisen des Partners derart fremd erscheinen, dass sie nur im Rahmen einer Pflegebeziehung interpretiert werden können. Auch Situationsmerkmale sind von Bedeutung. Erlebt eine Ehefrau beispielsweise, wie ihr Mann morgens völlig damit überfordert ist, sich zu rasieren, liegt das Deutungsmuster *Krankheit* nahe. Ganz anders ist es, wenn er sie abends beim Tanztee der Alzheimergesellschaft wie gewohnt im Walzertakt über die Tanzfläche führt.
Merkmale der Beziehungsgeschichte drücken sich darin aus, dass Gesunde, die in einer von wenig Nähe und einem fortschreitenden Auseinanderleben geprägten Partnerschaft lebten, schneller dazu neigen, eine Situation unter dem Gesichtspunkt der Pflegebeziehung wahrzunehmen. Von der Paardynamik aus gesehen tendieren regressive, d. h. passive, unterlegene, bewundernde Partner dazu, den bislang progressiven, aber jetzt dementen Partner möglichst lange als aktiv, führend und überlegen zu betrachten. Schließlich beeinflussen auch personbezogene Merkmale die Situationsinterpretation. Hierzu zählen geschlechtsspezifische Unterschiede, Persönlichkeitsmerkmale des Gesunden und sein aktuelles Belastungsniveau.

5.1.1.4 Belastung der pflegenden Partner

Im Rahmen der Stressforschung wird der Blick vorrangig auf die objektiven Belastungen, das subjektive Belastungserleben, Bewältigungsstrategien und moderierende Faktoren gerichtet, wird thematisiert, dass alte oder hochaltrige, also hochvulnerable, möglicherweise selbst unter körperlichen Behinderungen oder Krankheiten leidende, nur noch über begrenzte Ressourcen verfügende Personen eine Tätigkeit übernehmen, die gemeinhin mit außerordentlichen Belastungen assoziiert wird. Die Resilienzforschung dagegen agiert mehr ressourcen- als problemorientiert, fokussiert mehr salutogenetische als pathologische Prozesse, fragt, was widerstandsfähig macht, was Menschen dazu befähigt, trotz widriger Bedingungen, vorhandener Risiken und bedrohter Ressourcen handlungsfähig zu bleiben, die personale Identität und die Gestaltungskompetenz über das eigene Leben zu wahren und die Pflege eines demenzkranken Partners zu bewältigen. Dabei werden innerhalb des theoretischen Konstrukts Resilienz den Risiken protektive Faktoren gegenübergestellt. Dies können z. B. eine gelungene Einteilung und Verteilung der Arbeit im Tages- und Wochenrhythmus, eine Verschiebung von Maßstäben bei ihrer Bewältigung, positive soziale Beziehungen oder erfahrene Wertschätzung und Anerkennung für die Pflegeübernahme sein (Wadenpohl, 2008).
Die objektiven Belastungen sind quantitativer und qualitativer Art. Neben der Weiterführung der eigenen Tätigkeiten müssen immer stärker nun auch noch die Arbeiten vom und für den erkrankten Partner übernommen werden. Zudem kommt es zu einer qualitativen Verlagerung und Zentrierung der Verantwortlichkeiten (Versorgungsmanagement, Beaufsichtigungsproblematik, alleinige *Entscheidungsgewalt*) auf den pflegenden Partner. Die gleichzeitige Reduktion von funktionalem Handlungspotenzial und sprachlichen und interaktionalen Ressourcen lässt ein gemeinsames Besprechen und Aushandeln nicht mehr zu (Wadenpohl, 2008).

Der Grad der Belastung ist abhängig vom individuellen Krankheitsbild und der subjektiven Bewertung der Symptome. Hilfe- und Pflegeleistungen stellen Stressoren dar mit potenziell negativen Auswirkungen auf Wohlbefinden und Gesundheit der pflegenden Angehörigen. Gängige Stressmodelle gehen davon aus, dass die physischen und psychischen Folgen des Pflegeprozesses in hohem Maß einer subjektiven Bewertung unterliegen, die bei ähnlichen Ausgangsbedingungen durchaus sehr unterschiedlich sein kann. Die Bewertungen wiederum sind abhängig von den vorhandenen bzw. erlebten Ressourcen der eigenen Person (z. B. erlebte Formen des Umgangs mit Stresssituationen) und der Umwelt (z. B. erfahrene Formen der sozialen Unterstützung) und der Beziehungsgeschichte (Schneekloth & Wahl, 2006).

Der Zusammenhang von subjektiv eingeschätzter Belastung und psychiatrischen Erkrankungen kann als gesichert gelten. Insbesondere Verhaltensauffälligkeiten des Erkrankten korrelieren konsistent mit psychischer und physischer Morbidität der Pflegenden. Das Belastungserleben von pflegenden Kindern ist oft ausgeprägter als das von Ehepartnern. Dies kann damit erklärt werden, dass die Partnerpflege als Teil der ehelichen Verpflichtung gesehen wird, während bei der Elternpflege stärker der Bruch im bisherigen Lebensstil fokussiert wird (Wilz & Gunzelmann, 2012). Belastungserleben und Belastungsverarbeitung stellen jeweils dynamische Prozesse dar. Die Erosion der Paarbeziehung führt dazu, dass das Bedürfnis nach interpersonaler Intimität immer weniger befriedigt und die Identität des gesunden Partners immer stärker beeinträchtigt wird, da durch das Wegbrechen der intimen Beziehung die interne Quelle für die Validation und Konfirmation selbstbezogenen Wissens zu versiegen beginnt und zugleich belastungsbedingt auch externe Quellen der Selbstevaluation und Selbstbestätigung in immer geringerem Maß zur Verfügung stehen. Belastend wirken zudem Rolleneinschränkungen, aber auch Rollenüberlastungen und Rollenkonflikte. Erschwerend kommt hinzu, dass die meisten Pflegenden bei Auftreten der Demenzerkrankung ihres Partners bereits selbst alt bzw. hochaltrig sind.

Das Gelingen der Partnerpflege ist von zahlreichen Parametern abhängig (Grond, 2000). Der Persönlichkeit des Pflegenden kommt eine Schlüsselrolle zu bei der Bewältigung von stressreichen Pflegesituationen. Neurotizismus sowie die Neigung zu Angst, Ärger und Wut wirken belastungsverschärfend. Eine weitere Einflussgröße im Stressprozess stellt die Qualität der früheren Ehebeziehung dar. Eine von einem geringen Maß an Intimität geprägte, *schlechte* Ehe muss als Vulnerabilitäts- und damit Belastungsfaktor angesehen werden, da eine konflikthafte Ehegeschichte zur Aufschichtung von Stressoren führt. Eine Demenzerkrankung bewirkt gleichsam eine Fortsetzung der früheren, ohnehin schon problembehafteten Beziehung und stellt einen starken Prädiktor für Depression und verminderte Lebensqualität dar. Die Befunde über die Bedeutung einer glücklichen früheren Beziehung sind gespalten. Eine Reihe von Studien deuten auf protektive Wirkungen hin, andere Autoren sehen in einer *guten* Ehe eher eine Belastungsverschärfung, da problematische Verhaltensweisen die Erinnerung an die befriedigende Vergangenheit zerstören (Franke, 2006).

In Beziehungen, die von intensivem, offenem Austausch geprägt waren, leidet der Pflegende unter den Wortfindungsstörungen und Verkennungen des Erkrankten. Demenz setzt über lange Zeit eingespielte Beziehungsmuster und damit verbundene Problemlösungsstrategien außer Kraft. Wird ein bisher nachgiebiger Partner notgedrungen zum dominanten, kann dies Schuldgefühle auslösen. Hat er dagegen bisher unter der Dominanz des anderen gelitten, kann er versucht sein, sich nun zu rächen. Unrealistische Erwartungen an den Erkrankten können bei diesem Überforderungssymptome wie Aggressionen oder Panik auslösen (Grond, 2000).

Belastungsmildernd wirkt das Vorhandensein tragfähiger sozialer Netzwerke. Dabei kommt der Familie besondere Bedeutung zu. Daraus folgt, dass ältere, kinderlose Ehepaare eine Risikogruppe darstellen. Der Grad, die Passgenauigkeit und die Angemessenheit von sozialer

Unterstützung ist von erheblicher Bedeutung für das Maß der erlebten Belastung. Im Kontext kritischer Lebensereignisse ist soziale und emotionale Unterstützung (z. B. als hilfreich empfundene Gespräche, Austausch, emotional befriedigende Begegnungen) als multidimensionales, aus einer Vielzahl von Beziehungen und Verhaltensweisen bestehendes Konstrukt als stressmildernd belegt (*Pufferwirkung*). Andererseits aber können eine konflikthafte Form der Unterstützung, unerfüllt gebliebene Unterstützungsleistungen und als unangemessen empfundene Hilfen zusätzliche Stressoren darstellen (Franke, 2006; Wadenpohl, 2008).

Positives Erleben und Lebenszufriedenheit korrelieren im Kontext der häuslichen Pflege konsistent mit der Persönlichkeit des Pflegenden und seinem Coping-Stil, d. h. den Bemühungen, die stressvolle Situation zu bewältigen.

5.1.1.5 Konsequenzen für die Angehörigenberatung

Franke weist darauf hin, dass wissenschaftliche Studien eindrucksvoll die Spezifität der ehelichen Pflegekonstellation, ihren deutlich von der Kind-Eltern-Pflege abweichenden Charakter und die Vielschichtigkeit der Problemlagen belegen. Dies findet seinen Niederschlag in den Themen, die bei Beratungsgesprächen im Vordergrund stehen. Alle ratsuchenden Partner beschäftigen sich intensiv mit den durch die Demenzerkrankung verursachten Umbrüchen in ihrer Paarbeziehung. Sie thematisieren vor allem die Verluste an Gefährtenschaft und Nähe, die Schwierigkeiten, sich mit dem Partner über die Neuverteilung von Aufgaben und Kompetenzen zu verständigen, sowie die Veränderung in den Macht- und Einflusssphären. Die meisten brachten aber auch zum Ausdruck, dass sie sich dem erkrankten Partner gegenüber als loyal und vertrauenswürdig erweisen und ihn in seiner Würde weiterhin achten und somit auch unter den veränderten Bedingungen als Paar zusammenbleiben wollten.

Obwohl sie allein zur Beratung kamen, stand immer die Wir-Perspektive im Vordergrund (*Was sollen wir machen? - Wie können wir die Situation bewältigen?*). Im Gegensatz dazu agieren pflegende Kinder eher ich-bezogen. Im Kern geht es ihnen um die Anerkennung der Identitäts- und Selbstverwirklichungsansprüche *beider* Seiten. Sie sehen sich im Spannungsfeld zwischen dem eigenen Leben auf der einen Seite und der Verantwortung für die pflegebedürftigen Eltern auf der anderen Seite. Daher thematisieren sie laut Franke auch die Verteidigung der eigenen Lebensansprüche gegenüber den Anrechten der alten Eltern. Für pflegende Partner dagegen *ist* die Betreuung des Erkrankten ganz wesentlich ihr Leben. Ein daneben existierendes eigenes Leben gibt es in der Regel nicht. Die Anerkennungs- und Gerechtigkeitssymptomatik, wie sie für pflegende Kinder typisch ist, spielt nur eine untergeordnete Rolle. Zentral ist das Bemühen, die Paarbeziehung zu retten.

Bei der Beratung werden geschlechtsspezifische Unterschiede beobachtet. Männer scheinen mehr aufgabenorientiert zu pflegen und problemfokussierte Copingstrategien zu benutzen, Frauen dagegen pflegen mehr beziehungsorientiert und arbeiten stärker mit emotionsfokussierten Copings (Franke, 2006).

Pflegende Ehepartner sind noch immer in Bezug auf professionelle Unterstützung in Pflege und Betreuung ausgesprochen zurückhaltend. Franke führt dies auf die problemfokussierte Beratung zurück, die das Paar zusätzlich in einen gestressten und einen Stress verursachenden Part dividiert (Franke, 2012). Um dies zu vermeiden, darf der Ratsuchende keinesfalls als Einzelperson wahrgenommen werden. Auch dürfen krankheits- und pflegebezogene Aspekte nicht überbetont werden. Die Paarkrise und das Anliegen, die Paarbeziehung als Kernbestand-

teil des eigenen Lebensentwurfs zu bewahren, darf nicht ausgeblendet werden. Im Gegensatz zu einem Prozessmodell, das von einer im Krankheitsverlauf geradezu zwangläufigen Verdrängung der Paar- durch eine Pflegebeziehung ausgeht, bewahrt das Modell der Kippfigur vor einer solch normativen Betrachtungsweise (Franke, 2006 & 2012).
Ein wesentlicher Bewertungsmaßstab muss das subjektive Wohlbefinden des Ratsuchenden sein. Äußert er das starke Bedürfnis, die Paarbeziehung lebendig zu halten, muss ihm geholfen werden, in der vertrauten und zugleich fremd werdenden Beziehung das emotionale Band auch unter den Bedingungen der Demenz kreativ aufrechtzuerhalten. Leidet er dagegen massiv unter dem krassen Kontrast zwischen der jetzigen und der früheren Beziehung, kann es ratsam sein, ein neues Kapitel aufzuschlagen und den Pflegenden darin zu unterstützen, dem Kranken eine möglichst gute Pflege angedeihen zu lassen.
Laut Franke muss sich psychosoziale Beratung in vier Themenfeldern bewegen: dem *Ich* (persönliche Situation des ratsuchenden Partners), dem *Du* (die Veränderungen des dementen Partners), dem *Wir* (die Situation des Paares) und dem Themenfeld *Andere* (die Rolle des sozialen Umfelds). Im Themenfeld *Ich* gilt es, Ratsuchenden Raum zu geben, ihr subjektives Erleben der Pflegesituation zu schildern und auch die Auswirkungen auf die eigene Lebensplanung zu erörtern. Zudem muss die persönliche Situation der Pflegenden bedacht werden. Viele von ihnen sind bereits selbst in fortgeschrittenem Alter und haben mit physischen, psychischen und sozialen Einbußen zu kämpfen.
Im *Du-Komplex* geht es darum, Informationen über die Erkrankung sowie Hilfen zum Verstehen des Erkrankten und zum Umgang mit ihm weiterzugeben. Besonders belastend sind für Pflegende problematische Verhaltensweisen wie das Festhalten an wirklichkeitsfremden Überzeugungen oder die Ablehnung notwendiger Pflegemaßnahmen. Ziel muss es sein, Angehörigen zu helfen, sich empathisch in das subjektive Erleben des Patienten hineinzuversetzen, sein Verhalten weniger als Störung, sondern eher als Bewältigungsversuche aufzufassen und ihnen ein Repertoire an Umgangsformen vorzustellen, die entspannend und deeskalierend wirken können.
Besonderes Augenmerk muss auf die *Wir-Situation* gerichtet werden, denn für Ratsuchende ist die Partnerschaft eine wesentliche, identitätskonstituierende Dimension des eigenen Lebensentwurfs. Daher bildet die Rettung der Lebensgemeinschaft den Kern der Problematik. Hilfreich ist es, wenn Pflegende es lernen, die vielen kleinen Wechsel der Kippfigur im Alltag zu sehen und einen Blick zu bekommen für die unveränderten Anteile und Momente ihrer Partnerschaft (Franke, 2006).
Beim Themenkomplex *soziales Umfeld* ist vor allem an die Kinder zu denken; sie werden überwiegend als Quelle der Unterstützung wahrgenommen. Darüber hinaus muss an das weitere informelle Umfeld sowie an professionelle Dienste und gesellschaftlich bereitgestellte Unterstützungsangebote gedacht werden.
Gesicherte Erkenntnisse über das Zusammenspiel der Generationen fehlen noch. Wichtige Fragen sind hier z. B.: *Welche Art von Unterstützung wird von den Pflegenden als besonders entlastend empfunden, die emotionale, instrumentelle, materielle oder informationelle Unterstützung? - Stehen die Kinder eher im Hintergrund bereit oder sind sie fester Bestandteil des Pflegemanagements? - Bitten Pflegende Kinder nicht um Hilfe, um sie nicht zu belasten oder um unerwünschten Einflüssen auf die Pflege vorzubeugen?* Der intergenerationelle Beitrag zur Pflege muss noch weiter erforscht werden, ist er doch ein wesentlicher Bestandteil zukünftiger häuslicher Pflege, die nach allgemeiner Überzeugung aus einer Mixtur aus eigenen Vorsorgeleistungen, familialer Hilfe, solidarischen kleinen Netzwerken und wohlfahrtsstaatlichen Maßnahmen bestehen soll.

Neben den beschriebenen *typischen* Konstellationen (langjährige Lebensgemeinschaft, jenseits des Erwerbslebens, erwachsene Kinder, kein Partner bisher chronisch krank) sind allerdings auch noch lebensgeschichtlich bedingte Sonderformen zu berücksichtigen: Paare mit einer langen konflikthaften Beziehungsgeschichte, in der möglicherweise sogar Gewalt eine Rolle spielte, Paare, bei denen bereits längere Zeit ein Partner chronisch krank ist, außereheliche Lebensgemeinschaften verschiedener Art sowie Patchwork-Familien. Aufgrund der Pluralisierung der Lebensformen werden manche dieser *Sonderfälle* in Zukunft als Beziehungsformen an Bedeutung gewinnen. Eine weitere Situation, die Paare vor besondere Herausforderungen stellt, ist die Manifestation einer Demenzerkrankung im Präsenium.
Die bei der Partnerpflege gewonnenen Erkenntnisse können aufgrund der Unterschiede auf der Beziehungsebene und der anders gearteten Kernkonflikte nicht auf die nun zu betrachtende Eltern-Pflege übertragen werden.

5.1.2 Elternpflege

Elternpflege ist die häufigste Form der familiären Pflege. Nach der abendländischen Tradition besteht eine gewisse Verpflichtung zu wechselseitiger Hilfe erwachsener Kinder und Eltern, auch bei psychischer, ökonomischer und räumlicher Unabhängigkeit der Kinder. Unter den Motiven für die Übernahme der Pflege dominieren emotionale Bindung und Dankbarkeit sowie innerfamiliäre und gesellschaftliche Erwartungen. Daneben können aber auch der Mangel an adäquaten Alternativen, die Erwartung materieller Vorteile oder sonstige finanzielle und wirtschaftliche Gründe eine Rolle spielen. Die Motivlage bei der Pflegeübernahme beeinflusst maßgeblich die Qualität der Pflege und das Maß subjektiv empfundener Pflegebelastung.
Die Bereitschaft zur Pflegeübernahme ist von der früheren Eltern-Kind-Beziehung abhängig. Leidet die potenzielle Pflegeperson unter früher erlebten Kränkungen, Zurücksetzungen oder Vernachlässigung, fühlt sie sich durch den pflegebedürftigen Elternteil in der Vergangenheit eher in ihrer Entwicklung gehemmt als gefördert oder ist sie in infantile Gefühle verstrickt, wird dies die Pflegebereitschaft mindern (Grond, 2000; Gröning et al., 2004).
Töchter neigen dazu, überfürsorglich zu pflegen und überengagiert die alleinige Verantwortung zu übernehmen. Dabei werden sie nicht selten durch die Anspruchshaltung ihrer pflegebedürftigen Mutter bestärkt, die offen oder verdeckt das zurückfordert, was sie selbst früher für ihre Tochter getan hat. Söhne pflegen selten und hauptsächlich dann, wenn sie unverheiratet sind und noch bei der Mutter wohnen. Auch nehmen sie eher externe Hilfe in Anspruch als pflegende Töchter.
Die Pflege durch die Schwiegertöchter kann gelingen, wenn die prämorbide Beziehung positiv war; besonders häufig ist dies der Fall, wenn die Beziehung zur eigenen Mutter problembeladen war. Wenn die Beziehung schon längere Zeit gespannt war und die Schwiegertochter das Gefühl haben kann, dass ihr Ehemann in seiner Hilflosigkeit eher seine Mutter in Schutz nimmt, wird die Schwiegertochterpflege schwierig. Schwiegertöchter neigen eher als Töchter zur Annahme professioneller Unterstützung und zur Befürwortung einer Heimübersiedlung.
Pflege ist jedoch nicht nur eine Sache der Frauen, sondern ein Projekt der ganzen Familie, denn die Übernahme der Pflegeverantwortung, in die die meisten aus anfänglichem *Sich-Kümmern* allmählich und schließlich doch ziemlich unvorbereitet hineingeraten, führt dazu, dass sich das gesamte familiale Beziehungsgefüge verschiebt und sich die Rollen der einzelnen Familienmitglieder im Verhältnis zueinander verändern (z. B. Matoff *(vgl. S. 179)*). Da Pflege sich also stets innerhalb eines Beziehungsgeflechts vollzieht, kann sie nur als familiales Projekt gelingen (Gröning et al., 2004).

Ein Standardwerk zu dieser Thematik stammt von Klessmann und trägt den Titel *Wenn Eltern Kinder werden und doch die Eltern bleiben. Die Doppelbotschaft der Altersdemenz*. 16 Jahre nach der ersten Auflage erschien das Buch 2006 in 6. Auflage. Dabei handelt es sich um einen Nachdruck, allerdings mit verändertem Vor- und Nachwort, in denen vor allem wesentliche, in der Zwischenzeit erzielte Fortschritte kurz angesprochen werden. Klessmann, inzwischen 80 Jahre alt geworden, befand sich damals in demselben Alter, in dem sich bei ihrer Mutter und ihrem Großvater erste Anzeichen einer Altersdemenz gezeigt hatten. In letzter Zeit auftretende ungewohnte *Schusseligkeiten* lassen in ihr die Frage aufkommen, ob sich auch bei ihr eine Demenz anbahne. Sie weiß, sie muss abwarten, fühlt sich aber insgesamt einigermaßen gut gewappnet. Die Autorin schildert anhand einer rund zehnjährigen, auf konkreten Aufzeichnungen beruhenden, in die drei Demenzstadien untergliederten Verlaufsgeschichte typische Konfliktkonstellationen und auf das Desorientiertsein des Erkrankten zurückzuführende zwischenmenschliche Verwicklungen, die sie zunächst weitgehend unreflektiert wiedergibt und anschließend als Ärztin und Psychotherapeutin jeweils fachlich kommentiert.
Klessmann schildert den Verlauf einer DAT zunächst auf der deskriptiv-phänomenologischen Ebene und arbeitet dabei sowohl typische Verlaufsmuster als auch auf persönliche Eigenarten zurückgehende spezifische Färbungen heraus. In den Kommentaren verknüpft sie diese Ebene mit den neuesten medizinischen Erkenntnissen und den durch die Krankheit ausgelösten, jedoch teilweise beeinflussbaren reaktiven Veränderungen, den sog. Sekundärsymptomen. Da regressive, depressive und aggressive Verhaltensweisen maßgeblich von Beziehungskonstellationen beeinflusst werden, kommt - gerade vor dem Hintergrund einer weiterhin fehlenden kausal-medizinischen Therapie - den zwischenmenschlichen Interaktionen innerhalb des gesamten Beziehungsumfelds der Betroffenen (Familie, Freunde, Betreuende) erhebliche Bedeutung zu (Klessmann, 2006).
Die Autorin arbeitet in der chronologisch erzählten *Geschichte von M.* die beziehungsdynamischen Besonderheiten der drei Alzheimerstadien heraus: von Illusionen gespeiste Verleugnungs- und Verdrängungsversuche während des Frühstadiums, paradoxe Rollenverschiebungen im mittleren Stadium, Ambivalenzen und innere Zerrissenheit bei Angehörigen nach der Heimübersiedlung im zweiten / dritten Stadium. Eine Kernbotschaft des Buches ist die Feststellung, dass die durch Morbus Alzheimer bedingten intellektuellen Einbußen zwar nivellierend wirken, die Grundzüge der Persönlichkeit aber dennoch erhalten bleiben. Ein weiteres durchgängiges Thema ist die weit verbreitete Paradoxie im Verhalten der Erkrankten. Eben noch aufgrund ihrer Apraxie absolut hilflos wie ein Kleinkind, können sie wenig später sich aggressiv gegen die zunehmende Abhängigkeit zur Wehr setzen. Dieses widersprüchliche Verhalten verunsichert, irritiert und lähmt die pflegenden Angehörigen.
Vorbild für Klessmann war das 1988 erschienene aufsehenerregende Buch der Schwedin Maj Fant *Att bli mamma till sin mamma (Mama seiner Mama werden)*, in dem diese im ersten Teil in damals ungewohnter Offenheit schildert, welche Probleme die zunehmende Desorientiertheit ihrer Mutter ihr als Tochter bereitet. Im zweiten Teil weist Maj Fant auf Unzulänglichkeiten und Widersprüchlichkeiten in der Versorgung Demenzkranker in Schweden hin, plädiert für mehr Nachdenklichkeit und Verständnis für die Betroffenen und unterbreitet Verbesserungsvorschläge. Auch Klessmann verfolgt mit ihrem Buch das Ziel, auf der Grundlage der chronologischen Falldarstellung aufzuzeigen, wie die Begleitung Demenzkranker - innerhalb gewisser Grenzen - erleichtert und die damit verbundenen Herausforderungen besser bewältigt werden können.
Besondere Probleme im intergenerationellen Kontext bereitet die typische Alzheimer-Paradoxie, die darin besteht, dass Eltern zu *Kindern* und Kinder zu *Eltern* und damit zu *Eltern* ihrer Eltern werden. Die alten Relationen sind aufgehoben und die neuen sind paradox. Diese Be-

ziehungsverwirrungen stellen für viele Angehörige die härteste Bewährungsprobe dar (z. B. Eichmann *(vgl. S. 214)* oder Riedl *(vgl. S. 214)*).

Im von Klessmann geschilderten konkreten Fall waren die Rollen vor der Erkrankung eindeutig verteilt. Die nunmehr betreuende Tochter war Kind ihrer Mutter und zudem Mutter ihrer eigenen Kindern. Ihre Mutterrolle war klar definiert und, auch wenn sie sich mit der Zeit partnerschaftlicher gestaltete, wurde sie doch nie *auf den Kopf gestellt*. Nun aber musste die Tochter eine Mutterrolle übernehmen, mit der sie sich völlig unvorbereitet konfrontiert sah und gegen deren Übernahme sie sich anfangs auch innerlich wehrte, zumal sie durch das Erwachsenwerden ihrer Kinder gerade eine neue Freiheit gewonnen hatte (vgl. dazu auch Bode *(vgl. S. 208)*). Notgedrungen bemühte sich die Tochter, sich mit dem neuen Rollenverhältnis zu arrangieren. Doch dies erwies sich in der Praxis als ungemein schwierig (z. B. Halmschlager *(vgl. S. 214)*). Das Wechselspiel der alzheimertypischen Doppelbotschaften (kindlich-hilflose Abhängigkeit vs. aufbegehrende, autonome Behauptungsversuche) mit ihren zwiespältigen Signalen stürzte die Tochter fortwährend in schwer zu ertragende emotionale Wechselbäder *(vgl. S. 137)*.

Das nicht endende und nicht auflösbare Verwirrspiel und die neuen unstimmig-paradoxen Beziehungsmuster erhalten ihre Brisanz dadurch, dass der Prozess der Umverteilung von Verantwortung sich nicht in einem gleichmäßigen Kontinuum, sondern in diskontinuierlichen Sprüngen, einem ständigen Auf und Ab, einem Vorwärts und Rückwärts vollzieht und dadurch geradezu paralysierend wirkt (Klessmann, 2006). Immer wieder wird der Aufbau einer neuen Beziehungsordnung mit einer klaren Verantwortungsverteilung gestört durch das Durchbrechen alter Gewohnheitsmuster. Der Umstand, dass der Erkrankte nicht ständig ganz und gar Kind ist, erzeugt eine Unberechenbarkeit, die Betreuende in immer neue Verwirrung stürzt, sie rat- und hilflos werden lässt und dabei negative Rückkopplungseffekte beim Patienten auslöst. Hinzu kommt, dass das frühere Eltern-Kind-Verhältnis die neuen Beziehungsveränderungen in nicht unerheblichem Maße mit beeinflusst. Eine besonders schwierige Konstellation liegt dann vor, wenn Eltern ihre Kinder früher zu stark an sich gebunden haben und nun - hilflos geworden - mit Mitleid fordernden oder auch anklammernden Bestrebungen ihre erwachsenen Kinder in bedrohlichem Ausmaß zu okkupieren suchen. Hochproblematisch wird dies dann, wenn die erwachsenen Kinder bereits früher empfänglich waren für *Klammerbotschaften* und nun, gequält von Schuldgefühlen, dies hinnehmen.

Sowohl bei zu eng gebundenen Kindern als auch bei solchen, die sich früh gegen elterliche Ansprüche abgrenzten, kann der unvermeidliche Rollen- und Verantwortungswechsel Überreaktionen auslösen, die im Extremfall zu gegenseitigem Hass oder (scheinbarer) Teilnahmslosigkeit und Distanz bei den Betreuenden führen. Letzteres bringt ihnen dann den Ruf eines undankbaren, seine Eltern einfach *abschiebenden* Kindes ein. Solche verhängnisvollen Kreisläufe lassen sich in der Regel nur mit Hilfe professioneller Berater durchbrechen. Meist müssen dabei lähmende Schuldgefühle bearbeitet und danach konsequent Grenzen gesetzt werden (Klessmann, 2006).

Die Demenzerkrankung eines Angehörigen führt gelegentlich bei erwachsen gewordenen Kindern oder Enkeln zu einem radikalen Bruch in ihrer eigenen Lebensgeschichte. Ein markantes Beispiel dafür ist Rosentreter, die von einem eher leichtlebigen Top-Model zu einer seriösen Anbieterin von Hilfsmitteln für Demenzkranke mutierte, also Laufsteg und Haute Couture gegen Altenpflege eintauschte, als ihre Großmutter an Morbus Alzheimer erkrankte. Sie gründete die inzwischen florierende Firma *Ilses Weite Welt*, die, um nur ein Beispiel zu nennen, 2011 die DVD *Tierpark* auf den Markt brachte, mit der Demenzkranke vertraute Handlungen und Situationen erleben und dadurch Geborgenheit, Wärme und Entspannung erfahren können (Jenrich, 2011).

5.2 Stationärer Kontext

Der Ruf der Alten- und Pflegeheime ist in Deutschland traditionell eher schlecht (Franke, 2008)[12]. Dazu tragen in regelmäßigen Abständen durch die Medien verbreitete Horrormeldungen und Schreckensbilder über unerträgliche und untragbare Zustände in einzelnen Einrichtungen, aber auch negative Erfahrungen von Angehörigen bei. Für Schlagzeilen sorgen dabei nicht zuletzt Todesfälle durch Wundliegen, lebensbedrohliche Mangelernährung sowie Austrocknung durch zu geringe Flüssigkeitsaufnahme. Aufgeschreckt durch Bücher wie *Im Netz der Pflegemafia* von Fussek und Schober oder *Abgezockt und totgepflegt. Alltag in deutschen Pflegeheimen* von Breitscheidel erkennen mit der häuslichen Pflege überforderte Angehörige, dass nicht wenige Heime selbst *pflegebedürftig (Karotsch, 2010, S. 26)* sind.
Der wohl bekannteste Kritiker der Zustände in deutschen Alten- und Pflegeheimen ist Fussek, der seit mehr als 20 Jahren engagiert und mutig für die Rechte der Alten, Pflegebedürftigen und Demenzkranken kämpft und in großer Offenheit Missstände in der Altenpflege anprangert. Er beklagt, dass die alten Menschen *ausgemustert, ausgesondert und endgelagert* würden und bezeichnet die Missstände als die *größte Humankatastrophe nach dem Zweiten Weltkrieg*[13]. Diese Zustände charakterisiert Franke (2008) so:

> *Heime sind, darf man den Medien und den meisten Zeitgenossen glauben, Orte, an denen man verhungert, verdurstet, in seinem Unrat liegt, gefesselt, erstickt, geschlagen, angebrüllt wird. Heime erscheinen als Hölle auf Erden. In den Medien erscheinen fast ausschließlich negative Berichte über die Alten- und Pflegeheime in Deutschland. Immer wieder wird dabei von einem Einzelfall auf alle Heime geschlossen. (S. 35).*

So unzulässig Pauschalisierungen sind und so überspitzt hier Missstände auch geschildert werden, sie sind doch ein Indiz dafür, dass in der deutschen Heimlandschaft noch vieles im Argen liegt und dringender Änderungsbedarf besteht. Es handelt sich nämlich nicht, wie Heimbetreiber immer wieder behaupten, um bedauerliche Einzelfälle, sondern um eine leider immer noch recht weit verbreitete Problematik. Verantwortlich dafür ist nicht das Personal, das häufig eine aufopferungsvolle Arbeit verrichtet und sich zu Unrecht an den Pranger gestellt sieht, sondern vielmehr das Ineinandergreifen politischer Vorgaben und wirtschaftlicher Erwägungen.
In zu vielen Institutionen wird lediglich das Minimum an Pflege geleistet, also kaum mehr als die sog. Warm-satt-und-sauber-Pflege. Das pflegerische Handeln ist oft zweckrational und strukturell lebensweltfremd. Von Aktivierung kann kaum die Rede sein. Immer noch verbringen zu viele Demenzkranke ihren Alltag ohne adäquate Ansprache allein auf ihrem Zimmer oder sie sitzen, während die Pflegekräfte in den Bewohnerzimmern ihren Pflegetätigkeiten nachgehen, sich selbst überlassen in engen, krankenhausähnlichen Fluren oder in wenig einladenden Aufenthaltsbereichen, berieselt von nicht biographiegerechter Popmusik oder von Fernsehsendungen, die sie nicht verstehen. Und wenn sich ihre Vereinsamung, Verzweiflung oder Verunsicherung in herausforderndem Verhalten äußert, werden sie nicht selten durch Psychopharmaka *inaktiviert (Seitz & Kochem, 2007)*.
Dass die Zustände in deutschen Heimen durchaus als defizitär bezeichnet werden können, liegt auch an einem evidenten Fachkräftemangel. So weist der Bundesverband privater Anbieter sozialer Dienste (BPA) in einer Pressemitteilung vom 16.07.2012 daraufhin, dass bundesweit

12 Das Pflegeheim; Focus, Nr. 32, 2009; verfügbar unter: http://www.focus.de/gesundheit/ratgeber/gehirn/therapie/tid-15332/medizin-das-pflegeheim_aid_430219.html; [17.07.2012]

13 Claus Fussek im Interview mit Werner Schulz; verfügbar unter: http://www.alzheimerforum.de/3/1/6/1/fussek_interview.html; [03.01.2011]

derzeit weit über 30.000 Stellen vakant seien; in einigen Bundesländern kommen gar auf eine arbeitssuchende Altenpflegefachkraft über vier offene Stellen kommen[14]. Und so fordert der BPA wie andere Träger und Trägerverbände deutschlandweit, diesen personellen Notstand in den stationären Einrichtungen der Altenpflege aufzuheben. Denn eine durchgreifende Verbesserung der Pflegesituation ist nur erreichbar mit mehr qualifiziertem Personal, das, ausgestattet mit einem profunden Wissen über die Krankheit, ihren Verlauf und die damit verbundenen Einschränkungen und veränderten Bedürfnisse und befähigt zu einem angemessenen Umgang und Kommunikationsstil in die Lage versetzt werden muss, seiner Qualifikation entsprechend Demenzkranke zu pflegen und zu betreuen.

Unter ökologischen Gesichtspunkten ist die Übersiedlung in ein Heim schon für orientierte alte Menschen oft mit einem Schock verbunden: Von einem Tag zum anderen tritt an die Stelle ihrer vertrauten Wohnung ein unübersichtliches Heim, in dem sie sich in eine für sie undurchsichtige, von rationeller Routine geprägten Raum- und Zeitstruktur einfügen müssen und sich nicht selten als Pflegeobjekt einer totalen Institution ausgeliefert fühlen (Kruse & Wahl, 1994). Wie viel mehr muss dies für demenziell Erkrankte gelten!

Der Tagesablauf ist für alle Bewohner gleich, standardisiert, monoton, reglementiert, ohne Bezug zum individuellen, lebensgeschichtlich gewachsenen Rhythmus. Der Tag beginnt und endet zu früh, der Einzelne ist gezwungen, auf engstem Raum mit Menschen zusammenzuleben, mit denen ihn nichts verbindet. Der Lebensfaden reißt ab. Biographiearbeit wird versprochen, doch eine biographische Kontinuität gibt es nicht (Karotsch, 2010). Verschärft durch Optimierung der Betriebsabläufe, durch Ökonomisierung und Rationalisierung, lebt die vom amerikanischen Soziologen Goffman beklagte *totale Institution* immer noch fort. Eingeengt durch Hausordnungen, Tagesstrukturen, Personal-, Pflege- und Essenspläne sowie Aufenthaltskontrolle ist ein selbstbestimmtes Leben weitgehend unmöglich (Schmidt, 2010).

Negative Institutionalisierungseffekte wie der Verlust von Kontinuität, vertrauter Umgebung und gewohnten Sozialkontakten, Einschränkungen der Privatsphäre und des Handlungsspielraums sowie Anregungsmangel werden noch verschärft durch einen unzureichenden Personalschlüssel, schwierige Arbeitsbedingungen sowie eine mangelhafte Qualifikation des Personals bis hin zur Leitungsebene - mit daraus resultierender Überforderung.

Doch es gibt auch andere Heime, in den eine ganzheitliche bewohner- und biographieorientierte Unternehmensphilosophie praktiziert wird und in denen alte Menschen tatsächlich ein neues Zuhause, eine Heimat im Heim, finden können, Heime, in denen die tägliche Begleitung zur Toilette, das regelmäßige Windelwechseln - Hersteller preisen Windeln mit einer Saugfähigkeit von 3,8 Litern an! -, tägliche Körper- und Mundpflege, Verlassen des Bettes und Gang an die frische Luft Selbstverständlichkeiten sind, in denen Mahlzeiteneinnahme und Zubettgehen in einem gewissen Rahmen individuell freigestellt sind und bei Pflegebedürftigen Mahlzeiten und Getränke in einem Tempo gereicht werden, in dem der Betreffende auch kauen und schlucken kann. Und, dies muss noch betont werden, die Unterbringung in einem solchen Haus ist keineswegs teurer als die in den anderen.

Erst in jüngerer Zeit wurde durch die Pflegereform die oft kritisierte *Minutenpflege* offiziell abgeschafft; auch wurde durch die Ersetzung der drei Pflegestufen durch fünf Grade der Pflegebedürftigkeit in gewissem, wenn auch nicht ausreichendem Maß dem Rechnung getragen, dass für die bedürfnisgerechte Versorgung Demenzkranker wesentlich mehr Zeit benötigt wird, als dies bei lediglich körperlich beeinträchtigten Heimbewohnern der Fall ist. Untersuchungen und Befragungen zeigen übereinstimmend, dass etwa zwei Drittel der Bewohner in deutschen

---

14 vgl. "Zehntausende Pflegefachkräfte fehlen und die Arbeitsagentur streitet mit den Ländern". Pressemitteilung des BPA vom 16.07.2012; verfügbar unter: http://www.bpa.de/News-detail.12.0.html?&no_cache=1&tx_ttnews%5Btt_news%5D=503&cHash=cf659529518960df55e9c55108f7bc0c; [18.07.2012]

Alten-Pflegeheimen an einer mittelschweren oder schweren Demenz leiden (Weyerer, Schäufele & Hendlmeier, 2005).

Auf die Pflege und Betreuung dieses Personenkreises ist man in Deutschland nur unzureichend vorbereitet. Weder verfügen die beteiligten Berufsgruppen über das notwendige Maß an Wissen und Erfahrung noch haben die Kostenträger für eine bedarfsgerechte Infrastruktur gesorgt noch richten Einrichtungen und Management ihr Angebot ausreichend stark auf die Bedürfnisse von Demenzkranken aus. Derzeit werden die wenigsten Pflegeeinrichtungen baulich und konzeptionell demenzspezifischen Anforderungen gerecht (Klie, Pfundstein, Eitenbichler, Szymczak & Strauch, 2005).

Während über die Binnenperspektive des Erlebens Demenzkranker während der Frühphase der Erkrankung nicht zuletzt durch die Selbstzeugnisse Betroffener inzwischen ein einigermaßen gutes Bild existiert, trifft dies für die beiden folgenden Krankheitsstadien nicht zu. Im Laufe des mittleren Stadiums wird in der Regel aufgrund der Summe und Schwere der Demenzsymptome eine Institutionalisierung unumgänglich. Daher können Hinweise auf das Innenleben demenziell Erkrankter am ehesten im stationären Kontext gewonnen werden.

Eine bemerkenswerte Studie über Alltag und Milieu in den Alten- und Pflegeheimen und die dort wirksamen verborgenen Gesetze und Wirklichkeiten hat die Pflegewissenschaftlerin Koch-Straube bereits 1997 vorgelegt. In ihrem Buch *Fremde Welt Pflegeheim* schildert sie das psychosoziale Erleben von Pflege und Demenz bei Pflegenden und Gepflegten. Ihre ethnographische *Expedition* führte sie in ein Heim, in dem die meisten Bewohner über 70 Jahre alt waren und an schweren demenziellen Störungen litten. Koch-Straube versuchte zu ergründen, was sich unter der Oberfläche scheinbar routinierter und selbstverständlicher Abläufe verbirgt. Treffend und detailliert schildert sie die dort herrschenden Lebensumstände und blendet dabei immer wieder zurück auf sich als Teilnehmende und Beobachtende. Dadurch, dass sie nicht nur die vorgefundene Wirklichkeit abbildet und bloße Sachverhalte beschreibt, sondern verschieden positionierte Scheinwerfer auf die sozialen Konstellationen richtet, entsteht ein perspektiven- und facettenreiches, zudem noch aus geschickt arrangierten und gestalterisch voneinander unterschiedenen Textbausteinen kunstvoll komponiertes Bild (Wolff, 1996).

Scharf und zugleich einfühlsam beobachtend, analysierend und interpretierend taucht sie in zugewandter Distanz in diese Lebenswelt ein, die ihr als bereits jahrelang auf dem Gebiet der Gerontologie Tätiger eigentlich vertraut sein musste und die ihr doch eigentümlich fremd war mit der kompakten Konzentration von Problemlagen, der Wiederkehr des Immergleichen, der gleichen Arbeitsabläufe, Handgriffe, Gerüche, der sich wiederholenden Klagen, Widerstände und Konflikte, der weitgehenden Stille in einem Haus voller Menschen, der bedrückenden Atmosphäre der Stummheit, Resignation und Gesprächsverweigerung auf Seiten der Gepflegten und dem angesichts fehlender positiver Rückmeldungen und bleibender Erfolge sich einschleichenden Gefühl von Hilflosigkeit, Vergeblichkeit und Sinnlosigkeit auch bei engagiert und hingebungsvoll Pflegenden, die damit leben müssen, dass trotz großer Anstrengungen, aller aufgewendeten Energie, Tatkraft und Phantasie, trotz hoher Investition an physischer und psychischer Kraft jeder Erfolg und Fortschritt sich regelmäßig wieder verflüchtigt und sich die ihnen Anvertrauten, wenn auch unterschiedlich schnell, so doch alle unaufhaltsam auf ihr Lebensende zubewegen und dass sich die alten Menschen auf diesem Weg in innere Räume zurückziehen, sich in andere Realitäten hineinphantasieren, Kontakte abbrechen oder gänzlich verweigern und ihnen so häufig ein Rätsel bleiben mit ihrer individuellen Lebensgeschichte und ihren Erfahrungen (Koch-Straube, 1997 a, Koch-Straube, 1997b).

Koch-Straube vermisst in dieser großen Gruppe alter, kranker, geschwächter Menschen, die ihre Tage und Nächte gemeinsam in dieser Einrichtung verbringen, Personen, die in den Grenzen ihrer individuellen Möglichkeiten selbstverantwortlich ihr Leben und selbstbewusst ihren

Alltag gestalten und die ihr Leben als Kontinuum wahrnehmen, in das sie den augenblicklichen Lebensabschnitt integrieren. Betroffen stellt sie die Diskrepanz fest zwischen den Konzepten und Vorstellungen von einem menschenwürdigen Umgang mit alten Menschen und der Realität, in der das Erreichen der hoch gesteckten Ziele an den unzureichenden Rahmenbedingungen (Personalknappheit, geringer Sozialstatus und niedrige Bezahlung der Beschäftigten, Akzeptanz vieler unausgebildeter Kräfte, geringe Aufstiegschancen), der bei Kommunikationsversuchen und Beziehungsaufbau zutage tretenden Widerständigkeit der alten Menschen und den eigenen Grenzen und Unzulänglichkeiten scheitert (Koch-Straube, 1997 a).

Befremdet und zugleich fasziniert ist Koch-Straube davon, dass ihr hier in konzentrierter Form eine Generation begegnet, zu deren individuell und historisch-gesellschaftlich geprägter Lebensgeschichte sie keinen unmittelbaren Zugang hat. Sie hofft, in diesem *lebendigen Museum* Erkenntnisse zu gewinnen über den ins Dunkel gehüllten und mit einer Mauer des Schweigens verschlossenen das Dritte Reich betreffenden Abschnitt ihrer eigenen Familiengeschichte. Doch sie wird enttäuscht. Auch die alten Menschen schweigen, brechen die Kommunikation ab, nehmen ihre Geheimnisse mit ins Grab. Für Koch-Straube ist dies ein deutlicher Hinweis darauf, wie problematisch es für Pflegende sein muss, eine angemessene, biographieorientierte Beziehung zu den Pflegebedürftigen aufzunehmen.

Im Folgenden soll auf einige wesentliche, von Koch-Straube gesetzte Themenschwerpunkte eingegangen werden. Sie lassen sich grob mit den Begriffen *Selbstbilder, Regression, Stimmungen, Machtverhältnisse* und *Paradigmenwechsel* umschreiben.

Viele Demenzkranke tragen kein realitätsbezogenes Selbstbild in sich. Sie erkennen sich nicht, nicht auf dem Foto und nicht im Spiegel. Sie können die Veränderung, die die Zeit und das Alter mit sich bringen, nicht nachvollziehen (*Ich bin doch nicht diese alte Frau!*). Oft haben sie keinen erkennbaren Bezug mehr zu ihrer eigenen Biographie. Die Gegenwart ist reduziert auf unmittelbare körpernahe Bedürfnisse wie Nahrung, Wärme, Berührungen (Kissen, Decken, Kuscheltiere) sowie wenige biographierelevante und die Individualität symbolisierende Gegenstände (Hut, Handtasche). Diese letzten persönlichen Dinge werden notfalls eingeklagt oder massiv verteidigt *(vgl. S. 254)*. Im Übrigen verliert die Gegenwart aufgrund subjektiv erlebter und objektiv gegebener Schwäche einerseits und vorgegebener institutioneller Rahmenbedingungen andererseits an Bedeutung. Sie ist von ihnen ohnehin nicht mehr zu kontrollieren und kann auch, verglichen mit den Leistungen und Erfahrungen der Vergangenheit, nicht bestehen.

In Alten- und Pflegeheimen herrscht häufig eine gedämpfte, weitgehend von Gleichmut und Gelassenheit geprägte Atmosphäre. Sich ins Schicksal und in die Gegebenheiten des gegenwärtigen Lebens zu fügen, ist eine verbreitete Grundstimmung, wobei Äußerungen und Signale von einer eher resignativen Tönung bis hin zu nüchterner Einschätzung reichen. Emotionen bleiben meist unter der Oberfläche. Gelegentliche, heftige Eruptionen zeigen allerdings, wie sehr Gefühle unterdrückt und verdrängt werden. Dies wirft die Frage auf, ob die Reduktion von Bedürfnissen und Emotionalität Reaktion auf die belastende Lebenssituation oder Ausdruck einer Selbstbeschränkung angesichts des nahenden Lebensendes ist (Koch-Straube, 1997 a).

Auch orientierte Bewohner fühlen sich von den heimspezifischen Verhaltensanforderungen überfordert. Für viele von ihnen ist die gegenwärtige Lebenssituation unerträglich. Nicht selten haben sie von einem Tag zum anderen ihre gewohnte Umgebung, die vertrauten Menschen, ihre eingeübten und liebgewordenen Tätigkeiten verloren und sehen sich mit einem fremdbestimmten Tagesablauf, einer ungewohnten Atmosphäre und vielen unbekannten Menschen konfrontiert. Irritiert und überfordert ziehen sie sich in sich zurück, konzentrieren sich auf das eigene Selbst und blenden die Realität des Heimes, die sie umgebenden Umstände und Ereignisse aus, regredieren in ihren Wanderungen durch die Vergangenheit Schutz und Geborgenheit suchend in frühere Lebensphasen.

Koch-Straube sieht einen Zusammenhang zwischen der Regression der alten Menschen einschließlich ihrer Angst, bestohlen zu werden oder mit der ihnen auferlegten Heimunterbringung bestraft zu werden, und den historischen Ereignissen, die besonders prägende Spuren in der Lebensgeschichte der derzeitigen Heimbewohner hinterlassen haben. Die meisten von ihnen sind in irgendeiner Weise um ihr Leben betrogen worden, ihnen wurden ihre körperliche und seelische Unversehrtheit, Lebensmöglichkeiten und Berufswünsche genommen, nicht wenige von ihnen haben Hab und Gut, ihre geographische und mit dem Kriegsende auch ihre politisch-ideologische Heimat verloren.

Die Heimübersiedlung mag manchen alten Menschen an in der Kindheit erlebte Sanktionen (Arrest, Einsperren in Zimmer oder Keller) oder die elterliche Drohung, bei fortwährender Renitenz *ins Heim gesperrt zu werden*, erinnert haben. Daher neigen sie dazu, ihre Unschuld zu beteuern (*Ich habe doch nichts gemacht.*), können sich aber nicht wirklich freimachen von dem Nachsinnen über mögliche Schuld und verdiente Strafe (z. B. van Neer *(vgl. S. 149)*). Typische Feststellungen und quälende Fragen von Bewohnern, die die Heimunterbringung als Strafe empfinden und interpretieren, sind z. B.: *Ich will nach Hause. Ich habe doch niemandem etwas getan, habe nichts verbrochen. Warum muss ich hier sein, hier im Zuchthaus?*. Zuweilen zielt der Wunsch, nach Hause zu gehen, noch in eine andere Dimension, indem sie religiös-transzendente Züge annimmt (*Warum holt der Herrgott mich nicht?*).

Andererseits überwiegen nicht immer und überall die negativen und problematischen Verhaltensweisen. Nicht ständig glaubt jemand, bestohlen oder bestraft worden zu sein. Auch Demenzkranke durchstreifen nicht permanent ruhelos und unkontrolliert in Gedanken oder Erzählungen alle Lebenszeiten mit verschwimmender Chronologie, bewegen sich nicht ständig unstet zwischen den Welten und Zeiten oder ziehen sich dauerhaft starr und bewegungslos in sich selbst, in ihre Welt und ihren Körper zurück. Vielfach wirken die alten Heimbewohner durchaus entspannt und in sich ruhend, ausgeglichen und zufrieden. Die Tendenz zur Regression kann auch gedeutet werden als Zeichen eines allmählichen Abschieds vom Leben und einer sich vollziehenden Loslösung von der eigenen Person und ihrer Umwelt. In dieses Bild fügen sich ein die relativ häufig geäußerten lebensbilanzierenden Sätze.

Eine anregungsarme, abgeschiedene Heimwelt begünstigt die Bereitschaft zur Regression. Allerdings stehen nicht wenige Bewohner therapeutischen Angeboten und Beschäftigungen auch desinteressiert gegenüber, bleiben lieber auf sich selbst verwiesen, beschäftigen sich vorzugsweise mit sich, hängen ihren eigenen Erinnerungen, Gedanken und Gefühlen nach und nehmen wenig Notiz voneinander.

Die partielle und temporäre Zufriedenheit wird nicht selten überlagert von Ängsten, Unruhe und Depressionen. Dies ist verständlich, sehen sich die pflegebedürftigen Hochbetagten doch ständig mit einer Realität konfrontiert, die sie weder durchschauen noch kontrollieren können, und mit Menschen, die ihnen letztlich fremd bleiben. Ihnen wächst buchstäblich *alles über den Kopf* und in einer Art Schutzreaktion ziehen sie sich selbst *die Decke über den Kopf*. Dies äußert sich u. a. in Desorientierungen, Entrealisierungen und Entdifferenzierungen, d. h. sie halten das Wahrgenommene nicht mehr für real und Ereignisse und Personen verschwimmen undifferenziert ineinander.

Die Atmosphäre im Aufenthalts- bzw. Speiseraum, dem Zentrum des Heims, ist geprägt von Ruhe, Stille, Bewegungslosigkeit. Viele Bewohner sitzen an einzelnen Tischgruppen stumm, in sich gekehrt, mit hängenden Kopf da, dösend oder schlafend, weitgehend ohne Kontakt zueinander und scheinbar unberührt von dem, was um sie herum geschieht (z. B. Zander-Schneider *(vgl. S. 163)*). Nur selten wird die Stille durchbrochen von Kontaktbemühungen eines Bewohners, die meist auf wenig Resonanz stoßen, oder jäh aufflackerndem Streit, etwa um Besitzansprüche, ein Streit, in dem sich aufgestaute Gefühle wie über ein Ventil entladen, der aber

häufig rasch wieder in sich zusammenfällt. Neben den in sich versunkenen Bewohnern gibt es aber auch solche, die ruhelos sind, ständig an irgendetwas herumnesteln, unermüdlich auf Wanderschaft sind.
Das Verstummen kann interpretiert werden als eine Flucht in einen inneren Raum, der dem Einblick und Zugriff der anderen entzogen ist. Dieser Raum hat eine Schutzfunktion für die Bewohner, die sich physisch und psychisch entblößt fühlen und sich der Kontrolle der Pflegekräfte kaum entziehen können. Ihre Sehnsüchte äußern viele darin, dass sie nach Hause wollen, vor allem zu ihrer Mutter, die sie versorgt und ihnen Schutz gewährt - nicht realisierend, dass die eigenen Eltern schon lange verstorben sind. Auffällig häufig wechseln nicht wenige zwischen der Flucht aus der Realität in ihre Ursprungsfamilie, das *verlorene Paradies*, und ihrer Rückkehr in die oft nur schemenhaft wahrgenommene Gegenwart.
Nicht selten sind Bewohner auf der Suche nach Verlorenem, felsenfest davon überzeugt, dass es nicht einfach verschwunden ist, sondern ihnen gestohlen wurde. In Äußerungen wie *Hier wird einem alles weggenommen (vgl. S. 254)* wird sichtbar, welch einen gravierenden Einschnitt der Heimeintritt für sie darstellt, wie sehr das eigene Identitätserleben dadurch erschwert und die Kontinuität des Lebens beeinträchtigt wird. Die vermissten Gegenstände können gedeutet werden als Symbole für andere Verluste, Erinnerungen, die mit dem Objekt verbunden waren, Dimensionen des eigenen Lebens, die abhanden gekommen sind, Identitätsmerkmale. Das krampfhafte Verwahren des Verbliebenen etwa in der eigenen Handtasche spiegelt die Angst, noch mehr zu verlieren, und das Bemühen, das Wenige dem Zugriff anderer, der Mitarbeiter und Mitbewohner, zu entziehen.
Häufig auftretende Ängste werden besonders virulent in den Nächten, wenn das durch die Anwesenheit anderer Personen gegebene Orientierungsgefüge entfällt. Das wiederholte Rufen nach der Schwester stellt einen Versuch dar, diese Ängste abzubauen.
Der Betrachter nimmt die im Aufenthaltsraum sitzenden alten Menschen als relativ homogene Gruppe wahr. Gemeinsame Merkmale wie *gebückte Haltung, verlangsamte Bewegung, Untätigkeit, zitternde oder gebrochene Stimme, faltige Haut, graue oder weiße Haare, eindringliche Körpergerüche, vernachlässigte Kleidung in gedämpfter Farbe (Koch-Straube, 1997 a, S. 295)* drängen real existierende Alters- und Statusunterschiede und unterschiedliche Lebenssituationen in den Hintergrund, wirken erschreckend nivellierend und führen zu einer eklatanten Diskrepanz zwischen vermutetem Früher (z. B. kompetente, entscheidungsfreudige, gesellige Persönlichkeiten) und erkennbarem Jetzt. Nicht erst der Tod, sondern bereits das Altsein im Pflegeheim scheint Standesunterschiede auszulöschen. Sie verschwinden in den Stereotypen von Hilfsbedürftigkeit und Abhängigkeit. Andere Assoziationen werden ausgeblendet.
Viele Interaktionen zwischen Pflegenden und Gepflegten spiegeln das Verhältnis von Abhängigkeit versus Macht wider. Kollektive Deutungs- und Handlungsmuster ersticken individuelle Besonderheiten und spezifische Prägungen. Das gravierende Definitions- und Entscheidungsgefälle verstärkt die Ohnmachtsgefühle bei den Bewohnern. Die erdrückende Machtfülle des Pflege- und Betreuungsteams erzwingt weitgehende Anpassung und damit die Vermeidung von Konflikten. Die effektivste Form der Machtausübung auf Seiten der Bewohner besteht paradoxerweise darin, sich anzupassen, Dankbarkeit zu zeigen und potenzielle Widerständigkeit zu unterdrücken. Der durch die institutionelle und personale Definitions- und Handlungsmacht ausgelöste Prozess geforderter und erzwungener Anpassung induziert die Gefahr, eigene Gefühle, Wünsche und Vorstellungen nur noch verschwommen wahrzunehmen, sich selbst zu verlieren, die eigene Identität aufzugeben, ein Selbstbild zu entwickeln, in dem Eigenständigkeit und Durchsetzungsfähigkeit keine Rolle mehr spielen (*falsches Selbst*). So lassen viele alles über sich ergehen und lassen sich Zwänge auferlegen, denen sie sich in früheren Lebensabschnitten niemals gebeugt hätten (Koch-Straube, 1997 a).

Nicht nur der Mangel an Einfluss und Entscheidungsmöglichkeiten bewirkt Ohnmachtsgefühle bei den Bewohnern. Das Empfinden, schwach, abhängig und schutzbedürftig zu sein, wird auch gefördert durch die mangelnde Reziprozität. Mit ihr entfällt ein wesentliches Merkmal gelingender menschlicher Beziehungen. Der Mangel an Ressourcen auf der Bewohnerseite erzeugt Unterlegenheitsgefühle, untergräbt das Selbstwertgefühl und verstärkt die Abhängigkeit. Die asymmetrischen Machtverhältnisse - die Bewohner empfangen Hilfe, die Pflegekräfte gewähren sie - unterdrücken weitgehend die Individualität und Spontanität der Bewohner.
Dass Pflegekräfte trotz mangelnder Reziprozität die Beziehung aufrechterhalten, erzeugt bei den Gepflegten Schuldgefühle und bei den Pflegenden das Empfinden ausgebeutet zu werden. Der Umstand, dass Bewohner sich nicht selten als *undankbar* erweisen und die Bemühungen der Pflegekräfte mit Schweigen, Nörgeln oder gar aktivem Widerstand begleiten, verstärkt die Frustrationsgefühle. Die unzureichende Anerkennung und die gefühlte Ergebnislosigkeit des eigenen Handelns erzeugen bei den Pflegekräften trotz der in ihren Händen befindlichen Machtfülle Ohnmachtsgefühle.
Es gibt allerdings auch regelrechte Gewalt in der Pflege Demenzkranker, ein selten angepacktes Tabuthema. Nicht wenige demenziell Erkrankte müssen Gewalterfahrungen machen, und zwar sowohl im stationären als auch im häuslichen Kontext. Gewalt erwächst häufig aus enttäuschten Erwartungshaltungen. Dabei werden drei Formen von Gewalt unterschieden: personelle, kulturelle und strukturelle Gewalt. Personelle Gewalt äußert sich in physischer und psychischer Misshandlung, passiver und aktiver Vernachlässigung und überzogener Einschränkung des freien Willens. Unter kultureller Gewalt werden von Stereotypen und Vorurteilen geprägte Altersbilder sowie Vorurteile gegenüber Menschen mit Demenz verstanden. Struktureller Gewalt sind Demenzkranke vor allem in Institutionen ausgesetzt (Weissenberger-Leduc & Weiberg, 2011).
Die oft erkennbar unzureichende Versorgung und Begleitung demenziell erkrankter Menschen in Alten- und Pflegeheimen wird in der Regel auf die schlechten Rahmenbedingungen (Personalschlüssel, Zeitdruck, Bezahlung), geringes Ansehen und mangelnde Anerkennung in der Öffentlichkeit sowie Ausbildungs- oder gar Persönlichkeitsdefizite der Pflegekräfte zurückgeführt. Doch diese Situationsanalyse ist nicht umfassend und tiefgründig genug. Gerade Demenzkranke fordern mit ihrem Verstummen, ihren wachsenden Defiziten und den zugleich verbliebenen Potenzialen zu einem Paradigmenwechsel in der Altenpflege heraus: weg von der Dominanz des bloßen Körpers hin zu einer ganzheitlichen Betrachtung der Person. Zu Körperpflege und Befriedigung sonstiger physischer Bedürfnisse müssen die psychosoziale Begleitung, die Gestaltung einer mehrdimensionalen Beziehung, die Erfüllung emotionaler und geistiger Bedürfnisse und das Zulassen auch starker und bisher unterdrückter Gefühle wie Wut, Aggressivität und Verzweiflung hinzutreten. Damit wird die Pflege von einem körper- und funktionsfixierten zu einem ganzheitlichen, sozialen Geschehen und die Institution von einer Verwahranstalt für verbrauchte Körper und einen entschwindenden Geist zu einem Ort verständnisvoller Begleitung verwirrter Seelen (Koch-Straube, 1997 a).
Dieser Paradigmenwechsel stellt die Pflegekräfte vor hohe persönlich-existenzielle und professionelle Herausforderungen. Sie müssen über ein hohes Maß an psychosozialer Kompetenz und an interaktiven und interpretativen Fähigkeiten, über Frustrations- und Ambiguitätstoleranz sowie Rollendistanz verfügen. Ein solches Berufsbild gewinnt individuell und gesellschaftlich an Interesse und Attraktivität, indem es den Blick der Pflegenden weglenkt von der Fixierung auf die einzelnen, immer größer werdenden Defizite, sie herausholt aus der Perspektiv- und Hoffnungslosigkeit und ihnen vermittelt, dass sie sehr wohl wesentlich zum Wohlbefinden und zur Lebenszufriedenheit der Bewohner beitragen können. Um diesen Anforderungen gerecht zu werden, bedarf es allerdings einer fundierten, die Begleitung Demenzkranker einschließen-

den Ausbildung, größerer Entlastung und Unterstützung, höherer gesellschaftlicher Anerkennung und angemessenerer Vergütung.
Das Pflegeheim ist eine Welt der Frauen. Sowohl Pflegende als auch Gepflegte sind überwiegend weiblichen Geschlechts. Auf der Bewohnerseite ist dies darauf zurückzuführen, dass bei Männern die Lebenserwartung niedriger und die Wahrscheinlichkeit, im häuslichen Umfeld gepflegt zu werden, höher ist. Die Verweiblichung auf Seiten der Pflegekräfte ist bedingt durch fest verankerte Rollenbilder und die im Sozialisationsprozess erfolgte Erziehung zu Verantwortung, Fürsorge, Selbstverleugnung, Duldsamkeit und Verfügbarkeit. Das weibliche Selbstbild und die an Frauen herangetragene Rollenerwartung prädestinieren sie für die Pflege. Im Pflegeheim treffen sie auf Frauen, die ebenfalls weibliche Tugenden internalisiert haben. Die meisten heutigen Bewohnerinnen bringen die in ihrer Jugendzeit geltenden autoritären und streng geschlechtsgebundenen Sozialisationsprägungen mit, kennen die Verantwortung für und das Gebundensein an Familie und Haushalt und verfügen nur über eine bescheidene materielle Absicherung ihres Lebens.
Die Bewältigungsstrategien und Handlungsmuster, die die alten Menschen in Pflegeheimen entwickeln und die Pflegekräfte von ihnen erwarten, sind lebensgeschichtlich und kulturell bedingt. So finden sich eher Anpassung und Anspruchslosigkeit als Courage und Wahrhaftigkeit. Pflegekräfte identifizieren sich, auch ohne detaillierte Biographiekenntnisse, oft in hohem Maß mit den Bewohnerinnen, sehen in ihnen Opfer individueller Benachteiligung und gesellschaftlicher Ausgrenzung und bemühen sich, soweit die unzulänglichen Arbeitsbedingungen dies zulassen, darum, weitere Benachteiligungen und Leiden zu minimieren. Die Beziehungskonstellation zwischen jüngerer Pflegekraft und alten Pflegebedürftigen ähnelt einer Umkehrung des Mutter-Kind-Verhältnisses. Dies birgt die Gefahr von überfürsorglichem Zwang, liebevoller Bevormundung, Entmündigung und mit Mütterlichkeit verbrämter Infantilisierung in sich (Koch-Straube, 1997 a).
Nach der Analyse von Koch-Straube soll nun noch etwas detaillierter auf die für eine demenzgerechte Betreuung erforderlichen ökologischen Rahmenbedingungen eingegangen werden. Dabei sollen das räumliche, soziale und institutionelle Milieu betrachtet, die Bedeutung angemessener Biographiearbeit sowie dabei zu beachtende Grenzen beleuchtet und Leitgedanken einer demenzspezifischen Versorgung aufgezeigt werden.
Demenziell Erkrankte leiden besonders stark unter einer institutionell geprägten Umwelt. Bedingt durch die kognitiven Abbauprozesse, sind sie im Krankheitsverlauf immer weniger dazu in der Lage, Umwelteindrücke richtig zu verarbeiten, sinnvoll zu interpretieren und angemessen darauf zu reagieren. Die Umwelt wird ihnen fremd, sie verstehen sie nicht mehr, fühlen sich ihr nicht mehr gewachsen (Lind, 2007). Wahrnehmungs- und Orientierungsstörungen, räumliche Verzerrungen und andere Einbußen lassen die Welt der Erkrankten unberechenbar, ja furchteinflößend werden. Angst wird zu einer zentralen Erlebnisdimension. Nicht mehr zu bewältigende Außenreize führen zu Verwirrung, Desorientierung in Bezug auf Raum, Zeit und Situation, zu Ängsten und zu einem Abgleiten in krankhafte Eigenwelten mit Fehlwahrnehmungen, Halluzinationen und Wahnvorstellungen. Darauf reagieren sie je nach Temperament und Persönlichkeitsstruktur mit Aggression, Unruhe oder Schreien einerseits bzw. Angst, Flucht oder Apathie andererseits.
Da die jeweilige Umwelt erwiesenermaßen die persönliche Entwicklung der Bewohner stimulieren und fördern, aber auch begrenzen und unterdrücken kann, ist es unerlässlich, die verloren gegangene Binnenstruktur durch den Aufbau einer Außenstruktur auszugleichen, die die Wahrnehmungs-, Beurteilungs- und Verhaltensdefizite abmildert und die dem Rechnung trägt, dass - abweichend von der Maslowschen Bedürfnishierarchie - manche Bedürfnisse bei De-

menzkranken einen besonderen Stellenwert haben; dies gilt insbesondere für das Bedürfnis nach Sicherheit, Geborgenheit, Kontinuität und Verlässlichkeit. Baulich-räumliches, organisatorisch-betriebliches und soziales Milieu müssen so gestaltet werden, dass sie auf die Bedürfnisse demenziell Erkrankter ausgerichtet sind und - soweit möglich - die kognitiven Defizite kompensieren und deren Folgen therapeutisch auffangen, sodass den Bewohnern in einem solch beschützenden Rahmen ein selbstbestimmtes, weitgehend normales Leben ermöglicht wird. Eine aus Raum-, Pflege- und Betreuungsarrangements bestehende demenzspezifische Milieustruktur stellt für die Betroffenen ein Orientierungs- und Schutzgefüge dar und kann dem Auftreten von Angst, Agitiertheit u. Ä. entgegenwirken.

Eine darauf zielende Umgestaltung erweist sich jedoch als schwierig, da die meisten Einrichtungen aus einer Zeit stammen, in der es galt, überwiegend altersgebrechliche Menschen mit motorischen Einschränkungen zu pflegen. Die Bewohnerstruktur hat sich jedoch seit damals in geradezu dramatischer Weise verändert: Hochaltrige, multimorbide und vor allem demenzkranke Menschen bestimmen das Bild. Bei letzteren aber bleibt gerade die Mobilität lange Zeit erhalten, während sie aufgrund ihrer kognitiven Minder- und Fehlleistungen eine sehr geringe Person-Umwelt-Passung besitzen und infolge ihrer verminderten Adaptionsmöglichkeiten von Umweltreizen schnell überfordert sind.

Eine demenzielle Erkrankung verunsichert per se den Betroffenen hochgradig. Ein Ortswechsel und die damit verbundene Konfrontation mit einer fremden materiellen und sozialen Umgebung verschärfen dieses Problem. Die Übersiedlung in ein Heim fordert von Demenzkranken umfangreiche und schwierige Anpassungsleistungen. Bei dem Prozess, in dessen Verlauf das Heim für sie zu einem Zuhause werden soll, kommt der Gestaltung des sozialen Milieus zentrale Bedeutung zu, denn weitgehend herrscht Konsens darüber, dass noch wichtiger als das Gebäude und die Institution die in ihnen agierenden Menschen sind. Eine gute Betreuungsqualität ist ganz wesentlich abhängig von der Haltung und Beziehungsfähigkeit der involvierten Personen und der daraus erwachsenden Beziehungsgestaltung. Die Architektur mit der Raumorganisation und die Institution mit ihrem Aufbau und ihrer Ablauforganisation verkommen zur leblosen Hülle ohne das belebende und verbindende Element qualifizierter und engagierter Mitarbeiter und eines ebenso befähigten Managements.

Das soziale Milieu wird bestimmt durch die Art der Betreuung und Pflege, die Zusammensetzung der Bewohnerschaft und den Modus ihres Zusammenlebens sowie durch den Grad der Einbeziehung von Angehörigen (Heeg, 2008). Es umfasst also die gesamte mitmenschliche Umwelt des Erkrankten: das konkrete Verhalten der ihn umgebenden Menschen und Interaktionspartner (Mitbewohner, Personal, Angehörige), ihre Einstellungen, die aktuell im Wohnbereich herrschende Atmosphäre und das längerfristige soziale Klima (Bär, 2004).

Wer seine Wohnung aufgeben und nahezu alle ihm lieb gewordenen Dinge zurücklassen muss, steht in der Gefahr, seine Identität zu verlieren. Daher müssen die Räumlichkeiten im Heim so gestaltet werden, dass sie der Kontinuität der Bewohner dienen und einen Bezug zu ihrem bisherigen Lebenszusammenhang herstellen. Auf diese Weise wird der Erhalt der persönlichen Identität unterstützt. Die Kontinuität zwischen Vergangenheit und Gegenwart kann auf zweierlei Weise hergestellt werden: durch das Vorhandensein persönlicher Gegenstände und durch die Schaffung einer nicht institutionellen Atmosphäre. Je wohnlicher und vertrauter Milieu und *Wohn-Setting* gestaltet sind, desto eher versteht der Demenzkranke, dass er hier auf Dauer wohnen wird.

Dem erhöhten Sicherheitsbedürfnis muss Rechnung getragen werden durch die Schaffung einer vertrauten, überschaubaren, familienähnlichen Umgebung und die Nachbildung und Ritualisierung des Lebensalltags. Das Milieu sollte ein Ambiente aufweisen, das der Lebensphase angepasst ist, in der sich der Betroffene seinem Gedächtnis und Bewusstsein nach befindet.

Derzeit sollte daher die gesamte Inneneinrichtung vom Sofa bis zum Besteck etwa im Stil der 1930er-Jahre gestaltet sein.
Eine warme, häusliche Atmosphäre mit individuellem Mobiliar kann Sicherheit und emotionale Geborgenheit vermitteln. Besonders bewährt haben sich emotional positiv besetzte Gegenstände aus der Vergangenheit oder eine dem ehemaligen Zuhause ähnelnde oder gar nahezu identische Möblierung des Zimmers. Nachttisch, Lampen, Bilder aus der früheren Wohnung sowie andere persönliche Gegenstände, eigene Bettwäsche und möglichst auch eigene Vorhänge können das Gefühl unterstützen, zu Hause zu sein.
Vertraute Szenarien bei der Innenraumgestaltung nicht nur im privaten, sondern auch im gemeinschaftlich genutzten Bereich (Ess- und Wohnraum) tragen dazu bei, den Institutionscharakter zu minimieren (Heeg, 2008). *Alte* Möbelstücke in vertrautem Design (Graber-Dünow, 2003) und biographiebezogene Einrichtungsgegenstände (Nähmaschine, alter Herd bzw. Sessel, Küchentisch mit Wachsdecke, Standuhr) wecken verschüttete Erinnerungen, regen zu Aktivitäten an und fördern positive Gefühle. Bei einer solchen Umgebungsgestaltung muss sich freilich die Heimleitung über das Prinzip der Funktionalität und über die üblichen institutionellen Standards hinwegsetzen.
Mehr noch als das Gebäude und seine Ausstattung tragen der Tagesablauf und das Verhalten des Personals zum Gefühl der Beheimatung bei. Kontinuität wird am besten erhalten, wenn es gelingt, ein räumliches Milieu zu schaffen, das den Abläufen in Privathaushalten ähnelt, ein enges Zusammenleben von Bewohnern und Mitarbeitern ermöglicht und in dem Demenzkranke bisherige Gewohnheiten und frühere Tätigkeiten weiterführen können. Kontinuität ist also umso besser zu wahren, je mehr Herkunftsmilieu und Einrichtungsmilieu übereinstimmen.
Kontinuitätsfördernd und identitätserhaltend wirken auch Reminiszenzräume, die gezielt nach einer bestimmten Zeitepoche eingerichtet sind (Held- und Ermini-Fünfschilling, 2006). Dasselbe Ziel wird verfolgt mit der Pflege persönlicher Rituale des Demenzkranken. Sie betonen im institutionalisierten Heimalltag die individuellen Unterschiede und tragen wesentlich zur Identitäts- und Erinnerungspflege bei. Nicht wenige routinemäßige Tätigkeiten sind demenziell Erkrankten noch bekannt. So kann z. B. eine ehemalige Hausfrau noch in der Küche helfen. Dies trägt zum Erhalt der Selbständigkeit bei, fördert die zeitliche Orientierung, vermittelt das Gefühl von Eingebundensein, Geborgenheit und Sicherheit und weckt positive Erinnerungen. In noch höherem Maß als solche persönlich-alltäglichen Rituale tragen stark emotional besetzte persönlich-traditionelle Rituale wie die feierliche Gestaltung eines persönlichen Fest- oder Gedenktages zum Erhalt von Kontinuität bei.
Besondere Bedeutung kommt der Biographiearbeit zu. Allerdings darf sie nicht, wie dies oft genug geschieht, darin bestehen, dass mithilfe vorgefertigter Dokumentationsblätter eine standardisierte Befragung zum Lebensweg erfolgt und dabei die Person - unter Ausblendung anderer Ichs - auf ein bestimmtes Selbst (*gute Mutter, erfolgreicher Geschäftsmann*) fixiert wird, das fortan für alle Interaktionen die Struktur liefert. Rechte Biographiearbeit basiert zwar auf der Kenntnis von Lebenslauf, Lebensraum und Lebensumwelt des Pflegebedürftigen, ist aber offen für Neukonstruktionen des Selbst im situativen Kontext und strukturiert nicht durch eine funktional-reduktionistische Befragung das Identitätsmanagement einer Person in unzulässiger Weise vor (Kämmer, 2010).
Biographiearbeit stößt dort an Grenzen, wo sich eine Wiederbelebung biographischer Prägungen aus historischen oder sonstigen Gründen verbietet. So gehören die derzeitigen Altenheimbewohner zwar unterschiedlichen sozialen Schichten an, haben aber nahezu alle ihre Kindheit und Jugend unter dem Nationalsozialismus verbracht und nicht wenige wurden früh auf die Werte und Normen des NS-Regimes eingeschworen. Ein Milieu gemäß der Lebenswirklichkeit

in ihrer Jugendzeit müsste daher nicht nur mit Möbeln aus den 1930er- und 1940er-Jahren, sondern auch mit *Führerbild*, Wehrmachtsuniform und NS-Liedgut ausgestattet sein.
Dies zeigt, dass es Grenzen bei Biographiearbeit und Raumgestaltung geben muss, aber auch dass biographisches Arbeiten ohne das Wissen um nationalsozialistisches Gedankengut, seine Symbole, Bilder und Gedanken nicht gelingen kann und dass Pflegende zudem sehr darauf bedacht sein müssen, dass sie nicht Opfer und Täter, Antifaschisten und überzeugte Nazis, gemeinsam in ihre Jugend eintauchen lassen und damit ein Wiederaufleben der traumatischen Erfahrungen auslösen *(vgl. S. 241)*. Demenzkranke alte Menschen belehren und zur Aufarbeitung ihrer problematischen Überzeugungen bewegen zu wollen, ist zwecklos. Völlig ungefiltert zutage tretende rassistische und antisemitische Einstellungen, mit denen immer gerechnet werden muss, müssen vorsichtig gerade gerückt und durch einen Themenwechsel unterlaufen werden (Däbritz, 2007).
Das aktuelle Erleben demenziell erkrankter Menschen ist maßgeblich geprägt durch vergangene Erfahrungen und kann daher nur bei Kenntnis insbesondere der individuell bedeutsamen und mit intensiven Emotionen verbundenen Erlebnisse und Erfahrungen verstanden und beeinflusst werden. Ohne das Wissen um die lebensgeschichtlichen Hintergründe bleiben die Bedürfnisse Demenzkranker oft unerkannt oder werden falsch gedeutet. Zudem können sich diese Personen aufgrund der krankheitsbedingten Störung des autobiographischen Gedächtnisses oft nicht mehr ohne Unterstützung durch Dritte an die für die Erhaltung und Förderung ihrer Identität so wichtigen Situationen erinnern. Durch den gezielten Einsatz der versunkenen und durch die Betreuung wieder hervorgeholten Erinnerungen kann das subjektive Wohlbefinden positiv beeinflusst werden (Berendonk, Stanek, Schönit, Kaspar, Bär & Kruse, 2011).
Bei einer biographisch orientierten Pflege und Betreuung werden lebensgeschichtliche und persönlichkeitsspezifische Aspekte wie Gewohnheiten, Vorlieben, Interaktionsstile sowie Verarbeitungs- und Bewältigungsweisen miteinbezogen. Wenn Pflegende ein möglichst vollständiges Bild von der Persönlichkeit des Bewohners haben und um lebensgeschichtlich relevante Ereignisse wissen, können sie sich am ehesten von dem Fremdbild eines auf die Summe seiner physischen und psychischen Einbußen reduzierten *Pflegeobjekts* lösen und eine subjektbezogene Bindung aufbauen (Lind, 2007). Wenn ihnen bewusst wird, wer und wie der gebrechliche, hilflose alte Mensch früher einmal war, was er erlebt und was er geleistet hat, erwachsen daraus nicht selten Respekt und Achtung.
Die Lebensgeschichte des Demenzkranken liefert das Material für den Aufbau einer auf Vertrautheit und Verständnis beruhenden zwischenmenschlichen Beziehung. Auch stellen biographische Kenntnisse ein wertvolles Ablenkungselement dar bei als unangenehm empfundenen Pflegehandlungen. Bei einer *Entführung* in die Vergangenheit, einem Gespräch über zurückliegende Lebensphasen, biographisch bedeutsame Ereignisse, frühere berufliche Tätigkeiten und Lebensleistungen vergessen Demenzkranke die unmittelbare Gegenwart der Pflegeinteraktion. Besonders wirksam sind auch lebensgeschichtlich geprägte Verhaltensweisen mit Ritualcharakter. Eine bestimmte Geste oder ein Lieblingsspruch kann helfen, das Vertrauen des Betroffenen zu gewinnen.
Eine biographische Orientierung ist ohne eine intensive Einbindung der Angehörigen allerdings kaum vorstellbar. Denn Angehörige besitzen den Schlüssel zur Vergangenheit und damit zur Lebensgeschichte des Bewohners. Sie sind die wichtigsten und oft einzigen Vermittler biographischen Wissens. Darüber hinaus bilden sie das emotionale Bindeglied zum bisherigen Leben des Demenzkranken (KDA, 2000). Als vertraute Bezugspersonen tragen sie wesentlich zur psychischen Stabilisierung und zur Identitätswahrung bei und verkörpern gleichzeitig die Funktion *Kontinuität*. Daher darf sich die biographische Orientierung nicht im Ausfüllen eines

Biographiebogens erschöpfen, vielmehr müssen Angehörige – verbindlich oder gar verpflichtend – als *biographische Experten* in die Demenzpflege eingebunden werden. Doch nicht selten werden sie im stationären Kontext weniger als hilfreiche, unentbehrliche Kooperationspartner denn als Störfaktoren und zusätzliche Last empfunden. Sie fragen und hinterfragen, beobachten, kommentieren, kontrollieren, kritisieren und wollen gelegentlich auch noch ihren eigenen Kummer loswerden. Dabei verstärken sie unbewusst den auf den Pflegekräften ohnehin lastenden Zeitdruck. Bei Schmidt (2012, S. 24) findet sich folgendes Praxisbeispiel:

> *Frau Hamann besucht ihren Ehemann tagtäglich in einer stationären Pflegeeinrichtung. Wenn sie das Zimmer betritt, unternimmt sie zuallererst einen Inspektionsgang: Sie kontrolliert die Position ihres Mannes im Bett, die Bettwäsche, das Bewegungsprotokoll, das Einfuhrprotokoll und die Geschwindigkeit der Ernährungspumpe. Schließlich schaut sie noch im Bad nach der Schmutzwäsche und geht dann zum Dienstzimmer, um den Mitarbeitern das Ergebnis ihrer Begutachtung mitzuteilen.*

Wenn Angehörige sich gleichsam als übergeordnete Instanz *gebärden*, Aussagen von Mitarbeitern direkt oder indirekt anzweifeln, während ihrer Anwesenheit permanent die Position eines aufmerksam beobachtenden Zuschauers einnehmen und als beratungsresistente, eigensinnige *Besserwisser* wahrgenommen werden, wirkt sich dies belastend auf die Triade *Patient · Pflegekraft · Bezugsperson* aus *(vgl. S. 139)*. Dies muss im Interesse des Patienten unter allen Umständen vermieden werden (Schmidt, 2012)

Angehörige geraten bei progredienter Demenz des Erkrankten selbst bei Inanspruchnahme professioneller ambulanter Hilfe früher oder später an die Grenze des für sie Leistbaren, wodurch eine Übersiedlung in ein Altenheim oft unvermeidlich wird. Vor diesem Hintergrund ist nicht zu verstehen, dass in den letzten Jahren immer wieder romantisierend das Hohelied der häuslichen Betreuung gesungen wird. Teilweise wird dabei sogar die Einrichtung *Pflegeheim* als solche in Frage gestellt und die Schließung der Heime gefordert (Held & Ermini-Fünfschilling, 2006).

Solche sozialromantischen Substituierungsvorstellungen sind angesichts der Geburtenzahlen, der sich verändernden Solidaritätsstrukturen, der wachsenden Fragilität und Multilokalität verwandtschaftlicher Beziehungsnetze, der Zunahme prekärer Netzwerkkonstellationen und des steigenden Anteils allein lebender alter Menschen völlig unangemessen und realitätsfremd (Klie, Pfundstein, Eitenbichler, Szymczak & Strauch, 2005). Natürlich ist es wünschenswert, Demenzkranke möglichst lange in ihrer vertrauten Umgebung zu belassen, aber Tatsache ist eben auch, dass anders als noch vor wenigen Jahren heute bis zu 80% aller Demenzkranken im Verlauf ihrer Erkrankung in ein Pflegeheim übersiedeln (Weyerer & Schäufele, 2004; Radzey, 2008).

In die Zukunft hineinprojiziert, ist noch Folgendes zu bedenken: Die heutigen Altenheimbewohner sind aufgrund ihrer Biographie vergleichsweise bescheiden und genügsam, die in absehbarer Zeit zu Betreuenden, etwa die 68er, wurden völlig anders sozialisiert und werden deutlich anspruchsvoller sein, und zwar in jeder Hinsicht (Bode, 2014). Schneekloth und Wahl (2006) sehen in Heimen *Schutzräume* insbesondere für Menschen jenseits des 85. Lebensjahres. Dazu schreiben sie:

> *In dieser extremen, jedoch immer häufiger anzutreffenden Lebensphase nimmt die Fragilität und Verletzlichkeit des 'Systems Mensch' nicht selten Ausmaße an, welche die traditionell negativen Erwartungen an Altern geradezu übererfüllen: schwere Mehrfacherkrankungen, häufig in komplexen Konstellationen von kognitiven Einbußen und mehreren somatischen Funktionsverlusten in den Bereichen der Sensorik und Motorik, in Kombination mit schwerwiegenden weiteren kritischen Lebenserfahrungen wie dem Tod des Ehepartners und jenseits von 95 Jahren stark zunehmend auch bereits dem Tod von eigenen Kindern." (S. 14).*

In Zukunft werden daher eher mehr als weniger Heime und alternative professionelle Betreuungsangebote benötigt, Institutionen, in denen Bedürfnissen Demenzerkrankter Rechnung getragen und ihnen ein möglichst hohes Maß an Lebensqualität und Wohlbefinden ermöglicht wird und in denen qualifiziertes Personal sich dieser anspruchsvollen Aufgabe widmet (Held & Ermini-Fünfschilling, 2006). Dabei sind Alten- und Pflegeheime das letzte Glied innerhalb einer aus abgestuften, vernetzten, möglichst wohnortnahen professionellen Hilfs- und Betreuungsangeboten bestehenden Versorgungskette. In einem demenzspezifischen Versorgungskonzept muss Übergangsobjekten und Musik der ihnen gebührende Stellenwert eingeräumt werden. Daher soll im Folgenden nun noch auf diese beiden besonderen Zugangsmöglichkeiten zur Welt Demenzkranker eingegangen werden.
Im stationären Kontext kommt Übergangsobjekten bei der Bindungsregulation eine nicht zu unterschätzende Bedeutung zu. Seit langem bekannt ist die Bedeutung von Übergangsobjekten bei Kleinkindern. Als emotionales, trostreiches Refugium helfen Schmusedecke, Puppe oder Stofftier beim Übergang aus der Phase engster Bindung mit der Mutter hinein in eine Phase beginnender Ablösung aus der elterlichen Behütung. Als ständige Begleiter des Kindes vermitteln sie Nähe und Vertrauen. Eltern achten daher sorgfältig darauf, dass die kleinen *Heiligtümer* unversehrt bleiben und immer zur Stelle sind. Sie wissen, welche Panik der Verlust des Teddys auslösen kann und wie schnell sich nach dem Wiederauftauchen ein noch so aufgewühltes Kind wieder beruhigt (Klessmann, 2006).
In ähnlicher Weise können Übergangsobjekte bei Demenzkranken den Prozess der Adaptierung an die hilflose Kleinkind-Position erleichtern. Teddys und andere Zärtlichkeit weckende Liebesobjekte, wie sie heute in vielen Stationsbetten zu finden sind, dienen den alten Menschen als Projektionsfläche für Empfindungen, Bedürfnisse und Erinnerungen und stellen eine Verbindung dar zur früheren Erlebniswelt. Oft entwickelt sich eine Kommunikation in Rede und Gegenrede. Dem Teddy werden Probleme anvertraut, er wird geherzt und liebkost und abends geht er mit ins Bett (vgl. Eichmann *(vgl. S. 216)*). In einer häufig reizarmen Umgebung, die dem Demenzkranken weitgehende Passivität auferlegt, schaffen Übergangsobjekte die Möglichkeit, begrenzt Aktivitäten zu entwickeln; auch bieten sie ihm inmitten seiner Orientierungslosigkeit einen gewissen Halt. Offensichtlich erwacht, wenn sprachlich-abstrakte Kommunikationsmöglichkeiten versiegen, der homo ludens, der spielende Mensch, zu neuem Leben (Klessmann, 2006; Wollschläger, 2006).
Die Gefahr einer Infantilisierung scheint nicht zu bestehen, da nach Beobachtungen *Puppendialoge* nicht in einem öffentlichen Café oder in Anwesenheit fremder Dritter geführt werden, wo die Gefahr des *Lächerlichmachens* bestehen würde. Angehörige und professionell Pflegende müssen allerdings die Scheu davor verlieren, mit einem erwachsenen Menschen in dieser Weise umzugehen und mithilfe einer solch ungewöhnlichen Kommunikation einen neuen Zugang zu dem demenzkranken alten Menschen zu gewinnen. Anfangs gehört schon eine gewisse Überwindung dazu, die Puppe zu bitten, auf die Mutter gut aufzupassen, oder umgekehrt der Mutter aufzutragen, sich um das Puppenkind liebevoll zu kümmern. Die fast immer eintretende beruhigende Wirkung hilft dabei, sich auf diese gewöhnungsbedürftige Kommunikationsform einzulassen und sich so die darin verborgene Entlastungsfunktion nutzbar zu machen (Wollschläger, 2006).
Zeman, freischaffende Therapiepuppenspielerin legte 2012 einen interessanten Erfahrungsbericht über psychodramatisches Puppenspiel für demenzkranke und pflegebedürftige alte Menschen vor. An Fallbeispielen schildert sie, wie sie das kindliche Wesen der Puppencharaktere einsetzt, um bei den betagten und zum Teil an Demenz leidenden Bewohnern Lebendigkeit, Kreativität und Spontaneität anzuregen. Die Puppen schlüpfen dabei als Medium in

verschiedene Rollen; sie sind Narr, Kind, intimer Freund, Übertragungsobjekt für Bewohner oder Sprachrohr für Mitarbeiter (Zeman, 2012).

Übergangsobjekte stärken - ähnlich wie lebendige Tiere (*Stationstier*) - Autonomie und Selbständigkeit, ermöglichen bindungsrelevante Vorgänge wie Versorgen und Bemuttern und fördern soziale Kommunikation auf einer Ebene, bei der Zurückweisung oder Unverständnis nicht zu befürchten sind. Gerade in Spätphasen einer Demenz kommt es häufig zu einem Wiederaufleben einer engen Beziehung zu Puppen und Spieltieren (Stuhlmann, 2004).

Die folgenden beiden Fallgeschichten zeigen die vielschichte Bedeutung von Übergangsobjekten. Frau H., 71 Jahre, fortgeschrittene Demenz und depressive Störung:

> *Nach der Aufnahme in eine gerontopsychiatrische Abteilung klagt Frau H. immer wieder "Meine Eltern sind tot" und klammert sich dabei an einen Teddybär, den sie mitgebracht hat. Sie schmiegt ihn an ihren Körper, küsst ihn und legt ihn in den ersten Tagen überhaupt nicht aus der Hand. Sie nennt ihn "Peter". Ihr Umgangston ist überwiegend liebevoll, gelegentlich allerdings beschimpft sie den Teddybär und ist wütend auf ihn. Nach Verbesserung ihres Gesundheitszustands kommt es zu einer zunehmenden Lockerung ihrer Beziehung zu dem Stofftier. Manchmal liegt es einfach achtlos herum (Stuhlmann, 2004, S. 96 f., verkürzt und leicht verändert).*

Frau K., 85 Jahre, Multi-Infarkt-Demenz mit depressiver Störung:

> *Bei Frau K. führte eine koronare Herzerkrankung mit abruptem Beginn und schrittweiser Verschlechterung zu immer häufiger auftretenden nächtlichen Verwirrtheitszuständen. Verlusterfahrungen haben ihren Zustand verschlimmert: Ihr Sohn brach, überfordert durch das Bindungsverhalten seiner Mutter, den Kontakt zu ihr völlig ab. Zudem starb der Hund einer Nachbarin, den sie täglich ausgeführt hatte. Bei der stationären Aufnahme hat sie einen Stoffhund bei sich, den sie wie ein Baby umhegt und "füttert" und bei dem sie angibt, es sei ihr Sohn. Nach etwa einem Monat ändert sich der Umgangston mit dem Stoffhund. Sie nennt ihn jetzt "Toni" und erklärt, es handle sich dabei um den Hund ihrer Nachbarin, den sie übernommen habe, weil diese ihn nicht weiter halten wollte. Sie behandelt das Stofftier wie einen lebendigen Hund. Nach Besserung ihres Krankheitsbildes werden die Fütterungsversuche immer seltener und sie trägt den Stoffhund auch nicht mehr ständig bei sich. Schließlich kommt sie zu der Einsicht, dass es sich bei "Toni" nur um ein Stofftier handelt, und sie ist sogar bereit, sich von ihm zu trennen (ibd, S. 97 f., gekürzt und leicht verändert).*

Übergangsobjekte gewinnen vor allem dann an Bedeutung, wenn die Person allein ist oder sich allein gelassen fühlt; sie wirken bei Einsamkeit, Angst und Unsicherheit beruhigend. Beide Patientinnen hatten vor ihrer stationären Aufnahme Erfahrungen von Verlust, Unsicherheit und Verlassenheit, die aktuell erlebt oder wiederbelebt wurden. Frau H. beklagte den Tod ihrer Eltern, Frau K. die schmerzhafte Zurückweisung durch ihren Sohn.

Beide Frauen beanspruchen das Übergangsobjekt als ihren persönlichen Besitz. Dies muss respektiert werden. Eine Wegnahme von emotional besetzter persönlicher Habe wird als Angriff auf die eigene Identität erlebt. Mithilfe der Übergangsobjekte gelingt es beiden Frauen, über eine – reversible – Regression mehr Bindungssicherheit zu erlangen. Sorgen und Versorgen stellen einen wichtigen Bindungsanteil dar. Allerdings ist das Übergangsobjekt nicht nur Kommunikationspartner und Vermittler von Nähe und Wärme, sondern auch Objekt von Ärger und Wut. Die Einbeziehung von Übergangsobjekten kann Altersdementen neue Erlebnis- und Ausdrucksmöglichkeiten eröffnen, den Grad der Wachheit erhöhen und ein höheres Maß an Ruhe und Ausgeglichenheit schaffen (Wollschläger, 2006). Daher hat die Arbeit mit Übergangsobjekten (z. B. Puppentherapie) auch in der Altenpflege Eingang gefunden (Stuhlmann, 2004).

In Institutionen, in denen chronische Unterversorgung in Bezug auf menschliche Zuwendung besteht, vermitteln sie Nähe und Wärme. Allerdings können Stofftiere und Puppen keinesfalls den Mangel an menschlicher Wärme und Zuwendung kompensieren. Sie dürfen daher auch nicht als Alibi bei Unterbesetzung einer Station missbraucht werden. Dennoch gilt, dass sie offensichtlich auch bei intellektuell stark beeinträchtigten Demenzkranken eine noch lange

Zeit erreichbare Ressource darstellen. Aus diesem Grund müssen Übergangsobjekte als Teil der aktuellen Lebenswelt des Erkrankten angesehen werden und Betroffene sollten autonom über sie verfügen können.

Auch Musik kann im stationären Kontext eine wertvolle Hilfe bei der Erhaltung der Lebensqualität sein. Selbst an fortgeschrittener Demenz leidende Menschen, die die Fähigkeit zur verbalen Kommunikation bereits verloren haben, können häufig Lieder teilweise oder ganz reproduzieren und beim Singen emotional reagieren. Musik scheint weitgehend resistent zu sein gegen das große Vergessen. Dies hängt damit zusammen, dass sie stark emotionsverhaftet ist. Bei Morbus Alzheimer betrifft die Degeneration des Gehirns zunächst nur die Areale, die für die kognitiven Prozesse zuständig sind. Viel später als die Stirn- und Schläfenlappen des Großhirns ist das für die Verarbeitung von Emotionen zuständige limbische System von den Abbauprozessen betroffen. Da diese Bereiche des Gehirns verhältnismäßig lange funktionstüchtig bleiben, können emotional getönte Gedächtnisinhalte noch lange Zeit abgerufen werden.

Die positiven Wirkungen werden darauf zurückgeführt, dass Musik einfacher strukturiert ist als verbale Sprache und dass sie emotionalisierend, erinnerungsauslösend, bewegungs-, interaktions- und gemeinschaftsfördernd ist. Musik besitzt eine wesentlich einfachere und klarere Struktur als Sprache, denn ein Musikstück hat einen deutlichen Anfang und einen eindeutigen Schluss sowie eine Melodie, die sich wiederholt. Sprache dagegen wirkt mit den vielen Wort- und Satzbildungsmöglichkeiten außerordentlich verwirrend auf einen demenziell erkrankten älteren Menschen. Wenn das geordnete Denken und die verbale Kommunikationsfähigkeit im Krankheitsverlauf immer mehr versiegen, besitzt der Betroffene keine adäquaten Ausdrucksmöglichkeiten mehr für seine Emotionen. Musik erreicht als vorreflexive Verständigungsebene eine Emotionalität ohne den Weg über das Denken. So können verschüttete Emotionen und nicht selten sogar verloren geglaubte Denk- und Sprechmöglichkeiten reaktiviert werden. Die erinnerungsauslösende Wirkung von Musik zeigt sich darin, dass die alten Menschen, wenn sie vertrauter Musik begegnen, anfangen, in Erinnerungen zu schwelgen und biographisch bedeutsame, meist sehr emotional geladene Ereignisse zu erzählen (Muthesius, 2002). Oft ist Musik verbunden mit stark emotionalisierten sozialen Situationen wie z. B. der ersten Liebe. Das Erlebnis verbindet sich auf Dauer mit der in dieser Situation gespielten Musik. So wird die Musik zum Erinnerungsträger an eine bestimmte Situation. Muthesius und Beyer-Kellermann (1999) fassen diese Wirkungen folgendermaßen zusammen:

> *Das Wiederfinden von - emotional bewegenden - Musikerinnerungen reaktiviert bildliche Assoziationen, verknüpft die Emotionalität mit dem Denken und löst Erzählungen - also das Wiederfinden sprachlicher Fähigkeiten - aus. Dies führt zur Stärkung des Identitätsgefühls und -bewusstseins." (S. 13)*

Musik löst eine innere Bewegung aus, sie stimuliert aber auch zu äußeren, meist tänzerischen Bewegungen, zum Wippen mit den Füßen oder zum Klatschen. Nicht zuletzt ist Musik interaktions- und kommunikationsfördernd. Unter dem Einfluss gemeinsamen Singens oder Musikhörens wird kommunikatives Verhalten angeregt und es werden Interaktionen möglich, zu denen Bewohner krankheitsbedingt unter anderen Umständen nicht mehr fähig sind (Muthesius, 1999).

Die beschriebene Wirkung gilt allerdings nicht für Musik generell, sondern lediglich für biographisch und individuell relevante Musik; nur sie entfaltet eine revitalisierende Wirkung. Biographisch relevant wird Musik durch die musikalische Sozialisation des Individuums mit Eltern, Peers, Schule und Medien als wichtigste Einflussfaktoren. In den Elternhäusern wurde früher bei zahlreichen unterschiedlichen Gelegenheiten gemeinsam gesungen, mit Gleichaltrigen geschah dies etwa im Bund Deutscher Mädchen, bei den Pfadfindern oder der Wandervogelbewegung, innerhalb des Musikunterrichts bildete das Singen von Liedern einen Schwerpunkt, Rundfunk und Tonfilm trugen wesentlich zur Verbreitung von Schlagern bei (Kiewitt, 2005).

Die emotionale Bewertung erlebter Musik führt zur Bildung musikalischer Präferenzen. Für die heutigen Altenheimbewohner können als biographisch relevant gelten Volkslieder und Schlager der Vorkriegszeit und Tanz-, Operetten- und Marschmusik des 19. und frühen 20. Jahrhunderts. Die Vorkriegs- und Kriegszeit ist der lebensgeschichtliche Raum, in dem heutige demenzkranke Senioren *ihre Realität* leben (Muthesius, 2002; Kiewitt, 2005).
Auch wenn alte Menschen die Musik aus der Zeit ihrer Adoleszenz bevorzugen, darf daraus nicht geschlossen werden, dass musikalische Vorlieben pauschal für ganze Alterskohorten angenommen werden dürfen. Musikpräferenzen sind auch abhängig von sozialer Schicht und Bildungsniveau. So bevorzugen alte Menschen mit hohem Bildungsgrad in der Regel klassische Musik und solche mit einem geringeren Bildungsniveau populäre Unterhaltungsmusik. Als weiterer differenzierender Faktor ist die unterschiedliche regionale Herkunft der Pflegebedürftigen zu nennen. So finden sich in vielen Pflegeeinrichtungen Bewohner, die ihre Kindheit und Jugend in Schlesien, Pommern, West- oder Ostpreußen verbracht haben und mit der Musikkultur dieser Regionen sozialisiert wurden. Nicht zuletzt ist zu bedenken, dass die musikalische Persönlichkeitsentwicklung nicht mit dem Ende der Jugendzeit abgeschlossen ist, sondern lebenslang weitergeht (Kiewitt, 2005).
Die wichtigsten lebensgeschichtlich orientierten musikalischen Handlungsformen sind das (gemeinsame) Singen, Tanzen und Musikhören. Diese Aktivitäten erfreuten sich zur Zeit der musikalischen Sozialisation der Betroffenen großer Beliebtheit. Für körperlich stark beeinträchtigte Bewohner wurde der Sitztanz entwickelt. Tanzen regt die Phantasie an, lässt Träume und das Gefühl ewiger Jugend aufkommen, dient der Aufrechterhaltung und Förderung alltäglicher Bewegungsformen und von Reaktions-, Konzentrations- und Koordinationsfähigkeit (Kiewitt, 2005).
Von zum Zweck der Unterhaltung und Entspannung eingesetzter Musik durch nicht fachlich geschulte Mitarbeiter zu unterscheiden ist die Musiktherapie, die sich als ganzheitlicher Ansatz versteht, der auf Körper, Psyche und soziales Milieu des Erkrankten zielt. Dabei versuchen ausgebildete Musiktherapeuten durch den zielgerichteten Einsatz von Musik oder musikalischen Elementen physische, psychische und emotionale Störungen positiv zu beeinflussen. Musiktherapeutische Arbeit mit Demenzkranken wird erst seit den 1990er-Jahren in Deutschland intensiver betrieben. Voraussetzung für die Auswahl des geeigneten therapeutischen Materials und für das Gelingen einer solchen Arbeit ist die Kenntnis der individuellen musikalischen Sozialisation und der individuellen musikalischen Präferenzen. Zwar entfaltet zweifellos die Musik der Kindheit und Jugend eine besondere Wirkung, dennoch sollten weitere individuelle Vorlieben eruiert werden; denn biographisch relevante Musik ist immer individuell. Daraus ergibt sich die Notwendigkeit, umfassende Informationen zur musikalischen Biographie des einzelnen Demenzkranken zu erheben. In der Arbeit mit im frühen oder mittleren Stadium befindlichen Alzheimerpatienten kann auch biographisch relevante Musik, die die alten Menschen in ihrem Erwachsenenleben kennengelernt haben, von Bedeutung sein (Kiewitt, 2005).
Zusammenfassend lässt sich sagen, dass Musik in der Begleitung Demenzkranker eine wertvolle Hilfe sein kann. Willig und Kammer (2012) bezeichnen die Musik als *Königsweg der Demenz* (S. 17). Ein erfahrener Geriater, der ihre Wirkung über Jahre verfolgt hat, kam bereits 1984 sogar zu dem Schluss, dass Musiktherapie möglicherweise die wichtigste Therapie überhaupt ist, weil sie bewirkt, dass der demenziell Erkrankte weiterleben will (Bright, 1984). Dies aber ist die Voraussetzung dafür, dass andere Behandlungsmöglichkeiten überhaupt erst sinnvoll sind. Zwar trifft dies nicht für alle Demenzkranken zu, dennoch könnten viele von ihnen von dem Einsatz von Musik profitieren. Musik darf daher nicht weiter in den Alten- und Pflegeheimen ein Schattendasein führen. Trotz chronischem Geld- und Personalmangel muss kreativ nach Möglichkeiten gesucht werden, um der Musik den gebührenden Stellenwert zu verschaffen.

5.3 Lebensgeschichtliche Brüche und Krisenerfahrungen

5.3.1 Migration

5.3.1.1 Ältere Migranten in Deutschland

Besonders komplex sind die Interdependenzen zwischen Lebensgeschichte und Demenz bei Personen mit Migrationshintergrund. 2005 zählten dem Mikrozensus zufolge in Deutschland 15,3 Mio. (2010: 15,7 Mio.[15]) Menschen und damit 18,6% der Gesamtbevölkerung zu diesem Personenkreis. 2010 lebten in Deutschland 1,47[16] Migranten, die das 65. Lebensjahr vollendet haben. Diese Zahl dürfte sich aufgrund der Altersstruktur in naher Zukunft deutlich erhöhen (Jonas, 2007; Kaiser, 2009, Läsker & Yortanli, 2012).
Idealtypisch lassen sich vor allem zwei Zuwanderungsströme unterscheiden. Die *Gastarbeiter* - insgesamt 9,5 Mio. Menschen (Schimany & Baykara-Krumme, 2011) - kamen zwischen 1955 (Beginn der *Anwerbeaktion*) und 1973 (Anwerbestop) aus den typischen Anwerbeländern des Mittelmeerraums. Angeworben wurden insbesondere für die Schwerindustrie und die industrielle Massenproduktion überwiegend gering qualifizierte, aus strukturschwachen, peripheren, ländlichen Regionen stammende, junge, männliche Personen. Durch das *Wirtschaftswunder* angelockt, planten die meist am Anfang ihres Erwerbslebens stehenden Migranten, ihren Lebensabend in der Heimat zu verbringen. Die Rückkehr, auf die die Migranten hofften und auf die die Deutschen bauten,wurde dann aber aus verschiedenen Gründen immer wieder hinausgeschoben. Die heutigen älteren Arbeitsmigranten leben daher schon lange in Deutschland (Jonas, 2007).
Die andere große Migrantengruppe setzt sich aus Spätaussiedlern und jüdischen Zuwanderern aus der ehemaligen Sowjetunion zusammen. Sie kamen vor allem seit 1980 in fortgeschrittenem Erwachsenenalter oder bereits im Rentenalter stehend nach Deutschland. Im Vergleich zu anderen Migrantengruppen sind sie privilegiert. Rechtlich den Einheimischen gleichgestellt, haben sie Anspruch auf materielle Hilfen und Unterstützungsleistungen (Sprachfördermaßnahmen, Beschulungskurse oder berufliche Eingliederungshilfen). Sprachbarrieren sowie kulturelle, mentale und soziale Unterschiede erschweren allerdings ihre Integration (Kaiser, 2009). Eine dritte, allerdings wesentlich kleinere Gruppe bilden Flüchtlinge und Asylsuchende, die nahezu alle prämigratorischen Stressbelastungen ausgesetzt sind.
Trotz gewisser Gemeinsamkeiten erweist sich die Bevölkerungsgruppe der älteren Migranten als außerordentlich heterogen. Die Unterschiede zwischen den inter- aber auch intraethnisch differierenden Subgruppen basieren auf migrations- und integrationsspezifischen Erfahrungen, differenten sozioökonomisch, kulturell oder religiös bedingten Problemlagen, Aufenthaltsdauer, Fähigkeit zu sprachlicher Kommunikation und Intensität der praktizierten Religiosität (Läsker & Yortanli, 2012) sowie der Dichte sozialer Netzwerke und dem Grad gesellschaftlicher Anbindung (Heinecker, Pohlmann, & Leopold, 2012).
Ein Migrationsprojekt stellt stets ein von Hoffnungen und Zweifeln, Belastungen und Unsicherheiten begleitetes Stresserleben dar, das allerdings individuell unterschiedlich bewertet und bewältigt wird. Nicht selten ist der von der Migration bestimmte Ausschnitt der Lebensgeschichte verbunden mit Erfahrungen von Fremd- und Anderssein, von kulturellen Ambivalenzen, biographischen und sozialen Brüchen und vom Erleben von Grenzerfahrungen, Ohnmacht oder auch Diskriminierung und manifestiert sich als innere und / oder äußere Krise (Ozankan, 2008; Läsker & Yortanli, 2012). Solche migrationsspezifischen Problemlagen können bis ins

15 vgl. Statistisches Bundesamt, Fachserie 1, Reihe 2.2, Migration in Deutschland 2010
16 vgl. Statistisches Bundesamt, a.a.O.

hohe Alter fortbestehen. Andererseits kann ein erfolgreich gemeistertes Migrationsprojekt sich aber auch außerordentlich positiv auf das Selbstbewusstsein und den Familienzusammenhalt auswirken (Kaiser, 2009) und zur Ausbildung vielfältiger Potenziale und Ressourcen führen, die das Altern in der Fremde wesentlich erleichtern (Fuchs & Flügge, 2001). In jedem Fall gilt: Da das Alter in einem Lebenskontinuum gesehen werden muss, beeinflusst die Migration als zentrale Lebenserfahrung in hohem Maß den Alternsprozess (Dietzel-Papakyriakou, 2005), wobei weniger die Migration als solche, sondern vielmehr die Auseinandersetzung mit den migrationsspezifischen Stresserfahrungen entscheidend ist.

Migranten sind häufig massiven, längere Zeit andauernden Stressbelastungen ausgesetzt, die auf sehr unterschiedliche, oft interagierende bzw. kumulierende Faktoren zurückzuführen sind. Insbesondere bei Flüchtlingen und Asylsuchenden ist der Gesundheitszustand bereits prämigratorisch beeinträchtigt. Unter den postmigratorischen Stressoren sind vor allem Kommunikationsschwierigkeiten, kaum planbare Zukunftsperspektiven, unzureichende Qualifizierung in Schule und Beruf, ungünstige Wohn- und Arbeitsbedingungen sowie - oft uneingestandene - Familienkonflikte zu nennen.

Migration ist aufgrund der damit einhergehenden abrupten kulturellen, sozialen und familiären Veränderungen in jedem Fall mit außergewöhnlichen und komplexen psychischen Belastungen verbunden (Piechotta & Matter, 2008). Chronische psychische Belastungen aber können, wie die neurobiologische Grundlagenforschung zeigt, zu zahlreichen Veränderungen im Gehirn führen. Auch kann als erwiesen gelten, dass belastungsinduzierte, emotionale Reaktionen Einfluss auf die Pathogenese psychischer Erkrankungen, z. B. von Depressionen, haben können (Fuchs & Flügge, 2001).

Mit dem Wegfall des durch die Berufstätigkeit hergestellten Kontakts zur Mehrheitsgesellschaft kommt es häufig zum Wiederaufleben der Ethnizität, zu einer Konzentration der Interaktion auf die eigene Familie und zum Rückzug in die eigene Ethnie. Damit sollen zum einen belastende Situationen in der Mehrheitsgesellschaft vermieden werden, zum anderen wird älteren Migranten in diesem vertrauten Kontext zumindest im Vergleich zur deutschen Gesellschaft oft noch ein hohes Maß an Achtung und Respekt entgegengebracht. Dies erleichtert ihnen ein Altern in Würde. Allerdings führt der geschilderte Prozess zu einer partiellen sozialen Isolation, da nun Integrationspfade in die Mehrheitsgesellschaft kaum mehr beschritten werden. Bei diesem Vorgang vermischen sich Aus- und Abgrenzungsphänomene. Der häufig thematisierte *ethnische Rückzug* ist nicht allein auf soziale Präferenzen der Migranten, sondern auch auf direkte oder indirekte soziale Exklusionsmechanismen der Aufnahmegesellschaft zurückzuführen (Dietzel-Papakyriakou, 2005). Bei der Integration von Migranten muss ein Mittelweg beschritten werden zwischen der Forderung nach einer vollständigen Assimilation an die Aufnahmegesellschaft und der Tolerierung eines pluralen Multikulturalismus.

Bei der lange Zeit in der Öffentlichkeit und auch in der Forschung dominierenden Vorstellung, dass Migranten überwiegend in traditionellen Großfamilien mit intaktem familiärem Gefüge leben, handelt es sich um eine pauschalisierende Fehleinschätzung. Auch in der Migrantenpopulation ist ein allgemeiner Trend zur Individualisierung, Kleinfamilie, Pluralisierung und damit zu intraethnischen Differenzierungsprozessen zu beobachten. So sind auch im Migrationskontext familiale und soziale Netzwerke nicht nur ein Hort emotionaler Geborgenheit, Vertrautheit und Sicherheit, der zudem zentrale instrumentelle und emotionale Unterstützungsfunktionen wahrnimmt und vor materieller und sozialer Isolation bewahren kann, und ein *Ort der Identitätswahrung* (Dietzel-Papakyriakou, 2005), sondern auch eine Quelle spezifischer psychosozialer Belastungen (Kaiser, 2009).

Der Kontext von Ethnizität und Alter ist geprägt durch differierende Altersbilder, Pflegeerwartungen und Pflegekulturen in der ersten und zweiten Heimat der Migranten. Erhebliche Dis-

krepanzen der Herkunfts- und der Aufnahmekultur bestehen hinsichtlich der älteren Personen zugestandenen Autorität, der Rollenverteilung, Geschlechterdifferenz und den Versorgungssystemen. Zu einer Belastung des intergenerativen Miteinander kommt es beispielsweise, wenn Gastarbeiter der ersten Generation noch an den traditionellen, zum Migrationszeitpunkt im Herkunftsland herrschenden Vorstellungen von Familie und den daraus resultierenden kulturadäquaten innerfamiliären Forderungen und Ansprüchen auf eine familiäre Versorgung festhalten und daher uneingeschränkt davon ausgehen, im Alter respektvoll und ausschließlich von Kindern, Schwiegerkindern oder Enkelkindern gepflegt zu werden, während die mit diesen Erwartungen konfrontierten Mitglieder der zweiten und dritten Generation sich an den im Migrationsland dominierenden Lebensentwürfen orientieren und eine spürbar andere Sichtweise vertreten (Piechotta & Matter, 2008; Läsker & Yortanli, 2012).
Akkulturationsprozesse und kultureller Wandel, die sich intergenerationell verständlicherweise in sehr unterschiedlicher Geschwindigkeit vollziehen, können zu Entfremdung und Entsolidarisierungseffekten in Migrantenfamilien führen. Im Ganzen gesehen sind jedoch Familienkohäsion und intergenerative Solidarpotenziale innerhalb der Migrantenpopulation vergleichsweise hoch und teilweise sogar höher als im Herkunftsland. Dies ist nicht zuletzt darauf zurückzuführen, dass Familismus, d. h. gemeinsames Wirtschaften und Zusammenhalten in der Familie, eine wesentliche Voraussetzung für das Gelingen eines Migrationsprojektes ist (Dietzel-Papakyriakou, 2005).
Die Integration von Migranten in das bestehende Gesundheits-, Altenhilfe- und Pflegesystem ist unverändert defizitär. Ältere Migranten in Deutschland stellen eine heterogene und infolge der Kumulation migrations- und altersspezifischer Problemkonstellationen hochvulnverable, mit nur schwer zu überwindenden sprachlichen und soziokulturellen Zugangsbarrieren konfrontierte und insgesamt wenig erforschte Zielgruppe innerhalb des deutschen Gesundheitswesens dar (Heinecker et al., 2012).
Das zurückhaltende, zu Unter- oder Fehlversorgung führende Nutzungs- und Inanspruchnahmeverhalten ist auf mangelnde Nutzungskompetenzen, soziale Scham, Schwellenangst bei Kontakten mit Institutionen und Behörden (Kaiser, 2009; Sürer & Danek, 2007) sowie Defizite bei Information und Bereitstellung kultursensibler Angebote (fehlendes muttersprachliches Informationsmaterial, Komm-Strukturen, Wohnortferne, mangelhafte Kooperation von Gerontologie und Migrationssozialarbeit) zurückzuführen (Läsker & Yortanli, 2012).

5.3.1.2 Ältere Migranten und Demenz - Datenlage und Versorgungssituation

Allein unter den in Deutschland lebenden Türken sind fast 169.000 über 65 Jahre alt (Statistisches Bundesamt, 2010). In Nordrhein-Westfalen erhöhte sich die Zahl der über 65-jährigen Migranten von 55.104 im Jahr 1993 auf 148.959 im Jahr 2007 (Ozankan, 2008; IKoM, 2004). Legt man diese Entwicklung zugrunde, dürfte es in den kommenden Jahren zu einem markanten Anstieg der Demenzerkrankungen bei Migranten kommen. Dies gilt insbesondere für Immigranten aus der Türkei und den Nachfolgestaaten der UDSSR; sie haben mittlerweile in großer Zahl ein Alter erreicht, in dem Demenz eine nennenswerte Prävalenz aufweisen dürfte. In Deutschland erhobene Prävalenz- und Inzidenzraten können nicht unmittelbar auf die entsprechenden Alterskohorten bei Migranten übertragen werden, da Lebens- und Arbeitsbedingungen, Essgewohnheiten, Gesundheitszustand und anderes sich zum Teil merklich unterscheiden (Ozankan, 2008; Kaiser, 2009).

Über die Anzahl und die besondere Situation demenziell erkrankter Migranten gibt es nach wie vor keine gesicherten Erkenntnisse. Noch immer existieren kaum Studien und daher auch keine validen Daten bezüglich der altersspezifischen Prävalenz und Inzidenz der Demenz in der Migrantenpopulation. Nach einer Hochrechnung des KDA benötigen bundesweit 120.000 demenzkranke Migranten Versorgung und Betreuung (Jonas, 2007). Vor dem Hintergrund, dass bei ihnen, bedingt durch die Migrations- und die Arbeitsbiographie, der Alterungsprozess einige Jahre früher einsetzt und sich damit die Wahrscheinlichkeit, an einer Demenz zu erkranken, in jüngere Altersjahrgänge vorschiebt, wurden in den letzten Jahren die Probleme demenzkranker Migranten vermehrt ins Bewusstsein von Wissenschaftlern und Verantwortlichen in Politik und Gesellschaft gerückt (Kaiser, 2009).

Noch immer fallen demenzkranke Migranten in noch höheren Prozentsätzen als Einheimische durch das Informations-, Vermittlungs- und Behandlungsraster des deutschen Gesundheits- und Versorgungssystems (Jonas, 2007). Die Gründe dafür sind multipel und komplex. Zu nennen sind vor allem das Fehlen zielgruppenspezifischer Informationen bezüglich der Krankheit und potenzieller Hilfs- und Therapieangebote, Sprachbarrieren und mentale Hürden bei Behördenkontakten, das Fehlen bedarfsgerechter Angebote im stationären, teilstationären und ambulanten Bereich sowie eines transparenten und vernetzten Angebotstableaus.

Spezifische Problemlagen bei Migranten resultieren in erheblichem Maß aus ausgeprägten Informationsdefiziten und Sprachbarrieren. Zudem ist Demenz weit stärker als bei der einheimischen Bevölkerung bei Migranten angst- und schambesetzt und mit vielfältigen Vorurteilen und Fehleinschätzungen behaftet (Piechotta & Matter, 2008).

Früherkennung und Diagnostik werden behindert durch teilweise magisch oder religiös eingefärbte Krankheitsvorstellungen und ein von sprachlichen und soziokulturellen Barrieren beeinträchtigtes Arzt-Patienten-Verhältnis. Die Sprachlastigkeit der standardisierten, an den Bildungsvoraussetzungen der deutschen Bevölkerung ausgerichteten Testverfahren führt vor dem Hintergrund der eingeschränkten Sprachfähigkeit, des geringen Alphabetisierungsgrades und des insgesamt niedrigen Bildungsniveaus der heute von Demenz betroffenen Alterskohorten nicht selten zum Verzicht auf solche Verfahren.

Aus der geringen Präsenz demenzkranker Migranten in Arztpraxen und Pflegeheimen kann auf eine drastische Unterversorgung geschlossen werden (Ozankan, 2008). Der geringe Stellenwert, der bisher dem Thema Demenz und Migration zugemessen wurde, ist auf unterschiedliche Gründe zurückzuführen. Zum einen ist die Zahl der Betroffenen bundesweit noch relativ gering und erreicht nur in bestimmten Regionen eine *kritische Masse*, zum anderen führt die verbreitete *Wagenburgmentalität* der Migranten dazu, dass Nöte und Sorgen nicht nach draußen dringen, und zum dritten ging das professionelle Versorgungssystem davon aus, dass pflegebedürftige Personen in familialen und häuslichen Pflegearrangements ausreichend versorgt werden. Eine besondere Problemgruppe bilden alleinstehende, verwitwete und / oder kinderlose Migranten ohne familiales Netz. So leben z. B. bei den über 60-jährigen Migranten ca. 15% der Türken und 27,7% der aus dem ehemaligen Jugoslawien Stammenden in Ein-Person-Haushalten (Jonas, 2007). Hinzu kommt, dass aus gesellschaftlichen Modernisierungsprozessen und ökonomischen Notwendigkeiten resultierende gestiegene Mobilitätsanforderungen die Rollenmuster und Familienstrukturen veränderten und dass dadurch die traditionelle familiale Pflege nicht im früher üblichen Umfang gewährleistet ist (Kaiser, 2009).

Mittlerweile existieren kultur- und sprachsensible Untersuchungsinstrumentarien. So wurden mit TRAKULA (Transkulturelles Assessment) und EASY 2010 psychometrische Verfahren zur Erfassung von Hirnleistungsstörungen bei nur über rudimentäre Deutschkenntnisse verfügenden Migranten entwickelt und erprobt. Alle Subtests sind sprachfrei gehalten. Um das Instruktionsverständnis zu gewährleisten, ist jedem Test eine Demonstration beigefügt. TRAKULA

setzt sich aus sieben nonverbalen Subtests zusammen, die sechs unterschiedliche Domänen erfassen (Tab. 10 *(vgl. S. 304)*). Ähnlich aufgebaut ist das 2010 erschienene, in zehn Minuten zu bewältigende kulturfaire Screeningverfahren EASY.
In jüngerer Zeit entstanden inselartig verstreut in Deutschland einige kultursensible Modellprojekte. Bereits 1997 wurde das multikulturelle Seniorenzentrum *Haus am Sandberg* in Duisburg eingeweiht. 2009 wurde im Senioren- und Pflegeheim *TABEA Leben bei Freunden* in Hamburg eine Wohngruppe ausschließlich für türkische Bewohner eingerichtet. Ebenfalls 2009 eröffnete die Arbeiterwohlfahrt in Hamburg die erste Beratungsstelle für demenzerkrankte türkische Migranten. Ein weiteres Beispiel für eine kulturelle Öffnung stationärer Altenhilfe ist das Pflegezentrum St. Marienhaus in Berlin, das zentral im Herzen des multikulturell geprägten Stadtteils Kreuzberg liegt, mit einer offenen Haltung anderen Kulturen gegenüber wirbt, in dem viele Mitarbeiter über Fremdsprachenkenntnisse verfügen und Informationsmaterial über das Haus und seine Angebote in unterschiedlichen Sprachen vorgehalten wird.
Die Marseille-Kliniken AG haben in Kooperation mit der Türkischen Gemeinde Berlin, der größten in Deutschland, im multiethnischen Stadtteil Kreuzberg 2007 das erste monokulturelle, rein türkische Altenpflegeheim eröffnet. Obwohl die Heimkosten in *Türk Huzur Evi* unter dem üblichen Niveau liegen und in Berlin rund 20.000 türkische Senioren leben, hält sich die Nachfrage in Grenzen. Offensichtlich braucht es Zeit, bis ein solches Angebot von einer Migrantengruppe, in der Altenpflege traditionell Familiensache ist, akzeptiert wird (Jenrich & Krüper, 2007; Hölzer et al., 2007; Läsker & Yortanli, 2012). Ob Migranten separiert oder integriert stationär versorgt werden sollten, ist ohnehin umstritten.
Eine Vorreiterrolle bei der ethnischen Segregation spielen die jüdischen Altenheime. Sie sind seit langem fester Bestandteil der deutschen Heimlandschaft. 1932 existierten in Deutschland nicht weniger als 58 dieser Einrichtungen mit einer Kapazität von 2489 Betten. Heute sind es immerhin schon wieder sechs Heime mit mehr als 500 pflegebedürftigen Bewohnern. Jüdische Altenheime waren von Anfang an Inseln jüdischen Lebens, die alten Juden ein Zuhause bieten. Dies findet z. B. seinen Niederschlag darin, dass in ihnen überdurchschnittlich viele Bewohner mit der Pflegestufe 0 zu finden sind, Senioren also, die offensichtlich in einer Art Flucht aus Einsamkeit und Isolation einen Schutz und Geborgenheit vermittelnden Raum suchen. Hier werden die großen jüdischen Feste gefeiert, wie sie die alten Menschen von ihrer Kindheit her kennen, hier werden Traditionen gepflegt, die die Erinnerung an die eigenen Wurzeln und an die *guten Tage* in ihrem Leben wachhalten, hier werden die Speisen nach religiösem Ritus zubereitet, hier wird Armen und Schwachen gemäß den Grundsätzen der jüdischen Sozialarbeit besondere - auch materielle - Unterstützung zuteil (Bloch & Weitzel-Polzer, 2001).
Die heutige Bewohnerschaft besteht aus mehreren unterschiedlichen Gruppen und ist - bezogen auf die Herkunftsländer - multikulturell. Sie setzt sich zusammen aus alten jüdischen Menschen, die in Deutschland geblieben waren und auf irgendeine Weise die Gräuel des Naziregimes überlebt haben, aus Emigranten, die in das Land, in dem sie geboren wurden und mit dessen Sprache und Kultur sie vertraut waren, zurückkehrten, und aus Mitgliedern des osteuropäischen und insbesondere des polnischen Judentums sowie sog. Kontingentflüchtlingen aus der Gemeinschaft Unabhängiger Staaten (GUS). Sie alle verbinden die gemeinsamen Wurzeln und die das menschliche Vorstellungsvermögen oft übersteigenden traumatischen Erlebnisse. Eine wichtige Klammer stellt auch das Jiddische dar, das in den Heimen überlebt hat und unverändert eine identitätsstiftende Wirkung entfaltet. Und noch etwas verbindet diese heterogene, vielsprachige Altenheimpopulation: Sie alle haben im Sturm des Nazi-Terrors einen starken Überlebenswillen und besondere Bewältigungs- und Anpassungsstrategien entwickelt, verfügen über eine erstaunliche psychische Kraft und wurden zu ausgeprägten

Persönlichkeiten. Viele von ihnen haben nur das Altenheim als Familie, da ihre Angehörigen ermordet wurden oder in großer Entfernung von ihnen leben.
Schon Fragen nach Erinnerungen an die Kindheit, an enge Verwandte, Vater oder Mutter können den Kern der Traumatisierung berühren. Die meisten Bewohner haben durch ihr Leben im Getto und durch drohende oder vollzogene Deportation ins Konzentrationslager traumatische Erfahrungen gemacht. Andere konnten sich verstecken oder kämpften als Partisanen im Widerstand. Sie alle waren über einen langen Zeitraum mit dem Tod konfrontiert, der überall lauerte, und sahen sich ohnmächtig willkürlichem Terror ausgeliefert (Friedman & Weitzel-Polzer, 2001).
Erinnerungen an traumatische Erlebnisse nehmen generell im Alter zu. Bei Demenzkranken kommt es besonders häufig zu Reaktivierungen von Traumata, da der kognitive Filter entfällt und die im Lebensverlauf aufgebauten Bewältigungsstrategien versagen. Daher werden die Betagten ungeschützt von ihren Erinnerungen heimgesucht, ihre Biographie erweist sich für sie als Ballast und stellt für Pflegende ein *heißes Eisen* dar, das nur mit äußerster Vorsicht gehandhabt werden darf (Friedman & Weitzel-Polzer, 2001). Bei jüdischen Altenheimbewohnern kommt als erschwerender Umstand noch hinzu, dass Deutschland ein besonderer Nährboden für die Reaktivierung von Traumata ist. So muss z. B. die Körperhygiene darauf abgestellt werden, dass nicht wenige Holocaust-Überlebende lebenslang Angst vor der Dusche haben, weil aus ihr das Gas kam (Weitzel-Polzer, 2002).
Der Anteil Demenzkranker an der Bewohnerschaft ist nicht bekannt, da hierzu keine wissenschaftlich fundierten Studien vorliegen. Belegt ist freilich nur, dass im Frankfurter Altenzentrum, dem größten jüdischen Alten- und Pflegeheim auf deutschem Boden, - wie in allen Heimen - die Zahl der demenziell Erkrankten stetig zunimmt. Allerdings werden hier Demenzen in höherem Maße als sonst von Depressionen und mnestischen Störungen überlagert, die auf die traumatischen Erfahrungen zurückzuführen sind (Weitzel-Polzer, 2002).
Abgeschlossen werden soll das Migrations-Kapitel mit einem Exkurs über Pflege-Emigration: Im weitesten Sinn gehört zum Themenkreis Demenz und Migration auch die Frage, ob nicht die traditionelle deutsche Altenpflege von bestimmten Praktiken und Umgangsweisen in anderen Kulturen etwas lernen kann. Fakt ist, dass es vor allem in Deutschland und der Schweiz Familien gibt, die ihre alt und dement gewordenen Angehörigen nach Thailand bringen, um sie dort pflegen zu lassen, und die dazu eine Entwurzelung und einen markanten Bruch in der Lebensgeschichte der Patienten in Kauf nehmen. Warum verstoßen diese Menschen so eklatant gegen ein wesentliches Grundprinzip der Betreuung Demenzkranker, einen alten Menschen, der sich schon in seiner vertrauten Umwelt nicht mehr zurechtfindet, nicht in eine absolut fremde Umgebung zu verpflanzen, die ihn völlig verwirren und hoffnungslos überfordern kann? Und auch noch in einen anderen Kulturkreis, in dem das Aussehen der Menschen, Sprache, Essen, Vegetation, Klima, schlichtweg alles ihm völlig fremd sein muss? Wird er sich jemals in all dem Exotischen, der seltsamen Musik, die in gar nichts an die ihm bekannte, lebensgeschichtlich relevante Volksmusik erinnert, den Mönchen mit ihren safrangelben Gewändern, den allgegenwärtigen Buddhastatuen zuhause fühlen?
Das vielleicht bekannteste Pilotprojekt ist das Alzheimerzentrum Baan Kamlangchay (*Betreuung des Herzens*) in Faham, einem Vorort von Thailands zweitgrößter Stadt Chiang Mai, im Norden des Landes. Seine Gründung ist zurückzuführen auf einen doppelten Schicksalsschlag im Leben des Schweizers Martin Woodtli *(vgl. S. 326)*. Als seine Mutter an Morbus Alzheimer erkrankte, nahm sich sein Vater, übermannt von Trauer, Hoffnunglosigkeit und Verzweiflung darüber, dem geistigen und körperlichen Verfall seiner Frau hilflos zusehen zu müssen, das Leben. Neun Monate lang pflegte der Sohn seine Mutter zuhause. Die Suche nach einem geeigneten Pflegeheim in der Schweiz endete mit der ernüchternden Feststellung, dass bei einer

minderguten Pflege in trister Atmosphäre binnen zwei Jahren die Ersparnisse seiner Eltern aufgebraucht gewesen wären und dass für ihn - wie für die meisten Betroffenen - eine gute Pflege zu teuer und eine bezahlbare Pflege nicht gut genug oder nur mit illegalen Mitteln zu bestreiten wäre (Stormer, 2011).
Da erinnerte sich Woodtli daran, dass er in den 1990er-Jahren vier lang Jahre für Ärzte ohne Grenzen in Thailand gearbeitet und dabei festgestellt hatte, dass Thais ganz anders als Mitteleuropäer mit alten Menschen umgehen, wertschätzender, sicher nicht so professionell, aber dafür menschlicher, dass das Nachlassen geistiger und körperlicher Fähigkeiten dort als normaler Alterungsprozess angesehen wird und dass es für die Jungen selbstverständlich ist, sich um die Alten zu kümmern. So fasste er den Entschluss, mit seiner 73-jährigen demenzkranken Mutter Margrit in einer Art Flucht vor dem mitteleuropäischen Pflegenotstand zu emigrieren und ihr im tropischen Urlaubsparadies Thailand eine Rundumpflege zu einem erschwinglichen Pflegesatz zu ermöglichen (Stormer, 2011).
2003 gründete er in einer ruhigen Wohngegend, frei von Trubel und Hektik, Smog und Lärm, unweit eines Krankenhauses, ein Heim, im dem in sechs Häuschen zehn Patienten wohnen, die rund um die Uhr von 30 Pflegern und Krankenschwestern betreut werden, wobei sich jeweils drei Betreuerinnen in drei Schichten um einen Kranken kümmern. Es ist ein familiäres Modell und das soll es auch bleiben. Sprachprobleme werden durch ein Mehr an menschlicher Zuwendung wettgemacht. Gestik, Mimik, Blickkontakt, Berührungen, Händchenhalten dienen als vorrangige Kommunikationsform. Tatsächlich scheint es auf diese Weise zu gelingen, *den Abstieg in das schwarze Loch, das Demenzkranke unaufhaltsam ansaugt, ein bisschen zu entschleunigen (Stormer, 2011).*
Die Betreuerinnen teilen für umgerechnet ca. 200 Euro im Monat ihr Leben mit einem Demenzkranken, führen ihn zur Toilette, wechseln Windeln, wischen Speichel ab, füttern ihn und schlafen auf einer Matratze neben seinem Bett, damit sie auch nachts präsent sind, ihren Schützling zur Toilette bringen oder mit ihm einen beruhigenden Spaziergang durch das Haus machen können. Hier bekommen Demenzkranke in der Tat alles, was in ihrer Heimat fehlt oder zu teuer ist. Die Rundumpflege kostet monatlich ca. 2000 Euro und damit nur etwa die Hälfte von dem, was in Deutschland dafür bezahlt werden müsste. Allerdings müssen die Kosten weitestgehend durch die Angehörigen aufgebracht werden (Stormer, 2011).
Vor dem Hintergrund dessen, dass Konsens darüber besteht, Demenzkranke möglichst in ihrer vertrauten Umgebung zu belassen und bei einer stationären Versorgung die Umwelt an die Prägephasen der Erkrankten anzupassen, ist nachvollziehbar, dass Freunde und Ärzte versuchten, Woodtli von seinem abenteuerlich anmutenden Vorhaben abzubringen. Doch das Projekt scheint zu gelingen. Das Problem einer in jeder Hinsicht fremden Umgebung wird offenbar mehr als aufgewogen durch die intensive, durch kein Zeitkorsett eingeengte, liebevolle Betreuung.
Woodtlis Mutter ging schon bald nach ihrer Ankunft durch das thailändische Dorf wie durch ihren schweizerischen Heimatort. Sie schien sich tatsächlich zu Hause zu fühlen, besuchte den Tempel, als ginge sie in die Kirche, kaufte auf dem Markt Papayas und Mangos wie in in der Schweiz Äpfel und Birnen. *In einem Schweizer Heim hätte man meine Mutter medikamentös ruhigstellen oder sogar fixieren müssen*, sagt Woodtli. In Thailand dagegen führte Margrit ein aktives Leben und *jeden Tag erlebte sie Abenteuer. Einziger Unterschied zu den Touristen: Sie vergaß alles gleich wieder (Leyssner & Holch, 2011).*
Ein anderer Bewohner *stiehlt* eine Orange von einem Marktstand und bemüht sich minutenlang, sie in seiner Kleidung zu verstauen. Die Betreuerin und der Standbesitzer lassen ihn gewähren. Man kennt sich. *Unsere Gäste gehören selbstverständlich zur Gemeinschaft dazu, mit all ihren Mucken.* In der Schweiz sei das anders gewesen. *Wenn meine Mutter z. B. im Re-*

staurant die Gläser hin- und herschob oder ein Stück von ihrer Serviette abbiss, schauten die anderen Gäste extra weg. In Thailand lachen die Leute dann einfach. Hier haben alte Menschen das Recht, mal so zu sein, sagt Woodtli (Leyssner & Holch, 2011).

Eine 75-jährige Bewohnerin kann problemlos die Zahl ihrer Kinder nennen, antwortet aber auf die Frage, ob es ihr in Thailand gefalle, erstaunt: *Thailand? Da war ich noch nie.* Ähnliches hat auch Woodtli erlebt. *Meine Mutter hat bei Spaziergängen oft auf ein Haus gezeigt und erzählt, dass sie dort zur Schule gegangen sei. Sie hat diesen Ort hier ganz offensichtlich als ihren Heimatort angesehen, als Münsingen im Kanton Bern.* Dieses Verhalten ist auch erklärbar, denn Demenzkranke pflegen aktuelle Eindrücke und Kindheitserinnerungen zu *konfabulieren*, so miteinander zu verknüpfen, bis daraus eine stimmige Geschichte entsteht. In fortgeschrittenen Krankheitsstadien spielen Orte keine wesentliche Rolle mehr und sind Fremdheitsgefühle weniger stark ausgeprägt (Leyssner & Holch, 2011).

Im finalen Stadium erkannte Margrit nicht einmal ihren eigenen Sohn mehr. Doch dies wäre auch in der Schweiz geschehen. Daher hat es Martin Woodtli nicht bereut, seine Mutter, die 2006 gestorben ist, nach Thailand geholt zu haben.

Genauso sieht dies Hilde Schlaupitz. Ihr Mann Manfred, ehemaliger Daimler-Ingenieur, seit etwa zehn Jahren demenzkrank, ist jetzt 72 Jahre alt. *Seine Persönlichkeit hat sich verändert. Er war immer zurückhaltend, und auf einmal sagte er zu einer Freundin von mir: "Du hast einen dicken Hintern", berichtet seine Frau.* Als er in Norwegen, der Heimat von Hilde Schlaupitz, in ein Pflegeheim kam, sei er dort absolut mangelhaft betreut und versorgt worden. *Das Tablett mit dem Essen wurde einfach vor Manfred hingestellt. Nach 10 Minuten kam die Schwester wieder, und wenn er nicht gegessen hatte, sagte sie: "Schluss. Sie haben wohl keinen Hunger."* In Thailand dagegen ließen ihm seine Betreuerinnen dafür alle Zeit der Welt (Leyssner & Holch, 2011).

Von ihren Verwandten wird Hilde vorgeworfen, sie habe ihren Mann abgeschoben. *Dabei ist Manfred hier so entspannt wie noch nie seit Beginn seiner Krankheit.* In Norwegen sei er, offenbar medikamentenbedingt, schon beim Aufstehen steif und apathisch gewesen, hier gehe er spazieren, und zwar gern. *Wenn ich sehe, wie liebevoll er betreut wird, bin ich hundertprozent sicher, dass der Aufenthalt hier das Beste ist, was ihm passieren konnte. - Wäre Manfred in Norwegen geblieben, würde er nicht mehr leben, sagt Hilde Schlaupitz* mit Überzeugung. Dreimal im Jahr fliegt sie nach Thailand und verbringt ein paar Wochen zusammen mit ihrem Mann. Ansonsten lebt sie in Norwegen (Leyssner & Holch, 2011).

Ähnliche Erfahrungen hat Lorna Schmied* bei der Betreuung ihres 84-jährigen Ehemannes Johann gemacht. Im Schweizer Pflegeheim saß er *immer nur am Tisch, den Blick nach unten, manchmal hat er mit den Händen die Fenster abgetastet, so als suche er einen Weg raus.* Abends musste er früh zu Bett gehen, *und wenn eine Schlaftablette nicht gereicht hat, bekam er noch eine*, sagt Lorna. Wenn sie einmal im Jahr für drei Monate in Thailand ist, gehen die beiden selten vor 22 Uhr schlafen, nicht ohne zuvor noch ein wenig getanzt zu haben, natürlich zu Schweizer Volksmusik (Leyssner & Holch, 2011).

Ebenfalls für drei Monate im Jahr besucht Liselotte Mahler ihren 85-jährigen Mann, mit dem sie 56 Jahre verheiratet ist und der an einer mittelschweren semantischen Demenz und Parkinson leidet. Die Sprache hat er schon vor Jahren verloren, von seiner Umgebung nimmt er nichts mehr wahr. Wenn sie wieder zu Hause ist, quälen sie Gewissensbisse und sie fragt sich, ob es nicht doch in ihrer Heimat ein Pflegeheim mit einer guten, für sie bezahlbaren Pflege gegeben hätte. In ihrem Heimatdorf sieht sie sich den vorwurfsvollen Blicken und dem lästernden Getuschel der Leute ausgesetzt, die ihr unterstellen, sie habe ihren Mann abgeschoben, um Ruhe zu haben und wieder frei zu sein. Und bei alledem weiß die 82-jährige Seniorin selbst nicht, wie lange sie das Pendeln zwischen den Kontinenten noch durchhalten kann, zumal sie

inzwischen auf Gehstöcke angewiesen ist und beim letzten Besuch an Dengue-Fieber erkrankte (Stormer, 2011).
Sie alle müssen einen hohen Preis bezahlen: Sie leben auf zwei Kontinenten. Zuhause konnten sie den Erkrankten jeden Tag besuchen, - doch für den Betroffenen war es kein Leben. Hier sind sie weit weg, zu weit, um bei ihm sein zu können, wenn sich sein Zustand plötzlich verschlechtert. *Ich habe immer Angst, nicht da zu sein, wenn Johann stirbt. . . . Es ist schwer für mich, dass er so weit weg ist. Aber es geht ihm hier besser,* sagt Frau Schmied und ist sich der Zustimmung der anderen sicher (Leyssner & Holch, 2011). Das angesichts der herrschenden Vorstellungen einer bedürfnisgerechten, stationären Versorgung demenzkranker alter Menschen geradezu bizarr wirkende Phänomen einer Pflege-Emigration muss als ernste Anfrage an die Verantwortlichen des deutschen Gesundheitswesens verstanden werden.

5.3.2 Trauma und Lebenskrisen

Im Kontext von Lebensgeschichte und Demenz soll nun noch der Frage nach möglichen Interdependenzen zwischen Traumatisierung und Demenz nachgegangen werden. Dazu sollen zunächst traumatische Ereignisse und ihre Folgen näher beleuchtet werden.
Traumatische Lebensereignisse gehören zu den dunklen Seiten einer Lebensgeschichte. Als traumatisch werden unkontrollierbare, besonders belastende Ereignisse eingestuft. Hierzu zählt z. B., Opfer oder Zeuge eines Geschehens zu werden, bei dem extreme Gewalt ausgeübt wird und das eine Bedrohung für Leib und Leben darstellt. Hirnforschung und Neurobiologie konnten nachweisen, dass es bei einem traumatischen Erleben durch die Ausschüttung bestimmter Hormone (u. a. Adrenalin und Cortisol) zu einer vorübergehenden Schmerz- und Gefühlsunempfindlichkeit und zu einer Dissoziation im Sinne einer Entkoppelung der beiden Hemisphären im Gehirn kommt. Dadurch wird die reguläre Verarbeitung des Geschehens unterbrochen, die Interpretation der belastenden Emotionen unterbleibt, die Erinnerung bleibt unbearbeitet gespeichert. Somit kann ein Trauma, in dessen Zentrum stets *das Unfassbare, das namenlose Grauen* steht (Merkwitz, 2011, S. 34), auch als eine *unvollständige Antwort* auf ein unbewältigtes, lebensbedrohliches Ereignis angesehen werden (Kumrow, 2009). Zugleich hinterlassen Ereignisse, die Menschen bis in ihre Grundfesten erschüttert haben (Kriegstraumata, unglückliche Ehen, Verluste von Angehörigen), tiefe Spuren im Gedächtnis und lassen besonders tief und nachhaltig wirkende neurale Verknüpfungen entstehen (Baer, 2007).
Solche existenziellen Herausforderungen lösen oft eine psychische Krise aus. Kann die aus der Balance geratene Person-Umwelt-Passung nicht wiederhergestellt und der dadurch induzierte negative Affekt nicht reguliert werden, beginnt ein circulus vitiosus aus schwindendem Handlungs- und Problemlösungspotenzial, verbunden mit einer emotionalen Destabilisierung. Damit wächst auch die Gefahr des Abgleitens in maladaptive Formen der Lebensbewältigung (z. B. Alkohol- oder Medikamentenabusus) und in depressiven Rückzug, gepaart mit Hoffnungslosigkeit und erhöhter Suizidneigung.
Traumatische Lebensereignisse liegen weit außerhalb des Erwartungs- und Erfahrungshorizonts, sind außerordentlich belastend und verursachen einen tiefen Einschnitt in der Lebensgeschichte des Menschen. Beispiele sind außer dem bereits genannten Tod geliebter Menschen der Verlust der Heimat sowie emotional bedeutsamer Objekte und wertvoller Ressourcen (z. B. Hörvermögen, Gesundheit), aber auch Erfahrungen, die soziales Ansehen und Selbstwertgefühl gravierend beeinträchtigen, Grundüberzeugungen erschüttern und elementare Bedürfnisse (z. B. körperliche Unversehrtheit) bedrohen. Bei einer Demenzerkrankung ist das im

Lebensverlauf aufgebaute Passungsgefüge zwischen der Person und ihrer Umwelt nachhaltig und dauerhaft gestört (Filipp & Aymanns, 2010).
Vielfach sind individuelle Lebensverläufe verschränkt mit kollektiven Ereignissen, die große Teile der Bevölkerung betreffen und eine ganze Kohorte zu einer Schicksalsgemeinschaft mit ähnlichem Lebensgefühl machen. Kollektive Ereignisse erscheinen in höchst unterschiedlichem Gewand. Sie kommen daher als gesellschaftliche oder soziale Umbrüche, Naturkatastrophen, Kriege, Vertreibung, Folter, Vergewaltigung, Hunger. Weit verbreitet in der heutigen Altenheimpopulation sind kriegsbedingte Traumata (Erfahrungen bei Kampfhandlungen, Vertreibung aus der Heimat, Verlust von Hab und Gut infolge von Bombardierungen).
Obwohl unstrittig ist, dass zahlreiche ältere und hochaltrige Deutsche während des Zweiten Weltkriegs und der direkten Nachkriegszeit der Gefahr einer kollektiven, generationstypischen Traumatisierung ausgesetzt waren, wurde lange Zeit der historisch-biographischen Perspektive und den Spezifika der posttraumatischen, psychopathologischen Einschränkungen (Glaesmer & Brähler, 2011) bei dieser Personengruppe zu wenig Aufmerksamkeit geschenkt. Die Forschung konzentrierte sich - verständlicherweise - zunächst und auf längere Zeit vorwiegend auf die Situation der Holocaustüberlebenden. Über die kriegsbedingten Belastungen der deutschen Bevölkerung wurde ein Mantel kollektiven Schweigens ausgebreitet, ausgelöst durch die Scheu, sich mit der Kriegsschuld auseinanderzusetzen, und gefördert durch Verdrängungs- und Bagatellisierungsprozesse seitens der unmittelbar Betroffenen (Glaesmer & Brähler, 2011).
Aus diesem Grund gab es in Deutschland lange Zeit keine Forschung über die seelischen Belastungen der Kriegsteilnehmer. Auch existierte die Kategorie *Kriegskinder* als Generationsbezeichnung nicht, bevor Radebold und andere 2005 den ersten Kriegskinderkongress in Frankfurt organisierten, der auf ein überwältigendes Echo stieß und auf dem deutlich wurde, dass man sich der Problematik durchaus annehmen kann, ohne das Leid der Holocaustopfer zu relativieren (Bode, 2014).
In Studien konnte nachgewiesen werden, dass Kriegskinder deutlich häufiger Traumatisierungen erlebt haben als andere Bevölkerungsgruppen. Zudem zeigt eine an schweizer Senioren durchgeführte Studie, dass in diesem vom Weltkrieg nicht unmittelbar betroffenen Land Mitglieder der gleichen Altersgruppe deutlich weniger belastet waren. Aus der internationalen Forschung sind Hinweise bekannt, dass der Zeitpunkt der Traumatisierung von erheblicher Bedeutung ist. Die meisten Angehörigen der Kriegsgeneration sahen sich in Kindheit und Jugend, in einer Lebensphase also, in der die Vulnerabilität noch relativ hoch ist und die Bewältigungsstrategien noch nicht voll entwickelt sind (Glaesmer & Brähler, 2011), mit traumatischen Geschehnissen konfrontiert. Dies erklärt, warum kriegsbezogene traumatische Erfahrungen innerhalb der Seniorenschaft in höheren Altersgruppen stärker vertreten sind als in jungen.
Neben den epochalnormierten, d. h. raumzeitlich datierbaren, Ereignissen gibt es non-normative, die nur einzelnen Individuen widerfahren, deren Eintrittswahrscheinlichkeit gering ist (z. B. Opfer einer Gewalttat zu werden), die aber gerade deshalb eine abrupte, unvorhergesehene und nicht kontrollierbare Zäsur in der Lebensgeschichte darstellen. Hierzu zählen auch traumatische Ereignisse, die mit einer existenziellen Bedrohung verbunden sind. Eine besondere Kategorie non-normativer Ereignisse bilden solche, die außerhalb des normalen Zeitfensters eintreten und nur wenige altersgleiche Personen betreffen (off-time-Ereignisse). Als Beispiele können frühzeitige Invalidität oder eine lange vor dem Senium einsetzende Demenz genannt werden (Filipp & Aymanns, 2010).
In der klinischen Psychologie geht man davon aus, dass manche Störungsbilder induziert werden durch ein nicht angemessen verarbeitetes traumatisches Ereignis. Die bekanntesten Beispiele hierfür sind die Posttraumatische Belastungsstörung (PTBS) und die Depression. Unmittelbar nach dem Ereignis entwickelt sich eine Akute Belastungsreaktion. Bilden sich die

psychischen und physiologischen Symptome (deutliche Einschränkung des Verarbeitungsvermögens und der Umgebungswahrnehmung, dissoziative Amnesie) nicht innerhalb von zwei Tagen zurück, spricht man von einer Akuten Belastungsstörung.
Bei einer Minderheit von Traumatisierten verlieren sich die Symptome auch zwei bis drei Monate nach der Traumaerfahrung nicht und es entwickelt sich eine PTBS. Prädiktiv dafür ist neben der Akuten Belastungsstörung ein peritraumatisches Erleben, das verbunden ist mit Todesangst und bei dem der Betroffene sich völlig ausgeliefert fühlt und jegliche Kontrolle über das Geschehen verloren hat. Ob es tatsächlich zu einer PTBS kommt, ist vor allem abhängig von dem Maß, in dem das traumatische Geschehen die Persönlichkeit verletzt hat und ob und wie gut das Geschehen verarbeitet werden konnte (Kluwe-Schleberger, 2007).
Dominante Symptombereiche bei der PTBS sind Intrusion, Vermeidung und Übererregung. Unter Intrusion versteht man die Eindrängung, d.h. das unwillentliche und unentrinnbare Wiederaufleben des traumatischen Geschehens. Dabei kommt es zu Nachhallerinnerungen, sog. flashbacks, bei denen die Person das zurückliegende Geschehen in allen Facetten als in der Gegenwart ablaufend erneut durchlebt. Intrusive Symptome sind zurückzuführen auf die hohe Löschungsresistenz traumatischer Erinnerungen. Verantwortlich für die Entwicklung eines Traumagedächtnisses sind Prozesse, die während des traumatischen Geschehens im zentralen Nervensystem ablaufen. Hier kommt es zu einer starken Reaktion der das Gefahrenpotenzial äußerer Reize abschätzenden Amygdala und dadurch zu einem tiefen *Eingraben* der mit dem Geschehen verbundenen Sinnesreize, woraus sich eine gesteigerte Sensibilität für mit dem traumatischen Ereignis assoziierte Geräusche und Gerüche ergibt (Filipp & Aymanns, 2010).
Neben der Intrusion ist bei traumatisierten Personen ein starkes Vermeidungsverhalten zu beobachten. Mit dem Trauma verbundene Orte, Menschen und Gegenstände werden gemieden, daran erinnernde Gedanken und Gefühle unterdrückt. Nicht selten wirken Betroffene als emotional abgestumpft und werden von ihrer Umwelt als gleichgültig und teilnahmslos beschrieben (Fooken, 2007). Eine dritte Symptomgruppe bildet die vegetative Übererregung, die sich in Schlaf- und Konzentrationsstörungen, erhöhter Reizbarkeit und unangemessenen Schreckreaktionen äußert.
In Abhängigkeit von der Art und der Schwere des traumatischen Erlebens und der Disposition der Betroffenen dominieren bei der PTBS unterschiedliche Symptome. Bei den einen Traumatisierten überwiegt ein apathisch-depressiver Zustand infolge überstarken Vermeidungsverhaltens, bei anderen kommt es zu häufig auftretenden agitierten Erregungszuständen und bei einer dritten Gruppe stellen sich gar andauernde Persönlichkeitsveränderungen ein, die sich nicht selten in einer misstrauischen oder feindseligen Haltung der Umwelt gegenüber äußern. Solche Persönlichkeitsveränderungen werden besonders häufig beobachtet nach länger währender Geiselhaft, Folter oder Gefangenschaft (Filipp & Aymanns, 2010).
Die Eintrittswahrscheinlichkeit einer PTBS ist auch kohorten-, geschlechts- und professionsabhängig. Die heute Hochaltrigen sind infolge kriegsbedingter Traumata stärker betroffen als Jüngere, Frauen mehr als Männer, Risikopopulationen wie Feuerwehrleute, Polizisten und Soldaten mehr als andere Berufsgruppen. Eine weitere Einflussgröße stellt der Ereignistyp dar. Durch Menschen verursachte Ereignisse wie Vergewaltigung, Missbrauch in der Kindheit oder Erfahrungen im Konzentrationslager bergen ein höheres Risiko in sich als andere belastende Ereignisse (Fooken, 2007). Die bei der heutigen Kohorte von Demenzkranken gelegentlich zu beobachtende PTBS ist zumeist auf Kriegstraumata zurückzuführen. Bei gesunder Kognition unterdrückt und durch die demenzbedingte Vulnerabilität befördert, generiert sie Albträume, Flashbacks, Angstzustände und daraus resultierende Verhaltensstörungen (Kratz, 2012).
Es kann als gesichert gelten, dass stark belastende und vor allem traumatische Lebensereignisse und irreversible Verluste ein erhöhtes Risiko für die Entwicklung einer körperlichen oder

psychischen Erkrankung darstellen. Traumatische Lebensereignisse und chronische Belastungen können neben anderen Faktoren eine depressive Störung (Major Depression) triggern. Insbesondere unkontrollierbare Verlustereignisse und/oder Ereignisse, die Beziehungen zu nahestehenden Personen tangieren, sowie persönliche Zurückweisung und Abwertung durch andere Personen scheinen eine depressogene Wirkung zu entfalten. Dies gilt auch für chronische Belastungen, die unkontrollierbar erscheinen und sich zu verschlimmern drohen (z.B. Pflege eines demenzkranken Angehörigen). Die Vulnerabilität wird erhöht, wenn Verlusterfahrungen eingebettet sind in weitere Belastungsfaktoren, z.B. Arbeitslosigkeit, soziale Isolation, finanzielle Probleme, familiäre Konflikte oder frühe Verluste (Filipp & Aymanns, 2010).

Es gibt vielfältige Wege, auf denen Betroffene versuchen, traumatische Lebensereignisse, die eine emotionale Überflutung auslösen, im Kopf ein Chaos erzeugen, viele der Betroffenen hilflos und überwältigt zurücklassen und zu der Einstellung führen können, *alles habe keinen Zweck mehr*, zu bewältigen und allmählich in eine erträgliche subjektive Realität zu transformieren. Sie reichen von der Verdrängung oder gar Verleugung der Realität, hektischem Aktionismus, unterschiedlichsten Vergleichsoperationen, die das eigene Los in einem milderen Licht und damit erträglicher erscheinen lassen, über Resignation und lähmende Erstarrung bis hin zum Forschen nach Ursachen und Gründen, die das scheinbar Unbegreifliche begreiflich machen könnten, und zur Suche nach Trost im Gebet und Halt im Glauben. Diese facettenreiche Befundlage aus unterschiedlichen Bewältigungsmodi zeigt, dass Bewältigung vorwiegend ein mentales Geschehen ist, bei dem allerdings auch die sozial-interaktive Einbettung von Bedeutung ist. Sozial gut eingebunden zu sein, ist eine der wichtigsten Ressourcen in der Auseinandersetzung mit traumatischen Lebensereignissen.

Geht man der Frage nach, warum manche Menschen traumatische Erlebnisse weitgehend unbeschadet überstehen, während andere bereits durch weniger gravierende Erfahrungen aus der Bahn geworfen werden, stößt man auf zahlreiche die Folgen eines traumatischen Lebensereignisses moderierende Faktoren. Der Lebensereignisforschung ist es zu verdanken, dass heute auch die einem traumatischen Ereignis vorauslaufende individuelle Lebensgeschichte beleuchtet wird. Die Entwicklung von Widerstandsfähigkeit oder Vulnerabilität muss verständlicherweise lebensgeschichtlich rekonstruiert werden. So können einerseits ungünstige Dispositionsmerkmale wie negative Affektivität, Pessimismus oder ein durch traumatische Kindheitserlebnisse beeinträchtigtes Selbstwertgefühl kumulative Schädigungen in Gang setzen und eine spezifische Verletzlichkeit generieren, während andererseits unterschiedlichste Ressourcen wie Religiosität, Optimismus, positive Affektivität, Selbstwertgefühl, körperliche Fitness oder hoher sozioökonomischer Status einen effektiven Schutzschild und ein komfortables Polster im Hinblick auf die Bewältigung traumatischer Lebensereignisse bilden können. Widerstandskraft oder Verwundbarkeit werden letztlich immer bestimmt durch einen Mix aus vielfältigen Schutz- und Risikofaktoren und das jeweilige Zusammenspiel dieser Moderatoren (Filipp & Aymanns, 2010).

Zuweilen reichen personale und soziale Ressourcen nicht aus, um den plötzlichen Zusammenbruch eines Lebensentwurfs und die dadurch ausgelösten Gefühle der Hoffnungslosigkeit und Ausweglosigkeit zu bewältigen. In dieser Situation kann der Blick von außen in Form einer zeitlich begrenzten professionellen Begleitung hilfreich sein.

Aus der Tatsache, dass bedeutsame und vor allem einschneidende Ereignisse sich in das autobiographische Gedächtnis eingebrannt haben, ergeben sich vielfältige Anknüpfungspunkte an die Lebensereignisforschung. Im Rückblick auf ihr Leben begeben sich Menschen auf mentale Zeitreisen zu den unterschiedlichsten, für sie bedeutsamen Episoden, Orten und Begegnungen. Diese im autobiographischen Gedächtnis gespeicherten, mit intensiven positiven oder negativen Empfindungen verknüpften Erinnerungen sind für jeden Einzelnen angesichts der

lebensgeschichtlichen Veränderungen von erheblicher Bedeutung für die Erhaltung von Kontinuität und Kohärenz seines Selbst und bestätigen ihm, im Wandel der Zeiten doch irgendwie der *Alte* geblieben zu sein (Filipp & Aymanns, 2010).
Sehr viele vor 1945 geborene Deutsche haben, und zwar unabhängig davon, ob sie Täter, Mitläufer, NS-Gegner, Kinder, Jugendliche oder junge Erwachsene waren, während des Zweiten Weltkriegs schreckliche Dinge erlebt: Bombennächte in Bunkern oder Kellern, Vertreibung, Vergewaltigung, Kampfhandlungen. Radebold (2013) unterscheidet zwischen den 1927/28 Geborenen, die bei Kriegsende 17 oder 18 Jahre alt waren (junge Soldaten, Flakhelfer, Industriearbeiterinnen, Landmädchen) und heute 85 oder 86 Jahre alt sind, und den zwischen 1929 und 1947 Geborenen, den eigentlichen *Kriegskindern*. Die Mehrzahl der zur ersten Gruppe Gehörenden lebt heute, oft demenzkrank, in Heimen. Sie sind es, die Thimm bei einer Lesung ihres Buches *Vatertage* zu der Äußerung veranlassten: *Der zweite Weltkrieg tobt derzeit in deutschen Altenheimen. (Radebold, 2013, S. 18).*
In der Kriegsgeneration herrschte das große Schweigen. Über Kriegserinnerungen, die die meisten mit sich herumtrugen, wurde nicht geredet. Weder die aus dem Krieg zurückkehrenden Männer noch ihre Frauen haben gefragt: *Was hast du erlebt?*. Auch nach dem Erleben der Kinder wurde nicht gefragt. Dieses Schweigen belastet nicht nur die Partnerschaft, sondern auch die intergenerationellen Beziehungen *(vgl. S. 125)*. Die *Kriegskinder* und die, die sich heute bewusst *Kriegsenkel* nennen, wuchsen in höchst unterschiedlichen Welten auf. Erst in jüngerer Zeit setzt sich die Erkenntnis durch, dass auch nachfolgende Generationen unterbewusst unter den traumatischen Erlebnissen ihrer schweigsamen Eltern und Großeltern leiden. Kriegskinder verstehen nicht, wenn ihnen gesagt wird: *Materiell habt ihr uns gut versorgt, an Wärme und Emotionalität aber hat es gefehlt. Die Kontakte mit euch waren zu oberflächlich. Für unser Erleben in Familie, Beruf und Freizeit habt ihr euch kaum interessiert.* Die meisten *Kriegskinder* gehen von der Überzeugung aus, dass sie gute Eltern waren, immerhin hatten sie ja doch für das Notwendigste gesorgt. Hilfreich sein kann es in dieser weitverbreiteten innerfamiliären Problematik, wenn *Kriegsenkeln* bewusst wird, dass Traumatisierte in ihren Gefühlen und in ihrem Zugang zur Welt reduziert sind und dass sie selbst daher vergeblich auf tiefere Beziehungen zu ihnen hoffen (Bode, 2013).
Wenn Angehörige der Kriegsgeneration doch einmal reden, erzählen sie mehrheitlich von abenteuerlich klingenden, eher positiv besetzten Erlebnissen oder sie verharmlosen und bagatellisieren das Erlebte (*Das haben doch alle erlebt. - Es war nicht so schlimm. Es hat uns nicht umgebracht.*). Und wenn sie dann auf Nachfrage hin doch ihre belastenden Erfahrungen preisgeben, geschieht dies häufig ausgesprochen sachlich und ohne erkennbare Gefühlsregung. So berichtet Heuft, wie ein zum *letzten Aufgebot* Hitlers, dem Volkssturm, gehörender Mann bei einer durch einen Autounfall ausgelösten Retraumatisierung auf Nachfrage ein ungemein belastendes Kriegserlebnis schildert, *vollkommen unbeteiligt [...], als würde er aus der Zeitung vorlesen. (Vogt, 2013, S. 11).*
Erschwerend kommt hinzu, dass auch für nicht traumatisierte Senioren die Tatsache, dass sie meist vaterlos und mit einer nur eingeschränkt zur Verfügung stehenden Mutter aufwuchsen und frühzeitig vielfältige Aufgaben übernehmen mussten, nicht ohne Folgen blieb für die Persönlichkeitsentwicklung, die Fähigkeit zur Gestaltung sozialer Beziehungen und die Ausdifferenzierung von Bewältigungsstrategien (Glaesmer & Brähler, 2011), wobei Symptomschwere und Symptomprofile von individuellen Persönlichkeitsfaktoren mitbestimmt werden.
Die Lebensgeschichte der meisten heutigen Altenheimbewohner weist traumatische Erlebnisse auf. Fast alle Bewohner wurden im Krieg bzw. durch die NS-Herrschaft traumatisiert. Ein besonders schweres Los hatten als nicht dem arischen Idealtyp entsprechend und daher *artfremd*

eingestufte Menschen: Juden, Sinti und Roma sowie Homosexuelle. Zusammen mit geistig und körperlich Behinderten, psychisch Kranken, Zwangssterilisierten, politisch und religiös Verfolgten (Zeugen Jehovas, Sozialisten, Kommunisten), Widerstandskämpfern und Zwangsarbeitern mussten die Überlebenden Erfahrungen machen, die für Nachgeborene kaum vorstellbar sind. Insbesondere gilt dies für Personen, die einige Zeit in einem Konzentrationslager verbringen mussten und die der industriellen Vernichtung Hunderttausender entgingen (Schnepp, 2005). Nicht wenige von ihnen mussten aus unterschiedlichsten Gründen nach dem Krieg in Deutschland bleiben. Als Opfer im Land der Täter zu leben, fiel ihnen verständlicherweise nicht leicht. Die meisten dieser Menschen, die Deportation, Selektionen, *medizinische Versuche*, Hunger, permanente Bedrohung, Angst, Folter, Sterilisierung, Zwangsarbeit und die Ermordung oft mehrerer ihrer Familienangehörigen miterleben mussten, wurden schwer traumatisiert und nicht selten entwickelte sich daraus eine PTBS. Bei all diesen inzwischen hochaltrigen Opfern nationalsozialistischer Verfolgung, die die willkürliche Anwendung des Gesetzes *zur Verhütung erkrankten Nachwuchses* überlebten, kommt es zu spezifischen Pflegeproblemen und Versorgungsbedürnissen (Schnepp, 2005).

Pflegende in stationären Einrichtungen oder bei ambulanten Diensten sehen sich nicht selten mit nur schwer verständlichen Verhaltensweisen traumatisierter, demenzkranker Patienten konfrontiert. Verantwortliche müssen darum wissen und dafür sorgen, dass als potenzielle Auslöser fungierende Situationen vermieden werden. Klassisches Beispiel ist dabei das oft noch unter Zeitdruck erfolgende Waschen einer älteren demenzkranken Frau durch eine männliche Pflegekraft, eine Pflegehandlung, bei der sich die Patientin durch Schreien, Beißen und Treten gegen eine vermeintliche Vergewaltigung zu wehren versucht. Eine gewaltsame Fixierung kann Situationen des völligen Ausgeliefertseins, eine im Stakkatoschritt über den Flur gehende Person im Krieg erlebte Ängste wiederaufleben lassen (Radebold, 2013).

Belastet wird die Atmosphäre in stationären Einrichtungen noch dadurch, dass in jüngster Zeit dort zunehmend Pflegekräfte aus den früheren Ostblockstaaten tätig sind, Personen also, die ebenfalls schreckliche, durch deutsche Wehrmachtsangehörige verursachte Erfahrungen mit sich herumschleppen. Was muss beispielsweise eine Polin empfinden, wenn sie am Bett einer Frau, die sie pflegt, das Bild eines Stahlhelm tragenden, mit Tapferkeitsorden geschmückten Soldaten stehen sieht? Auch wenn ihre Gefühle durch das Vorhandensein intellektueller Kontrollfunktionen nicht *ungebremst* auf sie einstürmen, muss dies für sie eine schwer erträgliche Situation sein, eine Situation, die bisher in der Öffentlichkeit noch kaum thematisiert wurde (Radebold, 2013).

Der Freiburger Neurologe Bauer führte Studien mit an Morbus Alzheimer Erkrankten durch. Alle untersuchten Personen hatten massive seelische Kränkungen und Verletzungen erlebt. Bei 67% von ihnen stellte Bauer schwere Vernachlässigung, erhebliche Überforderungen oder traumatische Geschehnisse fest. Dies wirft folgende Fragen auf: Was bewirken schwere, nicht zu verarbeitende seelische Erlebnisse eines Menschen? Welche Folgen sind zu erwarten, wenn Verletzungen in der Kindheit geschehen? Können sie im Alter Krankheiten generieren? (Kumrow, 2009).

Hierbei ist zu bedenken, dass die meisten körperlichen Erkrankungen ohnehin eine multifaktorielle Entstehungsgeschichte haben und dass bei manchen Krankheiten - z. B. auch der Demenz - die Ätiologie nach wie vor als ungeklärt angesehen werden muss. Allerdings gibt es deutliche Hinweise darauf, dass belastende Lebensereignisse, insbesondere Verlusterfahrungen, das Immunsystem schwächen und im Zusammenspiel mit negativem Affekt und depressiver Gestimmtheit einen gewissen pathogenetischen Einfluss ausüben können (Filipp & Aymanns, 2010).

Der Züricher Traumaforscher Maercker ist in mehreren Ländern Psychiatern, Psychologen und professionell Pflegenden begegnet, die einen Zusammenhang zwischen Trauma und Demenz-

häufigkeit vermuten. Er geht noch einen Schritt weiter, wenn er sagt: *Es gibt einen richtig harten Beleg, dass Trauma zu einer, wie wir sagen, accelerierten Demenz, also zu einer vorzeitigen Demenz führt - und das ist die Studie mit 10.000 Vietnamveteranen (Bode, 2014, S. 171).*
In der Tat ergab eine groß angelegte Studie an mehr als 10.000 US-amerikanischen, über 65-jährigen Kriegsveteranen, dass rund 36% von ihnen nach ihren Kampfeinsätzen eine PTBS entwickelt hatten. Diese Traumatisierung ging einher mit einer im Vergleich zu einer Kontrollgruppe doppelt so hohen Wahrscheinlichkeit, an einer Demenz zu erkranken, und zwar unabhängig davon, ob die Probanden Verletzungen erlitten hatten oder nicht. Allerdings ließen die Forscher offen, ob tatsächlich ein kausaler Zusammenhang zwischen Traumatisierung und Demenz existiert oder ob die Erkrankung auf einen Risikofaktor zurückzuführen ist, der sowohl die Entstehung einer PTBS als auch die einer Demenz befördert (Qureshi et al., 2010).
Aus diesem Grund ist auch die Übereinstimmung von Symptomen, die sich sowohl bei Demenzkranken als auch bei schwer traumatisierten Personen finden, wie Depression, Dissoziation, Depersonalisierung, Fragmentierung des Selbst, Konsistenz- und Beziehungsverlust nicht, wie manche glauben, ein *starkes Indiz* (Kumrow, 2009, S. 21) dafür, dass schwerwiegende, unbewältigte Erlebnisse eine wesentliche Ursache für die Entstehung einer senilen Demenz sind. Wenn das *starke Indiz* und der *richtig harte Beleg* tatsächlich valide wären, müsste der Anteil demenziell erkrankter Menschen in jüdischen Altersheimen signifikant höher sein als in anderen. Punktuelle Beobachtungen legen den Schluss nahe, dass dies nicht der Fall ist. Allerdings gibt es keine wissenschaftlich fundierten Studien zu dieser Thematik. Daher besteht hier noch Forschungsbedarf, der durchaus lohnende und aufschlussreiche Ergebnisse zu bringen verspricht.
Eine der erwähnten punktuellen Beobachtungen stammt aus dem Altenzentrum der jüdischen Gemeinde in Frankfurt am Main. Von den zur Jahrtausendwende hier lebenden 175 Bewohnern waren 80% jüdischen Glaubens und 20% gehörten einer anderen Glaubensgemeinschaft oder gar keiner Religionsgemeinschaft an. Von der Sprache her waren zwei große Gruppen zu unterscheiden: deutsch sprechende und russisch sprechende Bewohner. Von den aus den Ländern der ehemaligen Sowjetunion Stammenden führten die einen als Offiziere der Roten Armee oder als Künstler ein privilegiertes Leben, die anderen lebten ihren jüdischen Glauben und mussten ihr Dasein in bitterer Armut und Angst vor Verfolgung und Denunziation fristen. Die Deutschsprachigen verbinden die traumatischen Erfahrungen des Holocaust, bei dem alle mit dem gewaltsamen Tod konfrontiert wurden und Familienangehörige verloren haben (Friedman & Weitzel-Polzer, 2001). Bis zum August 2000 führte ein Psychologe bei 32 Bewohnern (20 deutsch- und 12 russischsprachige) den (auch in russischer Sprache vorliegenden) Mini-Mental-State-Test durch. Wer von den maximal erreichbaren 29 Punkten weniger als 20 erreichte, galt als dement. Interessanterweise waren unter den deutschsprechenden Demenzkranken 50% nichtjüdischen Glaubens, obwohl ihr Anteil an der Heimpopulation lediglich bei 15% liegt (Friedman & Weitzel-Polzer, 2001).
Es kann also folgendes Fazit gezogen werden: Es bleibt fraglich, ob eine Traumatisierung die Entwicklung einer Demenz befördert. Außer Frage steht jedoch die entgegengesetzte Verknüpfung: Eine Demenzerkrankung begünstigt zweifellos die Reaktivierung von Traumata. Traumatische Erlebnisse können, insbesondere wenn die Rahmenbedingungen dies fördern, im Alter reaktiviert werden. Der Tod naher Angehöriger und das Wegbrechen des vertrauten räumlichen und sozialen Umfelds durch einen Umzug in eine Pflegeeinrichtung können jahrzehntelang unter der Decke gehaltene, verdrängte Kriegserlebnisse aus der Kindheit, das Erleben von Entsetzen und Todesangst, hochkommen lassen. Dies ist vor allem, wie an anderer Stelle *(vgl. S. 90)* ausgeführt, dann der Fall, wenn eine Demenzerkrankung hinzukommt und auf die individuellen Verdrängungsmechanismen nicht mehr zurückgegriffen werden kann (Schnepp, 2005).

6 Empirische Befundlage zu krankheitsbedingten Veränderungen

Besonders wertvolle und themenrelevante Erkenntnisse liefert das Forschungsprojekt *Subjektive Wahrnehmung der Demenz im Frühstadium* (SUWADEM)[17]. In dieser qualitativen Interviewstudie mit Betroffenen und ihren Angehörigen vollzieht Stechl (2006) den längst überfälligen Perspektivenwechsel von der Objekt- zur Subjektforschung. Dabei geht sie davon aus, dass demenziell Erkrankte im Frühstadium durchaus ernstzunehmende Partner bei der Erforschung der Wahrnehmungs-, Bewertungs- und Bewältigungsprozesse sind und dass es nicht zutreffend ist, dass sie über keine Fähigkeit zur Selbstreflexion und keinen aktiven Handlungsspielraum mehr verfügen. Die Autorin hebt hervor, dass nur ein umfassendes Krankheitsverständnis, das auch die psychosoziale Dimension miteinbezieht und nicht nur die Außen-, sondern auch die Innensicht berücksichtigt, dem demenziellen Prozess gerecht werden kann. In Bezug auf eine im Frühstadium der Erkrankung auftretende Anosognosie unterstreicht Stechl, dass dieses Phänomen primär eine Schutzfunktion zur Selbstwertstabilisierung und eine adaptive Strategie zur Abwehr von Stigmatisierung, generalisiertem Kompetenzverlust und Einschränkungen bei Autonomie und Lebensstilkontinuität darstellt.
Aus der psychosozialen Perspektive erwähnenswert ist das *Heidelberger Instrument zur Erfassung der Lebensqualität Demenzkranker* (H.I.L.DE)[18]. Unter der Leitung von Kruse wurde zwischen 2003 und 2009 in einem multimethodischen Verfahren (Interviews, standardisierte Fragebögen mit integrierten Verhaltensbeobachtungen) ein Instrument zur mehrdimensionalen Erfassung von Lebensqualität gerontopsychiatrisch Erkrankter entwickelt, das sowohl wissenschaftlich fundiert als auch möglichst praxistauglich sein sollte. Das H.I.L.DE-Team ist noch an zwei Leuchtturmprojekten zur Demenz beteiligt: an dem unter Leitung von Pantel stehenden Projekt QUADEM (*Qualifizierungsmaßnahmen zur Steigerung der Lebensqualität Demenzkranker Menschen*)[19] und dem unter Führung von Klie stehenden Projekt *Pflege-Oase - Innovative und herkömmliche Versorgungsstruktur für Menschen mit schwerer Demenz*.
Im Zeitraum zwischen 2004 und 2010 erstellte eine aus Bär, Berendonk, Ehret und anderen bestehende Arbeitsgruppe unter Leitung von Kruse und Re das Konzept DEMIAN - *Demenzkranke Menschen in individuell bedeutsamen Alltagssituationen*. Ziel war es, auf der Basis von individuell positiv bedeutsamen Alltagssituationen einen individuellen Interventionsplan zu generieren und mit dessen Hilfe das emotionale Befinden Betroffener zu verbessern. In der Tat gelang es, bei Demenzkranken unterschiedlicher Schweregrade positiv bedeutsame und ad hoc zu realisierende Situationen zu ermitteln. Die unmittelbaren Reaktionen der Probanden waren überwiegend positiv, das habituelle Wohlbefinden, also die allgemeine Grundstimmung, konnte dagegen nicht signifikant gehoben werden[20].
Im Frühjahr 2014 wurde unter dem Titel *der Ältesten Rat* die unter Leitung von Kruse konzipierte und durchgeführte Generali Hochaltrigenstudie veröffentlicht[21]. Dabei wurden 2013 in einem ersten Teil rund 200 Personen im Alter zwischen 85 und 99 Jahren zu ihren Lebensthemen und Anliegen sowie den unterschiedlichen Formen der Sorge für und um andere Menschen und im zweiten Teil Mitarbeiter in Kommunen, Kirchen, Vereinen, Organisationen und Verbänden zu Möglichkeiten, Potenzialen und Grenzen der Teilhabe hochaltriger Menschen befragt. Im Ergebnis zeigte sich, dass Hochaltrige mehrheitlich durchaus ein mitverantwortliches Leben führen, sich aktiv einbringen und die Gesellschaft mitgestalten wollen. Die Hochaltrigen-

17 http://geriatrie.charite.de/forschung/ausgewaehlte_abgeschlossene_projekte/suwadem/; [23.02.2015]
18 vgl. http://www.uni-heidelberg.de/fakultaeten/verkult/gerontologie/forschung/hilde.html; [23.02.2015]
19 http://www.uni-heidelberg.de/fakultaeten/verkult/gerontologie/forschung/quadem.html; [23.02.2015]
20 vgl. http://www.gero.uni-heidelberg.de/forschung/demian.html; [23.02.2015]
21 http://www.uni-heidelberg.de/md/presse/news2014/generali_hochaltrigenstudie.pdf; [23.02.2015]

Studie liefert damit - in Fortsetzung der Generali-Altersstudie - einen Beitrag zur Korrektur des nach wie vor in der Öffentlichkeit dominierenden defizitären Altersbildes.

Radebold, Psychoanalytiker und Nestor der Gerontopsychiatrie im deutschsprachigen Raum, forschte, schrieb und referierte viel über kriegsbeschädigte Kindheiten, kriegsbedingt abwesende oder *verkrüppelte* Väter, posttraumatische Belastungsstörungen, Traumatisierung sowie die Bedeutung von Adaptivität und Resilienz. Er, der selbst Kriegskind war, hat, ausgehend von der eigenen reflektierten Lebensgeschichte, einen besonderen Zugang zur seelischen Entwicklung von Kriegskindern. In seinen Arbeiten thematisiert er auch die Spätfolgen von Flucht, Vertreibung und Gewalterfahrungen bei demenzbedingtem Wegfall der kognitiven Kontrollfunktionen (Radebold, 2013).

Auch Glaesmer & Brähler (2011) beschäftigen sich mit den psychischen Langzeitfolgen des Zweiten Weltkriegs in der deutschen Bevölkerung und den Spezifika posttraumatischer Beschwerden (PTBS: Charakteristika, Diagnostik, Behandlungsansätze) bei älteren Patienten. Sie weisen nachdrücklich hin auf die Relevanz der Kenntnis der historisch-biographischen Entwicklungsbedingungen (z. B. Traumatisierung in einer Entwicklungsphase erhöhter Vulnerabilität und noch nicht voll entwickelter Adaptabilität).

Demenz verändert tiefgreifend die Art und Weise, in der Betroffene sich und ihre Umwelt erleben. In *Innenwelten der Demenz* versucht Baer (2007) anhand zahlreicher Zeugnisse von und über Menschen mit Demenz diesen weithin noch ins Dunkel gehüllten Erlebnisprozess zu erhellen. Eine angemessene sozialtherapeutische Begleitung kann nach Baer am ehesten gelingen in einer *sensomotorischen erlebniszentrierten Interaktion* (SMEI-Konzept), d. h. in einer an den Sinnen und der Beweglichkeit des Menschen orientierten Interaktion. Mit dem wechselseitige Impulse und Aktionen implizierenden Begriff Interaktion grenzt sich Baer bewusst gegen den gängigen Begriff Stimulation ab, der dem Demenzkranken eine passive Objektrolle zuweist.

Höwler (2011) beschäftigt sich in *Biographie und Demenz* mit dem Zusammenhang zwischen herausforderndem Verhalten und individueller Biographie bei an seniler Demenz erkrankten Menschen. Die Publikation ist erwachsen aus der Pflegepraxis und basiert auf in Pflegeeinrichtungen durchgeführten biographisch-narrativen Interviews mit Personen, die exzessives herausforderndes Verhalten (ausgeprägte vokale oer psychomotorische Aktivitäten, physische oder verbale Aggressivität) zeigen. Ausgehend von der Erkenntnis, dass es sich bei herausforderndem Verhalten um ein komplexes, multifaktoriell bedingtes Phänomen handelt, bei dem neurobiologische, psychologische und soziale Faktoren interagieren, kommt Höwler auf der Basis der Interviews und von Verhaltensbeobachtungen zu dem Schluss, dass nicht zuletzt biographische Erfahrungen, insbesondere der ersten drei prägenden Lebensjahrzehnte, eine wesentliche Rolle spielen. Pflegekräfte, die nicht über die erforderlichen gerontopsychiatrischen Kenntnisse und das Wissen um die biographischen Lebensthemen des einzelnen Bewohners verfügen, können, so betont Höwler, ihre eigene Arbeit nicht reflektieren und keine biographie-, bedürfnis- und ressourcenorientierte Pflege leisten.

7 Theoretische und empirische Standortbestimmung

Bevor in Kapitel 8, das zur empirischen Ergebnisanalyse überleitet, die Methodik kurz dargestellt wird, soll in Kapitel 7 entschieden werden, bei welchen theoretischen Konzepten und empirischen Befunden es lohnenswert erscheint, sie in die Analyse gleichsam *mitzunehmen*.
In besonderem Maße relevant ist die Erkenntnis, dass das biomedizinische Paradigma kein umfassendes Bild des Krankheitsprozesses, sondern lediglich Beschreibungen eines ausschnittartigen Bereichs der Wirklichkeit liefern kann und dass, um der Komplexität des Geschehens Rechnung zu tragen, die psychosoziale Dimension gleichwertig einbezogen werden muss. Für die Interpretation des empirischen Materials bedeutsam sind auch die in Kapitel 4.3 beleuchteten psychosozialen theoretischen Konzepte. Veränderungsprozesse in der Partnerschaft, Institutionalisierungseffekte bei der stationären Versorgung sowie der spezifische Erfahrungshintergrund von Personen, die eine Traumatisierung erleben oder ein Migrationsprojekt bewältigen mussten, sind ebenfalls von Bedeutung für die Interpretation der in IV vorzustellenden Ergebnisanalyse.
Unter den empirischen Befunden sind die qualitative Interviewstudie von Stechl und die Untersuchungen von Baer von besonderer Relevanz. Bei den Segmenten *Herausforderndes Verhalten* bzw. *Kriegstraumatisierung* sind die Arbeiten von Höwler und Radebold bedeutsam. Weniger gewichtig für die hier zu untersuchende Fragestellung sind H.I.L.DE, QUADEM und DEMIAN, deren Zielsetzung die Erfassung und Steigerung von Lebensqualität ist.

III Methodik

8 Methodische Überlegungen und Fallmaterial

8.1 Präzisierung der Fragestellung

Die in der Einleitung eher allgemein formulierte Fragestellung kann nach der Sichtung themenrelevanter theoretischer Konzepte und empirischer Befunde folgendermaßen präzisiert werden: Wie wird Demenz in den Erlebnisberichten der Betroffenen und ihrer Angehörigen als einzigartiger, höchst subjektiv erlebter Prozess konstruiert? Was bedeutet dies sowohl für die Forschung als auch die praxisorientierte Begleitung demenziell Erkrankter? Was lässt sich aus diesen höchst individuellen Einzelfällen dennoch verallgemeinern? Welche Schlussfolgerungen und Handlungsempfehlungen lassen sich daraus für Betroffene und ihre Angehörigen ableiten, um der Herausforderung *Demenz* begegnen zu können und sie zu bewältigen?

8.2 Auswahl des empirischen Korpus

Die Gewinnung des empirischen Materials erfolgte auf eine etwas ungewöhnliche Weise. Anstatt Betroffene und ihre Angehörigen aufzusuchen und biographisch-narrative Interviews zu führen oder Verhaltensbeobachtungen vorzunehmen, wie Stechl, Höwler, Snyder und Matoff dies taten, oder Fragebögen zu verschicken, wird auf bereits vorhandenes Material zurückgegriffen, das bisher noch nicht in der in Kapitel IV vorgesehenen Weise analysiert aufbereitet und ausgewertet wurde. Ziel ist es, mit Hifle des Fallmaterials zu belegen, dass Verlauf und Bewältigung einer Demenzerkrankung nicht unwesentlich von sozialem Kontext, Persönlichkeitseigenschaften und lebensgeschichtlichen Prägungen beeinflusst werden. Dabei wurde den autobiographischen Erlebnisberichten von McGowin, Bryden und Taylor besondere Bedeutung zugemessen. Auch wenn diese Publikationen aus diversen Gründen (extrem schwache empirische Basis, problematische Selektivität) nicht als repräsentativ betrachtet werden können, erlauben sie doch einen authentischen Blick in die ansonsten verschlossene Welt Demenzkranker.

8.3 Konkretisierung des methodischen Vorgehens

Unter den zahlreichen Publikationen wurden die ausgewählt, bei denen themenrelevante Aspekte prägnant formuliert wurden. Zunächst wird das subjektive Krankheitserleben anhand von Porträts im Längsschnitt und dann, in krankheitsbedingte Veränderungsfelder untergliedert, gleichsam im Querschnitt beleuchtet.

IV Empirische Ergebnisanalyse

9 Zur Einstimmung: Prominente Demenzkranke - eine Auswahl

9.1 Von Immanuel Kant bis Rudi Assauer

Immanuel Kant, geboren 1724 in Königsberg, wuchs in ärmlichen Verhältnissen auf, konnte aber in einem warmen, verständnisvollen Elternhaus durchaus Vertrauen zu seinen Fähigkeiten entwickeln. 1755 veröffentlichte er eine viel beachtete Dissertation. Er hatte ein vorzügliches Gedächtnis und konnte aus Werken, die er besonders schätzte, längere Passagen korrekt zitieren. Bei gesellschaftlichen Veranstaltungen beeindruckte der nur 157 cm große, zeitlebens ledig gebliebene Gelehrte durch eine gepflegte Erscheinung und durch Charme und Witz (Wojnar, 2007).
1797 beendete der ehemalige Rektor der Königsberger Universität im Alter von 73 Jahren seine Lehrtätigkeit, *Alters und Unpässlichkeit halber*, wie er sagte. In den Jahren zwischen dem Rückzug ins Privatleben und seinem Tod 1804 veränderte sich, wie einige seiner Schüler detailliert beschrieben, sein geistiger Zustand dramatisch. Sein Gedächtnis ließ ihn mehr und mehr im Stich. Immer wieder erzählte er in kurzen Abständen die gleichen Geschichten und erkannte ihm vertraute Personen nicht. 1799 kommentierte er seine zeitweilige Unkonzentriertheit und Vergesslichkeit mit den Worten: *Meine Herren, ich bin alt und schwach. Sie müssen mich wie ein Kind betrachten.* (Wojnar, 2007, S. 13).
Der sprachgewaltige Logiker büßte zunehmend sein Sprachvermögen ein, sein Wortschatz reduzierte sich zusehends. Der Verfasser bedeutender Werke über die Vernunft verlor nach und nach seinen Verstand und handelte immer wieder ganz und gar nicht *vernünftig*. Nur Eingeweihte konnten ihn überhaupt noch verstehen.
Auch Lebensstil und Verhalten veränderten sich mehr und mehr. Er ging früher zu Bett, las dort noch, aber offenbar, ohne viel davon zu verstehen, ging nur noch im nahen Umfeld spazieren und verschreckte Besucher durch sein leises, undeutliches und zusammenhangloses Sprechen. Nachdem seine Schlafmütze dreimal Feuer gefangen hatte und er mehrmals aus dem Stuhl gefallen war und hilflos im Raum vorgefunden wurde, musste er permanent betreut werden. Nachts wandelte er von Ängsten geplagt durch die Räume und sprach andauernd von dunklen und kalten *Gründen, die er nicht begriffe* (Wojnar, 2007, S. 13). Tagsüber erfreute er sich gelegentlich an einer Grasmücke im Garten oder lauschte begeistert den Tönen einer Blaskapelle. Anfang 1804 vermochte er kaum mehr etwas zu essen, lallte nur noch vor sich hin, verblüffte aber eines Tages seinen Arzt damit, dass er plötzlich sagte: *Das Gefühl für Humanität hat mich noch nicht verlassen.* (Wojnar, 2007, S. 14). Wenig später, am 12.02.1804, starb er. Als Todesursache wurde *senilis stultitia, quae deliratio appellari solet* (greisenhafte Einfalt, die Wahnsinn genannt zu werden pflegt) festgestellt (Wojnar, 2007).
Kants Ausfallerscheinungen führte man auf sein hohes Alter zurück. Sie sind ja auch in der Tat kein Beweis dafür, dass er demenzkrank war; sie zeigen lediglich, dass er Morbus Alzheimer gehabt haben könnte. Sein Gehirn wurde verständlicherweise nicht posthum seziert und im Übrigen war Alois Alzheimer noch gar nicht geboren, als Immanuel Kant starb. Dennoch bleibt die Frage, ob Kant nicht ein früher und eher zufällig dokumentierter, aber sicherlich nicht einzigartiger Fall eines an seniler Demenz Erkrankten am Ende des 18. Jahrhunderts gewesen sein könnte (Jürgs, 2006).
Wie mangelhaft der Kenntnisstand über die Alzheimer-Demenz noch in der zweiten Hälfte des 20. Jahrhunderts war, lässt sich an der Leidensgeschichte der Hollywood-Schauspielerin

Rita Hayworth (1918-1987) ablesen. 1961 traten bei der erst 43-Jährigen erste Ausfälle auf; versäumte Termine, vergessene Dialogzeilen, abrupte Stimmungswechsel wurden als Starallüren abgetan. Als sie in einem Interview weder die Reihe ihrer fünf Ehen noch die Namen ihrer Ehemänner korrekt benennen konnte, hielt man dies für reine Koketterie. Sie verirrte sich in Hollywood, also in vertrauter Umgebung, vergaß Namen und Texte, telefonierte, konnte sich aber bereits am nächsten Tag an das Telefonat nicht mehr erinnern. Die körperliche Verfassung war unauffällig, eine selbständige Lebensführung weitgehend möglich (Jürgs, 2006).
Auf den Gedanken, dass eine sich anbahnende Demenz vorliegen und Rita Hayworth ein atypischer Fall wie Auguste Deter sein könnte, kam niemand. Früh Betroffene gehören meist zu den Personen, die genetisch vorbelastet sind. Doch dieser Zusammenhang war damals noch nicht bekannt und die entsprechenden Untersuchungen waren noch nicht erfunden, als der Absturz der Schauspielerin begann. Wie konnte auch dieses Symbol von Jugend und Schönheit an einer alterstypischen Krankheit leiden? Zu dieser Zeit war die Krankheit noch nicht in das Bewusstsein der Öffentlichkeit vorgedrungen. Im Rückblick glaubt ihre Tochter Yasmin aus der Ehe mit Aga Khan sogar bereits Ende der 1950er-Jahre erste Krankheitssymptome festgestellt zu haben. Sie schreibt:

> *Wir saßen beim Abendessen und sie wurde plötzlich wütend wegen des Essens oder etwas, was das Dienstmädchen angeblich falsch gemacht hatte. Sie ging dann in ihr Zimmer und kehrte wenige Minuten später wieder zurück, als sei nichts geschehen. Ich dachte immer, es komme vom Trinken, obwohl ich sie nie sehr viel trinken sah. (Jürgs, 2006, S. 64)*

Ende 1972 muss sie die Dreharbeiten zu ihrem letzten Film abbrechen. Vor einem Luxushotel in Los Angeles fällt sie auf, als sie mitten im Sommer im Pelzmantel erscheint und den Eingang nicht findet; auf einer Party randaliert sie und weist anderen Gästen die Tür. Sie ist jetzt hochgradig vergesslich, kann weder den laufenden Monat benennen noch den Namen des amtierenden US-Präsidenten und den ihrer Freunde und Ehemänner. In Sensationsberichten heißt es, sie sei Alkoholikerin, doch dies entspricht nicht der Wahrheit. Tatsächlich muss sie sich bereits im mittleren Krankheitsstadium befunden haben.
1981 wird schließlich nach der Konsultation dutzender Neurologen die richtige Diagnose gestellt: Alzheimer. Als endlich die unheimliche Krankheit erkannt wird, sind alle Beteiligten erleichtert, können doch jetzt die dramatischen Veränderungen eingeordnet werden. In der Öffentlichkeit wandelt sich das Bild von der trunksüchtigen aus dem Film-Olymp abgestürzten Hollywood-Diva in das einer Mitleid erregenden auf grausame Weise *verlöschenden Filmlegende* (Jürgs, 2006, S. 70). Im finalen Stadium erkennt sie weder ihre Familienangehörigen noch im Spiegel sich selbst. Vom Wortschatz sind lediglich wenige Floskeln geblieben, von der Sprache nur gelegentliche sinnlose, fragmentierte Sätze. Oft sitzt sie regungslos da und starrt in eine Ferne, in die ihr niemand folgen kann. Gelähmt und geistig umnachtet stirbt sie im Mai 1987. In einem Nachruf schreibt die FAZ:

> *Ihr Tod erschreckt, hier ist eine der würdelosesten Krankheiten auf eines der strahlendsten Geschöpfe getroffen. Die unheilbare, in langem Siechtum kulminierende Alzheimersche Krankheit hat vor unseren Augen eine wahre Jahrhundertschönheit vernichtet. (Jürgs, 2006, S. 71)*

Das Aufsehen, das die Krankheitsgeschichte von Hayworth durch die zahlreichen Berichte in den Medien erregt hat, und Fortschritte in der Medizin führten dazu, dass, als die nächsten Prominenten - z. B. der US-Präsident Ronald Reagan, der SPD-Stratege Herbert Wehner, die Schriftstellerin Iris Murdoch und der Trainer der deutschen Fußballnationalmannschaft Helmut Schön - von der Krankheit erfasst wurden, die ohne Ansehen der Person jeden treffen kann, die alle Menschen gleicht macht und gegen die weder Macht noch Intellekt zu schützen vermögen, die Ausfallerscheinungen nicht mehr mit Alkoholmissbrauch oder Ähnlichem

in Verbindung gebracht wurden und man den Betroffenen nicht auch noch einen schlechten Charakter unterstellte.
Genau 200 Jahre nach dem Tod Kants starb Ronald Reagan (1911-2004) an Morbus Alzheimer. Mit einer Körpergröße von 186 cm, einem Gewicht von 87 kg und seiner athletischen Figur unterschied er sich deutlich von Kant. Auch wurde er als intelligent, aber zugleich intellektuell träge beschrieben. Selbst in seiner Funktion als Präsident der Vereinigten Staaten galt er als nicht übermäßig arbeitssam; sehr viel Zeit widmete er seiner körperlichen Ertüchtigung und seiner Familie.
Sein Aussehen, sein *fotografisches Gedächtnis* und seine Fähigkeit, sich Texte in kürzester Zeit einzuprägen, öffneten ihm die Türen in Hollywood. So wirkte er in über 50 Filmen mit. Er besaß ein unerschütterliches Selbstvertrauen, was sich in seinem Leitspruch *Alles ist machbar* niederschlug. Strahlenden Optimismus, Witz und Schlagfertigkeit behielt er auch nach zahlreichen Erkrankungen und Operationen. Als ihn seine Frau nach seiner schweren, bei einem Attentat erlittenen Schussverletzung auf der Intensivstation besuchte, verblüffte er sie mit den Worten: *Liebling, ich habe es versäumt, mich zu bücken.* (Wojnar, 2007, S. 15).
Nach der Wahl zum 40. Präsidenten der USA freute er sich wie ein kleiner Junge, sprang hoch und rief: *Ich bin Präsident! Ich bin Präsident!* Er neigte zu unüberlegten Äußerungen. So irritierte er Freund und Feind, als er bei einer Mikrofonprobe den *flotten Spruch* von sich gab: . . . *wir haben Russland für vogelfrei erklärt. In fünf Minuten beginnen wir mit der Bombardierung.* (ibd., S. 15). Kein Wunder, dass seine Gegner dies als Zeichen intellektueller Schwäche und mangelnden Fingerspitzengefühls auslegten. Auf der anderen Seite beeindruckte er durch seine rhetorisch ausgefeilten und von Patriotismus strotzenden Reden, seine Fähigkeit, schwierige Themen allgemein verständlich darzustellen, seine Überzeugungen, denen er stets treu blieb, glaubwürdig zu vermitteln und einen ungebrochenen Optimismus auszustrahlen. Dies brachte ihm den Beinamen *The Great Communicator* ein (Wojnar, 2007).
Die Nachrichten über Gedächtnislücken während seiner Amtszeit differieren und werden vor allem unterschiedlich interpretiert. Die einen berichten, er habe zwar während seiner Präsidentschaft häufig die Namen von Mitarbeitern vergessen, dies könne aber mit seinem mangelndem Interesse an seinem sozialen Umfeld erklärt werden. In Brasilien habe er irrtümlich auf die *Menschen von Bolivien* angestoßen und Prinzessin Diana einmal mit *Prinzessin David* angesprochen (ibd., S. 15). Im Übrigen aber gebe es kaum Meldungen über einen Fauxpas bei öffentlichen Auftritten. Bei Pressekonferenzen habe er schnell und pointiert die Fragen von Journalisten beantwortet. Auch sprächen die Ergebnisse der regelmäßigen ärztlichen Untersuchung eindeutig gegen das Vorliegen einer beginnenden Demenz während seiner Amtszeit (Wojnar, 2007). Andere wiederum kommen zu einer kritischeren Einschätzung. Sie erinnern daran, dass sein Verteidigungsminister Caspar Weinberger berichtet hat, er habe bei einer wichtigen Rede befürchtet, Reagan könnte den Faden verlieren oder überhaupt vergessen, was er sagen wollte. Dies geschah zwar nicht, aber die Befürchtung allein ist schon alarmierend. Auch weisen die *Skeptiker* darauf hin, dass Reagan bei Kabinettssitzungen mitunter seltsam geistesabwesend gewirkt habe und gelegentlich sogar eingenickt sei. Dieses Verhalten schrieben viele seinem Alter zu, war er doch zu Beginn seiner Amtszeit bereits 69 Jahre alt.
Aber vielleicht steckte hinter diesen Merkwürdigkeiten doch mehr. Denn schließlich befand er sich am Ende seiner zweiten Amtszeit mit 77 Jahren in einem Alter, in dem eine sich anbahnende Demenz keine Seltenheit ist. Vielleicht war die aufsehenerregende Ankündigung der Bombardierung Russlands nicht, wie man sagte, eine scherzhafte Mikrofonprobe, sondern ein demenzbedingter Blackout. Vielleicht log Reagan gar nicht, wie viele behaupten, als er bestritt, Waffenlieferungen an die nicaraguanischen Contras (*Irangate-Affäre*) befohlen zu haben, sondern er hatte den Befehl schlichtweg längst wieder vergessen. Dies würde natürlich

die schwerwiegende Frage aufwerfen, ob die Supermacht USA in einer weltpolitisch außerordentlich brisanten Zeit von einem Mann regiert wurde, bei dem sich eine Demenz zu entwickeln begann (Jürgs, 2006). Die erwähnten Spekulationen kamen freilich erst auf, als man, nachdem Reagan 1994 mit seiner Krankheit an die Öffentlichkeit gegangen war, wie damals bei Rita Hayworth, nach zurückliegenden Auffälligkeiten suchte.

Fakt ist, dass sich Reagan 1989 nach seiner Präsidentschaft auf seine Ranch zurückzog, *um die Autobiographie zu schreiben, zu reiten und Holz zu hacken* (Wojnar, 2007, S. 16). Im Jahr 1993 wurden seine Einbußen in Gedächtnis und Aufmerksamkeit so auffällig, dass er sich im folgenden Jahr in die Mayo-Clinic begab, wo schließlich eine Alzheimerdemenz festgestellt wurde. Gemäß seinem Naturell teilte er dies der Nation in einem Abschiedsbrief mit, in dem er sich mit dem einprägsamen Bild von der *Reise in den Sonnenuntergang meines Lebens* von seinen Landsleuten verabschiedete (Buijssen, 2008, S. 125).

Danach zog er sich mehr und mehr aus der Öffentlichkeit zurück und, wenn er sich doch einmal aus seinem Sicherheit vermittelnden häuslichen Zufluchtsort in das für ihn verwirrende öffentliche Leben hineinwagte, unterstützte ihn seine Frau Nancy geradezu lehrbuchmäßig in vorbildlicher Weise. So flüsterte sie ihm beispielsweise bei Empfängen die Namen derer zu, die ihm gerade vorgestellt wurden. In den Folgejahren verschlechterte sich sein Zustand zusehends. Er erkannte nicht einmal seine engsten Angehörigen mehr, war räumlich völlig desorientiert und durfte nicht mehr reiten, weil ihm dabei grobe Fehler unterliefen. Eine im Jahr 2001 erlittene Oberschenkelhalsfraktur ließ ihn weitgehend immobil werden. 2004 erlag Reagan den Folgen einer Pneumonie (Wojnar, 2007).

Iris Murdoch war nicht nur eine hochintelligente Frau, sondern auch eine der erfolgreichsten Schrifstellerinnen Großbritanniens. In einem Zeitraum von 50 Jahren veröffentlichte sie nicht weniger als 27 Werke. Doch in den letzten Jahren vor ihrem Tod - sie starb 1999 im Alter von 79 Jahren - wusste sie weder, was sie geschrieben hatte, noch, dass sie überhaupt etwas geschrieben hatte. Sie musste von ihrem Mann gefüttert, gebadet und gewindelt werden und sah sich im Fernsehen gerne eine Kleinkindersendung an. Verstand und Bewusstsein hatte sie weitgehend verloren. Nur wenn ihr Mann ihr etwas von Lord Byron vorlas, unterbrach sie ihr sinnloses Murmeln und ihre starre, teilnahmslose Miene hellte sich auf. Offenbar war sie von dem Gehörten angenehm berührt. Es war, als ob eine im Meer des Vergessens versunkene Insel für kurze Zeit wieder aufgetaucht wäre (Jürgs, 2006).

1998 veröffentlichte ihr Mann, John Baylay, unter dem Titel *Elegie für Iris* ein Buch, in dem er chronikartig die Geschichte seiner 40 Jahre währenden Ehe, einschließlich der von der Alzheimer-Krankheit seiner Frau geprägten Phase, schildert (Bode, 2014).

Eine Persönlichkeit, deren Erkrankung in jüngster Zeit die Öffentlichkeit in Deutschland beschäftigt, ist Ernst Albrecht, Jahrgang 1930, ehemaliger Ministerpräsident von Niedersachsen. Seine Tochter, Ursula von der Leyen, die Bundesverteidigungsministerin, machte 2008 seine Erkrankung publik und begründete dies so: *Mein Vater ging noch gerne auf Veranstaltungen, aber er benahm sich zum Teil auffällig, anders als früher*, erinnert sich die 52-Jährige. *Oder er tätigte Geschäfte, machte Zusagen, die er nicht halten konnte. Ich musste anderen Menschen ständig sein Verhalten erklären und ihn vor Erwartungen und Ansprüchen schützen.* Den Schritt in die Öffentlichkeit hat sie nie bereut. *Denn es war eine Befreiung. Mein Vater kann sich seither völlig unkompliziert bewegen, da die Menschen sehr verständnisvoll reagieren. Das hat meine Angst um ihn verringert, und ich muss nicht mehr ständig etwas erklären oder herumdrucksen.* (Cieslarczyk, 2011)

Dass viele betroffene Familien die Krankheit aus Scham verheimlichen, kann Ursula von der Leyen gut verstehen. *Es ging mir am Anfang auch so. Die Peinlichkeit verliert sich aber durch den offenen Umgang mit der Krankheit. Wenn der Busfahrer einordnen kann, warum derjenige jetzt unbedingt mit einem Knopf statt einem Euro bezahlen will, wird er nachsichtig. Oder die Bank willigt ein, dass nicht Unsummen, sondern jede Woche nur eine begrenzte Summe Geld vom Patienten abgehoben werden darf.* (Cieslarczyk, 2011)

In einem Interview gesteht von der Leyen: *Die Diagnose Alzheimer-Demenz war ein Schock . . . Ich hatte nur das Schreckensszenario des Endstadiums vor Augen.* Das war im Jahr 2003. Heute wünschte sie, sie hätte anfangs nicht so ein verzerrtes Bild von Alzheimer gehabt. *Ich erinnere mich, wie ich ihn die erste Zeit argwöhnisch beobachtet habe, ob sich etwas verändert. Im Rückblick tut es mir fast leid, dass ich mich sogar als ausgebildete Ärztin so wenig angemessen verhalten habe.* (Cieslarczyk, 2011)

Von der Leyen fällt es schwer, die Tochterrolle zu verlassen und in die Fürsorgerolle für ihren Vater hineinzuschlüpfen. Dies zeigt sich z. B. bei der Frage, ob ihr Vater noch Auto fahren darf. Von der Leyen bekennt:

> *Ich habe mir Rat geholt beim TÜV. Ein erfahrener TÜV-Mitarbeiter half mir, die nötige Grenze zu ziehen. Er sagte: "Nehmen Sie den Schlüssel weg. Sie haben jetzt die Verantwortung." Das war ein irrer Konflikt, aber er war wichtig und richtig. Hätte mein Vater zu der Zeit ein Kind überfahren, hätte ich die Mitschuld gehabt. (Cieslarczyk, 2011)*

Einen wichtigen Beitrag dazu, dass die Alzheimerdemenz aus dem Dunkel verschämten Verschweigens ins helle Licht einer breiten Öffentlichkeit gelangt, leistete der sehr populäre ehemalige Spitzenfußballer und langjährige Schalke-Manager Rudi Assauer, als er im Februar 2012 anlässlich der Veröffentlichung seiner Autobiographie *Wie ausgewechselt - verblassende Erinnerungen an mein Leben* öffentlich über seine Krankheit sprach - auch, um dem Gerücht, er sei Alkoholiker, entgegenzutreten. Zuvor durfte ein ZDF-Team ein Jahr lang sein Leben mit der Krankheit begleiten. Die dabei entstandene Reportage mit dem Titel *Rudi Assauer - ich will mich nicht vergessen* sahen sich 2,5 Mio. Zuschauer an. *Die schlagartige Aufmerksamkeit für ein Schicksal, das so viele trifft, ist ein später und vielleicht der größte Sieg des Rudi Assauer,* schrieb das ZDF in seinem Pressetext zur Sendung[22].

Es war erschütternd zu sehen, wie sich der *Manager, Macher, Macho (BILD-Zeitung)*, vormals geradezu Inbegriff von Lebensfreude, mit im Monatsrhythmus verringerndem Erfolg bemühte, in einen vorgezeichneten Kreis das Ziffernblatt einer Uhr einzutragen, und wie der früher so selbstbewusste und selbständige Manager nunmehr Betreuung rund um die Uhr benötigte, auch für den ganz normalen Alltag.

Assauers Mutter starb an der Alzheimer-Demenz, sein älterer Bruder befindet sich im Endstadium; im engeren Verwandtenkreis gibt es noch mehr an Morbus Alzheimer Erkrankte. Zur Demaskierung der Krankheit kommt es durch eine Krise: Die Demenz bricht aus, als er das Kündigungsschreiben des Vereins bekommt, der für ihn sein Leben bedeutete. Nun muss der Kämpfer Assauer den Kampf gegen einen unschlagbaren Gegner aufnehmen.

Trotz zunehmender Hilflosigkeit und der Tatsache, dass er der Krankheit mit vollem Bewusstsein ins Auge sehen muss, hat Assauer - anders als Sachs *(vgl. S. 116)* - niemals an Selbstmord gedacht, obschon er Verständnis für Menschen hat, die angesichts der Angst erzeugenden Diagnose diesen Weg wählen. In der ZDF-Dokumentation sagt Assauer: *Die paar Jahre, die wir noch haben, die wollen wir auch noch haben.*

An aktuellen Schicksalen wie dem von Assauer oder Sachs wird deutlich, dass bei Prominenten, die im Rampenlicht der Öffentlichkeit stehen, dann, wenn sie an Demenz erkranken, die Fallhöhe besonders hoch und der Absturz besonders tief ist. Es bleibt zu hoffen, dass das freimütige Bekenntnis von Assauer damit belohnt wird, dass sich andere ermutigen lassen, sich

---

22 http://www.stadtmorgen.de/panorama/zdf-doku-zeigt-wie-beklemmend-schnell-rudi-assauers-krankheit-tatsachlich-fortschreitet/28972.html; [14.03.2012]

früh zu öffnen, ärztlichen Rat einzuholen, um sich dann frühzeitig die möglichen symptomlindernden Maßnahmen zunutze zu machen.

9.2 Der Casus Jens, Sachs und Taylor - exemplarische Betrachtung unterschiedlicher Umgangsweisen mit der Erkrankung

Wie unterschiedlich Menschen mit der Diagnose Alzheimer umgehen, soll anhand der Reaktion von drei prominenten Persönlichkeiten dargestellt und kommentierend erläutert werden. Bei Sachs soll zudem das mediale Echo kritisch beleuchtet werden.
Walter Jens erträgt die durch eine Demenz ausgelöste Achterbahn der Gefühle und Erfahrungen, ohne aktiv zu werden, und bildet damit das gängige Verhalten ab; in seinem Fall agiert die Familie - allerdings auf einem Niveau, das vielen anderen Betroffenen nicht zugänglich ist. Gunter Sachs und Richard Taylor ergreifen selbst die Initiative, wenn auch auf sehr unterschiedliche Weise: Sachs entzieht sich der Krankheit, während Taylor den Kampf mit ihr aufnimmt und zum Sprachrohr für andere wird. Das Krankheitserleben von Walter Jens schildern seine Frau Inge und sein Sohn Tilman, Sachs hinterlässt lediglich einen Abschiedsbrief, Taylor wird zum Demenz-Aktivisten.
Im Jahr 2004 manifestiert sich bei Walter Jens, einem der bekanntesten Publizisten und Intellektuellen Deutschlands, dem wortgewaltigen Professor und unbequemen Denker aus Tübingen, eine Altersdemenz. Nach Angaben seiner Ehefrau Inge, mit der er damals bereits 53 Jahre verheiratet war, und seines Sohnes Tilman setzte die Erkrankung bei dem 81-Jährigen plötzlich ein. Inge Jens berichtet, anfangs habe seine Arbeitskonzentration jeden Tag ein bisschen mehr nachgelassen. Eine Zeitlang habe er noch Normalität simuliert, sei in seine Bibliothek gegangen, habe zu einem der Bücher gegriffen und es aufmerksam studiert - , aber er habe es verkehrt herum gehalten und daher gar nicht mehr lesen können.
Als Jens spürte, dass sein Geist ihn verlässt, erfasste ihn tiefe Verzweiflung und unendliche Traurigkeit. Er fühlte, dass etwas Unfassbares in seinem Kopf geschah, etwas, das ihm die Fähigkeit raubte, das zu tun, was ihn jahrzehntelang ausgezeichnet hatte, klar und zielsicher zu denken. *Der Redner der Republik* begann in eine Welt jenseits der Sprache zu versinken. Ende 2007 sagte er in einem seiner immer seltener werdenden luziden Momente: *Mir ist die Sprache gestorben.* (Jens, 2009, S. 8). In seiner Verzweiflung begann er um sich zu schlagen, er, der nie etwas oder jemanden geschlagen hatte.
Tilman Jens schildert in seinem Buch *Demenz. Abschied von meinem Vater* detailliert den Krankheitsverlauf mit den nahezu unerträglichen Belastungen (einschließlich blauer Flecken) für seine 82 Jahre alte Mutter, den Tabletten-Depots im Bücherregal, Klinik- und Psychiatrieaufenthalten. Es ist der *übliche* Leidensweg: Wortfindungsstörungen, Orientierungslosigkeit, Antriebslosigkeit, Angst vor dem Verlassenwerden und dazwischen immer wieder Phasen verbesserten Zustands.
So lebt er auf, als Margit Hespeler, eine robuste Bäuerin, eigentlich als Haushaltshilfe engagiert, sich bereit erklärt, ihn zu pflegen. Inge Jens, mittlerweile in einer Rehabilitation, willigt ein. Tilman Jens schreibt:

> *Binnen weniger Tage ändert sich das Leben meines Vaters von Grund auf. Er hat nun einen neuen höchst emotionalen Bezugspunkt. Eine Gefährtin, die nicht notgedrungen traurig ist, weil die vertrauten Gespräche, die Fundament einer langen Ehe waren, verstummt sind, sondern den Kerl, so wie er ist, ganz einfach gern hat. Sie führt ihn aus, sie gehen einkaufen, die beiden schaffen sich bald ihre eigenen Rituale. Ob er nun brav war oder sie wieder einmal beschimpft hat: Er weiß, am Ende*

des Tages wird es beim Metzger ein Wurstweckle geben. Sie hat keine Scheu, sie wäscht ihn, zieht ihn an, sie verwaltet seine Tabletten, lässt sich nicht aus der Ruhe bringen, auch wenn er tobt - und abends betet die Urschwäbin mit ihm das Vater-Unser. Da schwätzt er mit. (Jens, 2009, S. 138 f.).

Im November stellt die Familie fest: *Er ist gut beeinander.* (Mommert, 2009). Damit ist auch das Thema Sterbehilfe vom Tisch, das jahrelang im Hause Jens diskutiert wurde. Jens hatte sich intensiv mit der Frage des Sterbens in Würde beschäftigt. In dem gemeinsam mit dem Theologen Küng verfassten Buch *Menschenwürdig sterben* plädierte er für einen humanen, selbstbestimmten Tod, notfalls unter Einschluss aktiver Sterbehilfe. Noch in seinen letzten Gesprächen beklagte er, dass Tiere eingeschläfert würden, Menschen aber nicht. 1996 sagte Walter Jens im ZDF einmal: *Ich glaube nicht, dass derjenige, der am Ende niemanden mehr kennt von seinen nächsten Angehörigen, im Sinne des Humanen noch ein Mensch ist. Und deshalb denke ich, sollte jeder bestimmen können, dann und dann möchte ich, dass ich sterben darf.* (Mommert, 2009).
Tilman Jens ist sich sicher, dass sein Vater so, wie er jetzt lebt, niemals habe leben wollen. Orientierungslos irrt er nachts durch das Haus und findet sein Bett nicht mehr, er ist unfähig zu schreiben und kaum mehr in der Lage, zusammenhängend zu sprechen. *Als stammelndes Menschenkind mit dem Babyfon am Bett* (Jens, 2009, S. 43), gefüttert, gewindelt, umgeben von zahllosen vergessenen Büchern, ein solches Leben hätte er nicht führen wollen.
Auch Inge Jens, Literaturwissenschaftlerin und Herausgeberin der Thomas-Mann-Tagebücher, ist überzeugt, dass ihr Mann seinen jetzigen Zustand, wenn er ihn bewusst erleben würde, nicht als lebenswert empfände. In *Unvollständige Erinnerungen* beschreibt sie die *Reise in die Nacht* ihres Mannes und schildert nüchtern, sachlich, gefasst, ohne Selbstmitleid und mit bewundernswerter Offenheit die mit seiner schweren Demenzerkrankung einhergehenden Begleiterscheinungen im häuslichen Alltag, die sie an den Rand ihrer physischen und psychischen Belastbarkeit bringen. In einem Interview im STERN erklärte sie Arno Luik gegenüber: *Ich bin jemand, der seinen Partner verloren hat. Den Mann, den ich liebte, gibt es nicht mehr.* (Luik, 2008). Die Krankheit habe ihren Mann *zu einem anderen Menschen gemacht. Er ist nicht mehr mein Mann.* Walter Jens sei ihr, *nach und nach entglitten* und nun in *einer Welt, zu der ich wenig oder gar keinen Zugang habe*. Aber, so fügte sie hinzu, ich kann ihm *nicht vom Leben zum Tod verhelfen. Er ist ein Mensch, der vor Ihnen steht, der Geist ist weg, aber das Gefühl ist da.* Wie er sich früher über Thomas Mann oder Fontane gefreut habe, genieße er es jetzt, *wenn er ein Leberkäsweckle kriegt*. Dennoch empfand Inge Jens sehr wohl, dass sein Leben von einer Grundtrauer bestimmt war (Luik, 2008). Als er wenige Wochen zuvor plötzlich für einen Augenblick aus seiner Welt aufgetaucht sei, habe er gesagt: *Es ist so ein klägliches Leben.* (Luik, 2008) Daher bete sie, dass er eines Morgens einfach nicht mehr aufwacht.
Inge Jens muss nach fast 60 Jahren nie abreißender intellektueller Gespräche mit ihrem wortgewaltigen Ehemann nun allein zurechtkommen. Die Krankheit hat ihren ungemein anregenden und so selbstverständlich zum Alltag gehörenden Austausch abrupt beendet. Dennoch hadert diese bemerkenswerte Frau nicht mit ihrem Schicksal. Angesichts ihres langen gemeinsamen erfüllten, arbeits- und erlebnisreichen Lebens verbietet es sich für sie, die Frage nach dem Warum zu stellen.
Als seinem Vater eines Tages wieder einmal sein trostloser Zustand bewusst wurde und er sagte *Ich kann nichts mehr. Ich hab nichts mehr.* (Jens, 2009, S. 139), wurde Tilman Jens an den anrührenden Dialog erinnert, den Stella Braam mit ihrem alzheimerkranken Vater führte. Auf dessen Frage *Was schreibst du?* und ihre Antwort *Ein Buch über deine Krankheit* fragte van Neer: *Sagst du auch, wie jämmerlich es ist?* (Jens, 2009, S. 139)
Jens hat wie Braams Vater am Verfall seines Ichs elend gelitten und doch gab es auch andere Momente im Krankheitsverlauf. So verblüffte er in dem Hin- und Hergerissensein zwischen

Resignation, tiefer Verzweiflung und dem sich aufbäumenden Lebenswillen alle mit dem Satz: *Aber schön ist es doch.* (Jens, 2009, S. 133). Nicht lange zuvor hatte er noch ganz anders gesprochen: *Ihr Lieben, es reicht. Mein Leben war lang und erfüllt, aber jetzt will ich gehen.* (Jens, 2009, S. 132). Die Familie wollte seinen Todeswunsch respektieren, Vorkehrungen wurden getroffen. Aber mit jenem erstaunlichen Satz erlosch, ist sich die Familie einig, jedes Mandat zu aktiver Sterbehilfe. Ohnehin gab es im Hause Jens weder eine Patientenvollmacht noch eine Betreuungsverfügung. Walter Jens spielte zu dieser Zeit mit Puppen und fütterte mit Begeisterung im Hasenstall die Hasen mit Möhren. Er hatte offensichtlich Spaß an einem Leben, von dem er einmal gesagt hatte, dass es im Sinne des Humanen keines mehr ist (Mommert, 2009). Zu Jens' Wunsch, ihn sterben zu lassen, stellt Barocka, Ärztlicher Direktor der Fachklinik Hohe Mark (Oberursel), fest, man lasse an Morbus Alzheimer leidende Patienten im finalen Stadium, wenn ihr geschwächter Körper mit einer Lungenentzündung oder einem Harnwegsinfekt nicht mehr fertig werde, ohnehin sterben, in früheren Stadien, wenn der Körper noch kräftig sei, müsse man sie schon aktiv töten, wenn man ihren Todeswunsch erfüllen wolle (Barocka, 2009).

Tilman Jens sieht einen Zusammenhang zwischen dem Ausbruch der Krankheit und dem Auftauchen der Karteikarte, die den Eintritt seines Vaters in die NSDAP im Sommer 1942 dokumentierte. Jens war damals 19 Jahre alt. Als nach der Wende auf einen Schlag 11 Mio. im Bundesarchiv in Berlin-Lichterfelde lagernde NSDAP-Mitgliedschaften publik wurden, war auch die von Jens dabei - ein Schock für ihn und seine Familie. Eigentlich unvorstellbar: die moralische Instanz Walter Jens als Parteimitglied und, was fast noch schlimmer war, nach dem Bekanntwerden wie ein ertappter Sünder nach Ausflüchten suchend, schwammig in den Aussagen, lavierend, Erinnerungslücken reklamierend. Sein Sohn Tilman sieht ihn nahtlos eingereiht in eine lange Reihe vergleichbarer Schicksale, zu der unter anderem auch Günter Grass (Waffen-SS) und Marcel Reich-Ranicki (polnischer Geheimdienst) gehörten. Er schreibt:

> *Es ist in keinem medizinischen Lehrbuch verzeichnet und scheint doch die Krankheit einer ganzen Generation, jenes Altersleiden, das in letzter Zeit auch Künstler und Schriftsteller erfasst. Manchmal genügt eine einzige vergilbte Karteikarte, um die Symptome, nach Jahrzehnten der Unauffälligkeit, zum Ausbruch zu bringen. Gestandenen Männern versagt das Gedächtnis. Virtuosen des Wortes beginnen zu stammeln. Erfolgsverwöhnte Vorbilder, moralische Instanzen dieser Republik, verdiente Ruheständler im neunten Jahrzehnt erstarren in Panik - vor einem Karriereknick. Diese verfluchten Kästen in einem tristen Keller des Bundesarchivs, Berlin-Lichterfelde! [...] Elf Millionen Zettel, die elf Millionen NSDAP-Mitgliedschaften verzeichnen. Elf Millionen braune Flecken. Große und kleine, manche sind winzig. So winzig, dass man sie eilends vergaß, die Parteieintritte derer, die noch halbe Kinder waren, als sie sich einreihten in die Bewegung. [...]*
>
> *Aber peinlich muss es doch gewesen sein, von der eigenen Verführbarkeit zu erzählen, später, als der Krieg zu Ende war. Also machten es die Jungen wie die Alten. Sie schwiegen. Die meisten sind lang schon schweigend gestorben. Niemand hat sie behelligt. Und wer noch lebt, der hat mit dem winzigen braunen Flecken seinen Frieden gemacht. Es wird schon keiner daran rühren. Aber dann, Mitte der neunziger Jahre, öffneten sich die knarzenden Karteikästen und offenbarten unvermutete Namen. Unsere Besten: Siegfried Lenz, Dieter Hildebrandt, Hermann Lübbe, den Denker, den gütigen Erhard Eppler. Unterschiedliche Charaktere, die eines verbindet: Sie alle hätten es sich leisten können, freimütig und ohne Angst vor öffentlicher Schelte über ihre postpubertären Verwirrungen zu reden. Doch ach! So viele der souverän Geglaubten haben über der späten Enthüllung, die kaum den Namen verdient, die Fassung verloren, reklamierten Erinnerungslücken und redeten sich um Kopf und Kragen. [...]*
>
> *Das Parteimitglied Walter Jens hat, da bin ich mir sicher, keinem Menschen auf dieser Erde geschadet. Mein Vater hat den Beginn seiner später höchst aufrechten Biographie nur ein wenig retuschiert. Mag sein, das war feige. Er wollte nach oben. Also unter den Tisch mit der dämlichen Nazi-*

> *Geschichte. Er war doch ohnehin längst auf der anderen Seite. Am Ende aber hat er sich in Grund und Boden geschämt - und ist, als der kleine Schwindel aufflog, an dieser Scham zerbrochen. [...] Die fatale Schweige-Krankheit, an der viele Köpfe zerbrachen. Mein Vater weiß heute nicht mehr, wer er ist.* (Jens, 2008)

Tilman Jens hat es seinem Vater sehr verübelt, dass er auch vor dem Ausbruch der Krankheit nie über seine NSDAP-Mitgliedschaft gesprochen hat, sieht einen Zusammenhang zwischen der 2004 plötzlich auftretenden Demenzerkankung und dem 2003 bekanntgewordenen Aktenbefund und spricht von einem *vermaledeiten Altersleiden*, das die genannten Geistesgrößen befallen hatte und von *Symptomen politischer Demenz*. Warum nur hat sein Vater, der *sich doch sonst so präzise, auch in der Öffentlichkeit, an seine Jugend im Dritten Reich zu erinnern wusste, nie ein Sterbenswort verloren über die eigene Verführbarkeit*? (Jens, 2010, S. 129)
Nun gibt es sicherlich keine Flucht in die Demenz. Und im Verborgenen hatte die Zerstörung des Hirns ja auch schon viele Jahre zuvor begonnen. Zudem sind die anderen großen Schweiger, Verdränger und Schönredner längst nicht alle dement geworden. Dennoch kann der Schock den Ausbruch der Krankheit begünstigt und den Verlauf etwas beschleunigt haben.
Dies ist im Wesentlichen auch die Sicht von Tilman Jens. Vehement verwahrt er sich gegen die Unterstellung von Friedrich Schorlemmer, er habe die Demenz seines Vaters *als Konsequenz nicht eingestandener Schuld gedeutet*, und weist mit Nachdruck darauf hin, dass er den Ausbruch der Krankheit nicht mit Schuld, sondern mit *subjektiv empfundener Scham* (ibd., S. 128) in Verbindung gebracht habe. Und dann schreibt er: *Natürlich hat er keinen Schalter im Hirn umgelegt, natürlich sind Ausbruch und Verlauf einer Demenz nicht mechanistisch steuerbar (das habe ich auch niemals behauptet) - aber an eine reine Zufälligkeit kann ich, angesichts der frappierenden zeitlichen Koinzidenz, schwer glauben.* (ibd., S. 130)
Diese Aussage wurde dahingehend interpretiert, dass Tilman Jens glaube, sein Vater habe sich aufgrund eines starken Schamaffektes in die Krankheit geflüchtet. Vertreter des Standardparadigmas der Demenz wiesen diese Theorie zurück und betonten, dass die Flucht in eine Krankheit nur bei Neurosen vorkomme, bei denen das Gehirn ja keine krankhaften Veränderungen aufweise. Im Gegensatz zu solchen funktionellen Störungen seien die massiven Verluste an Neuronen bei einer Alzheimer-Demenz nicht funktionell, sondern strukturell und könnten nicht durch ein vergleichsweise kurzfristig vorhandenes Schamgefühl verursacht werden (Barocka, 2009).
In der Replik darauf betont Tilman Jens, dass das Vorhandensein psychischer Komponenten bei der Pathogenese von Krankheiten keine *fixe Idee eines rachsüchtigen Sohnes* (Jens, 2010, S. 130), keine *abwegige Argumentation, weit entfernt von jeder medizinischen Vernunft* (S. 138) darstelle und auch nicht *einer auf Verleumdung bedachten Hirnforschung im Hause Jens* (S. 130) entspringe, sondern dass immer mehr Experten davon überzeugt seien, dass die degenerativen Veränderungen im Gehirn durch psychosoziale Faktoren moduliert werden. Und dann schreibt Tilman Jens:

> *Es war verstörend zu beobachten, wie mein Vater, der einstige Gedächtnis-Virtuose, sehr bald nach dem Auftauchen der vergilbten Karteikarte die Kontrolle über sein Erinnerungsvermögen verlor. Die Depressionen kehrten zurück, der Konsum an Benzodiazepinen stieg besorgniserregend. Er hat nach der PG-Affäre, wie er es nannte, kaum noch etwas geschrieben, er, dem das Schreiben, wie er so gern sagte, gleichbedeutend mit Atmen war. Mitte 2004 machten sich die ersten Ausfalls-Erscheinungen, die ihm so schrecklichen Wortfindungs-Störungen, die Vorzeichen des Verdämmerns, erstmals bemerkbar.*
>
> *Er hat, anders als so viele Patienten im Frühstadium der Krankheit, niemals versucht, seine Vergesslichkeit auch nur im Ansatz zu kaschieren. Er gab sich seiner Verzweiflung hin. Kein Merkzettel, keine Ausreden. Er wollte nicht mehr. Er, der alte Medien-Profi, wusste - weit früher, als wir lange dach-*

ten -, was da auf ihn zukommen wird. Aufgefundene Briefe an den Herausgeber des Germanisten-Lexikons, das seine Mitgliedschaft in der NSDAP erstmals verzeichnete, belegen zweifelsfrei, dass er bereits ein Jahr, bevor der Fall Walter Jens im November 2003 bundesweit Schlagzeilen machte, über den Fund im Document Center informiert war. Ein Jahr hat er in Angst gelebt - und ein Jahr lang diese Angst mit immer mehr Psychopharmaka hinuntergespült. Wer wird den Eintrag als erster entdecken? Die drohende Publizierung muss ihn endlos gequält haben. Selbst meiner Mutter, mit der er sonst alles besprach, hat er kein Sterbenswort gesagt. All das ist Teil einer Krankengeschichte, die, da habe ich wenig Zweifel, zumindest anders verlaufen wäre ohne die späte Entdeckung einer verschwiegenen, auch wenn per se harmlosen Jugendsünde. (ibd., S. 132 f.)

Schließlich weist Tilman Jens zurecht noch darauf hin, dass Bauer einen Zusammenhang zwischen Belastungserfahrungen und dem Ausbruch einer Demenz nachgewiesen habe und dass zudem nach der von amerikanischen Neurologen aufgestellten Use it or lose it-Regel nicht trainierte Synapsen ganz verloren gehen können. Sein Vater habe sich angesichts dieser Alternative *für den Verlust, fürs Abschalten eben* entschieden (ibd., S. 137).
Ein bezeichnendes Licht auf das Bild der Demenz in der Öffentlichkeit werfen die Reaktionen auf den Selbstmord des Lebemannes, Abenteurers und Kunstsammlers Gunter Sachs im Frühjahr 2011. Zugleich ist seine Entscheidung, aufgrund einer Selbstdiagnose und eines wenig aussagekräftigen, popularisierten Schnelltests - bis zuletzt lag keine ärztliche Diagnose vor! - sich das Leben zu nehmen, zumindest zum Teil auch eine *Frucht* dieses Bildes. Sachs hinterließ einen Abschiedsbrief, den seine Familie veröffentlichte. Darin schrieb er:

In den letzten Monaten habe ich durch die Lektüre einschlägiger Publikationen erkannt, an der ausweglosen Krankheit A. zu erkranken. Ich stelle dies heute noch in keiner Weise durch ein Fehlen oder einen Rückgang meines logischen Denkens fest – jedoch an einer wachsenden Vergesslichkeit wie auch an der rapiden Verschlechterung meines Gedächtnisses und des meiner Bildung entsprechenden Sprachschatzes. Dies führt schon jetzt zu gelegentlichen Verzögerungen in Konversationen.

Jene Bedrohung galt mir schon immer als einziges Kriterium meinem Leben ein Ende zu setzen. Ich habe mich großen Herausforderungen stets gestellt. Der Verlust der geistigen Kontrolle über mein Leben wäre ein würdeloser Zustand, dem ich mich entschlossen habe, entschieden entgegenzutreten. Ich danke meiner Ehefrau und meiner engsten Familie sowie meinen in tiefer Freundschaft verbundenen Weggefährten, mein Leben wundervoll bereichert zu haben.[23]

Die verklausulierte Bezeichnung *Krankheit A* könnte auf das Unaussprechliche, Undenkbare hindeuten, das Sachs einer Alzheimerdemenz gegenüber empfand. Seine Ängste vor dem geistigen Verfall und dem Kontrollverlust durch Alzheimer teilen sehr viele Menschen mit ihm[24]. Menschen, die befürchten müssen, sich selbst zu verlieren, zu vergessen, wer sie sind und wer sie einmal waren, können zu dem Entschluss kommen, dies sich und ihren Angehörigen nicht zumuten zu wollen. Vielleicht wollte auch Sachs seiner gut zehn Jahre jüngeren Ehefrau dies nicht zumuten, ihr nicht als Pflegefall zur Last fallen. Ist es aber nicht auch eine Zumutung, einen lieben Menschen tot auffinden zu müssen, von dem man sich nicht verabschieden konnte und der seinen Entschluss auch noch mit ballistischen Mitteln umgesetzt hat? Ist nicht auch ein finaler Kopfschuss eine emotionale Grausamkeit gegenüber den Hinterbliebenen? (Patalong, 2011; Kahlmeier & Neumann, 2011)

---

23 vgl. http://www.faz.net/aktuell/gesellschaft/menschen/wortlaut-der-abschiedsbrief-von-gunter-sachs-1637779.html; [30.05.2014]

24 Einen mit der Entscheidung von Sachs annähernd vergleichbaren Entschluss fasste der ehemalige MDR-Intendant Reiter. Körperlich stark beeinträchtigt und eine beginnende Demenz befürchtend, wählte er im Oktober 2014 den Suizid. Vor der Alternative stehend, selbstbestimmt zu sterben oder fremdbestimmt weiterzuleben, entschied er sich für Ersteres. Auch sein Abschiedsbrief wurde den Medien von der Familie zur Verfügung gestellt (vgl. http://www.t-online.de/nachrichten/deutschland/gesellschaft/id_71457338/guenther-jauch-leitet-debatte-ueber-suizid-und-sterbehilfe.html; [05.11.2014]

Gewiss, es steht niemandem zu, Sachs wegen seiner Entscheidung zu verurteilen. Dennoch muss es erlaubt sein, seine subjektive Einschätzung der Würde eines Menschen als problematisch einzustufen. Sachs glaubte, dass, wer die Kontrolle über sich verliert, würdelos ist, und er war der Überzeugung, dass er diesem Zustand entschieden entgegentreten müsse. Zwar wird in der Gesundheitspolitik immer noch die Notwendigkeit einer sensiblen, über die bloße Pflege hinausgehenden Begleitung ausgeblendet und daher wird Demenzkranken häufig eine würdelose Pflege zuteil, doch damit wird nicht ihre gesamte Existenz würdelos. Zudem hätte sich Sachs die bestmögliche Versorgung leisten können.

Stattdessen fasste er den einsamen, wohl aber doch rationalen Entschluss, den Kampf mit der tückischen Krankheit nicht aufzunehmen und seinem Leben ein Ende zu setzen, solange er dazu noch in der Lage war. Er, der Hedonist, starb, wie er gelebt hatte. Mit einem Paukenschlag verließ er die große Bühne, auf der er sich so wohl gefühlt hatte und auf der er seiner Einschätzung nach nun nicht mehr agieren konnte. Glücklicherweise blieb der Werther-Effekt, also der Nachahmungs-Suizid, mit dem man bei einem spektakulären Freitod eines Prominenten immer rechnen muss, aus und die Entscheidung von Sachs wurde nicht als Anleitung zum Umgang mit Alzheimer aufgefasst (Patalong, 2011; Kahlmeier & Neumann, 2011).

Das Medienecho auf den Freitod von Sachs muss als höchst problematisch angesehen werden. So titelte der STERN, bekannt für seine provokanten Aufmacher und das Propagieren eines New-Moral-Code: *Die letzte Freiheit - Gunter Sachs starb, wie er lebte: Selbstbestimmt*. Und weiter war dort zu lesen: *Als letzte Freiheit, die er sich nahm, will auch Sachs anscheinend seinen Suizid verstanden wissen. Seine Entscheidung, lieber zu sterben als mit Alzheimer dahinzusiechen, verdient Respekt. Zur Würde des Menschen gehört auch, selbst zu entscheiden, wann es keinen Sinn mehr macht.* (STERN, Nr. 20, 12.05.2011). Dies wirft die Frage auf: Wann macht es keinen Sinn mehr? Kann nicht auch ein Leben mit einer Krankheit sinnvoll sein? Wie muss eine Krankheit beschaffen sein, damit es keinen Sinn mehr macht? Muss sie unheilbar sein? Oder mit starken Schmerzen verbunden? Oder die Persönlichkeit *vernichtend*? Oder anders gefragt: Darf dem Autonomiefetischismus, der sich in unserer Gesellschaft entwickelt hat, unwidersprochen gehuldigt werden (Patalong, 2011)?

War die Einschätzung des STERN noch zu erwarten, so muss der Gleichklang der Pressestimmen in der Bewertung der Handlungsweise von Sachs doch nachdenklich stimmen, ja alarmierend wirken. Nahezu einmütig findet sich in den Printmedien eine Glorifizierung seines Handelns und die Zuerkennung einer Vorbildfunktion. So wurde z. B. in der Berliner Zeitung der Abschiedsbrief folgendermaßen kommentiert: *Oh, könnten wir einmal in einer Welt leben, in der ein solcher Brief in den Schulbüchern stände, um uns über das richtige Leben, zu dem das richtige Sterben ja auch gehört, aufzuklären.* (Widmann, 2011). Und weiter heißt es dort: *Gunter Sachs hatte den Verdacht, [...] dass er die geistige Kontrolle über sich verlieren würde. Das wollte er nicht. Also erschoss er sich. Ich bewundere das. Schon, weil ich nicht einmal fähig zur Herstellung der Bilanz bin. Ich glaube, die meisten Menschen sind eher schwach, wie ich es bin. Aber wir sollten uns freuen, dass es immer wieder Menschen gibt wie diesen Gunter Sachs.* (Widmann, 2011).

Die gleiche Haltung findet sich in den Leserblogs der Online-Ausgaben deutscher Zeitungen und spiegelt sich wider in Aussagen wie: *Hut ab vor Gunter Sachs, der Mann hatte Stil bis zum Schluss. - Hoffentlich habe auch ich [...] den Mut, in einer solchen Situation die Weltbühne so würdevoll [...] zu verlassen. - Mein Respekt vor seiner persönlichen Entscheidung.* Manche bemühen gar einen Ausspruch von F. Nietzsche: *Die Selbsttötung ist [...] eine naheliegende Handlung, welche als ein Sieg der Vernunft billigerweise Ehrfurcht wecken sollte.*

Diesem allgemeinen Tenor, mit dem die *mannhafte* Tat von Sachs als *stilvolle* Art, mit einer Demenzerkrankung umzugehen, dargestellt wird, kann eine einfache Frage entgegengestellt werden: Gehört nicht auch oder vielleicht sogar mehr Mut dazu, sich der Krankheit zu stellen, ein Mut, wie ihn beispielsweise Taylor an den Tag legt, auf dessen vorbildliches Engagement noch einzugehen sein wird?

Eine rühmliche Ausnahme in der medialen Berichterstattung machte die ARD, wo in der Reihe *Hart aber fair* in einer am 11.05.2011 ausgestrahlten Sendung mit dem Titel *Ein Lebemann wählt den Tod - Ist Selbstmord besser als Demenz?* ein pietätvoller, dem heiklen Thema durchaus angemessener Balanceakt gelang, indem in der Diskussionsrunde nicht nur Befürworter der Handlungsweise von Sachs wie die Journalistin und Sachs-Freundin Inga Griese und Tilman Jens, Sohn des demenzkranken Walter Jens, sondern auch Kritiker wie die in der Dementenbetreuung engagierte ehemalige Familienministerin Renate Schmidt und Peer Juhnke, Arzt und Sohn des dement verstorbenen Harald Juhnke, zu Wort kamen (Patalong, 2011). In der Anmoderation stellte Frank Plasberg die berechtigte Frage: *Aber stimmt das eigentlich: Ist ein Leben mit einer Demenzerkrankung wirklich so unwürdig und ist nicht am Ende der Mensch mutiger, der sich einer solchen Krankheit stellt?* Und man könnte fortfahren: *Gehört es nicht zum Menschsein, in bestimmten Situationen Abhängigkeit zu akzeptieren?*

Eine andere Fernsehsendung, in der das schwierige Thema Demenz angemessen behandelt und dabei auch auf den Freitod von Sachs eingegangen wurde, moderierte Günther Jauch. Im Mittelpunkt einer ARD-Talkrunde zum Thema *Schicksal Alzheimer - und wer kümmert sich dann um mich?* am 21.11.2011 stand Gerhard Bräuer, 59 Jahre alt, seit 2009 mit der Diagnose Morbus Alzheimer lebend. Bräuer ist gekommen, entgegen dem eindringlichen Rat seines Sohnes, um gegen das weitverbreitete Verdrängen und Vertuschen anzugehen und einem Millionenpublikum zu zeigen, dass es trotz aller Probleme und Ängste irgendwie weitergeht. *Ich finde, man muss etwas ansprechen, wenn es da ist*. Alles andere sei nicht richtig, findet Bräuer. Er lebt von einem Tag zum anderen und hofft, dass sich sein Zustand nicht allzu schnell und allzu sehr verschlechtert. *Es geht noch. Ich weiß noch, wo ich hin muss*, stellt er trocken fest (Mund, 2011). Auf das Handeln von Sachs angesprochen, antwortet Bräuer: *Er ist eine Flasche! Was soll ich sonst sagen?* Der Alzheimerpatient Bräuer kann nichts anderes sagen, er hat einen diametral entgegengesetzten Weg gewählt, will Mut machen und lebt nach dem Motto: Lieber ein *Alzi* - so nennen ihn liebevoll-scherzhaft immer wieder einmal seine Kinder - als eine *Flasche* (Rüster, 2011).

Bräuer schildert in bewegender Weise sein Leben mit der heimtückischen Krankheit. Als er die Diagnose erhielt, habe er erst einmal geweint, bald darauf habe er seinen Beruf als Zahnarzt aufgegeben, mittlerweile könne er nicht mehr allein Auto fahren. Auch der Gang zu seinem Platz in der Sendung fiel ihm erkennbar schwer. Auf Jauchs Frage *Wissen Sie, was auf Sie zukommt?* antwortet er schlagfertig: *Das will ich doch gar nicht wissen. Ich hoffe einfach, dass es noch ein bisschen geht* (Rüster, 2011).

Peters allerdings, sein betreuender Arzt, ist überzeugt, dass sein Patient sehr genau weiß, was auf ihn zukommt - auf ihn und seine Lebensgefährtin. Denn, so betont Bräuer, für ihn sei der Weg ins Pflegeheim kein Tabuthema. *Ich möchte meinen Lieben dies abnehmen*, sagt er (Mund, 2011). Aber noch ist es nicht soweit. Seine Lebensgefährtin, die sich darauf einstellen muss, ihr ganzes Leben dem großen Vergessen und dem mit der unheimlichen Krankheit verbundenen Leidensweg unterordnen zu müssen, beantwortet die Frage, ob sie immer noch glücklich seien, mit einem klaren *Auf jeden Fall* (Rüster, 2011).

Bräuer und Jauch verbindet das dringliche Anliegen, das die Krankheit umhüllende Tabu zu durchbrechen. Dabei haben sie eine kompetente Mitstreiterin: Britta Nagel, Journalistin und Buchautorin, die als Angehörige einer Alzheimerpatientin eingeladen ist. Viele Jahre lang hat sie ihre demenzkranke Mutter gepflegt. Als sie feststellte *jetzt kann ich nicht mehr*, gab sie ihre 87-jährige Mutter ins Pflegeheim. *Meine Mutter ist regelrecht im Heim aufgeblüht*, sagt Nagel.

Seit einem Vierteljahr aber hat sie praktisch keinen Kontakt mehr zur Mutter, denn diese, inzwischen sterbenskrank geworden, erkennt ihre Tochter nicht mehr (Müller-Jung, 2011).
Jauch ist es gelungen, mit seinen persönlichen und zugleich eindringlichen, in der rechten emotionalen Dosierung formulierten Fragen an Bräuer und seine Lebensgefährtin der gefürchteten Krankheit ein sehr konkretes, privates Gesicht zu geben, die unterschiedlichen Dimensionen des zerstörerischen Hirnleidens fast chirurgisch aufzuarbeiten und mit der Präsentation eines ebenso drastischen wie berührenden Fallbeispiels für einen denkwürdigen Talkabend zu sorgen (Müller-Jung, 2011).
Nicht auszuschließen ist, dass die in dem Medienecho zum Suizid von Sachs zum Ausdruck gebrachte Einstellung und Einschätzung verknüpft wird mit einer anderen alarmierenden Entwicklung. In jüngster Zeit wird die rasche Zunahme des Anteils demenziell Erkrankter an der Gesamtbevölkerung in einer Art Horrorszenario einseitig zur *demographischen Katastrophe mit Millionen von Demenzkranken* erklärt, die Bewältigung dieses Problems als *unbezahlbar* bezeichnet und in der Folge davon wird laut darüber nachgedacht, dass *Lösungen* für ein solch *sinnloses* Leben gefunden werden müssen (Hahne, 2011).
Wer dabei an die *Lösung* von Sachs denkt, begibt sich in fataler Weise in die Nähe jenes unsäglichen Ausspruchs vom *sozialverträglichen Frühableben*, den der Ärztekammerpräsident Vilmar prägte. Dieser glaubte, es könne doch nicht anstößig sein, eine solche Diskussion anzustoßen. Doch er hatte sich geirrt. Sein Ausspruch erlangte als Unwort des Jahres 1998 traurige Berühmtheit (TU Darmstadt).
Noch immer ist das Thema Demenz überwiegend von Medizinern besetzt. Erst seit kurzem treten Alzheimerkranke wie Taylor selbst an die Öffentlichkeit und dokumentieren, dass sie durchaus in der Lage sind, in eigener Sache zu sprechen. Nur sie können sagen, wie es ihnen geht, wie es sich anfühlt, mit einer Demenz zu leben und daher befürchten zu müssen, ihre Identität zu verlieren, welche Bedürfnisse sie haben, welche Befürchtungen sie hegen und welche Erwartungen sie an ihre Umwelt richten. Sein Buch *Alzheimer und Ich. Leben mit Dr. Alzheimer im Kopf* (2008) gehört zu den wenigen Publikationen, in denen ein an Demenz Erkrankter sein Leben und Erleben schildert.
Taylor, Kommunikationswissenschaftler, Psychologe und Hochschullehrer, verheiratet, Vater und Großvater, erhält bereits mit 58 Jahren die niederschmetternde Diagnose *Sie haben eine Demenz, vermutlich vom Alzheimer-Typ*. Krankheitsbedingt muss er seine 20 Jahre währende Lehr- und Beratungstätigkeit aufgeben. Er weiß, von nun an wird nichts mehr sein, wie es einmal war, er weiß, jetzt beginnt ein neuer, angsterfüllter Lebensabschnitt, ein Weg durch immer dichter werdende Nebel in die Dunkelheit, ein banges Warten darauf, dass aus dem *halbdurchsichtigen Alzheimerschleier* einmal der *blickdichte Alzheimervorhang* wird (Taylor, 2008, S. 51).
Taylor erzählt Geschichten, zeichnet Sprachbilder, sucht Analogien zu seiner Demenzerkrankung. Die Sonderstellung von Morbus Alzheimer betonend konstatiert er: *Menschen haben Krankheiten wie Erkältungen und Masern, aber die Alzheimerkrankheit hat den Menschen. (ibd., S. 46)* und *Ich will die Krankheit so lange beherrschen, bis sie über mich herrscht. (ibd., S. 9)*. Er weiß, dass er den Kampf verlieren wird, aber sieht darin keinen Grund, auf das Kämpfen und das Denken zu verzichten.
Taylor ist eine Ausnahmepersönlichkeit. Nur wenige demenziell Erkrankte sind in der Lage, so klar und scharfsinnig die Krankheit mit all ihren Facetten wahrzunehmen und zu beschreiben. Ihm kommt zugute, dass seine Fähigkeit, sich zu erinnern, zu denken, zu sprechen und zu schreiben so weit erhalten geblieben ist, dass er seine Erfahrungen weitergeben kann. Er lässt den Leser daran teilhaben, wie er persönlich mit *Dr. Alzheimer* im Kopf lebt. Er fragt sich, welches noch seine eigenen Anteile an Gedanken und Gefühlen sind. Er beschreibt die ganze Palette seiner Erfahrungen mit der Erkrankung und entfaltet seine Gedanken und Vorstellungen in

brillant formulierten, scharfsinnigen Innen- und Außenansichten. Einfühlsam nimmt er den Leser mit auf eine Reise durch die furchteinflößende Welt von Morbus Alzheimer. Freimütig schildert er das manchmal quälende Auf und Ab seines Lebens mit seinem chronischen Leiden, das ihn mehr und mehr seines Ich-Gefühls beraubt. Indem er seine eigenen Denkvorgänge und das Verhalten seiner Mitmenschen analysiert, gewährt er einzigartige Einblicke in eine geheimnisvolle, verborgene und unvorstellbare Welt. Warmherzig und ehrlich schildert er seinen Kampf um den Erhalt des Personseins, bemüht sich aber auch, sich in die ihm nahestehenden Menschen hineinzuversetzen, die hilflose Zeugen der zerstörerischen Krankheit werden, und gibt wohlüberlegte Anregungen für Betreuung und Kommunikation. Als erfahrener Psychologe ist er besonders dafür qualifiziert, die mit einer Demenzerkrankung einhergehenden Beziehungsveränderungen zu kommentieren.

In den Innenansichten (*Inside*), also den Veränderungen des Ichs, kreisen Taylors Gedanken um die charakteristischen Symptome: Vergesslichkeit, Verlust besonders des Kurzzeitgedächtnisses, zeitliche und örtliche Desorientiertheit und Dysphasie und abrupte Stimmungsschwankungen (Phase 1 und 2) und schließlich Verwirrtheit, Halluzinationen und Wahnvorstellungen, Entwicklung zu Gewalttätigkeit und Bösartigkeit oder zu Fügsamkeit und Hilflosigkeit, Vernachlässigung der Körperpflege und Inkontinenz (Phase 3). Die der Diagnose vorweglaufenden Untersuchungen bezeichnet er als den *ersten Kreis der Hölle*, sein persönliches *Fegefeuer*. Das Herumexperimentieren der Ärzte mit den verschiedensten, in ihrer Wirksamkeit unsicheren, aber häufig nebenwirkungsreichen Medikamenten erscheint ihm wenig sinnvoll und nicht hilfreich (Dohms, 2010).

Mit Schock, Trauer und Zorn reagiert er auf die Diagnose. Er beklagt, dass der Diagnose und den Krankheitssymptomen zu viel und dem Menschen dahinter zu wenig Gewicht beigemessen wird, und er stellt die Frage, ob eine frühzeitige Diagnose überhaupt wünschenswert ist. Die Symptome, die ein Chaos in seinem Kopf erzeugen, die Angst vor dem Verlust des Selbst und dem Sterben auf Raten beeinträchtigen in erheblichem Maß sein Alltagsleben und das seiner Familie. Taylor erlebt sich als unbeständig und unberechenbar. Kontrollverlust und die existenzielle Angst vor dem Verschwinden des eigenen Wesens veranlassen ihn immer wieder zu vorzeitigem Rückzug.

Dem ehemaligen Perfektionisten fällt es schwer, notwendige Hilfe anzunehmen; in seinem Stolz empfindet er sie als demütigend und kontraproduktiv im Hinblick auf sein Bestreben nach Erhalt seines Selbstwertgefühls. Schließlich erkennt er aber doch: Sowohl Hilfe zu geben als auch Hilfe anzunehmen, ist ein Prozess, dem man sich stellen muss. Im Krankheitsverlauf verändern sich die Rollen; dies erfordert viel Verständnis, Einfühlungsvermögen und Kreativität auf beiden Seiten. Die Erde ist für ihn ein unwirtlicher Ort geworden, dennoch entdeckt er für sich das *Carpe diem*. Er begräbt die Hoffnung auf ein besseres Morgen, erhält sich aber die Fähigkeit, Positives im Alltag zu finden, und lässt sich auf die kleinen Freuden des Heute ein (Dohms, 2010).

Verunsichert durch die im Hintergrund lauernde Angst vor dem Verlust der Unabhängigkeit und beunruhigt durch das immer häufiger auftretende Zungenspitzenphänomen, also die Suche nach verloren gegangenen Gedanken, Worten und Begriffen, findet er, der zeitlebens des Wortes und des Schreibens mächtig war, mithilfe von Spracherkennungsprogrammen des Computers im Schreiben einen Weg, seiner Not, seinen Gedanken und Erkenntnissen ein Ventil zu verschaffen. Er entschließt sich, in die Offensive zu gehen und seine Mitmenschen teilhaben zu lassen an seinem sich radikal verändernden Leben. Indem die gleichen Themen in zahlreichen Varianten und in unterschiedlichen Erzählzusammenhängen immer wieder auftauchen, vermittelt der Autor eine eindringliche Vorstellung von dieser unheimlichen, mit so viel Hoffnungslosigkeit einhergehenden Krankheit. Das Schreiben ist trotz der gelegentlich aufblühen-

den Leichtigkeit und des immer wieder auftauchenden alten Humors der verzweifelte Versuch des Autors, das langsam entgleitende Ich so lange wie möglich festzuhalten (Dohms, 2010).
Taylor chattet mit Betroffenen unter dem Synonym *Dr. Alzheimer*, arbeitet mit im Vorstand der lokalen Alzheimergesellschaft in Cypress (Texas) und in Selbsthilfegruppen und kann sogar, medikamentös gut eingestellt und von seiner Frau unterstützt, Vorträge der persönlichen Art halten. So ist er noch immer ein vielgefragter Redner bei Fachkonferenzen. Wortgewandt, nachdenklich und durchdacht öffnet er pflegenden Angehörigen den Blick für das, was ihren *Schützlingen* vermutlich durch den Kopf geht. Taylor hat mitgewirkt bei der Entstehung zahlreicher Alzheimer-Chatrooms in Nordamerika und darüber hinaus. Auch gibt er einen eigenen Newsletter von und für Menschen mit Demenz heraus. Als sein Buch *Alzheimer und ich* im Winter 2006 in den Druck ging, fiel es ihm oft schwer, sich zu konzentrieren. Die Wortfindungsstörungen hatten sich verstärkt, dennoch war seine Sprechfähigkeit noch großenteils erhalten geblieben.
Bezogen auf die Außenansichten von Ärzten, Familienangehörigen und Pflegenden (*Outside*) entwickelt Taylor Forderungen und Wünsche. Besonders wichtig ist ihm dabei der angemessene Umgang von Medizinern mit Erkrankten *(vgl. S. 262)*. Betreuenden Angehörigen gibt er den Rat, statt sich *über* den Erkrankten zu unterhalten, über seine Verhaltensänderungen besorgt zu sein und sich untereinander Ratschläge und Tipps zu geben, *mit* dem Patienten über das zu sprechen, was *heute* geschieht, was er *heute* ist.
Taylor leidet darunter, festzustecken in einem dahinschwindenden Geist, gefangen zu sein in Haus und Garten und von den eigenen erwachsenen Kindern nicht selten behandelt zu werden, als sei er nun das kleine Kind. Er weiß sehr genau, dass die gravierenden demenziellen Symptome den Familienzusammenhalt arg strapazieren. Schon der Umstand, dem Erkrankten immer wieder Dinge erklären zu müssen, die er nicht mehr versteht und sofort wieder vergisst, macht pflegende Angehörige müde und mürbe. Sehr dankbar ist er für seine Frau Linda, die ihm Halt gibt und Kontinuität vermittelt, die ihn in ihrer Treue, Beständigkeit, Stärke und Zielstrebigkeit *wie eine Schutzhülle* umgibt, sein Selbstbewusstsein und sein Vertrauen stärkt, ihm, dem starrsinnigen Patienten, genug Freiraum gibt *herumzustolpern* und die ihn dennoch vor Stürzen und Verletzungen zu bewahren vermag.
Taylors Kernbotschaft lautet: Menschen, die an Morbus Alzheimer leiden, bleiben Persönlichkeiten bis an ihr Lebensende, wie elend, gebrechlich und vergesslich sie auch sein mögen. Sie haben etwas zu sagen, können kreativ sein, verändern sich und irgendwann brauchen sie Hilfe.
Einen ähnlichen Appell richtete Martina Peters, eine damals 42-jährige alzheimerkranke Frau, 2006 auf einem Kongress der deutschen Alzheimergesellschaft an die Zuhörerschaft, als sie sagte: *Außerdem fordere ich Sie auf, umzudenken, uns Demenzkranke ernst zu nehmen, uns sprechen zu lassen, nicht aus der Gesellschaft auszugrenzen und wie Aussätzige zu behandeln* und fügte dann noch hinzu: *Ach, übrigens, ich bin nicht doof . . . nur vergesslich . . .* (Peters, 2006, S. 24)
Alzheimer und ich ist ein vehement vorgetragenes, gekonnt formuliertes und oft genug humorvoll gewürztes Plädoyer dafür, das Erleben Demenzkranker besser zu verstehen, Betroffenen angemessen zu begegnen und sich für ihre Rechte einzusetzen. Für Millionen Menschen, die ebenfalls an dieser Erkrankung leiden, ist Taylor ein Held und ein leidenschaftlicher, wortgewaltiger Fürsprecher ihrer gemeinsamen Sache. Taylors Ziel ist es, mit seinen scharfsinnigen Essays das Bild der Krankheit zu verändern und *Leidensgenossen* zu ermutigen, seinem Beispiel zu folgen und ebenfalls an die Öffentlichkeit zu gehen (Taylor, 2008).

9.3 Enttabuisierung und ihre Grenzen

In jüngerer Zeit wählen von einer Demenz Betroffene in zunehmendem Maße den Weg in die Öffentlichkeit und leisten damit einen spezifischen Beitrag zur Enttabuisierung der Krankheit. Das Krankheitserleben zu publizieren ist dann unproblematisch, wenn Erkrankte selbst dies tun - allein oder in Zusammenarbeit mit ihren Angehörigen. Diese Erfahrungsberichte werden sich allerdings naturgemäß auf die frühen Krankheitsphasen beschränken. Problematisch wird es dann, wenn die Publikation das ausschließliche Werk eines Angehörigen ist und dabei Details aus späten Krankheitsstadien preisgegeben werden, aus Lebensphasen also, in denen der geistig-körperliche Verfall dramatische Formen annehmen und der Erkrankte nicht mehr seine Zustimmung zu einer Veröffentlichung signalisieren kann.
Nach der Jahrtausendwende haben mehrfach Söhne oder Töchter über ihre demenzkranken Väter geschrieben. *Demenz. Abschied von meinem Vater (2009)* von Tilman Jens und *Der alte König in seinem Exil (2011)* von Arno Geiger wurden Bestseller und auch Katja Thimms Buch *Vatertage (2011)* stieß auf reges Leserinteresse. Alle drei Werke lösten ein geteiltes Echo aus, wobei allerdings die kritischen Stimmen bei Jens deutlich lauter waren als bei den beiden anderen Autoren. Sein Buch wurde besonders breit diskutiert und die Debatte darüber war so kontrovers, dass sich Jens genötigt sah, im Jahr 2010 mit *Vatermord. Wider einen Generalverdacht* darauf zu antworten.
Das Demenzbuch von Jens (2009) hat die Kulturlandschaft des Landes aufgewühlt und eine Flut von wütenden Attacken und Verrissen ausgelöst. Prominente Ankläger wie Friedrich Schorlemmer, Margarete Mitscherlich und andere bezichtigten ihn des Vatermordes. *Tilman Jens begräbt seinen lebendigen Vater*, hieß es. Dabei mögen sie an Aussagen wie die folgenden gedacht haben:

> *Er schwankt zwischen Aggression und Apathie. Er achtet nicht mehr auf sein Äußeres. Er klagt und beklagt sich [...] Er verlangt von meiner Mutter Dauerpräsenz. Er geht ihr zum ersten Mal auf die Nerven. Immer neue Psychopharmaka, längst sind es wahre Cocktails, werden ausprobiert. (S. 31) [...] Kurz hinter dem Bahnhof Montabaur klopft mein Vater hektisch, seltsam getrieben die Taschen seines Jackets ab, durchwühlt seine abgewetzte braune Brieftasche, in der er seit Jahrzehnten seine Überleben-Utensilien verwahrte: Reisepass, Kontokarte, den Leseausweis für die Universitäts-Bibliothek, ein wenig Bargeld [...] Jetzt aber quellen jede Menge zerknitterte Zettel aus der kleinen Ledermappe. Mit zitternder Hand blättert er durch die über Monate gehorteten Rezepte. (S. 33)*

Anstoß dürften sie auch genommen haben an Formulierungen in Jens' Plädoyer für eine Enttabuisierung und Entstigmatisierung der Krankheit und in der Schilderung des Verhaltens seines Vaters bei der schließlich unumgänglichen Unterbringung in einer stationären Einrichtung.

> *Walter Jens, der unbequeme Denker aus Tübingen, der Redner der Republik, als stammelndes Menschenkind mit dem Babyphon am Bett, da hüllt man sich lieber in Schweigen, als ob dies letzte Kapitel eines langen, reichen und wortreich geführten Lebens ehrenrührig wäre, eine Schande, die es unter den Teppich zu kehren gilt. (S. 43) [...] Er weint und bettelt: Er will fort aus diesem Irrenhaus. [...] Immer wieder rennt er weg, halb nackt auf die Straße. [...] Er halluziniert, er wähnt sich in einem brennenden Kriegsschiff vor der niederländischen Küste. Niemand weiß, wie er darauf kommt. Er schlottert vor Angst. Bitte nicht schießen! (S. 134f.)*

Jens sah sich als *geltungssüchtiger Judassohn* diffamiert, der seinen wehrlosen Nächsten entehrt und entwürdigt hat. Die Lay-Out-Abteilung des Hamburger Wochenblatts entwarf folgendes Bild: *hier die gewaltig blauen Augen des omnipotenten Vaters. Dort, welch ein Kontrast, kaum erkennbar, der Spross: Der Monster-Sohn am Pranger, der in Wahrheit aber, versteht sich, ein Winzling ist, kaum briefmarken-groß. Der bringt es auf nicht einmal fünf Prozent des väterlichen Formats, der Mini-Jens. . . (Jens, 2010, S. 141 f.).* Dass er eine Ikone der deutschen Intellektualität auf Normalmaß reduziert hat, verzieh man ihm nicht. Die überbordende Kritik zielte gar auf seine moralische Vernichtung hin.

Es bleibt die Frage, warum Jens in seiner Replik *Vatermord* nicht ausführlicher die Motive dargelegt hat, die ihn zum Gang an die Öffentlichkeit bewogen hatten. Stattdessen begibt er sich auf einen ausgedehnten Streifzug durch das weite Feld desaströser Vater-Sohn-Beziehungen aus der Geschichte und vor allem der Literatur, bei denen jeweils der Sohn am genialen Vater zerbricht (Mommert, 2009) und resümiert dann, dass die *Sprösslinge meist guten Grund zum Hass auf ihre Alten hatten (Jens, 2010, S. 171).*

So bleiben die beiden Positionen kontrovers und unaufgelöst im Raum stehen: Auf der einen Seite Tilman Jens, der davon ausgeht, dass es bei ihm ganz anders war. *Aller Lehrbuch-Weisheit zum Trotz: Es war nicht schwer, diesen Vater zu haben, der groß war - und der mich nie erdrückte. [...] Wieso also sollte ich, wie unterstellt, an diesem Mann Rache nehmen? Er hat Stärken, an die ich nie heranreichen werde. Und das beschwert mich nicht im Geringsten. Ich bin nicht Rhetor, nicht Gelehrter, ich bin Journalist und das bin ich gern. (Jens, 2010, S. 173).*

Und auf der anderen Seite die kritischen Fragen der Weggnoessen und *Beschützer* des Vaters, die fragen: Wenn das Vater-Sohn-Verhältnis so unproblematisch war, wie Tilman Jens dies schildert, wozu dann die Aufzählung der vielen, oft katastrophalen Schicksale von Kindern prominenter Väter? Mit dieser seltsam anmutenden Form einer Verteidigungsschrift kann er jedenfalls den Verdacht, dass ihn nicht nur lautere Motive geleitet haben, nicht entkräften. Und überhaupt, warum veröffentlicht der Sohn noch zu Lebzeiten seines Vaters einen solchen Nachruf (Mommert, 2010)?

Der preisgekrönte österreichische Schriftsteller Arno Geiger beschreibt in seinem Buch *Der alte König in seinem Exil* anrührend und einfühlsam seine Erfahrungen und Empfindungen im Umgang mit der Demenzerkrankung seines Vaters August. Der Autor vermittelt dabei einen lebendigen Eindruck davon, wie ein Demenzkranker von seinen Angehörigen wahrgenommen wird. Was der Kranke selbst fühlt und erlebt, bleibt naturgemäß im Dunkeln. Vieles spart Geiger aus. Da die Familienmitglieder noch leben, werden familiäre Probleme und Konflikte nicht angesprochen. Der Leser erfährt gleichsam nebenbei, dass August Geiger als 18-jähriger zum Kriegsdienst eingezogen wurde, in russischer Gefangenschaft eine schwere Zeit hatte, später als Gemeindeschreiber tätig war, ein Haus baute und 1963 mit 37 Jahren eine 15 Jahre jüngere Lehrerin heiratete, mit der er neben Arno noch drei weitere Kinder hatte. Da die Herkunftswelten, Sozialisationsbedingungen und Vorlieben der beiden Partner grundverschieden waren, war das Ende dieser Ehe geradezu vorprogrammiert und so trennten sich die beiden nach 30 Jahren, allerdings ohne sich scheiden zu lassen. Traumatisiert wurde August Geiger, als er nach Kriegsende vier Wochen in einem Lazarett bei Bratislava zwischen Leben und Tod schwebte. Von der früheren Vater-Sohn-Beziehung erfährt der Leser nur, dass der Vater den Sohn nie ernsthaft kritisiert und ihm nie Ratschläge erteilt hat.

Nach der Pensionierung stellen sich bei August Geiger schleichende Verhaltensänderungen ein, die die Angehörigen einige Zeit lang auf Interesselosigkeit, mangelnde Motivation, Vergesslichkeit und den schon immer vorhandenen Hang zum Eigenbrödlerischen zurückführen. Irritiert durch die Veränderungen, die sie nicht wirklich deuten können, korrigieren sie Sätze, die wirr *daherkommen*, versuchen dem Vater bei Fehleinschätzungen und Erinnerungslücken *auf die Sprünge zu helfen*. Erst allmählich begreifen sie, dass der Vater die Realität mit anderen Augen sieht als sie, er an einer Demenz erkrankt ist, und gehen nun dazu über, seine sich stetig verändernde Andersartigkeit zu akzeptieren, auf seine verwirrten Vorstellungen einzugehen und ihn durch Bestätigungen zu beruhigen, anstatt ihn durch Richtigstellungen und Zurechtweisungen weiter zu verunsichern. Damit entspannt sich das Verhältnis, denn die nervenauf-

reibende, von Unsicherheit und Verunsicherung geprägte Anfangsphase ist nun überwunden. Die Pflege teilen sich die erwachsenen Kinder und ein ambulanter Pflegedienst. Pflegerinnen aus Osteuropa bleiben jeweils nicht lange. 2004 erkennt August Geiger sein selbst gebautes Haus nicht mehr, 2009 siedelt er 80-jährig in das örtliche Altersheim über.
Geiger beschreibt, wie die Krankheit langsam die Erinnerung seines Vaters auflöst und sein Leben abhanden kommen lässt und er hält Szenen voll absurder Komik und die oft grotesken Handlungen und tragikomischen sprachlichen Fehlleistungen seines Vaters fest. So versucht dieser beispielsweise den Nachrichtensprecher im Fernsehen mit Weihnachtsplätzchen zu füttern. Geigers Buch enthält zahlreiche Dialoge zwischen Vater und Sohn. Eine Auswahl daraus soll im Folgenden zitiert werden, damit eine Beurteilung der Vorwürfe möglich ist.

> *Einmal hatte er ein Brot vor sich auf dem Teller und bedauerte, nicht zu wissen, was er damit tun solle. Er fragte mich um Rat, ich sagte: "Du musst nur abbeißen." - Mit dieser Anweisung konnte er nichts anfangen. Betrübt antwortete er: "Tja, wenn ich wüsste, wie das geht. Weißt du, ich bin ein armer Schlucker." (S. 113)*

> *"Mir geht es meiner Beurteilung nach gut", sagte er. "Ich bin jetzt ein älterer Mann, jetzt muss ich machen, was mir gefällt, und schauen, was dabei herauskommt."- "Und was willst du machen, Papa?" - "Nichts eben. Das ist das Schönste, weißt du. Das muss man können." (S. 102)*

Als Daniela, seine Pflegerin, und er sich für einen Spaziergang fertig machen, trägt sich folgendes zu:

> *[Daniela:] "Hier hast du deinen Hut." - [August Geiger:] "Das ist recht und gut. Aber wo ist mein Gehirn?" - "Dein Gehirn ist unter dem Hut", sagte ich von der Küche aus. Der Vater nahm den Hut ab, schaute hinein und erwiderte: "Das wäre ein Wunder." Er zögerte, dachte nach und, indem er den Hut wieder aufsetzte, fragte er schüchtern: "Ist es wirklich unter dem Hut?" - "Ja, es ist dort, wo es hingehört", sagte ich. Er zog die Brauen hoch und ging verdattert hinter Daniela zur Tür. (S. 130)*

> *Ich reiche ihm seine Socken, er betrachtet die Socken ein Weilchen mit hochgezogenen Augenbrauen und sagt dann: "Wo ist der dritte?" (S. 9) - Eine Katze streift durch den Garten. Der Vater sagt: "Früher hatte ich auch Katzen, nicht gerade für mich allein, aber als Teilhaber." (S. 11)*

Solche absurden Dialoge wirken zuweilen witzig und tiefsinnig, zeigen aber, dass der demenzkranke Vater doch auch noch Vitalität, Witz und Klugheit besitzt, und müssen nicht zwangsläufig als anstößig eingestuft werden. Geiger kommentiert diese Bonmots mit der bedauernden Bemerkung:

> *Schade nur, dass die Sprache langsam aus ihm heraussickert, dass auch die Sätze, bei denen einem vor Staunen die Luft wegbleibt, immer seltener werden. Was da alles verloren geht, das berührt mich sehr. Es ist, als würde man jemandem in Zeitlupe beim Verbluten zusehen. Das Leben sickert Tropfen für Tropfen aus der Person heraus [...] Noch ist das Gefühl, dass dies mein Vater ist, der Mann, der mitgeholfen hat, mich großzuziehen, intakt. Aber die Momente, in denen ich ihn als Charakter nicht wiedererkenne, werden häufiger, vor allem abends. (S. 12)*

Etwas problematischer sind einige wenige Aussagen wie diese: *Ich helfe ihm beim Anziehen, damit das Procedere nicht ewig dauert (S. 9).*
Einige Kritiker werfen Geiger vor, die Fehlleistungen seines Vater zur Schau zu stellen und ihn auszuplündern. Andere wiederum beurteilen das Buch deutlich positiver. Sie heben hervor, dass der Sohn sich einfühlsam und zart seinem Vater und dessen Krankheit nähert und er dabei zu seinem Vater, dem er sich lange entfremdet sah, eine Beziehung in einer völlig neuen, vorher nie gekannten und erlebten Qualität und einer bisher nie dagewesenen unmittelbaren Nähe entwickelt, eine Beziehung, die es dem Sohn ermöglicht, den immer schwächer und dementer werdenden Vater liebevoll zu begleiten bei dem schmerzhaften Prozess, in dessen

Verlauf der Vater sein Leben mehr und mehr aus dem Griff verliert. *Es ist*, schreibt Geiger, *eine seltsame Konstellation. Was ich ihm gebe, kann er nicht festhalten. Was er mir gibt, halte ich mit aller Kraft fest. (S. 178)*

In einem mühsamen Lernprozess macht sich der Sohn auf den Weg, in den geistigen Kosmos des demenzkranken Vaters vorzudringen und zu verstehen, was in einem Menschen vorgeht, der gerade im Begriff ist, seine Geschichte und Identität einzubüßen. Dabei entdeckt er, dass es in der Person seines Vaters auch in Alter und Demenz noch Charme, Witz, Selbstbewusstsein und Würde gibt, und er erkennt, dass der angemessene Umgang mit einem Demenzkranken darin besteht, dessen durcheinandergeratene Welt gelten zu lassen, da es für einen demenziell Erkrankten ohnehin keine Welt außerhalb der Demenz gibt. Und er schließt daraus:

> *Da mein Vater nicht mehr über die Brücke in meine Welt gelangen kann, muss ich hinüber zu ihm. Dort drüben, innerhalb der Grenzen seiner geistigen Verfassung, jenseits unserer auf Sachlichkeit und Zielstrebigkeit ausgelegten Gesellschaft, ist er noch immer ein beachtlicher Mensch und, wenn auch nach allgemeinen Maßstäben nicht immer ganz vernünftig, so doch irgendwie brillant. (S. 11)*

Geiger erkennt, dass die oft geäußerte Behauptung, dass der demenziell Erkrankte in späteren Phasen sein Leiden nicht mehr so bedrückend erlebt, weil er es nicht mehr bewusst wahrnehme, zwar zutreffend ist, aber nur einen Teil der Wahrheit darstellt. Denn da gibt es auch die beklemmende Unruhe und die tiefe Angst, mit der der Vater zu kämpfen hat, jene fürchterliche Unbehaustheit, die darin ihren Ausdruck findet, dass der Vater immer wieder davon spricht, nach Hause gehen zu wollen, obwohl er doch immer noch in seinem selbst gebauten Haus zu Hause ist. Zu Hause sein wollen deutet Geiger sicherlich zutreffend als das tiefe menschliche Grundbedürfnis nach Geborgenheit und Vertrautheit, das bei einem durch die Demenz verunsicherten alten Menschen besonders ausgeprägt sein muss. Neben dem angsterfüllten gibt es aber auch den *fröhlichen Greis*, den man am besten erreicht, wenn man ihn in seiner Welt belässt, und mit dem der Sohn, wie bereits dargestellt, ungemein witzige und zugleich tiefsinnige Dialoge führen kann.

Geigers Buch, das trotz des ernsten Themas an vielen Stellen leichte, ja heitere und nicht selten komische Elemente enthält, zeigt, dass das Leben eines Alzheimerkranken ein Leben ist, das es *zutiefst wert ist, gelebt zu werden, und das sich vielleicht nur wenig unterscheidet von dem Leben, das wir alle tagtäglich führen.*[25] . Dass Geiger an keiner Stelle anklagt, ja das Buch in nicht wenigen Passagen wie eine Liebeserklärung des Sohnes an den Vater wirkt, unterscheidet das Werk von Tilman Jens' *Demenz. Abschied von meinem Vater*, bei dem möglicherweise doch auch ein Hauch von Abrechnung mitschwingt.

Zwischen der SPIEGEL-Reporterin Katja Thimm und ihrem Vater herrschte ausgesprochene Sprachlosigkeit. Die beiden repräsentieren sehr unterschiedliche Generationenerfahrungen. Horst Thimm, Jahrgang 1931, Kindheit in Masuren, 1945 Flucht vor der Roten Armee über die zugefrorene Nehrung, als 13-jähriger Wagenlenker unter Beschuss russischer Tiefflieger, Ankunft in Eberswalde bei der Mutter, nach dem Tod des Vaters Halbwaise, Konflikt mit den DDR-Behörden, sechs Jahre Zuchthaus, danach Übersiedlung nach West-Berlin, Studium, Karriere als Ministerialbeamter in Bonn. Katja Thimm, Jahrgang 1969, sozialisiert unter dem Einfluss von friedensbewegten, ökologiebeseelten, linksintellektuellen Pfarrern, Lehrern und Professoren, will nichts mit dem Osten zu tun haben, hält bereits die bloße Nennung von Ostpreußen oder Schlesien für Zeichen eines hoffnungslos revanchistischen und rückwärtsgewandten Denkens. Er, mit seiner mehrfach gebrochenen Biographie, ostpreußisches Flüchtlingskind, Opfer der DDR-Diktatur, und sie, in der prosperierenden Bundesrepublik aufgewachsenes Wohlstandskind, ganz und gar westlich orientiert, hatten sich wenig zu sagen (Peine, 2011).

---

25 http://www.arno-geiger.de/der-alte-koenig-in-seinem-exil/ [14.06.2013]

Die Tochter brachte kaum Verständnis auf für ihn, den Kriegsteilnehmer, hatte ein gebrochenes Verhältnis zu ehemaligen Wehrmachtsangehörigen, hatte Mühe, ihrem Vater eine von ihr unabhängige Biographie zuzugestehen. Der Vater hatte früh gelernt, Verantwortung zu tragen, hart gegen sich selbst zu sein, zu funktionieren, unangenehme Emotionen zu unterdrücken, traumatische Erfahrungen zu verdrängen und zu vergessen. So war er einerseits ein treu sorgender Familienvater, andererseits irritierte er die Kinder durch Stimmungsschwankungen, Schweigen, Einsilbigkeit, gesteigertes Ordnungs- und Sicherheitsbedürfnis. Manche Eigenheiten und Marotten nervten die Kinder: nichts wegwerfen, Vorräte lagern, alle Dokumente stets bei sich führen, als hieße es im nächsten Augenblick aufzubrechen und zu fliehen. Lange Zeit sahen die Geschwister keinen Zusammenhang mit der Biographie und insbesondere seinen Kriegserfahrungen, führten sein merkwürdiges, unerklärliches Verhalten nicht auf traumatische Erlebnisse in der Vergangenheit zurück. Erst spät konnte der Vater erzählen und erst spät konnte die Tochter ihm vorbehaltlos und verständnisvoll zuhören. Sie gesteht, noch als 30-Jährige hätte sie ihn nicht widerspruchslos reden lassen können.
Der altersbedingte Rollentausch, bei dem erwachsene Kinder für ihre hilfsbedürftig gewordenen Eltern Verantwortung tragen und für sie Entscheidungen treffen sollen, ist schon deshalb nicht selten mit erheblichen Schwierigkeiten verbunden, weil die Kinder allzu oft nur sehr wenig über das Innenleben ihrer Eltern wissen.

> *Der Vater war immer der Vater, die Mutter immer die Mutter. Und nun sind sie bedürftige Wesen und werden von mächtigen Erinnerungen bestimmt, die sie von ihren Kindern stets ferngehalten haben. (Thimm, 2011b, S. 134).*

Viele der heute demenzkranken Männer gehören der Generation der Kriegskinder an, wurden traumatisiert durch das frühe Erleben von Bomben, Tod, Hunger, Flucht und Vertreibung. In ihrer Kindheit wurde ihnen *eingehämmert*, sie müssten hart sein wie Krupp-Stahl. Sie lernten es, kaum Erträgliches zu ertragen und zu schweigen, und nach dem Krieg schwiegen sie weiter. Und das Schweigen ist auch erklärbar. Eine Auseinandersetzung mit dem Krieg und seinen Folgen für die sog. Kriegskinder war politisch nicht gewollt. Und so kamen die wenigen Nachkriegs-Studien zu dem Schluss, Kriegskinder wiesen keine pathologischen Auffälligkeiten auf und entwickelten sich weitgehend unauffällig (Brähler, Decker & Radebold, 2003). Glaesmer & Brähler (2011) sehen in dem langen kollektiven Schweigen über die psychosozialen Folgen für die deutsche Bevölkerung einen Hauptgrund für die lange Zeit verhinderte Auseinandersetzung mit den Belastungen der Kriegskinder und ihrer Familien. Nicht zuletzt dazu beigetragen hat die Identifikation der Betroffenen mit der Kriegsschuldfrage.
Hinzu kommt, dass Kriegskinder, geleitet von der Überzeugung, dass die kriegsbedingten Ereignisse mehr oder weniger eine ganze Generation betrafen, dazu neigen, die eigenen Beeinträchtigungen zu bagatellisieren und sie nicht mit einer außergewöhnlichen Erfahrung oder gar Traumatisierung in Verbindung bringen. Daher werden belastende Kriegserlebnisse bei einer Anamneseerhebung oft von den Patienten nicht selbst angesprochen und erst auf gezielte Nachfrage hin thematisiert (Glaesmer & Brähler, 2011).
Nicht wenige der Kinder wissen kaum etwas über die Biographie ihrer Väter, weil diese nie darüber sprachen und die Kinder wohl auch nichts davon hören wollten. Der Altersforscher Radebold, Jahrgang 1935, selbst Kriegskind, sagt darüber:

> *Wir Kriegskinder haben unseren Töchtern und Söhnen eine äußerlich sichere Kindheit zur Verfügung gestellt [...], aber wir haben sie nach Normen erzogen, die ihnen unzugänglich waren und die sie nicht verstehen konnten, weil wir uns nie geöffnet haben. (Thimm, 2011b, S. 134).*

Hinzu kommt, dass die Väter häufig, bewusst oder unbewusst, Sorgen ihrer Kinder nicht ernstgenommen und als Kleinigkeiten eingestuft haben - schließlich mussten sie selbst ja einen

Krieg überstehen. Dies alles hatte zur Folge, dass beide Seiten kaum wussten, was den anderen wirklich beschäftigt.
Die Schutzdecke, die viele Senioren über ihre traumatisierenden Erlebnisse gezogen haben, wird durch eine Demenzerkrankung löchrig oder gar gänzlich weggespült. Die krankheitsbedingten kognitiven Einbußen führen zu einem Verlust der Kontrollfunktion, sodass bereits kleine Anlässe wie ein Geräusch oder ein Bild genügen, um nicht mehr zu kontrollierende Erinnerungen aufsteigen zu lassen und Angst und Schrecken auszulösen (Radebold, 2013). So erlebt Thimm, wie ihr dement gewordener Vater im Altenheim mit aller Ernsthaftigkeit Scharfschützen im Haus gegenüber beobachtet, sie vor Plünderern und Vergewaltigern warnt und wie ihn auf diese Weise die Gespenster der Vergangenheit heimsuchen. Als Horst Thimm alt und demenzkrank wird, bricht vieles Verdrängte und scheinbar Vergessene aus ihm heraus. Erst jetzt ist er bereit und fähig, seine Lebensgeschichte zu erzählen, und erst jetzt ist die Tochter bereit und fähig, ihm interessiert und vorurteilsfrei zuzuhören. Zwischen 2004 und 2009 zeichnet sie Gespräche mit ihrem Vater auf und bereist mit ihm die Orte seiner Kindheit. Mit zunehmender Hinfälligkeit des Vaters entwickelt die Tochter ein immer liebevolleres, innigeres Verhältnis zu ihm.
Thimm hat mit *Vatertage* ein sehr persönliches Buch geschrieben, ein nachdenklich stimmendes Buch über die Biographie ihres Vaters, ihrer Familie und über die Vater-Tochter-Beziehung, ein Buch, in dem sich, wie die große Resonanz zeigt, offenbar viele Menschen mit ihren eigenen Schicksalen wiedergefunden haben. Vater und Tochter als Vertreter zweier sehr unterschiedlicher Generationen finden schließlich doch zueinander, nicht zuletzt dadurch, dass die Tochter ihr eigenes Verhalten nicht weniger kritisch hinterfragt als das ihres Vaters.
Die Autorin beschreibt auf kluge und sensible Weise, wie Privates und Gesellschaftliches über Generationen hinweg aufeinander einwirken. Darin liegt der Schwerpunkt und auch die Bedeutung des Buches, weniger in der Darstellung der Demenzerkrankung, die letztlich nur eine Randerscheinung darstellt. Unter den wenigen, sparsam in die Schilderung eines besonders konfliktträchtigen Teils deutscher Geschichte eingestreuten Hinweisen auf die gerontopsychiatrische Erkrankung ihres Vaters haben Kritiker vermutlich an folgender Passage am ehesten Anstoß genommen:

> *Für den Harndrang, der seinen Diabetes begleitet, findet er keine Worte. Bis wir über Gummihosen und mögliche Vorteile eines Blasenkatheters sprechen können, werden Monate vergehen. Solange überspielt er die Momente nasser Hosen, die Momente nasser Sofakissen, Scham und Pein. 'Tropfenfänger' nennt er die Windeln für alte Menschen, die er trägt. Doch wenn er seinen Körper auf einem Sessel zurechtrückt, wenn er in ein Taxi einsteigt, hohe Treppenstufen bewältigen muss, verrutscht die Vorrichtung. Dann bittet mein Vater, er möge gerne in sein Zimmer zurückkehren. Dort zieht er sich um, mühsam und alle Hilfe abwehrend. Eine halbe Stunde später bricht er erneut auf. Und murmelt an guten Tagen, er wechsele öfter die Kleider als ein König. An schlechten blickt er müde. (Thimm, 2011a, S. 67)*

Besonders hart ins Gericht mit den drei Verfassern geht der STERN-Reporter Jochen Siemens. Schon der Titel der kritischen Stellungnahme *Pornos der Hochkultur* (Siemens, 2011) macht deutlich, wie entrüstet Siemens darüber ist, dass Kinder ihre Väter, denen sie sehr wahrscheinlich viel zu verdanken haben und die sie in der Nachkriegszeit auf dem Weg zum Erwachsensein begleitet haben, - seiner Einschätzung nach - ihrer Würde entkleiden, sie in respekt-, würde- und schamlosen Schilderungen *nackt* und wehrlos der Öffentlichkeit ausliefern und ihren inneren Zerfall detailliert, minutiös, sachlich, kühl und weitgehend distanziert vermarkten. Er ist davon überzeugt, dass die Väter damit nicht einverstanden wären.
Der Verriss von Siemens wirkt überspitzt und ist inbesondere bei Thimm, aber auch bei Geiger deutlich zu scharf geraten. Mittlerweile haben viele in diesem Feld Agierende erkannt, dass es

bei Veröffentlichungen über die Demenzerkrankung eines Angehörigen Leitplanken gibt, die nicht durchbrochen, und Grenzen, die nicht überschrietten werden dürfen. In aller Regel kann ja eine Einverständniserklärung nicht eingeholt werden, sodass der Autor tatsächlich nicht weiß, ob die Preisgabe intimer Details dem mutmaßlichen Willen des Patienten entsprochen hätte. Eine Art Patientenverfügung, die dies regelt, gibt es ja nicht. Das Argument, der Sohn oder die Tochter des Menschen mit Demenz habe das Recht, seine eigene Geschichte, die ja eng mit dem Schicksal Demenz des Elternteils verwoben ist, zu veröffentlichen, ist dann nicht mehr stichhaltig, wenn dieses Recht über das Persönlichkeitsrecht des demenziell Erkrankten gestellt wird. Maßstab in diesem ethischen Dilemma, das unstrittig durchaus kontrovers diskutiert werden kann, muss die Goldene Regel sein.

Ein positives Beispiel für die gelungene Balance von Nähe und Distanz in einer Geschichte über Demenz in der Familie liefert Sieveking (2013). In seinem Dokumentarfilm *Vergiss mein nicht* und dem gleichnamigen Buch *(vgl. S. 326)* schildert er in bewegender und sensibler Weise den Krankheitsprozess seiner an Alzheimer leidenden Mutter und schafft es in eindrucksvoller Weise, *eine sehr private Geschichte zu einer universellen Erzählung über Krankheit und Tod, Liebe und Verantwortung* werden zu lassen (DOK Leipzig, Jurybegründung).

10 Relevante Veröffentlichungen Erkrankter und ihrer Angehörigen - Bestandsaufnahme einer Literaturrecherche

In den letzten Jahren sind zahlreiche Publikationen zur Lebenssituation pflegender Angehöriger erschienen. In Fachliteratur, Ratgebern und Berichten Betroffener lag der Fokus deutlich auf pflegenden Töchtern. Mittlerweile gibt es Erfahrungsberichte von Angehörigen in den unterschiedlichsten (Pflege-)Konstellationen: Frau pflegt Mann (Hummel, van Deun), Tochter pflegt Mutter (Stem Owens, Danneberg, Zander-Schneider, Fix, Schoene, Fuhrmann), Tochter pflegt Mutter nicht (Hilden), Sohn begleitet und pflegt Vater (Geiger), Tochter begleitet Vater (Thimm), Sohn begleitet Mutter (Ben Jelloun), Ehefrau und Sohn pflegen (Hilser) bzw. begleiten Mann und Vater (Jens, I.; Jens, T.).

Die Außensicht der Demenz[26] schildern auch Sammelbände, in denen familiär oder professionell Pflegende ihr Erleben mit den Erkrankten wiedergeben (Matter und Matoff, Engelbrecht-Schnür & Nagel, Maier, Bäsch, Tönnies). Die Außen- und Innensicht der Demenz wird beschrieben in Gemeinschaftsprojekten von Erkrankten und Angehörigen (Braam, Heimhilger, Piechotta) bzw. Fachleuten (Wißmann & Zimmermann). Daneben gibt es inzwischen auch Selbstzeugnisse von Betroffenen, die die Binnenperspektive der Erkrankten beschreiben. Die meisten Berichte stammen von Laien (Davis, Rose, McGowin, De Baggio, Bryden). Die Autobiographie von Taylor nimmt eine Sonderstellung ein, denn der Autor ist Betroffener und als Psychologe zugleich Fachmann. Schließlich sind auf dem Markt auch aus Interviews und autobiographischen Schilderungen bestehende Sammelbände, die ebenfalls zum Ziel haben, die Innensicht der Krankheit der Außenwelt zugänglich zu machen (Demenz-Support Stuttgart (Hg.), Niebuhr, Tönnies).

Die Publikationen werden im Folgenden in tabellarischer Form kurz dargestellt. Eine ausführlichere Charakterisierung erfolgt im Anhang.

Autor / Titel	Betroffene(r)	Bezugsperson	kurze Charakerisierung
Robert Davis (1989) My journey into Alzheimer's Disease	Robert Davis	Ehefrau	einer der ersten autobiographischen Berichte
Harry Anifantakis und Jean Tyler (1993) Manley - Das Leben einer Familie mit der Alzheimer Krankheit	Jean Tylers Ehemann Manley	Ehefrau, zwei Kinder im Teenager-Alter	markante Persönlichkeitsveränderungen und Verhaltensauffälligkeiten, gesamte Familie involviert
Diana Friel McGowin (1994) Wie in einem Labyrinth. Leben mit der Alzheimer-Krankheit	Diana Friel McGowin	Familie	präsenile AD, eines der frühesten und meist zitierten Selbstzeugnisse; Mut machend; Alzheimer-Aktivistin
Larry Rose (1997) Ich habe Alzheimer	Larry Rose	lanjährige Freundin Stella	präsenil erkrankt; bewundernswert offener autobiographischer Erlebnisbericht
Astrid Schoene (1998) Meine Mutter hat Alzheimer	Mutter	Astrid Schoene	verschleppte Diagnosestellung, daraus resultierende Probleme
Tom DeBaggio (2003) Losing my mind	Tom DeBaggio	Ehefrau	präsenile AD; autobiographische Sicht
Maren Niebuhr (2004, 2.Aufl. 2010) Interviews mit Demenzkranken	diverse		40 Interviews, Ermittlung von Wünschen, Bedürfnissen und Erwartungen Erkrankter
Julie Hilden (2005) Böse Tochter	Mutter	Julie Hilden	genetisch bedingte präsenile Demenz, hochproblematische prämorbide Beziehung, keine Pflegeübernahme, späte Schuldgefühle

26 In den meisten Fällen ist die Zuordnung zu den Kategorien eindeutig. Bei vereinzelt auftretenden Misch- und Übergangsformen erfolgt sie gemäß dem gesetzten Schwerpunkt.

Autor / Titel	Betroffene(r)	Bezugsperson	kurze Charakerisierung
Inga Tönnies (2006, 5.Aufl. 2013) Abschied zu Lebzeiten	diverse		Interviewstudie mit Angehörigen und Pflegenden
Uta van Deun (2006) Alzheimer - der lange Weg des Vergessens	Peter van Deun	Ehefrau	anschauliche Darstellung der Auswirkungen der Demenz auf die Paarbeziehung
Gabriela Zander-Schneider (2006) Sie Sie meine Tochter?	Mutter	Gabriela Zander-Schneider und ihr Ehemann	erschreckender und zugleich spannend geschriebener Tatsachenbericht, nachdrücklicher Hinweis auf Grenzen der Belastbarkeit
Ingrid Fuhrmann (2006) Erfahrungen mit meiner demenzkranken Mutter	Mutter	Ingrid Fuhrmann	17 Jahre währende Begleitung, Schilderung des Krankheitsverlaufs und des eigenen Lernprozesses
Berit Degnaes (2006) Ein Jahr wie tausend Tage	Lebensgefährte	Berit Degnaes	präsenil erkrankt, norwegisches Versorgungssystem
Maria Riedl (2006) Leben bis zuletzt	Vater	Maria Riedl	gelungene Einordnung der Symptome in den biographischen Gesamtrahmen
Stella Braam (2007, 5.Aufl. 2011) Ich habe Alzheimer	Vater (René van Neer)	Stella Braam	Gemeinschaftsprojekt von Vater (Psychologe) und Tochter, vielzitiert
Tahar Ben Yelloun (2007) Yemma - meine Mutter, mein Kind	Mutter	Tahar Ben Yelloun	Einblicke in die marokkanische Familien- und Pflegekultur
Cyrille Offermans (2007) Warum ich meine demente Mutter belüge	Mutter	Cyrille Offermans und seine Geschwister	Verhaltensauffälligkeiten, schmerzhafter Heimübersiedlungsprozess
Richard Taylor (2008) Alzheimer und ich - Leben mit Dr. Alzheimer im Kopf	Richard Taylor	Familie	Psychologe, präsenile AD, sehr reflektierter und zugleich offensiver Umgang, formuliert Bedürfnisse, Wünsche, Erwartungen, sprachlich brillant
Jean Witt (2008) Feder der Stille	Ehefrau Janine	Jean Witt	Darstellungsform: Briefe an seine geliebte Frau, Dialoge; agnostische Phänomene
Johannes Hilser (2008) Leben mit Alzheimer	Vater	Johannes Hilser und seine Mutter	Herausforderung der Pflege ist gewaltig, aber zu bewältigen und verbunden mit kostbaren, unvergesslichen Moment
Bärbel Danneberg (2008) Alter Vogel, flieg!	Mutter	Bärbel Danneberg und Ehemann	mit großer Offenheit geschriebenes Pflegetagebuch
Lena Heimhilger (2008) Ich verliere mich	Mutter	Lena Heimhilger	Gemeinschaftsprojekt, erwachsen aus Aufzeichnungen der Mutter und Tagebucheintragungen der Tochter
Helga Fix (2008) Und langsam wird es dunkel	Mutter und Tante	Helga Fix	mutmachendes Tagebuch über eine Doppelpflege
Julia Engelbrecht-Schnür & Britta Nagel (2009) Wo bist du? Demenz - Abschied zu Lebzeiten	diverse		8 Berichte von Familienangehörigen, 6 Beiträge von in verschiedenen Disziplinen tätigen Professionellen
Tilman Jens (2009). Demenz Abschied von meinem Vater	Vater	Tilman Jens	umstrittener Bestseller, AD bei einem großen Intellektuellen. Vorwurf: lange verschwiegene NSDAP-Mitgliedschaft
Christa Matter und Noel Matoff (2009) Ich habe Fulsheimer	diverse, u. a. Mutter von Matoff		10 von Angehörigen selbst verfasste Erfahrungsberichte
Rosemarie Maier (2009) Ich will dich doch erreichen	diverse		aus der Praxis erwachsene Fallgeschichten, Betonung eines ganzheitlichen Menschenbildes

Autor / Titel	Betroffene(r)	Bezugsperson	kurze Charakerisierung
Katrin Hummel (2009) Gute Nacht, Liebster	Hans	Ehefrau Hilda	FAZ-Redakteurin Hummel schildert auf der Basis vieler intensiver Gespräche aus der Sicht der Ehefrau als Ich-Erzählerin den Leidensweg des an FTD erkrankten Ehemannes
Virginia Stem Owens (2009) Wo bist du nur hingegangen, Mama?	Mutter	Virginia Stem Owens	bewegender Erfahrungsbericht einer pflegenden Tochter, markante Persönlichkeitsveränderungen, Halluzinationen
Demenz Support Stuttgart (2010) Ich spreche für mich selbst	diverse		Im Frühstadium befindliche Erkrankte schildern ihre Gedanken und Erfahrungen und äußern Wünsche und Forderungen
Elisabeth Bäsch (2010) Mein Partner ist mir entrückt. Mein Partner ist ver...rückt	diverse		Auswirkungen der Demenz auf eine Partnerschaft, basierend auf fiktiven Aussagen aus der Beratungspraxis der Autorin, einseitig fixiert auf Belastungssituationen
Gudrun Piechotta (2008, 2. Aufl. 2011) Das Vergessen erleben	diverse		10 von Demenzkranken selbst formulierte, dann aber von Angehörigen ergänzte oder korrigierte Lebensgeschichten
Geiger, A. (2011). Der alte König in seinem Exil.	Vater	Arno Geiger	Einfühlsam geschriebener Bestseller mit zahlreichen tragikomischen Dialogen; mühsamer Lernprozess des Sohnes
Lisa Snyder (2011) Wie sich Alzheimer anfühlt	diverse		7 Kurzporträts von in häuslicher Atmosphäre interviewten Betroffenen
Dieter Uhlmann (2011) An ihrer Seite	Mutter	Dieter Uhlmann und Töchter	in einer 13 Jahre währenden Begleitung zerbricht die eigene Ehe; Dankbarkeit für die letzten gemeinsamen Jahre mit der Mutter
Helga Rohra (2011) Aus dem Schatten treten	Helga Rohra		präsenile LBD, eloquente Kämpferin für die Anliegen Demenzkranker
Christine Bryden (2011) Mein Tanz mit der Demenz	Christine Bryden	Ehemann	präsenile FTD, eindrucksvolle, autobiographische Schilderung der Herausforderung Alltagsbewältigung, Demenz-Aktivistin
Peter Wißmann & Christian Zimmermann (2011) Auf dem Weg mit Alzheimer	Christian Zimmermann		Co-Produktion eines Betroffenen (präsenil erkrankt) und eines Wissenschaftlers
Katja Thimm (2011) Vatertage. Eine deutsche Geschichte	Vater	Katja Thimm	Kriegskindproblematik, Trauma-Reaktivierung, intergenerationelle Sprachlosigkeit
Ulrike Halmschlager (2012) Ilse, wo bist du?	Mutter Ilse	Ulrike Halmschlager	Buch zum gleichnamigen vielbeachteten Dokumentarfilm; Darstellung des Krankheitsprozesses in einer Collage aus Texten, Fotos und Gedichten
Martina Rosenberg (2012) Mutter, wann stirbst du endlich?	Mutter	Martina Rosenberg	"Hilferuf" einer Tochter, die an der Pflege ihrer Eltern und an der Zerreißprobe zwischen Pflegebett, Arbeitsplatz und Privatleben fast zerbricht
Jörn Klare (2012) Als meine Mutter ihre Küche nicht mehr fand	Mutter	Jörn Klare	3 Erzählstränge: Krankheitsprozess der Mutter, Herausforderung für den Sohn; persönlicher Beitrag der Mutter; Interviews mit Experten
David Sieveking (2013) Vergiss mein nicht	Mutter	David Sieveking und Vater	vielschichtiges Familienporträt, Sohn als Betreuer und Dokumentarfilmer (-> gleichnamiger Film)
Martin Woodtli & Christoph Müller (2013) Mit Alzheimer im Land des Lächelns	Mutter	Martin Woodtli	Autor zieht mit seiner demenzkranken Mutter nach Thailand und gründet dort ein Pflegeheim für (europäische) Demenzkranke

Autor / Titel	Betroffene(r)	Bezugsperson	kurze Charakerisierung
Bernd Eichmann (2013) Vatter baut ab	Vater	Bernd Eichmann und Lebensgefährtin	Langzeitreportage über die letzten zweieinhalb Jahre des Vaters
Richard Taylor (2013) Hallo, Mister Alzheimer			Antworten des Demenzaktivisten Taylor auf Fragen, die ihm bei seinen Vorträgen immer wieder gestellt werden
Sabine Bode (2014) Frieden schließen mit Demenz			Schwerpunkt: neue Wege in der Demenzpflege, Mut machende Beispiele und Initiativen

11 Demenz als Erlebnisprozess in der Außen- und Innensicht

11.1 Einführung

Der mit einer Demenz verbundene Verlust der Selbständigkeit und der Fähigkeit zur Kommunikation ist das wohl am meisten gefürchtete Risiko des Alters und stellt für den Erkrankten einen markanten Einschnitt in seiner Lebensgeschichte dar, einen Einschnitt, der die Selbst- und Weltsicht des Betroffenen grundlegend in Frage stellen kann. Mit einer Erkrankung konfrontiert zu werden, die als Bedrohung für die Person in ihrer Ganzheit empfunden wird, ist auch für pflegende Angehörige eine große Herausforderung. Sie müssen ihr bisheriges Leben aufgeben. Unvorbereitet sehen sie sich mit einem ungewohnten, ungemein fordernden Vollzeitjob konfrontiert und verlieren am Ende häufig Beruf, Freizeit und Sozialkontakte. Für die meisten Angehörigen Demenzkranker ist die emotionale und körperliche Belastung auf die Dauer zu hoch, sodass eine mit Selbstvorwürfen und Gewissensbissen, aber auch mit finanziellen Problemen verbundene Heimunterbringung unumgänglich wird.

Die Begleitung eines Demenzkranken führt jeder Kontaktperson unübersehbar vor Augen, dass erfolgreiches Altern, zumindest wenn man Kriterien wie Aktivität, soziale Teilhabe oder Produktivität zugrundelegt, nicht immer gelingt. Diese Erkenntnis kann Unsicherheit und massive Ängste auslösen. Hilfreich ist es in diesem Zusammenhang für beide Personengruppen zu wissen und zu akzeptieren, dass Angewiesensein auf die Solidarität und Hilfe anderer zum Menschsein gehört und dass eine bewusst angenommene Abhängigkeit durchaus eine Form der Selbstbestimmung sein kann, wobei unter bewusst angenommener Abhängigkeit die Fähigkeit zu verstehen ist, irreversible Einschränkungen und Verluste und die dadurch erforderlich werdenden Hilfen anzunehmen (Gohde, Kruse und Naegele, 2008).

Eine Demenzerkrankung geht einher mit vielfältigen Verlusten, z. B. von sozialen Bindungen, von Fähigkeiten und Fertigkeiten, von Kontrolle und Unabhängigkeit. Pflegende müssen daher in der Lage sein, sich empathisch in die Situation des Erkrankten hineinzuversetzen und ihm durch Worte, Gesten und Berührungen Nähe, Verlässlichkeit, Sicherheit und Trost zu vermitteln. Zudem wollen demenziell Erkrankte zu einer Gemeinschaft dazugehören und vertrauten Beschäftigungen nachgehen, wobei nicht das Resultat, sondern die Beschäftigung als solche von Bedeutung ist (Kaiser, 2009).

Eine Demenzerkrankung wird als Krise erlebt. Die innere Ordnung und das Orientierungsgefüge geraten durcheinander und brechen schließlich zusammen. Der Boden unter den Füßen beginnt zu schwanken, die Entscheidungsfähigkeit geht verloren, die Brücken zur Umwelt lösen sich mehr und mehr auf. Daher wird eine Demenz als existenziell bedrohlich erlebt und erfüllt damit das Hauptkriterium einer Krise. Im Krankheitsverlauf reiht sich dabei ein krisenhaftes Erleben an das andere. Bereits die Diagnose löst häufig eine Krise aus. Einerseits ermöglicht eine frühe Diagnose frühzeitige medizinische und psychosoziale Interventionen, andererseits aber erschüttert das Wissen, an einer unheilbaren Krankheit zu leiden, und die (unbegründete) Angst, sehr rasch in das finale Stadium mit all seinen Schrecken zu geraten, den Erkrankten bis in die Grundfesten seiner Existenz (Baer, 2007). Nur am Anfang ihrer Reise vom *Jemands-* ins *Niemandsland* (Jürgs, 2000, S. 322), ihres unaufhaltsamen Absturzes in einen Abgrund, der sie, wie viele glauben, verschlingen wird, spüren Betroffene, wie ihnen ihre Biographie und damit das, was ihr Leben ausgemacht hat, entgleitet, Schritt für Schritt und schließlich vollständig auf Dauer entschwindet, wie sie gefangen in einem Labyrinth herumirren, das keinen Ausgang hat, und von Zukunftsangst gequält ihre Not in unterschiedlicher Form an ihre Umwelt weiterzugeben suchen, solange sie noch dazu in der Lage sind, solange ihre Sprache noch nicht zu Leerformeln degeneriert und schließlich ganz entschwindet (Jürgs, 2006).

Aus dem zeitlichen Kontinuum ihres Lebens herausgerissen, bemühen sich Demenzerkrankte, sich in einer neuen, für Außenstehende weitgehend unzugänglichen Welt zurechtzufinden. *Die oft scheinbar sinnlosen, von den aktuellen Situationen entkoppelten und weder durch die biographischen Ereignisse noch durch die Primärpersönlichkeit erklärbaren, "verrückten" Reaktionen der Demenzkranken werden erst verständlicher, wenn es gelingt, sie aus der Perspektive der Betroffenen zu betrachten* (Wojnar, 2007, S. 7).

Einen Demenzkranken angemessen begleiten kann nur, wer wenigstens ansatzweise versteht, welche Bedeutung die Erkrankung für den Betroffenen hat. Mit welchen Gefühlen und Bedürfnissen ist wohl eine Desorganisation des eigenen Lebens verbunden? Was heißt es, seine Identität und somit das Wissen über und um sich selbst zu verlieren? Wie ist es, ständig und zunehmend mit Einbußen konfrontiert zu werden? Welche Empfindungen und Reaktionen löst es aus, wenn jemandem immer mehr Kompetenzen und auch Lebensphasen abhanden kommen, ihm die eigene Wirklichkeit nach und nach entgleitet, das Identitätsgefüge aus der Balance und damit die ganze Person aus dem Gleichgewicht gerät und der Betreffende zunehmend die Kontrolle über sich und seine Welt verliert (Jonas, 2011)?

Bei oberflächlicher Betrachtung kann der Eindruck entstehen, dass Betroffene im Krankheitsverlauf immer mehr in eine Welt entgleiten, zu der in der realen Welt Lebende keinen Zugang haben, dass sie in irrationale Welten hineinverschwinden, in denen sich Gegenwart und Vergangenheit unlösbar miteinander verschränken. Doch gibt es wirklich diese unüberbrückbare Kluft? Können wir wirklich nicht wissen, was in ihnen vorgeht?

Lange Zeit konzentrierte sich die Wissenschaft auf eine objektorientierte Forschung und blendete die Betroffenenperspektive aus. Man glaubte, Demenzkranke seien aufgrund der mangelnden Krankheitseinsicht, der Unfähigkeit zu Reflexion und Verhaltenssteuerung und der einer autobiographischen Schilderung ihrer Innenwelten entgegenstehenden Vergesslichkeit und Desorientierung keine verständigen Partner im Forschungsprozess.

Wesentliche Quellen empirischen Materials waren Erfahrungsberichte von Angehörigen, die es inzwischen in großer Anzahl und in den unterschiedlichsten Pflegekonstellationen gibt und in denen Pflegende schildern, wie sie die Entwicklung ihrer an Demenz leidenden Partner oder Eltern erlebten. Daneben gibt es mittlerweile auch Selbstzeugnisse von Betroffenen. Geleitet wurden viele der Publizierenden von dem Bestreben, anderen Angehörigen oder Erkrankten die eigenen Erfahrungen zugute kommen zu lassen und ihnen so Hilfestellung geben zu können. Manche pflegende Angehörige haben möglicherweise mit dem Schreiben über den schleichenden Verlust eines geliebten Menschen und die damit verbundene enorme Herausforderung auch einen therapeutischen Zweck verfolgt (Baer, 2007).

Besonders kostbar sind die nahezu alle aus der ersten Dekade des 21. Jahrhunderts stammenden autobiographischen Zeugnisse. Couragierte, im Frühstadium an Demenz Erkrankte haben dadurch, dass sie in Autobiographien und bei Auftritten auf Fachkongressen Einblick gewährten in die eigene Auseinandersetzung mit der Krankheit, einen wesentlichen Beitrag dazu geleistet, dass nun auch in der Forschung der Binnenperspektive der Demenz größere Aufmerksamkeit geschenkt wird.

Bisher gibt es in Deutschland nur wenige subjektorientierte Studien zur Wahrnehmung und Bewältigung einer Demenz. Eine von ihnen wurde von der Forschungsgruppe Geriatrie der Berliner Charité erstellt. Ziel des Forschungsprojekts *Subjektive Wahrnehmung der Demenz im Frühstadium* (SUWADEM), das 2004 mit dem Forschungsförderpreis der Deutschen Alzheimergesellschaft ausgezeichnet wurde, war es, Erkenntnisse zu gewinnen über Krankheitserleben, Bedürfnisse, Ängste und Bewältigungsstrategien Betroffener und psychologische, soziale und biologische Faktoren und deren Interaktionen bei der Wahrnehmung und Bewältigung der Krankheit zu erfassen. Ein wesentliches Ergebnis der Studie bestand in dem Nachweis, dass fehlende oder mangelhafte Krankheitseinsicht im Frühstadium nicht allein mit Gedächtnisstörungen zu erklären ist, wie dies nach den deterministischen medizinisch-biologischen Modellvorstellungen einer Demenz der Fall sein müsste, sondern dass ihr vielmehr ein psychosoziales Bedingungsgefüge zugrundeliegt, in dem die krankheitsbedingte Anosognosie eine Schutzfunktion zur Bewältigung der Krankheit darstellt (Stechl, 2006).

Wissenschaftlich gesicherte Erkenntnisse existieren nur über die Frühphasen einer Demenz, jenen Zeitraum also, über den die Selbstzeugnisse Betroffener nun etwas mehr Aufschluss geben. Beim mittleren und letzten Krankheitsstadium kann nur vom *mutmaßlichen* Erleben Demenzkranker gesprochen werden. In diesen Phasen wird die Kommunikation zunehmend schwieriger, das Sprachvermögen ist immer mehr beeinträchtigt und geht schließlich ganz verloren. Dennoch gibt es auch zu dieser Personengruppe Zugangsmöglichkeiten. Vor allem ist dabei zu denken an eine langfristige, aufmerksame und einfühlsame Beobachtung des Verhaltens des Erkrankten, eine gute Kenntnis seiner Biographie und das Bemühen, sich auf dieser Grundlage in den Kranken einzufühlen und die Sinnhaftigkeit seines scheinbar sinnlosen Tuns zu erahnen (Gutzmann & Zank, 2005).

Dabei darf allerdings nicht vergessen werden, dass Intersubjektivität ihre Grenzen hat. Da jede Person einzigartig ist, kann sich ein anderer niemals vollständig in die Erfahrens- und Erlebniswelt eines Menschen hineinversetzen, kann niemand umfassend wissen, was ein anderer denkt oder fühlt. Bei Vorliegen einer Demenz kommt noch erschwerend hinzu, dass noch niemand von der Reise in die so ganz andersartige Welt eines Demenzkranken zurückgekehrt ist und Orientierten berichtet hat, was er auf diesem Weg empfunden und wie er ihn erlebt hat. Zudem ist es nicht unproblematisch, den fragmentierten und turbulenten Seinszustand eines demenziell Erkrankten in einer hochgradig geordneten Sprache in Begriffe fassen zu müssen, die in der subjektiven Welt des Betroffenen nicht mehr tragen (Kitwood, 2008).

Die Einzigartigkeit des Erlebens einer Person beruht nicht zuletzt auf dem Persönlichkeitstyp. Die Art und Weise, in der jemand eine Demenzerkrankung wahrnimmt und verarbeitet, ist davon abhängig, ob er z. B. dem ängstlich-passiven oder dem sozial-aktiven, dem extro- oder dem introvertierten Persönlichkeitstyp zuzuordnen ist. So scheinen ängstlich-passive Personen besonders empfänglich zu sein für Apathie und Verzweiflung. Auch bei den durch den Verlust von Ressourcen ausgelösten Trauerreaktionen lassen sich unterschiedliche Muster unterscheiden. In Bezug auf Krankheitseinsicht und -akzeptanz unterscheiden sich Betroffene ebenfalls deutlich voneinander. Eine Minderheit sieht der Krankheit ohne starke Abwehr, ohne Ausweichverhalten und Vorwürfe ins Auge, Patienten am anderen Ende des Spektrums neigen dazu, eigenes Versagen ihren Bezugspersonen anzulasten, und entwickeln Selbsttäuschungen, indem sie beispielsweise glauben, bestohlen worden zu sein. Viele haben Angst vor dem Verlust von Kontrolle, Bedeutung und Wert, werden gequält von Schuldgefühlen über ihre Unfähigkeit und Abhängigkeit, sind frustriert über Dinge, die sie nicht mehr können, manche dagegen akzeptieren ihre Einschränkungen und denken dankbar an das Gute in ihrer Vergangenheit zurück (Kitwood, 2008). Da Demenzkranke Personen mit individuellen Lebens- und Krankheitsverläufen bleiben, verbieten sich pauschalisierende Aussagen und Beurteilungen über ihre innere Welt von selbst. Wahrnehmungs- und Bewältigungsprozesse sind stets subjektiv und komplex und weisen eine beträchtliche interindividuelle Variabilität auf.

Im Folgenden werden die Selbstzeugnisse in der Frühphase befindlicher Demenzkranker immer wieder mit den Erkenntnissen von Baer (2007) und den Forschungsergebnissen von Stechl (2006) abgeglichen und unterfüttert. Die Arbeiten der beiden Autoren stellen bei der Bearbeitung der vorliegenden Thematik eine wertvolle Hilfe dar.

11.2 Pflegende Angehörige

Pflegende Angehörige nehmen ernsthafte Krankheitsanzeichen oft erst sehr spät wahr, mit der Folge, dass es zu zahlreichen Irritationen und zu wachsenden Konflikten kommt. Der notwendige Arztbesuch wird sowohl von den Betroffenen als auch von deren Angehörigen häufig viel zu lange aufgeschoben. Eine positive Diagnose ist mit Schock und Erleichterung *(vgl. S. 244)* zugleich verbunden: Auf der einen Seite werden Probleme und Konflikte rückblickend verstehbar, andererseits gilt es nun, den Erkrankten in einer schließlich hochbelastenden, Leben und Alltag massiv verändernden Krankheit zu begleiten. Mangelnde Kenntnisse über eine Demenz, Hilflosigkeit in zahllosen Alltagsfragen und eine enorme physische und psychische Pflegebelastung, auch infolge von Unkenntnis über ambulante Betreuungs- und Entlastungsangebote, führen oft zu einem ausgeprägten sozialen Rückzug und dem Gefühl, mit den Problemen völlig allein gelassen zu sein (Adler, 2009).

In der Frühphase der Erkrankung sind pflegende Angehörige verunsichert durch das Nebeneinander von unspezifischen und möglicherweise doch pathologischen Erscheinungen. In der Tat ist eine Unterscheidung zwischen einem *normalen* und einem krankhaften Alterungsprozess anfangs kaum möglich; somit kann die Erkrankung über einen mehr oder minder langen Zeitraum latent bleiben. Hinzu kommt, dass insbesondere geistig bewegliche Personen lange ihre Defizite überspielen und eine täuschende Fassade aufrechterhalten können. Viele schämen sich ihrer Ausfälle und bemühen sich, ihre Schwächen zu vertuschen. Der dazu notwendige, mitunter geradezu halsbrecherische Drahtseilakt überfordert sie allerdings sowohl in geistiger als auch in emotionaler Hinsicht erheblich. Treten dann in der bereits brüchig gewordenen Fassade unvermittelt Risse auf, löst ein solcher *Absturz* beim Erkrankten wie auch bei den Angehörigen tiefe Betroffenheit aus, führt zu Desillusionisierungen und macht alle kunstvollen Verdrängungsversuche auf beiden Seiten zunichte (Klessmann, 2006).

Auf der Angehörigenseite erschwert das Vorspielen einer Scheinnormalität und einer heilen Welt die rechte Einschätzung der Symptome. Davon aber hängt wiederum das Verhalten dem Erkrankten gegenüber ab. Wird die Erkrankung nicht erkannt, besteht die Gefahr, sonderbares Verhalten auf Charakterschwächen zurückzuführen und den Betroffenen durch Unverständnis zu isolieren. Andererseits kann eine falsche Demenzdiagnose eine völlig unangebrachte Überversorgung und Entmündigung zur Folge haben.

Die zahlreichen populärwissenschaftlichen Veröffentlichungen über die Altersdemenz haben eine gewisse Hellhörigkeit geweckt, die auch dazu führen kann, dass pathologische Symptome auch dort vermutet werden, wo sie nicht verifiziert werden können. Daher ist es unerlässlich, bei unklaren Hinweisen auf eine Demenz durch einen Neurologen oder Psychiater überprüfen zu lassen, ob es sich um eine altersübliche Vergesslichkeit oder um Vorboten einer Alzheimer-Demenz handelt. Wesentlich erleichtert wird eine diagnostische Zuordnung bei Auftreten einer Dyspraxie. Ist der Betroffene unfähig, bestimmte Handlungen auszuführen, ohne dass dies durch Lähmungserscheinungen erklärt werden könnte, ist dies ein starker Hinweis auf eine pathologische Entwicklung. In engen Grenzen lässt sich die Befindlichkeit des Erkrankten durch das Verhalten der Pflegenden durchaus beeinflussen. Eine positive, stimulierende Stimmungslage kann nicht nur die Atmosphäre verbessern, sondern auch latente Reserven mobilisieren und dadurch Leistungsausfälle mindern. Tragischerweise verbreiten pflegende Angehörige nicht selten eher eine bedrückte, gereizte Stimmung; an der *Front* der täglichen Herausforderungen und Auseinandersetzungen mürbe geworden, sind sie bei fortschreitender Demenz immer seltener in der Lage, mit Heiterkeit, Anerkennung und Geduld das Verhalten zu zeigen, das den Erkrankten positiv beeinflussen könnte (Klessmann, 2006).

Bereits im ersten Krankheitsstadium, das in der Regel im partnerschaftlichen oder intergenerationellen Kontext verlebt wird, kommt es zu erheblichen Kommunikationsproblemen. Da sich die Gesprächspartner auf unterschiedlichen kognitiven Ebenen bewegen, wird eine Verständigung zunehmend schwieriger. Betroffene und Angehörige reden immer häufiger aneinander vorbei; beide fühlen sich unverstanden und reagieren mit Ungeduld, Ärger, Trauer oder Frustration. Komplexe Zusammenhänge sind nicht mehr zu besprechen, die Gespräche erschöpfen sich in belanglosen Vordergründigkeiten. Und dann verblüfft und verwirrt der Patient seine Angehörigen dadurch, dass er plötzlich wieder *voll da ist*, alte Geschichten detailliert wiedergeben und emotional nachempfinden kann. Bei einem als angenehm empfundenen Besuch beispielsweise kann er, angeregt durch die besondere Zuwendung, fast wieder *der Alte* sein, um kurze Zeit später erneut in die Desorientiertheit abzustürzen. Dieses häufige Schwanken der Verfassung des Erkrankten zwingt Angehörige dazu, sich ständig umzustellen und sich auf die jeweilige Befindlichkeit des Patienten neu einzustellen. Dies führt auf längere Sicht unweigerlich zu Stress und Überforderung und zu ungeduldigen, gereizten Reaktionen.
Nicht wenige Betreuende können sich kaum vorstellen, dass sowohl das *übliche* völlige Desorientiertsein als auch die gelegentliche Präsenz *echt* sind, und fragen sich im Stillen, ob der Erkrankte nicht simuliert, *wo er doch so vieles noch kann und weiß*. Und doch gehört ambivalentes Kommunikationsverhalten zum Krankheitsbild der Demenz. Dies nicht zu erkennen ist ebenso eine Fehleinschätzung wie die Meinung, der Betroffene *bekomme vieles nicht mehr mit*. Tatsache ist, dass Demenzkranke gerade Atmosphärisches bis in späte Krankheitsstadien erstaunlich gut wahrnehmen.
Ambivalenzen prägen das Erscheinungsbild eines Demenzkranken bis in seine letzten Lebenstage hinein. Auch im finalen Krankheitsstadium vollzieht sich nicht generell ein kontinuierliches Verlöschen *(vgl. S. 259)*, vielmehr kann sich auch bei bereits *Totgeglaubten* phasenweise ein von der ursprünglichen Vitalität des Einzelnen abhängiger und möglicherweise durch eine sensible Begleitung zu erweckender Lebenswille (z. B. Jens *(vgl. S. 114)*) bemerkbar machen (Klessmann, 2006).
Im mittleren Krankheitsstadium wird in der Regel die Grenze der ambulanten Belastbarkeit erreicht. Nun überschreiten die Defizite in ihrer Ausprägung ein Ausmaß, das in einer dazu nicht eingerichteten Wohnung von dafür nicht ausgebildeten Personen meist nicht mehr bewältigt werden kann. Die Betreuung rund um die Uhr und das häufige Einnässen oder gar Einkoten bringen Angehörige schnell an den Rand des physischen und psychischen Zusammenbruchs. Dies führt zu einer gereizten Grundstimmung. Vollends vergiftet wird das Familienklima, wenn das soziale Umfeld die Situation auch noch falsch einschätzt und den, der die Pflege schultert, kritisiert. Ohnehin verunsichert durch das Gefühl, den Anforderungen nicht mehr gerecht zu werden und nichts wirklich richtig zu machen; hin- und hergerissen zwischen Weitermachen und Aufgeben, braucht der Pflegende Unterstützung, keine zusätzliche Belastung.
Die Last der Angehörigenpflege kann geschultert und als sinnstiftend empfunden werden (z. B. Eichmann *(vgl. S. 327)*). Doch nicht jeder ist dazu in der Lage. Grenzen müssen erkannt und vom sozialen Umfeld respektiert werden (z. B. Zander-Schneider *(vgl. S. 313)* und Hummel *(vgl. S. 318)*). Manche pflegen in großer Selbstverständlichkeit, ohne auf Anerkennung angewiesen zu sein, andere drohen bei mangelnder Anerkennung an der Pflege zu zerbrechen *(vgl. S. 207)*.
In dieser zwiespältigen Entscheidungssituation hilft nur ein nüchternes Abwägen der beiden Optionen. Natürlich sollte ein Demenzkranker so lange wie möglich in der vertrauten Umgebung bleiben können, aber früher oder später kommt in der Regel doch der Zeitpunkt, wo sich die häuslichen Pflegemöglichkeiten als unzureichend erweisen und Gefährdungen durch einen Dekubitus, Dehydrierung u. Ä. in einer stationären Einrichtung besser begegnet werden

kann. Dies gilt insbesondere dann, wenn durch Berufstätigkeit des pflegenden Angehörigen eine permanente Anwesenheit nicht gewährleistet ist und der Pflegebedürftige eventuell über Stunden nicht umgekleidet oder umgebettet werden kann. Zu bedenken ist auch, dass eine Eingewöhnung in eine neue Umgebung einem alten Menschen eher gelingt, wenn er noch über gewisse Ressourcen verfügt. Zudem ordnen sich Demenzkranke erfahrungsgemäß einer fremden Autorität eher unter als der eines Familienangehörigen. Daher kann die Unterbringung in einem Pflegeheim durch den Wegfall der täglichen Auseinandersetzungen auch zu einem entspannteren innerfamiliären Umgang beitragen (Klessmann, 2006).

Die Heimübersiedlung ist bei pflegenden Angehörigen nahezu unausweichlich mit Schuldgefühlen verbunden. Geradezu zwangsläufig stellt sich das Empfinden ein, versagt zu haben, den Anforderungen und Erwartungen nicht gerecht geworden zu sein. Dabei gehen Selbstvorwürfe und die Angst vor *bösen Zungen* aus der Nachbarschaft und dem Bekannten- und Verwandtenkreis Hand in Hand, sind gleichsam *Geschwister* in ein und demselben Erlebnisprozess. Ein hilfloses Wesen in fremde Hände *wegzugeben*, das *macht man nicht*, so die gängige Meinung. Die gilt für alte Menschen nicht weniger als für kleine Kinder und es gilt gleichermaßen im partnerschaftlichen wie im intergenerationellen Kontext.

Ein solches *Abgeben* wird oft als *Abschieben* interpretiert, und zwar sowohl in der gesellschaftlichen Wertung und aus der Sicht der Erkrankten als auch vor der eigenen Gewissensinstanz. *Muss man einen hilflosen Menschen nicht bis zur Selbstaufgabe umsorgen? Darf man denn so selbstsüchtig sein, dass man mehr an sich als an den schwer kranken Elternteil und oder Ehepartner denkt?* Befragungen zeigen, welch großen Raum die Schuldfrage bei den Pflegenden einnimmt, wie viele Emotionen und zuweilen auch irrationale Vorstellungen in einen solchen Entscheidungsprozess einfließen und dass von Selbstvorwürfen Geplagte oft selbst niemals ein solches Opfer von ihren Kindern annehmen würden und es doch gleichzeitig für äußerst problematisch halten, das Gleiche ihren Eltern gegenüber nicht zu leisten (Klessmann, 2006).

Der Heimeinweisung geht in der Regel ein langer, vielschichtiger und zwiespältiger Prozess voraus, in dem Perioden hoffnungsvoller Illusion, das *Schreckliche* doch vermeiden zu können, mit Desillusionierungsphasen abwechseln, ehe sich schließlich die Institutionalisierung als die einzige noch mögliche Lösung herauskristallisiert. Als problembehaftet wird von den Pflegenden die Tatsache empfunden, dass *sie* die Entscheidung treffen müssen, dass diese nicht selten im Gegensatz zu den Wünschen und Vorstellungen des Patienten steht, sie die Argumente nicht im Vorfeld mit ihm erörtern können und den Vollzug unter Umständen bis zuletzt geheimhalten müssen, weil dies sinnvoller und *gnädiger* erscheint.

Erleichtert werden kann die Entscheidung, bei der Kinder immerhin über einen ehemals selbständigen Menschen verfügen, durch die Überlegung, dass die Heimunterbringung keine zum baldigen Tod des Erkrankten führende Katastrophe sein muss, sondern dass sie auch eindeutige Vorteile gegenüber der ambulanten Versorgung hat, dass man durchaus auch etwas versäumen kann, wenn der immer hilfloser werdende Patienten nicht rechtzeitig einer erfahrenen Einrichtung zugeführt wird und dass es ohnehin keine optimale, sondern lediglich eine relativ bessere (oder schlechtere) Lösung gibt. Als Positivum fällt noch ins Gewicht, dass, wenn die Grundpflege und die Sorge für Nahrung und Kleidung von professionellem Personal gewährleistet wird, mehr Raum bleibt zum persönlichen Gespräch und für kleine gemeinsame Aktivitäten, also für das, was in der früheren permanenten Belastungssituation viel zu kurz kam (Klessmann, 2006).

Paradoxerweise führt der Wegfall der schweren, die eigenen Kräfte überfordernden Bürde nicht nur zu einem Gefühl der Erleichterung, sondern nicht selten auch zu einer Leere und zur Schwächung des eigenen Selbstwerterlebens. Hinzu gesellen sich tageweise nagende Zweifel an der Richtigkeit der Entscheidung. Ist es wirklich zumutbar, so fragen sich viele, dass der alte

Mensch, räumlich und sozial eingeengt, mit unbekannten, verwirrten Menschen *eingesperrt*, sich konfliktarm einer allgemein verbindlichen Ordnung fügt und sich fortwährend fremden Anordnungen unterwirft und dazu all seine Individualität aufgibt?
Zu schaffen macht den Angehörigen auch der herzzerreißende Abschied am Ende eines jeden Besuchs (*Was, du musst schon wieder gehen?*) oder gar der Vorwurf *Du besuchst mich ja nie.* Dies kann im ungünstigsten Fall dazu führen, dass Angehörige ihre Besuche ausdünnen oder ganz einstellen. Es ist tragisch, dass Demenzkranke aufgrund ihrer Erinnerungslücken und ihrer Fehleinschätzungen gerade das zunichte machen, was sie sich sehnlich wünschen, und dass Angehörigen zuweilen in einer bei oberflächlicher Betrachtung nachvollziehbaren, aber dennoch falschen Reaktion die Beziehung kappen, obwohl nach der Heimaufnahme die Beziehungskontinuität und das Netz sozialer Bindungen, das die Brücke zum Zuhause und zu *früher* schlagen kann, von entscheidender Bedeutung sind, um die *Einwurzelung des alten Baumes* zu gewährleisten und die abrupte *Verpflanzung* abzufedern (Wollschläger, 2006; Klessmann, 2006).
Durch die Abgabe der Versorgung an professionelle Pflegekräfte entsteht ein höchst sensibles und störanfälliges Verantwortungsfeld, auf dem sich beide Seiten anerkennen und ergänzen müssen. Nörgelnde, besserwisserische Angehörige, abweisende, wenige einfühlsame Pflegende, Eifersüchteleien, Rivalitäten und *Abwerbeversuche* stören nachhaltig das Vertrauensverhältnis und führen unweigerlich zu einem Klima, unter dem - mehr noch als die Akteure - die Demenzkranken leiden, die selbst in Spätstadien atmosphärische Spannungen durchaus wahrnehmen.

11.3 Erkrankte

Die Frühphase kann charakterisiert werden durch *Stolpern*, Vermuten und Vertuschen. Betroffene erleben bewusst zunehmende Vergesslichkeit, Konzentrationsschwierigkeiten und Probleme bei früher problemlos gemeisterten Handhabungen. Dies löst bei ihnen Sorge, Verunsicherung, Ratlosigkeit und zuweilen Angst aus. Auf die Konfrontation mit ihren Defiziten reagieren sie gereizt. Die Häufung von Fehlleistungen lässt sie vermuten, dass irgendetwas *mit ihnen (im Kopf?) nicht stimmt*. Sie versuchen, ihr Versagen zu entschuldigen und zu erklären und ihre Defizite zu verbergen, indem sie eine heile Fassade aufrechterhalten und Kompensationsstrategien entwickeln. Zunächst gelingt es ihnen auch, ihre Defizite dadurch auszugleichen, dass sie sich überwiegend in vertrauter Umgebung aufhalten, Reizüberflutung, z. B. durch das Zusammentreffen mit mehreren Personen oder durch ungewohnte Situationen, vermeiden und gleichbleibende Tagesabläufe einhalten. Kompensationsversuche sind vor allem dann von Erfolg gekrönt, wenn sie von vertrauten und verständnisvollen Personen (Ehepartner, Kinder, Freunde) unterstützt werden. Im Umkehrschluss bedeutet dies allerdings, dass sie bei Alleinlebenden, die auf keine Unterstützung zählen können, häufig misslingen.
Im Übrigen darf Fassadenverhalten nicht als Schauspielerei oder böswilliger Täuschungsversuch angesehen, sondern muss vielmehr als Ausdruck eines mitunter verzweifelten Bestrebens eingestuft werden, die unheimlichen, bedrohlichen und zuweilen beschämenden Defizite vor der Außenwelt zu verbergen. Dies gelingt Personen mit höherer Bildung und ausgeprägtem Sprachvermögen oft besonders lange und gut. Problematisch ist Fassadenverhalten dann, wenn sich unerfahrene Gutachter des MDK dadurch täuschen lassen, dass Erkrankte ihnen beispielsweise berichten, sie würden noch alleine einkaufen gehen und den Haushalt versor-

gen, obwohl sie zu beidem seit langer Zeit nicht mehr in der Lage sind (Gutzmann & Zank, 2005, Martin & Schelling, 2005).
Im weiteren Krankheitsverlauf sind Betroffene meist bereit, ihre Fehlleistungen offenzulegen, nahe Angehörige um Hilfe zu bitten und einen Arzt aufzusuchen. Während des Diagnoseprozesses überwiegt bei ihnen die Tendenz zur Verleugnung und Bagatellisierung. Nach der Diagnosestellung folgt häufig eine Zeit heftiger Gefühlsäußerungen, die von Schockiertheit über Zorn und Verzweiflung bis hin zu Trauer, Scham und Schuldgefühlen reichen.
Schließlich werden die kognitiven Einbußen nicht mehr wahrgenommen oder geleugnet. Dies führt zu einer erheblichen Überschätzung der eigenen Fähigkeiten und Handlungskompetenzen, die unter anderem in der Ablehnung pflegerischer Maßnahmen und daraus resultierenden Konflikten mit Angehörigen und professionellen Pflegekräften ihren Ausdruck findet, oder auch in der festen, durch Einwände nicht zu erschütternden Überzeugung, zur Arbeit gehen oder für die Kinder kochen zu müssen, obwohl sie sich seit vielen Jahren im Ruhestand befinden und ihre Kinder längst erwachsen sind.
Im nun beginnenden mittleren Stadium sehen sich Demenzkranke mit zunehmender Hilflosigkeit konfrontiert, erleben, wie selbst einfache Alltagstätigkeiten (Mahlzeitenzubereitung, An- und Auskleiden) zum Problem werden und sie sich auch in vertrauter Umgebung nicht mehr zurechtfinden. Das Leben gleitet ihnen mehr und mehr aus der Hand, die Umwelt wird immer undurchschaubarer und bedrohlicher. Auf diese als existenziell empfundene Bedrohung reagieren nicht wenige - nach Ausschöpfen der erfolgversprechendsten Kompensationsstrategien bzw. Bewältigungsmechanismen (z. B. Anklammern, Rückzug) - mit Panik, Misstrauen, depressiven Symptomen und Wahnvorstellungen (Gutzmann & Zank, 2005, Martin & Schelling, 2005).
Im mittleren und auch im letzten Krankheitsstadium entwickeln Demenzkranke häufig die soziale Umwelt sehr belastende Verhaltensweisen (ständiges, vielfach nächtliches Umherwandern, Schreien, Spielen mit Exkrementen u. Ä.). Eine besondere Herausforderung stellt die nun aufkommende Blasen- und Darminkontinenz dar. Erkrankte nehmen Harn- und Stuhldrang nicht mehr wahr oder finden die Toilette nicht bzw. wissen nicht mehr, wie sie zu benutzen ist. Nicht selten werden Stühle, Schränke oder Teppiche entsprechend umfunktioniert, was Pflegende vor eine harte Herausforderung stellt und sie selbst mit Scham erfüllen kann (Gutzmann & Zank, 2005).
Viele der anderen in dieser Krankheitsphase auftretenden, meist nicht nachvollziehbaren Handlungen und Äußerungen müssen verstanden werden als Versuche, die immer undurchsichtiger und unbeherrschbarer werdende Lebenssituation zu bewältigen, und erwachsen aus dem verzweifelten Ringen um den Erhalt des Personseins und der Subjekthaftigkeit. Ein innere Sicherheit, Geborgenheit und Vertrautheit vermittelndes Milieu und eine von Empathie getragene Begleitung können sehr viel dazu beitragen, dass auch späte Demenzstadien durchaus erträglich sein können. Es fehlt nicht an Beispielen von Menschen, die diesen schweren Lebensabschnitt in einer gewissen Zufriedenheit durchschritten haben (Gutzmann & Zank, 2005, Martin & Schelling, 2005).
Während sich ihre Aktivitäten im Äußeren häufig in Handlungsfragmente aufgelöst haben und nur noch kleine *Inseln* stabilen *Funktionierens* erhalten geblieben sind, stellt sich im Innern nicht selten eine gewisse Gelassenheit ein. In mehreren Krankheitsjahren ist oft eine Akzeptanz der Demenz gewachsen. Obwohl sich der Zeithorizont auf das Heute und manchmal gar auf das Jetzt drastisch verengt, ist der Erkrankte sehr wohl in der Lage, Angenehmes von Unangenehmem zu unterscheiden, zu genießen und zu leiden, zuzustimmen und abzulehnen. Daher sollte ihm möglichst oft die Gelegenheit gegeben werden, eine Entscheidung zu treffen. Es kann hilfreich sein, sich zu vergegenwärtigen, dass wir alle als Babys ziemlich unwissend

waren und keineswegs darunter gelitten haben. Wir waren räumlich und zeitlich desorientiert, wussten weder, wo die Toilette ist, noch, wie wir uns ein- und auskleiden mussten. Für alles benötigten wir fremde Hilfe und trotzdem konnten wir damit umgehen. Ob wir eine glückliche Kindheit hatten oder nicht, war weitgehend davon abhängig, ob wir aufmerksame, einfühlsame und liebevolle Eltern hatten. Ist es nicht naheliegend anzunehmen, dass in späten Krankheitsstadien befindliche alte Menschen aus den gleichen Quellen schöpfen wie ein Baby oder Kleinkind und dass ihre Lebensqualität ganz wesentlich beeinflusst wird von der Einbettung in eine von Empathie geprägte soziale Umgebung (Beyer, 2007)?

In der letzten Phase, in der der verbale Kontakt immer spärlicher wird und schließlich ganz versiegt, ist die Befindlichkeit des Patienten nur aus seinem Verhalten, aus Mimik und Gestik zu erschließen. Betreuende müssen einfühlsam auf schwächste Signale achten und diese richtig deuten und sie müssen wissen, dass auch Schwerstdemente Bedürfnisse haben. Sicher werden diese einfach und basal sein und sie dürften in ihrem Kern die Suche nach Geborgenheit enthalten - , aber sie sind da und wollen und sollen befriedigt werden.

Im finalen Stadium ist nicht selten ein Sterben- oder Nicht-mehr-leben-Wollen zu beobachten, das sich in der Verweigerung von Essen und Trinken äußert, es findet sich aber auch gegenteiliges Verhalten, nämlich Sich-an-das-Leben-Klammern (Martin & Schelling, 2005). Die Beobachtung, dass für einige das nahende Sterben das Ende der Existenz bedeutet, während andere eine regelrechte Erleichterung darüber empfinden, dass der Kampf zu Ende ist, zeigt, dass nicht nur der Krankheitsverlauf, sondern auch die damit einhergehenden Gefühle durchaus unterschiedlich sein können (Jonas, 2011).

Jedes Erleben hat auch eine räumliche Dimension, braucht einen Raum, wirkt in Räume hinein und jeder Raum hat eine Bedeutung. Es gibt vier solche für das Erleben eines an Demenz erkrankten Menschen wesentliche Bedeutungsräume. Sie zu kennen und um die durch die Demenz bedingten Veränderungen zu wissen, ist für das Verstehen des Erlebens eines Demenzkranken von großer Bedeutung (Baer, 2007).

Der am besten erforschte Raum ist der Persönliche Raum, der Raum, der dem Individuum eigen ist und dessen unbefugtes Betreten als Übergriff, als aufdringlich, verletzend oder bedrohlich empfunden wird und Unbehagen, Irritationen und Missfallenskundgebungen auslöst. Eine Demenzerkrankung schafft hier eine unauflösbare, dilemmatische Situation. Einerseits verlangt die bei Fortschreiten der Erkrankung wachsende Verunsicherung nach Vertrautheit und Respekt, daher müssen die Grenzen des Persönlichen Raumes respektiert werden. Auf der anderen Seite benötigen Erkrankte immer mehr Hilfe und dazu müssen die Helfer den Sicherheitsabstand unterschreiten und den Persönlichen Raum betreten. Umso wichtiger ist es, die Bedeutung dieses Raumes zu kennen, ihn nicht unangekündigt zu betreten und soweit möglich um Erlaubnis zu fragen (*Darf ich Ihnen näher kommen?*).

Das räumliche Erleben eines Menschen weitet sich vom Persönlichen Raum sowohl nach außen, in das soziale Feld, als auch nach innen, zum Kern der eigenen Person, hin aus. Nach außen schließt sich der Öffentliche Raum an, in dem Menschen einander begegnen, sie in Interaktion zueinander treten und zwischen ihnen Resonanz entsteht. Allerdings führt die Demenz auch in diesem Bereich zu einer widersprüchlichen Situation. Betroffene verringern ihre sozialen Kontakte, bedürfen aber dennoch in allen Krankheitsstadien der Demenz der Resonanz und des Austauschs, wenn auch in veränderter Form. Diese Möglichkeiten bietet der Öffentliche Raum, in dem sie nicht nur Geschehnisse und Personen beobachten und kommunizieren, sondern auch Wahrgenommenwerden und vor allem Zugehörigkeit erfahren können. Insbesondere dazuzugehören, Teil der Gruppe zu sein, scheint ein menschliches Grundbedürfnis zu sein. Die Bedeutung des Öffentlichen Raums und die Haltung zu ihm ist allerdings individuell sehr verschieden. Manche Erkrankte suchen ihn gerne auf, wollen sich zeigen und dazugehören, viele aber scheuen sich, ja, fürchten sich, ihn zu betreten, und diese Neigung zum Rückzug mit der Folge der Vereinsamung verstärkt sich noch mit zunehmender Desorientierung. Für solche Personen müssen Begleitende einen weniger stressreichen Raum der Begegnung schaffen (Baer, 2007).

Der Intime Raum ist für die meisten der körperliche Raum. Er endet an der Haut oder einige Zentimeter davor, wobei es nicht um Entfernungen, sondern um das Erleben geht. Ein gewaltsames Eindringen in den Intimen Raum verletzt den Menschen in seinem Innersten und hinterlässt Narben. Gewalt oder Missbrauch, verächtliche Berührungen, missachtende Blicke stellen solche Verletzungen dar. Menschen mit Demenz leiden darunter, dass sie das Betreten ihres Intimen Raumes durch andere zulassen und aufgrund zunehmender Hilflosigkeit sogar immer häufiger tolerieren müssen. Ein markantes Beispiel dafür ist die Benutzung der Toilette. Hier Hilfe zu benötigen, verletzt die natürliche Scham, die kostbare Wächterin an der Grenze des Intimen Raumes, erzeugt Abwehrreaktionen bis hin zum Zorn und erweckt aus der Überzeugung heraus, für andere eine Last, ja Zumutung zu sein, Schuldgefühle (Baer, 2007).

Nicht nur an der Benutzung von Räumen, sondern auch von Gegenständen kann Intimität festgemacht werden. So ist z. B. die Handtasche für die meisten Frauen ein absolut schützenswerter Teil ihrer Privatsphäre. Wird sie von anderen durchsucht, löst dies, selbst wenn die Grenzverletzung durch nahe Angehörige erfolgt, in der Regel aggressive Reaktionen aus. Wer die Bedeutung des Intimen Raumes kennt, wird ihn respektieren und, wenn er ihn der Pflege oder sonstiger Hilfsleistungen wegen verletzen muss, wird er wissen, dass er mit Abwehrreaktionen rechnen muss, wird diese entsprechend einordnen und sich nicht gekränkt zurückziehen oder seinerseits aggressiv reagieren.

Noch tiefer im Innern eines Menschen befindet sich ein weiterer Raum, der *Zentrale Raum (Baer, 2007)* oder der *Ort der inneren Bewertung (Rogers, 1954)*, der Raum, der landläufig mit *Mitte*, *Zentrum* oder *Herz* bezeichnet wird. Von diesem Zentralen Raum aus begreifen die Menschen sich selbst und die Welt, nehmen Bewertungen vor, von ihm aus orientieren sie sich und treffen Entscheidungen. Hier werden neue Erfahrungen mit alten in Verbindung gebracht. Demenzielle Veränderungen im Gehirn führen dazu, dass der Zentrale Raum zeitweise in Dämmerlicht oder Dunkel gehüllt ist. Wenn er nicht immer oder nicht vollständig zugänglich ist, können aktuelle Wahrnehmungen nicht mehr mit Erinnerungen verknüpft werden. Dadurch wird die Fähigkeit, Entscheidungen zu treffen, beeinträchtigt; dies ruft Verwirrung hervor und trägt mit dazu bei, dass die Hemmschwelle, die ohnehin vor dem Öffentlichen Raum liegt, unübersteigbar wird. Die im Krankheitsverlauf sich ausbreitende Verdunklung des Zentralen Raumes schließt allerdings nicht aus, dass er selbst in späten Krankheitsstadien zeitweilig hell erleuchtet ist und Betroffene helle Momente oder lichte Phasen haben (Baer, 2007).

11.4 Erlebnisberichte

11.4.1 Ausgewählte Porträts in der Innen- und Außensicht

11.4.1.1 Uta van Deun mit ihrem Ehemann Peter

Die Psychologin und Schriftstellerin Uta van Deun und ihr Ehemann Peter, ein erfolgreicher Werbefachmann, sind mehr als 20 Jahre glücklich verheiratet, als sich bei Peter die Alzheimer-Demenz bemerkbar macht und das Paar auf den langen Weg des großen Vergessens zwingt. Zehn Jahre lang begleitet Uta ihren Mann auf dieser beschwerlichen Reise, schildert ihre Erfahrungen und beweist in Wort und Tat, dass Treue und Liebe auch im *Feuerofen* einer Demenz bis zum Tod erhalten bleiben können.
1993, drei Jahre, bevor die Vorboten von Morbus Alzheimer bei Peter van Deun sichtbar werden, zieht er für einige Zeit nach Hamburg, holt seine alzheimerkranke Mutter aus einem Heim und pflegt sie. Uta fährt jede Woche ins 500 Kilometer entfernte Hamburg zu ihrem Mann und ihrer Schwiegermutter, so, wie sie acht Jahre später jede Woche 350 Kilometer zu ihrem inzwischen an Alzheimer erkrankten Mann ins schweizerische Wetzikon fahren wird. Peters Mutter stirbt - genau wie deren Mutter - an der Demenz.
In einer von Liebe und Vertrauen geprägten Beziehung war der zehn Jahre ältere Peter der Fels, auf den seine Frau bauen konnte. Uta schreibt:

> *Nach 22 Jahren bekam der Fels Sprünge. Wie bei seiner Mutter erlebt, zeigte er Symptome der Alzheimerkrankheit. Es begann aber schon lange vor dieser Zeit. Das weiß ich jetzt. Peter wurde plötzlich unsicher. Anders als der, den ich kennengelernt hatte, dem alles gelang. (S. 15)*

Es kommt zu Begebenheiten, die erste Irritationen auslösen.

> *Wir fahren mit dem Auto in den Nachbarort. Plötzlich biegt mein Mann von der Straße ab. "Du fährst in die verkehrte Richtung", sage ich. "Ich wollte eine andere Strecke ausprobieren", antwortet er mir. (S. 24) - "Fahr nicht mitten auf der Straße", sage ich. "Ich fahre richtig", sagt er. "Du hast ja keine Ahnung vom Autofahren." (S. 25) - Im Restaurant gibt mein Mann genauso viel Trinkgeld, wie die komplette Zeche ausmacht. Draußen vor der Tür stelle ich ihn zur Rede. "Ich habe das absichtlich getan", sagt er. "Das war doch sehr nett von mir." (S. 24)*

> *Peter wachst den Parkettboden ein. Das restliche Wachs verteilt er auf den Dichtungen der Eingangstüren und auf den Fensterrahmen. Die Tür lässt sich daraufhin wegen der Verklebung nur noch schwer öffnen, und das Wachs rinnt an den Fensterscheiben herunter und lässt sich nur mit Mühe entfernen. "So geht das aber nicht!", schimpfe ich. "Ich möchte nicht in meine Arbeit hineingeredet bekommen", kontert mein Mann. "So habe ich mir meinen Ruhestand nicht vorgestellt!" (S. 25)*

Für van Deun, einen sehr selbständigen, beruflich erfolgreichen und handwerklich geschickten Mann, müssen Defizitkonfrontationen in besonderem Maße selbstwerterniedrigend gewesen sein. Seine bevorzugten Bewältigungsstrategien bestehen in Bagatellisierung, Schuldzuweisung und dem Gebrauch von Ausreden. Seine Frau berichtet:

> *Als die Krankheit begann, vergaß mein Mann plötzlich, wie man Skat spielt. [...] Peter benahm sich merkwürdig. Er wirkte unkonzentriert, bagatellisierte die Fehler, die er machte, und beschimpfte mich, dass ich ihm die Regeln des Skatspiels, das er mir vor Jahren beigebracht hatte, nicht erklären würde. Ich wehrte mich und sagte, er solle sich zusammennehmen. Je mehr er sich bemühte, umso schlechter spielte er. (S. 31)*

Als sich solche Situationen wiederholen, zieht van Deun die einzig richtige Konsequenz: Sie hört auf, ihn zu kritisieren und mit Fragen zu irritieren. Stattdessen versucht sie mit gezielten akustischen und olfaktorischen Reizen die *Reste des Selbst (Kruse, 2013)* zu aktivieren. Diese Gratwanderung gelingt, allerdings nicht ohne gelegentliche Abstürze:

> *Ich spielte die Musik, von der ich wusste, dass er sie gern hörte, ich bereitete das Essen zu, das er liebte, und ich suchte Orte mit ihm auf, von denen er mir immer wieder erzählt hatte. Ich versuchte, "in seinen Schuhen zu gehen". (S. 33)*

> *Natürlich war ich mitunter wütend, wenn wieder einmal alles schiefging, die Vorwürfe nicht aufhörten, oder Peter mir Vorschriften machen wollte. [...] Wenn Peter mir hineinredete, wurde ich nervös und wütend. [...] Ich knallte Türen zu und ließ ihn einfach stehen. Aber kaum, dass ich allein vor mich hinschluchzte, stellte ich ihn mir als das größere Häufchen Elend vor, das außerdem wahrscheinlich bereits den Grund des Streits vergessen hatte. - Ich habe ihn meistens verstanden - das hat mir und ihm geholfen. (S. 36)*

Die Gedächtnisprobleme erfassen alle Bereiche des täglichen Lebens und auch seine Hobbies. Van Deun konstatiert:

> *Mein Mann, der alles konnte, dem so vieles gelang . . . , der begnadete, einfallsreiche Hobbyhandwerker, der alte Häuser von Grund auf selber restaurieren konnte, von dem andere so vieles lernten, kann keinen Hocker mehr zusammensetzen, keine Heizung mehr anstellen, keine Bohrmaschine mehr bedienen und vieles andere auch nicht mehr. Auch im Garten eine Blume einzupflanzen, ein Stück Erde umzugraben oder Holz von einer Ecke in die andere zu schichten, ist unmöglich geworden. (S. 39) . . . Peter gräbt im Garten ein Loch, um einen kleinen Strauch hineinzupflanzen. Während des Grabens legt er den Spaten zur Seite und geht weg. Die Pflanze liegt neben der ausgehobenen Erde. Peter hat vergessen, dass er sie einpflanzen wollte. Er weiß nicht mehr um die Folgerichtigkeit von Handlungsabläufen. Tätigkeiten, wenn überhaupt angefangen, werden nicht mehr zu Ende gebracht, weil er den Anfang vergessen hat. (S. 41)*

Beim Autofahren kämpft van Deun nicht um den Erhalt seiner Selbständigkeit. Als seine Fahrweise immer abenteuerlicher wird und seine Frau ihm eröffnet, dass sie nicht mehr mit ihm fahren werde, weil es ihr zu gefährlich sei, gibt er - im Gegensatz zu vielen anderen Betroffenen - das Autofahren kampflos auf.
Persönlichkeitsveränderungen des Erkrankten können den Partner in eine zunehmende Isolation und Vereinsamung treiben.

> *Peter ist jetzt häufig unzufrieden. Ich habe Angst vor jedem neuen Tag. Wenn wir morgens aufstehen, sehe ich ihm an, wie er gestimmt ist. Oft blickt er misstrauisch und ärgerlich. Die Menschen, die er früher gemocht, offenbar aber nur toleriert hatte, finden jetzt keine Gnade mehr. Trotzdem versuche ich, mich so oft wie möglich mit Freunden zu treffen, weil ich das Alleinsein mit ihm nicht ertrage und mich nicht isolieren will. Das wird zunehmend schwieriger. Ich weiß nie im voraus, wie Peter sich verhalten wird. Wird er vom Tisch einfach aufstehen und weggehen, wird er über unsere Freunde herziehen, oder über andere Gäste, wenn wir in ein Lokal gehen? Es ist, als sitze ich auf einem Pulverfass. Einmal bewertete er die Tischnachbarin: "Ach Gott, ist die hässlich", oder verdächtigte unseren Nachbarn, ihm aus seinem Schuppen etwas gestohlen zu haben. [...] Unsere Freunde stellen immer mehr den Kontakt mit uns ein und sehen sich nicht mehr in der Lage, mir meinen Mann für ein paar Stunden, geschweige länger, abzunehmen. (S. 59)*

> *... Nicht nur meinen Mann habe ich verloren, auch Freunde. Jedenfalls erschienen mir diese früher als solche und waren mir somit wichtig. Wie ich heute sehe, waren es aber nur Bekannte. Manche waren nicht einmal das. [...] Die wahren Freunde aber haben mir eine Freude gemacht. Das war ganz leicht. Sie haben nichts von mir gewollt. Sie verhielten sich nicht wie jene, die wollten, dass ich verstehe, warum sie nicht zu mir und meinem kranken Mann kommen konnten. [...] Heute denke ich, ich sollte einen Strich unter meine Bekanntschaften ziehen. Sie mögen nur glückliche Geschichten. Das macht weniger Probleme. Glauben sie. Und es erspart ihnen den Gedanken, dass es auch ihnen passieren kann. Eines Tages. (S. 93 f.)*

Ein junger badischer Zivildienstleistender in der Tagesstätte, der sich um Peter anfangs sehr bemühte, blieb für meinen Mann der ungeliebte "Amerikaner". Der junge Mann wurde mit bösen Blicken bedacht und öfter mal angerempelt. [...] Einen anderen, fremden, gutaussehenden Mann blaffte Peter auf der Straße mit den Worten an: "Warum schauen Sie so blöd?" Oder einmal in unserem Stammbistro: Peter sprang plötzlich auf jemanden zu, packte ihn am Revers und schüttelte ihn.

Meistens waren es Männer, denen mein früher so liebenswürdiger Mann an die Gurgel ging. Ob es eine über viele Jahre unterdrückte Eifersucht war, die sich plötzlich Bahn brach? Ich weiß es nicht. Es gehörten schon immer auch Männer zu meinem Freundeskreis, und Peter hatte sich in den vielen Jahren unserer Ehe niemals eifersüchtig gezeigt. Jetzt kam plötzlich etwas Elementares bei ihm zum Vorschein, was ich noch nicht erlebt hatte. "Jetzt kommt es heraus", dachte ich. (S. 60)

Van Deun bemühte sich als Psychologin immer wieder Facetten der Persönlichkeitsveränderung ihres Mannes zu interpretieren. *Nicht immer findet man den Schlüssel zum seltsamen Verhalten eines Alzheimerkranken,* stellt sie fest (S. 40). Doch immer wieder gelang ihr dies. So auch in einem Fall von Trauma-Reaktivierung:

Mein Mann und ich befinden uns mit anderen Kranken und ihren Angehörigen aus unserer Gruppe in Baden-Baden in einem betreuten Urlaub für Alzheimerkranke in Mecklenburg-Vorpommern an der Ostsee. [...] Mein Mann fühlt sich offensichtlich wohl in dieser Umgebung. Nach fünf Tagen kippt sein Zustand. Plötzlich versteinert sein Gesicht, wenn er den Gastraum betritt. Die vielen Menschen seien ihm alle fremd, sagte er. [...] Besonders schlimm ist es, wenn der Leiter des Urlaubsprojektes erscheint. "Das ist einer von der Stasi", sagt mein Mann. "Und die vielen anderen Menschen, die ich nicht kenne, sind ebenfalls Spitzel. Man muss vorsichtig sein." [...] Alle meine Beruhigungsversuche fruchten nichts. Außer mir kann er keinen anderen Menschen mehr ertragen. Er will weg. "Was soll ich hier überhaupt?" Und: "Du bist naiv", sagt er zu mir, weil ich keine Gefahr erkenne. "Du hast ja keine Ahnung." [...]

Da kommt mir eine Idee. Der Gedanke, dass Peter durch den Leiter des Urlaubsprojektes an jemanden erinnert wird, beschäftigt mich schon seit Tagen. Aber an wen? Dazu wollte mir nichts einfallen. Was mir jetzt durch den Kopf schießt, könnte vielleicht etwas mit der Verstimmung meines Mannes zu tun haben. "Sag einmal", wende ich mich an meinem Mann. "Du warst doch als junger Mann von den Russen eingesperrt. Damals, als in Berlin der Aufstand war. [...] Du bist wochenlang verhört worden. Der Mann, der dich ständig verhört hat, ein Russe, war misstrauisch, weil du aus einer Druckerei gekommen warst. Kann es sein, dass dich Herr S., von dem du glaubst, dass er Stasi-Mann ist, an diesen Russen erinnert, der dich immer verhört hat?" - "Ja", sagt mein Mann, "der hat immer auf mich eingeredet." Jetzt weint Peter. "Weine nur", sage ich. "Jetzt kann er dir nichts mehr tun. Ich passe auf dich auf." "Wirklich?" fragt mein Mann. "Aber klar doch", sage ich und umarme ihn." (S. 47 f.)

Die Krankheit schreitet voran. Van Deun kann längst nicht mehr lesen, keinen Gesprächen mehr folgen, braucht Hilfe beim Essen. Er fängt an, inkontinent zu werden. Seine Frau schreibt:

Das bedeutet, dass ich aufwache, weil ich ein Plätschern höre. Ich sehe ihn vor dem Bett stehen und dorthin pinkeln, oder wenn ich nicht immer aufpasse, in irgendwelche Ecken oder in Sessel. (S. 54)

Bei der Versorgung ihres Mannes im Spätstadium seiner Erkrankung erlebt van Deun sehr Unterschiedliches. Als er 2001 in immer kürzeren Abständen zusammenbricht, ins Krankenhaus kommt, dort vor Schmerzen schreit und man ihm nicht hilft, weil er nicht sagen könne, wo der Schmerz sitzt, traut sie ihren Ohren nicht, als sie den Arzt sagen hört:

"Das beste wäre, ihn sterben zu lassen. Ihr Mann ist ja doch nur eine nutzlose Hülle, und die Zukunft bedeutet für ihn kein richtiges Leben mehr", meint der Arzt, der zu wissen glaubt, was "richtiges" Leben ist, und der irgendwann einmal einen Eid geleistet hat, zu helfen und Leben zu retten. In seinen Augen ist das aber kein wünschenswertes Leben, "und", so spricht er weiter, "ich bedaure es sehr, dass in Deutschland Euthanasie nicht erlaubt ist." [...] Ganz sicher kann sich dieser Mensch nicht vorstellen, wie das ist, wenn mein Mann lacht, genüsslich in sein Käsebrot beißt, meine Hand

> *ergreift und sie zärtlich drückt. "Gott sei Dank, dass in Deutschland keine Euthanasie erlaubt ist", denke ich. (S. 67)*

In dieser prekären Situation erinnert sich van Deun an die Sonnweid, jenes Heim, in dem man sich in so besonderer Weise um Demenzkranke kümmert. Und so bringt sie ihren Mann im Dezember 2001 in die Schweiz, nach Wetzikon bei Zürich zur Sonnweid. Seine Bewegungsfähigkeit ist äußerst eingeschränkt. Er ist zunehmend hinfällig - im wahrsten Sinne des Wortes. Bei der Aufnahme sagt der Heimarzt: *Wir wollen hoffen, dass er noch einen schönen Sommer hat.* Auch seine Frau glaubt, dass er bald sterben wird. Doch er lebt in der Sonnweid auf. Im Juni 2002 notiert sie:

> *Ich hörte ungläubig, was mir die Stationsleiterin berichtete. Dass er in unterschiedlicher Weise auf seine Betreuer reagieren und mit ihnen sprechen würde. Das hat er lange Zeit nicht getan. "Er badet so gern.", sagt sie, und: "Er liebt Süßes." (S. 82)*

Offensichtlich fühlte er sich wohl in seinem neuen Zuhause, in der Oase. Später schreibt van Deun:

> *Seit fast zweieinhalb Jahren lebt er woanders, in einem Heim, noch nicht einmal in meiner Nähe, sondern in einem anderen Land. Hier fand ich nichts, was mir gut genug für meinen Lebensfreund erschienen wäre. Als ich ihn am 10. Dezember 2001 in das Heim Sonnweid brachte, glaubte wirklich niemand, dass er das folgende Jahr noch erleben würde. Er ist heute noch da, im Frühling des Jahres 2004. [...] Jedesmal, wenn wieder ein Abschied anstand von etwas, was vorher noch möglich gewesen war, war ich unendlich traurig. Aber: Niemals, zu keiner Zeit vorher, habe ich mich so intensiv "gespürt" wie in diesen leidvollen Zeiten, die auch immer wieder zufriedenen, freudvollen wichen. Das alles möchte ich nicht missen. Diese starken Erlebnisse haben mich bereichert. Und sie tun es noch. (S. 103)*

Immer wieder gibt es für die beiden also späte Glücksmomente:

> *"Geht's dir gut?" frage ich meinen Mann, bei dem vor neun Jahren die ersten Symptome der Alzheimer-Krankheit auftraten und der sich jetzt im Endstadium der Krankheit befindet. "Geht's dir gut?" frage ich, um etwas zu sagen. Ich erwarte keine Reaktion, wie ich auch sonst keine Antworten erwarte. Er sagt aber etwas: "Man lebt", antwortet er mir, und ich, gar nicht überrascht, setze das Gespräch fort und sage: "Ja, das ist die Hauptsache, dass man lebt. Und wenn einer jemand liebhat, so wie ich dich liebhabe, und für einen gesorgt wird, so wie für dich hier gesorgt wird - dann geht es einem gut." Und dann greift er nach meinem Arm und streichelt ihn. (S. 91)*
>
> [Traurigkeit] *wich immer wieder der Freude. Freude, die ich spüre, wenn mein Mann spricht, obwohl er eigentlich nicht mehr verständlich sprechen kann. Freude, wenn er lacht, obwohl ich glaubte, er könne kein Vergnügen mehr empfinden [...], wenn ich bei meinem alzheimerkranken Mann sitze und er etwas 'Passendes' von sich gibt und ich aus seinem leise vor sich Hinpfeifen die frühere kraftvolle Lebenslust heraushöre. (S. 108)*

Doch dann kommt das Ende:

> *Als ich zu Peter kam, einen Tag nach Christi Himmelfahrt, sage ich etwas zu ihm, was ich vorher noch nie gesagt hatte. "Hast du auf mich gewartet?" fragte ich. Und er, der in der Regel nicht auf meine Fragen antwortet, schaute mich aufmerksam an und sagte: "Ja." Zwei Stunden später ging er weg aus diesem Sein. Ich sollte wohl bei ihm sein. Ohne mich hat er nicht sterben wollen. (S. 118) [...] Er starb am 21. des Monats Mai 2004 in seinem letzten Zuhause in der Sonnweid, in Wetzikon. Ich war bei ihm. (S. 117)*

11.4.1.2 Stella Braam mit ihrem Vater René van Neer

Sieben Jahre lang hat die niederländische Journalistin Stella Braam ihren Vater René van Neer auf dem Weg durch seine Alzheimererkrankung begleitet. In die authentische Ich-Erzählung hat die Tochter geschickt zahlreiche Selbstaussagen des Vaters, eines Wissenschaftlers und Schriftstellers, eingeflochten. In der Frühphase leidet van Neer unter zunehmenden Gedächtnisstörungen. Dies führt u. a. zu folgenden Begebenheiten:

> *"Was ich jetzt doch wieder erlebt habe . . .", sagt René. Er zeigt mir seinen Geldbeutel. Fünfhundert Euro. "Die waren plötzlich da drin", meint er betreten. Ihm ist völlig schleierhaft, woher er das Geld hat. "Ich werde doch niemanden bestohlen haben?"- "Das Geld hast du selbst auf der Postbank geholt", beruhige ich ihn. "Aber das müsste ich doch wissen", ruft er aus. Es ist, als sei in seinem Kopf Styropor. (S. 13) . . . Es ist Sommer, aber in seinem Kopf hängt dichter Nebel. Der Nebel der Alzheimer-Krankheit. Der Prozess, der das Gehirn angreift, bis nur noch ein Drittel seines ursprünglichen Umfangs übrig ist, der den Geist niederreißt und die Erinnerungen zerstört. (S. 14)*

Als endlich 2003 in der Geriatrie eines Tilburger Krankenhauses die Demenz diagnostiziert wird und ihn sein Schwiegersohn Cees fragt, wie er die Nachricht, die er im Krankenhaus bekommen habe, aufgenommen hat, sagt er überrascht und fassungslos:

> *Ich war nicht im Krankenhaus [...] Wie kommt ihr denn auf die Idee? Wer hat euch das eingeredet? Er seufzt: Manchmal denke ich, es werden falsche Gerüchte über mich verbreitet. (S. 24)*
>
> *René schämt sich für seine Vergesslichkeit. Er flüchtet sich in Ausreden. "Wenn es heiß ist, habe ich keinen Hunger." Oder "Ich bin doch eher ein Brotmensch." Und "Ich habe schon im Kaufhaus gegessen. Man soll es ja nicht übertreiben." (S. 21)*

Ein andermal stellt er trocken fest: *Mir fehlt nichts anderes als das Gedächtnis.* (S. 72).
Notizzettel sollen die Rettung sein. Auf sie schwört er. Den ganzen Tag über notiert er irgendetwas. *Aber auch diese Zettel verliert er und, wenn er sie doch wiederfindet, steht er vor einem Rätsel. Arzt anrufen. Aber welchen Arzt und wofür? (S. 22)*
Da bei einer Demenzerkrankung neue Informationen nicht mehr vom Kurz- ins Langzeitgedächtnis weitergeschleust werden, kommt es zu Szenen wie den folgenden: Die Kosten seiner Pflegeheimunterbringung machen van Neer Sorgen. Daher will er wissen, wie es um seine Finanzen steht und beklagt die unzureichende Versorgung.

> *Als René die Kontoauszüge sieht, ist er beruhigt. Und gleich darauf fragt er wieder nach - so schnell ist die Datei "Kontoauszug" gelöscht. (S. 49)*
>
> *"Du bekommst dreimal täglich eine Mahlzeit." - "Dreimal täglich?", René seufzt. "Das hat man dir weisgemacht? Ich habe noch keine Mahlzeit zu Gesicht bekommen." Die Datei "Mahlzeit" wird auf Renés Festplatte nicht mehr gespeichert. (S. 36)*
>
> Van Neer konstatiert selbst: *Jeden Morgen ist alles neu.* - Dazu die Tochter: *Werden Informationen nicht mehr gespeichert, lässt sich keine Routine aufbauen. Deshalb wacht René jeden Morgen in einem völlig fremden Zimmer auf. Wo ist der Lichtschalter? Wo liegen seine Kleider und wo der Geldbeutel? Wo befindet sich die Toilette? Der Ausgang? Wo ist er? (S. 62)*

Dies zeigt, wie Gedächtnis- und Orientierungsstörungen ineinandergreifen.
Auch Gedächtnisstörungen, Agnosien und Apraxien sind nicht voneinander zu trennen.

> *René fällt es immer schwerer, Gegenstände (sowie Bilder und Geräusche) zu erkennen [...] Er erkennt eine Gabel nicht mehr und kann deshalb nicht damit essen. Er hört die Türklingel, aber er öffnet nicht: Er kann den Ton offenbar nicht mehr einordnen. (S. 47)*

Einfache Handlungen werden kompliziert. Van Neer wird aufgefordert sich zu setzen. Die Umstehenden fragen sich:

> *"Warum setzt er sich nicht?" - "Weil ich das nicht mehr kann", meint er verärgert. Alle wollen, dass er sich setzt, aber er hat die Technik des Sichhinsetzens verlernt. (S. 160).*

Auch personale Agnosien treten auf: Es läutet an der Tür.

> *Die Nachbarin von oben schaut vorbei [...] Jahrelang war René ihr Ratgeber. [...] "Wie geht es dir?", fragt sie. René schaut sie verständnislos an. Sie kommt ihm bekannt vor, aber er weiß nicht woher. "Mir geht es gut. Und Ihnen?" (S. 16)*

Van Neer ist erschüttert darüber, dass er als Person nicht ernst genommen wird. Eine dieser Begebenheiten schildert seine Tochter so:

> *René stellt die Artikel der Reihe nach auf das Warenband, sucht in seinem Geldbeutel und gibt der Kassiererin einen Geldschein. Das Wechselgeld gibt sie nicht ihm, sondern mir. Immer häufiger passiert es, dass sich die Leute an seine Tochter wenden. Das verunsichert ihn. "Denken die, dass ich 'ne Macke habe? Schlimmer: Habe ich eine Macke?" (S. 15)*

Wortfindungsstörungen ziehen sich durch den ganzen Krankheitsprozess. Sie sind so verbreitet, dass Braam im Anhang zu ihrem Buch ein regelrechtes Wörterbuch der gebräuchlichsten Ersatzbezeichnungen ihres Vaters zusammenstellen kann. Hier nur einige wenige Beispiele: *Aufwärmding* (Mikrowelle), *Essenaufbewahrapparat / Kühlkasten* (Kühlschrank), *Nasentrockner* (Taschentuch), *Rundchen* (Keks), *Auspuff* (Anus). Bei van Neer verändert sich nicht nur die Sprache, sondern auch die Handschrift.

> *Seine Handschrift dementiert mit ihm. Seine Schrift zerfällt buchstäblich. Immer häufiger setzt er Bindestriche zwischen lange Wörter. (S. 22)*

Seit knapp einem halben Jahr ist van Neer in einem Alten- und Pflegeheim in Maastricht, da läuft er Amok, bewirft die Schwestern mit Besteck, bringt die Station in seine Gewalt und bedroht alle. Seine Tochter wird zu Hilfe gerufen und findet ihren Vater verzweifelt und orientierungslos vor:

> *René schaut mich verzweifelt an. An was für einem Ort ist er gelandet? "Ist das ein Krankenhaus? Ein Internat? Ein Pflegeinternat?" - "Du bist in einem Alten- und Pflegeheim." - "Und warum gibt es dann keine Pflege?" (S. 9).*

Solche Szenen wiederholen sich. Er weiß nicht, wo er ist.

> *Ist er in einem Vereinshaus gelandet? [...] Oder ist er doch an der Universität? In einem Kongresszentrum? Einem Internat? Oder ist er, was er am meisten fürchtet, in der Hand einer Bande von "Kriminellen und Kleinkriminellen"? (S. 60)*

Überhaupt ist sein Verhalten von einem starken Misstrauen geprägt.

> Als seine Tochter zu ihm sagt: *"Da kommt das Hauptgericht"*, antwortet er: *"Hoffentlich ist es nicht vergiftet. Die sind hier zu allem fähig." (S. 67)*

Immer wieder fällt van Neer durch sein unangepasstes Verhalten, gepaart mit Orientierungslosigkeit, auf.

> *René ist wieder einmal ins falsche Zimmer geraten. Er hatte sofort einen Blick in den Kühlschrank geworfen und sah sich Auge in Auge mit einem unbekannten Mann, der ihn aufforderte, das Zimmer zu verlassen. René war empört: Was ist denn jetzt los? Das ist sein Kühlschrank! Es kam zu einem Handgemenge. G. versuchte den Eindringling unsanft nach draußen zu befördern. [...] Einige Tage nach dem Scharmützel ist René noch immer durcheinander. Die Einzelheiten weiß er nicht mehr. Nur noch, dass er mit einem "Einbrecher" gekämpft hat. Er fühlt sich nicht mehr sicher. "Solides Vor-*

hänge-schloss und Ring-alarm-installa-tion" notiert er auf seiner Einkaufsliste. Er sucht die Telefonnummer der Polizei und erwägt sogar die Anschaffung eines "wachenden Hundes". (S. 56)

In seiner Pflegeakte finden sich zahlreiche Bemerkungen über sein *unangepasstes* Verhalten.

> *Van Neer will bei der Frau aus 305 schlafen. - "Die Frau aus 305 ist eine wahre Schönheit", meint René. Doch er hat auch so seine Bedenken: "Ältere Frauen können sehr launisch sein. Sie haben in ihrem Leben einiges mitgemacht. Unterdrückung durch Männer, schwierige Kinder, Krieg." Aber wie gern hätte er eine Partnerin! In seinem Zimmer liegen Zettel mit "Ehe-bund" herum. "Wir alle müssten einen Partner haben. Zu zweit haben wir größere Überlebenschancen. Allein schon aus praktischen Erwägungen", meint er weiter: "Einkaufen, Kaffee machen, kochen." Einen Monat später stattet er der Frau aus 305 erneut einen Besuch ab. Sie setzt ihn eigenhändig vor die Tür. (S. 42 f.)*

In einer späteren Krankheitsphase heißt es: *Herr van Neer hat sich heute sage und schreibe dreimal im Tagesraum ausgezogen. (S. 143)*
Wie Desorientiertheit, Angst und Aggressivität zusammenspielen, wird sehr deutlich in einem Interview, das die Wissenschaftsjournalistin Astrid Viciano mit Braam führte.

> *Viciano: Wie würden Sie die Welt Ihres kranken Vaters beschreiben? - Braam: Er war davon überzeugt, dass er im Pflegeheim an einem wissenschaftlichen Projekt arbeiten sollte. Doch war er bald sehr verunsichert. Wo war sein Schreibtisch? Wer waren seine Kollegen? Und warum wollte niemand mit ihm über seine Arbeit sprechen? Er fühlte sich nicht ernst genommen. Und als er später auf die geschlossene Pflegestation kam, dachte er sogar, er sei im Gefängnis. "Warum bin ich eingesperrt? Was habe ich getan? Wie komme ich hinaus, wenn es brennt?" Das fragte er mich die ganze Zeit.*
>
> *Viciano: Er hatte Angst? - Braam: Ja, sehr. Das gilt nicht nur für meinen Vater. Forscher sind der Ansicht, dass Alzheimer-Patienten fast ständig unter Angst leiden. Sie wissen nicht, wo sie sind, was man von ihnen erwartet und wer die anderen Menschen sind, die sie umgeben. Mein Vater hatte keine Ahnung, wie er im Pflegeheim gelandet war, und rüttelte oft an Fenstern und Türen. Manchmal fürchtete er, in die Hände einer Sekte oder einer Bande von Kriminellen geraten zu sein. Erst wenn wir die Vorstellungen der Patienten kennen, können wir ihr Verhalten - wie etwa ihre Aggressionen - verstehen.*
>
> *Viciano: Wann wurde Ihr Vater vergesslich? - Braam: Das kam schon morgens vor, nach dem Aufwachen. Er hatte keine Ahnung, wo er sich befand - jeden Tag wieder. Demenzkranke können neue Informationen nicht mehr lange speichern. Wenn ich morgens aufwache, weiß ich, wo ich den Lichtschalter finde und wie ich ins Bad komme. Meinem Vater war sein Zimmer jedoch niemals vertraut. Und dann eilte meist noch ein Pfleger herein und sagte: "Guten Morgen, wir gehen jetzt duschen." Meinem Vater war das unheimlich: Da kommt ein unbekannter Mann in sein Zimmer und macht den merkwürdigen Vorschlag, mit ihm zusammen zu duschen.*
>
> *Viciano: Wie hat er darauf reagiert?. Braam: Er dachte, das sei eine Falle, und hatte nur noch einen Gedanken im Kopf: Wie kann ich fliehen? Schnell packte er seinen Geldbeutel und ging hinter dem vermeintlichen Einbrecher her. Wie viele andere Alzheimer-Patienten konnte er Gegenstände nicht mehr erkennen und begriff auch nicht, dass er bald in der Dusche stand. Als der Pfleger ihn dann bat, ihm seinen Geldbeutel zu geben, geriet er in Panik. In Todesangst warf er einen Tisch nach dem vermeintlichen Angreifer. In der Pflegeakte stand später: Herr van Neer war heute morgen sehr aggressiv. Die Gründe seiner Angst hatte niemand begriffen. (Viciano, 2007, S. 161 f.).*

Immer wieder aber hat van Neer auch helle Momente. Zuweilen bricht sogar der alte Forscherdrang bei ihm durch. So gibt er seiner Tochter und ihrem Mann ein Buch über Demenz mit den Worten:

> *"Das müsst ihr lesen. Dann wisst ihr, was euch bevorsteht." - "Findest du das nicht schlimm?", frage ich ganz perplex über seine plötzliche Offenheit. René: "Ach nein, es ist einfach Demenz. Das muss ich offensichtlich mitmachen. Ich bin Pragmatiker und habe gelernt mit dem Strom zu schwimmen." Auf der ersten Seite hat René mit Bleistift notiert: "Gegen überzogene Antipolitik." Und: "Nicht so*

> *traurig!" Man schreibe zu negativ über diese Krankheit, sagt er. "Ich betrachte es vielmehr als Herausforderung: Was passiert am Ende des Lebens mit dem Geist? Alzheimer ist ein Abenteuer. Ich lasse mich darauf ein." (S. 19)*

Die Mitarbeiterin eines ambulanten Pflegedienstes befragt ihn hartnäckig nach seinen Vergesslichkeiten. Van Neer glaubt, dass das diese fremde Frau überhaupt nichts angeht.

> *"Aber Sie haben doch Probleme?", meint sie ratlos. René: "Sollen wir mal über Ihre Probleme reden?" (S. 27).*

Ähnlich schlagfertig und pfiffig zeigt er sich in folgenden Szenen:

> *Der Brotkasten ist voll mit Werbebroschüren aller Arten, mit alten Versicherungspapieren, Garantiescheinen aus dem Jahre 1980 und einem Personalausweis von 1970. Genauso abgelaufen wie mein Gedächtnis, sagt er und grinst, als ich ihm den Ausweis zeige. (S. 20)*

> *"Die Leute in Uniform sind keine Verbrecher, sondern Pfleger", erkläre ich ihm. "Wo bin ich dann?" - "In einem Alten- und Pflegeheim." - "Aber von Pflege merke ich hier nichts." (S. 40).*

> *Während des Aufnahmegesprächs hatte René gesagt, er sei Vegetarier. Warum schielt er dann auf das Beefsteak auf dem Teller seiner Tischnachbarin? Und warum möchte er auch Spaghetti Bolognese mit Fleisch? "Sie sind doch Vegetarier, oder?" fragt die Betreuerin, die das Essen serviert. "Ja, Vegetarier", bestätigt René, "aber erst nach dem Essen. Ich bin Teilzeit-Vegetarier." (S. 50)*

Geistige Arbeit war stets sein Lebenselixier. In Bibliotheken fühlte er sich wohl. Dies lässt ihn auch während seiner Krankheit nicht los. Häufig spricht er von Studien- oder Arbeitsgruppen, die sich treffen, von Mitarbeitern, deren Wohn- und Aufenthaltsort ihm verheimlicht wird, von seinem Arbeitszimmer, das er aufsuchen muss. Noch in der Spätphase seiner Erkrankung sagt er:

> *"Noch immer lässt mich die Wissenschaft nicht los, aber ich wurde verlassen." Er meint: Niemand möchte mit ihm zusammenarbeiten. (S. 140)*

Als er von einer Heimleiterin gefragt wird, ob er mit der Verlegung in ein anderes Heim einverstanden sei, stellt er Bedingungen.

> *Das Wichtigste sei, dass er als Psychologe einen geeigneten Arbeitsplatz bekommt, betont er. "Wir müssen ein gutes Team bilden, das von einer Arbeitsgruppe unterstützt wird, welche die theoretischen Hintergründe untersucht. Und eine Leitung. Wie ist das Mitspracherecht geregelt?" (S. 118).*

Langeweile und Unausgefülltsein machen van Neer sehr zu schaffen.

> *Er irrt stundenlang auf seiner Station hin und her, auf der Suche nach dem Ausgang, der Toilette, etwas zu essen oder irgendeiner sinnvollen Beschäftigung. Er langweilt sich zu Tode [...] Die Aktivitäten sind [...] nichts für ihn: Gedächtnistraining, Handarbeiten, Kaffeekränzchen, Bewegungsübungen [...] - gut gemeint und mit großen Einsatz organisiert, doch konzipiert aus der Sicht Nichtdemenzkranker. (S. 137 f.) Sein Bruder Leon nimmt ihn zur Vorlesestunde mit. Früher konnte er so etwas genießen, nun ist es zu schwierig für ihn. Unverständliche Worte prasseln auf ihn ein. Sie ergeben keinen Sinn mehr für ihn, so sehr er sich auch zusammenreißt. "Ein typisches Beispiel für einen vollkommen misslungenen Vormittag", lautet nach Ablauf sein Kommentar. (S. 138)*

> *"Die Langeweile ist eine furchtbare Plage. Die Minuten dauern so lang", meint René. "Tag für Tag wartet man auf nichts." Aber wenn viel los ist, ist mein ehemaliger Forscher auch überfordert. Am Freitagnachmittag zum Beispiel hält der Priester die Messe und dann kommen die Bewohner anderer Pflegestationen (insgesamt sind in dem Heim fünfundvierzig Demenzkranke untergebracht) zu Besuch. Plötzlich herrscht in Renés Tagesraum Trubel. (S. 140) - "Oh Menschen, oh Menschen, oh Menschen", seufzt René. Die Kakophonie aus Geräuschen, Bildern, Berührungen und Gerüchen überfällt ihn. So viele Informationen auf einmal kann er nicht mehr verarbeiten. (S. 142)*

Die Situation auf der Station ihres Vaters schildert Braam so:

> *Auch wenn sich die neun Bewohner zusammen in der Fernsehecke "entspannen", will es nicht richtig gemütlich werden. Sie sitzen meistens schweigend beieinander, weil sie nicht mehr kommunizieren können. Ihnen fehlt jegliche Orientierung im Gespräch und sie warten auf jemanden aus der "normalen" Welt, der für Unterhaltung sorgt. Doch so jemand kommt selten. (S. 139)*

Die geschilderte Situation erinnert sehr an die Beobachtungen von Koch-Straube (1997 a), die in *Fremde Welt Pflegeheim* eindrucksvoll die Atmosphäre in einer solchen Einrichtung und den Rückzug der Bewohner in imaginäre Welten beschreibt *(vgl. S. 74)*.

> *Das tiefste Verlangen von Menschen mit Demenz ist die Nähe eines anderen, der einen durch die dunkle Nacht des unbewohnten Geistes begleitet. Um mit René zu sprechen: "Ein Mensch allein kann das nicht ertragen." (S. 180 f.) - René starrt täglich viele Stunden vor sich hin und er grübelt unablässig. "Wo bin ich, mit wem, warum? Damit bin ich den ganzen Tag beschäftigt." (S. 168).*

Gefragt, wie ihrer Einschätzung nach Demenzkranke ihr Leiden empfinden, sagt Braam:

> *Für viele von ihnen ist es ein Albtraum. Sie erleben den geistigen Verfall und verlieren die Kontrolle über ihr Leben. Mein Vater schrieb einmal, dass der Stempel Demenz ein Freibrief sei, den Erkrankten alle Bürgerrechte zu nehmen. Sie dürfen nicht mehr über ihr Leben entscheiden, auch wenn sie noch lange Zeit wissen, was sie wollen. Kurz vor seinem Tod rief mein Vater eines Tages laut im Essensraum: "Hallo! Hier ist René van Neer mit seiner Tochter!" Das sollte wohl heißen: "Ich bin noch da! Ich hoffe, dass ihr mich wahrnehmt." (Viciano, S. 162 f.)*

Dann erklärt Braam, dass die unter Demenzkranken weit verbreitete Depressivität sicherlich auf den sukzessiven Verlust aller Fähigkeiten zurückzuführen ist, und zeigt dann eine mögliche Folge davon auf, indem sie sagt:

> *Mein Vater wollte nicht mehr leben, aber er konnte das nicht so gut ausdrücken. Einmal bat er mich, ihm Alkohol mitzubringen. Dabei hat er nie Alkohol getrunken. Er hoffte, dass ihn das vielleicht umbringen würde. Das war seine Art mir zu sagen: "Ich bin verzweifelt, bitte hilf mir." (S. 162)*

Van Neer wird im Laufe seiner Erkrankung in mehreren Pflegeheimen versorgt. Nur in einem fühlt er sich wohl und blüht auf. Ansonsten fällt es ihm sehr schwer, seine Selbständigkeit aufzugeben, sich unentrinnbar in einem fremdbestimmten Tagesablauf eingebunden zu sehen. So lehnt er z. B. vehement, um mit Braam zu sprechen, die *Alzheimer-Siesta*, das *Pflicht-Nickerchen* in der *Demenzhaft*, ab. (S. 133)
Van Neer war getrieben von einer ständigen Unruhe; manchmal war er den ganzen Tag unterwegs - bis zur völligen Erschöpfung. Er galt als Unruhestifter, als Störenfried auf der ansonsten ruhigen Station. Deshalb wollte man ihn in dem Pflegeheim, in dem er sich befand, loswerden. So kam er in eine geschlossene Einrichtung. Diese Situation war für ihn nahezu unerträglich. Wie er sich dabei gefühlt und wie er darauf reagiert hat, verdeutlich folgende Situation, die sich eines Tages abspielte, nachdem seine Tochter sich nach einem Besuch von ihm verabschiedet hatte:

> *René geht nervös durch den Gang. Jetzt ist er allein auf sich gestellt, einer mysteriösen Organisation ausgeliefert, von der er nicht weiß, was sie mit ihm vorhat. Und er hat nicht einmal Essen im Haus. Er muss so schnell wie möglich weg von hier. Er rüttelt an dem Kästchen vom Notausgang, klopft an ein Fenster, probiert alle Türen aus. "Lasst mich raus, sonst mache ich alles kaputt", schreit er seinen "Wärter" an. Aber das Tor zur Freiheit bleibt zu - auch wenn René "freiwillig" aufgenommen wurde.*
>
> *Der Unheil verkündende Telefonanruf kommt am frühen Abend. René soll der Stationsleiterin einen Schlag versetzt und Mitbewohner sowie Personal bedroht und beschimpft haben. "Er wollte keine Vernunft annehmen", berichtet die Pflegerin am Telefon. "Jetzt sitzt er in unserem Büro und weigert sich zu gehen." Ob ich so schnell wie möglich kommen könne? René sitzt am Schreibtisch zwei*

gequält aussehenden Pflegerinnen gegenüber. "Ha, die Amsterdamer Polizei", begrüßt er Cees und mich. "Kommt ihr, um mich zu verhaften? Zu mir: "Hast du dich etwa zu einem anderen Glauben bekehrt? Gehörst du jetzt auch zu dieser Sekte?"

Eine der beiden meint: "Es fing mit Diebstahl an. Ihr Vater glaubte, es sei eingebrochen worden. Er wollte die Polizei rufen." Ihre Kollegin: "Es ist fraglich, ob er hier behandelt werden kann. So ein schwerer Fall . . ." - "Welch abscheuliche Psychiatrie!", fällt René ihnen ins Wort. "Sobald ich Zeit habe, werde ich diesen Miststand annagen." Vor ihm auf dem Tisch liegt ein Stapel Pflegeakten. Er klopft auf seine eigene und fragt: "Was machen wir mit diesem Patienten? Wo ist der Behandlungsplan?" Sie fährt fort: "Ihr Vater möchte nicht einmal Wasser trinken. Er sagt: "Ich trinke nicht, was hier serviert wird." Er denkt, dass wir etwas hineingetan haben." Das hat René richtig erkannt. Zwei Tage zuvor wurde er erneut einer Ruhetropfenkur unterzogen. Anlass? Er soll morgens grundlos ein großes Tamtam veranstaltet haben. Die Pflegerin solle ihn in Ruhe lassen. Schimpfend marschierte er durch den Flur und dabei mussten auch die Frühstücksteller daran glauben.

Was hatte sich an jenem Morgen abgespielt? Wollte er mich anrufen und suchte vergeblich sein Telefon mit der "Nottaste"? Es gehörte zur Einrichtung des alten Heims und blieb dort. Zwar gibt es ein anderes Telefon mit großen Tasten für Sehgeschädigte, aber René kann keine Nummer mehr eingeben. Suchte er seinen Schreibtisch mit Zetteln und Büchern? Das neue Zimmer ist kleiner, der Schreibtisch passte nicht hinein. Wollte er ein Butterbrot schmieren und musste er daraufhin abermals feststellen, dass der Kühlschrank samt Inhalt gestohlen wurde? War er auf der Suche nach der verschollenen Toilette? Wollte er Kleider, konnte aber den Schrank nicht öffnen? Wer hat ihm die Kleider weggenommen? Oder drang seine erbärmliche Situation - unschuldig verurteilt - für einen Augenblick wieder zu ihm durch? Denn René "ist sich ab und an bewusst, dass er auf einer geschlossenen Station ist. Dadurch wird er unruhig und ängstlich", heißt es in seinem Aufnahmedossier. Und in der Pflegeakte: "Herr van Neer hat Angst, eingesperrt zu sein."

Jetzt hat der Alzheimer-Aktivist mit grimmiger Miene das Büro der Stationsleiterin besetzt. Die Pflegekräfte sind völlig ratlos: Sie müssen noch ihre Eintragungen in die Akten machen. Wären Sie bitte so freundlich, ihn in sein Zimmer mitzunehmen? "Sollen wir zusammen in dein Zimmer gehen?", schlage ich René vor. Er schaut mich fragend an: "Sollebusameizumugehn?" - Der Zimmerboden ist übersät mit Büchern. Und nicht mit irgendwelchen Büchern, René hat mit seinem eigenen Werk um sich geworfen. Geschrieben in einer Zeit, als er sich noch auf sein Gehirn verlassen konnte. Sein Lebenswerk liegt auf dem Boden, als habe er eigenhändig einen Teil seiner Geschichte einreißen wollen. Er zittert wie Espenlaub. "Sind die Einbrecher jetzt eingebuchtet?" Er lässt sich vorsichtig aufs Bett fallen, krümmt sich zusammen und legt die Hände vor die Augen. "So stehe ich das nicht durch. Das möchte ich nicht erleben. Ich hoffe wirklich, dass es schnell vorbei ist. Gott sei Dank gibt es euch harte Veteranen. Bis vor einem halben Abend glaubte ich nicht, ich könne dem Elend jemals entrinnen."

Mit zitternden Händen trinkt er Kakao aus einem Becher. "Ich habe keine Aufhaltrechte mehr", meint er traurig. "Aufhaltrechte?" - "Ja, was ich sage. Man kann sie nicht aufhalten. Sie machen mit einem, was sie wollen." René hat keine Verfügungsgewalt mehr über sein Leben. [...] "Sie haben es jetzt auf mich abgesehen. Bald sind sie auch hinter dir her." Er seufzt tief auf. "Was tue ich dir an? Ich belästere dich mit meinem Kummer und nehme deine kostbare Zeit in Anspruch." René leidet unter Schuldgefühlen. Er entschuldigt sich häufig für die "elende Lage", in die er mich gebracht hat. "Ich falle dir mit meinem Problemen zur Last und dabei hast du selbst schon so viel um die Ohren." (S. 134-137)

Hier wird der Zusammenhang zwischen Orientierungsstörung, hochgradiger Verunsicherung, ohnmächtigem Ausgeliefertsein an die Pflegekräfte und aggressivem Verhalten des Patienten in ein grelles Licht gerückt. Dass Ohnmachtsgefühle in der Pflege durchaus interdependent sein können, erläutert Koch-Straube (1997 a) in *Fremde Welt Pflegeheim*, indem sie darauf hinweist, dass mangelnde Reziprozität, unzureichende Anerkennung und gefühlte Ergebnislosigkeit im eigenen Handeln trotz geradezu überwältigender Machtfülle auch bei den Pflegenden Ohnmachtsgefühle auslösen können. In große innere Nöte stürzt der Plan der Heimleitung, van Neer nachts zu fixieren, Vater und Tochter:

> *René festbinden? Ich lege ihm die Sache vor. Er zittert schon beim Gedanken daran. "Und was ist, wenn es brennt?", fragt er besorgt. Er ist schon eingesperrt und jetzt will man ihn auch noch fesseln? Er schaut mich entsetzt an. Kann ich das meinem Vater antun? Natürlich nicht! Außerdem ist Fixieren veraltet. Moderne Richtlinien für die Heimversorgung empfehlen vielmehr Sturzmeldesysteme. (S. 153)*

Van Neer ist ständig auf der Suche nach irgendetwas, schließlich sogar nach sich selbst:

> *Er sucht häufiger verlorene Gegenstände: Aktenkoffer, Fahrrad, Topf. Eines Tages hat René wahrhaftig sich selbst verloren. Er fragt [...]: "Haben Sie zufällig René van Neer gesehen?" (S. 143)*

Ein anderes Mal hält er sich für eine Stadt oder einen Stadtteil. Seine Tochter fragt ihn:

> *"Wovor hast du Angst?" - "Vor allem. Man begegnet hier seltsamen Leuten. Es macht keinen Spaß, es ist unangenehm. Ich habe keine Anhaltung, welche Aufgabe ich hier habe. Was erwartet man von mir? Steht es irgendwo schwarz auf weiß? Kann ich es lesen?" Ich erkläre ihm, es seien ständig Pflegekräfte in der Nähe, die er fragen könne. Doch er meint: "Ich will mit diesen fremden Leuten nichts zu schaffen haben. Das ist verlorene Liebesmühe. Ich muss mich hier ständig allen vorstellen, jeden Tag wieder." [...] Seine Stimme überschlägt sich. "Ich will eine einzige feste Person."*
>
> *René ist entwurzelt. Er sucht einen Freund. Einsamkeit ist auch einer der Gründe für sein ständiges Herumlaufen. Er ist häufig auf der Suche nach vertrauten Gesichtern, nach Verwandten, Bekannten, jemandem, mit dem er reden kann. Er sehnt sich nach einer vertrauten Person, die ihm seine Geschichte wieder erzählt. Ein Halt in dieser ungreifbaren, beängstigenden Wirklichkeit. "Ich müsste eine Familie haben", meint er nachdenklich. Eine Familie mit Frau und Kindern - so wie früher. [...] Eine Woche später. "Ich suche Namen. Und natürlich mein Arbeitszimmer." Ich zeige ihm das Schild an seiner Zimmertür, auf dem in kleinen Buchstaben "R. van Neer" steht. Er schaut mich überrascht an und fragt: "Hast du einen Stadtplan von R. van Neer?" (S. 145 f.)*

In der Spätphase der Erkrankung erkennt er nichts mehr richtig:

> *Plötzlich ein heftiger Schlag. René ist gegen die Tür des Stationsbüros gerannt. Zum x-ten Mal [...] Türen, Fenster, Schränke, Wände - er erkennt sie nicht mehr. Warum nicht? René: "Alles ist in einen Schleier gehüllt." Er ist in einem schemenhaften Reich gelandet. "Als ob es Schatten seien." (S. 150)*
>
> René *leidet in zunehmendem Maße an Inkontinenz . . . "Man ist nicht sauber, nicht frisch, sehr unangenehm.", meint René. Er tut sein Bestes, kann aber die Toilette nicht finden. Vor allem nachts passiert es oft. Dann sucht und sucht er, bis er schließlich in eine Zimmerecke pinkelt. Deshalb trägt er nachts eine blaue Hemdhose mit "Einleger" - einer Windel für Erwachsene. "Sie ziehen einem einen Unterwickel an, der eigentlich für Kinder gedacht ist", vertraut mir René an. "Das ist vielleicht peinlich." (S. 151 f.)*

In all der Verzweiflung, die ihn immer wieder packt, und all den Ängsten, die ihn umtreiben, hat er doch bis in späte Krankheitsphasen hinein immer wieder lichte Momente, in denen er seine Situation klar erkennt. Einmal teilt er seiner Tochter mit: *Man beachtet nicht, dass ältere Menschen wissen möchten, woran sie sind. Man sagt es ihnen nicht.* Und dann schärft er ihr ein: *Aber nochmals: Achte darauf, dass es für ältere Menschen wichtig ist, zu wissen, wo sie sind. (S. 145)* Ein anderes Mal fragt er: *Was schreibst du? - Ein Buch über deine Krankheit, antworte ich. - Sagst du auch, wie jämmerlich es ist? (S. 161)*

> *René hat keine Angst vor dem Tod. "Im Gegenteil", meint er eines Tages, "ich sehne mich nach ihm." Wir sitzen in seinem Zimmer und hören Musik. Nach außen hin gibt sich René stark, aber im Inneren ist er oft verzweifelt. Er möchte mich nicht damit belasten. Er kämpft mit großen Schuldgefühlen: Er hat mich, seine Tochter, in ein aussichtsloses Abenteuer gezogen. Seine Fähigkeiten haben sich der Reihe nach zersetzt: sein Intellekt, sein Kommunikationsvermögen, seine Fähigkeit zu essen, zu gehen, zu denken, zu lesen, zu schreiben, Apparate zu bedienen, zur Toilette zu gehen, die Fernsehbilder zu interpretieren, die Schuhe zu schnüren, sich an Namen zu erinnern. "Es ist ein Kampf, den*

ich verliere", bemerkte er einmal. Und dennoch kämpft er weiter und weigert sich, aufzugeben. Aber was hat er noch von seinem Leben?

Alzheimer sei jedoch nicht nur körperlich eine Heimsuchung, vor allem die psychischen Folgen machten einem zu schaffen, sagt René. "Ich kann nicht mehr nach vorne oder hinten schauen. Und wenn ich etwas denke, entwischt es mir augenblicklich wieder."

Die große Leere. Von der Erinnerung existieren nur noch Bruchstücke, die auf gut Glück, zusammenhang- und bedeutungslos auftauchen und sich sofort wieder auflösen. Für René sind die Gedanken "luftige Andenken". Die Zukunft kann er nicht überblicken, selbst der gegenwärtige Tag ist für ihn ein einziges großes Fragezeichen. Wo ist er? Warum? Was erwartet man von ihm? Was hat er übersehen? Die Augenblicke verfliegen, ohne dass er auch nur einen einzigen festhalten könnte. Er befindet sich in einem absoluten, alles überwältigenden Chaos. Wie soll man in diesem beängstigenden Vakuum nicht die Kontrolle verlieren? "Es gibt nichts mehr, das einem Halt gibt", meint er. "Es ist, als existiere man immer weniger. Ein Mensch allein kann das nicht ertragen." (S. 175 f.)

In einer geschlossenen Einrichtung wird van Neer medikamentös ruhiggestellt. Und nachts fixiert mit der Begründung, er zeige Fluchttendenzen, neige zu Stürzen und zu Gewalttätigkeiten. Tatsächlich stürzt er immer wieder. Doch dies ist nicht zuletzt darauf zurückzuführen, dass er durch den Medikamentencocktail ständig benommen ist. Schließlich zieht er sich einen Hüftbruch zu, von dem er sich nicht mehr erholt. Es geht bergab mit ihm.

Infektionen, kleinere und größere Leiden. Blasenentzündung, Atemwegsinfektionen. Probleme beim Schlucken. Und Schmerzen, starke Schmerzen an Füßen und Beinen. "Ich leide so an meinen Leiden." Noch schlimmer ist vielleicht die Leere, der geistige Treibsand. "Ich weiß nichts mehr, absolut nichts mehr", lautet sein Lieblingssatz. (S. 183)

Und dann kommt das Ende. Seine Frau und sein Schwiegersohn halten seine Hände und dann stirbt van Neer. Braams Bericht endet mit den Worten:

Endlich befreit, der Albtraum hat ein Ende. Nie mehr Windeln, nie mehr Hebebühne. Nie mehr Schmerzen. Nie mehr Einsamkeit. Nie mehr keine Worte finden können. Nie mehr die Pflege nicht bekommen, die er so sehr verdiente. Tschüss Papa, tschüss liebster Freund. Da gehst du hin, mit unbestimmtem Ziel. (S. 186)

11.4.1.3 Richard Taylor

Im Geleitwort des deutschen Herausgebers Müller-Hergl heißt es:

Richard Taylor setzt sich auseinander: mit sich, den Rollen, die man als "Demenzkranker" zu spielen hat, dem Fegefeuer der Untersuchungen, der zuweilen komisch-tragischen Rolle aller Helfenden und dabei insbesondere der Mediziner. Nicht als Opfer, eher als ironistischer Kommentator [...] seiner selbst, seiner Situation und der Situation all derer, die damit zu tun haben. (S. 9) Was lässt die Ironie zurück bzw. schält sie heraus? Einen denkenden Menschen mit den komplexen Fähigkeiten, Fertigkeiten, Stärken und Wünschen, der als Person anerkannt, ernstgenommen werden will; der in dieser realen Welt lebt (und nicht in der Vergangenheit) und Begegnung wünscht, ehrliche Antworten erwartet und nicht in einer gepuderten, künstlichen, auf Demenz getrimmten "Scheinwelt" stereotype Versorgungspakete (die Euphemismen der Ärzte, Wissenschaftler, Dienstleistungsanbieter, Therapeuten) entgegennehmen möchte. Es gilt, sich nicht so sehr mit der Erkrankung/den Erkrankungen, sondern mit den konkreten Menschen und ihrem Schicksal auseinanderzusetzen. (S. 10)

[Taylor will dem] nicht-dementen Publikum [...] zeigen, dass Menschen mit Demenz denken, philosophieren, ironisieren können und müssen [...] Das Nachdenken hat auch den Zweck, sich die Angst

vom Leibe zu halten, Verantwortung für sich zu übernehmen, oder in den Worten des Autors: Ich will die Krankheit so lange beherrschen, bis sie über mich herrscht. (S. 9)

In einem Geleitwort des KDA schreibt Sowinski:

> *Eine Krankheit kann einen Menschen nicht auslöschen, dafür aber die Meinung des sozialen Umfeldes: "Derjenige ist nicht mehr er selbst, mit ihm ist nichts mehr los, er ist nur noch eine Hülle." Diese Haltung macht beide krank, den Menschen, der mit dem Etikett Demenz leben muss, und den Angehörigen, der darauf reagiert. (S. 16)*

Eines Tages hört Taylor, wie seine Tochter seiner Frau ins Ohr flüstert: *Mit Papa stimmt etwas nicht (S. 188).* Ihm selbst war aufgefallen, dass er zunehmend vergesslicher wurde, er hakte es aber als Alterserscheinung ab, glaubte, er sei für eine Demenz viel zu jung und er habe, auch wenn er keine Mutter Teresa sei, den Fluch der Alzheimer-Krankheit nicht verdient. (S. 43) Nach einigen Arztbesuchen aber stand die Diagnose fest: *Demenz, vermutlich vom Alzheimer-Typ (S. 44)*. Seine Reaktion darauf beschreibt er so:

> *Ich war 58 Jahre alt, als mir die Diagnose offiziell mitgeteilt wurde. Daraufhin weinte ich drei Wochen lang Tag für Tag. (S. 46) - Mein Neurologe mag sich darüber freuen, dass er die Diagnose bereits im frühen Stadium der Erkrankung gestellt hat. Ich bin mir nicht ganz sicher, ob es tatsächlich ein Segen war. (S. 47).*

Für Taylor ist die Demenz *eine Krankheit in drei Akten*. Sein Verhalten während des ersten Akts, der etwa drei Jahre dauert, schildert er so:

> *In dieser Zeit spielte ich meinen Bühnenpart meist verkleidet und bestens getarnt. Ich spähte nur ein wenig hinter meiner Deckung hervor. Außer den anderen Ensemblemitgliedern (meinen Angehörigen und dem engsten Freundeskreis) wusste niemand im Publikum von meinem Leiden. Welche Universität würde schon bekannt geben, dass einer ihrer promovierten Dozenten an der Alzheimer-Krankheit leidet? Welcher Student, welche Studentin würde dann noch seine oder ihre schlechten Noten mit der eigenen mangelhaften Leistung erklären und nicht auf das mit Plaques übersäte Gehirn der Lehrkraft zurückführen? (S. 49)*

Obwohl ihm dies bewusst ist, wagt er sich aus der Deckung.

> *Ich machte den Fehler, an der Universität meinem Dekan zu sagen, dass ich eine Demenz habe, möglicherweise vom Typ Alzheimer. Aber nur eine milde Form, kein Problem. Ich war fest überzeugt, als Professor meine Vorlesungen weiter halten zu können, vielleicht mit etwas Assistenz. Dann wurde ich gefeuert. [...] Und nur, weil ich dem Dekan diese kleine Information preisgab. Er war ein Freund von mir. Doch sobald er etwas von Demenz hörte, war ich jemand anders für ihn. (Schneider & Wiget, 2011, S. 72 f.)*

Vergeblich versucht Taylor zu verstehen, was sich in den nächsten beiden Akten abspielen würde:

> *Ich kann mir einfach nicht vorstellen, wer ich sein und wie ich denken werde, wenn aus dem halbdurchsichtigen Alzheimer-Schleier einmal der blickdichte Alzheimer-Vorhang geworden ist. Ich habe mich mit Menschen hinter diesem Vorhang unterhalten. Ich habe ihnen zugehört. Ich hab' noch immer keine Ahnung. Was werde ich denken, falls ich mal gewalttätig werde? Was werde ich denken, wenn ich nicht mehr schlucken kann? Diese Ungewissheit ängstigt mich mehr als der Tod. Ich verstehe sehr wohl, dass das Leben vorbei ist, wenn ich sterbe, aber was geschieht mit dem, wozu ich zu meinen Lebzeiten keinen Zugang mehr habe? Ich kann Menschen sehen, die sich auf der anderen Seite der Alzheimer-Krankheit befinden, und spreche mit ihnen, habe jedoch weiterhin keine Ahnung, was dort abläuft. (S. 51)*

Taylor büßt mehr und mehr seine Kommunikationsfähigkeit ein. Was er dabei erlebt, fasst er in folgende Worte:

Ich stelle fest, dass manchmal sinnloses Zeug herauskommt, wenn ich den Mund aufmache und einen Strom von Wörtern entlasse. Dabei ist jedes Wort für sich verständlich, aneinander gereiht ergeben sie allerdings keinen Sinn. Verdammt, was meint er nur?, wird dann gerätselt. Meine Gedanken schweifen ab, und zwar recht oft. Immer häufiger fange ich an, von Dingen zu reden, die mir durch den Kopf gehen, aber nicht unbedingt etwas mit dem zu tun haben, was im Moment Gesprächsthema war. Der Zusammenhang ist mir nicht mehr so wichtig wie früher. Ich platze mit Sachen heraus, die zwar richtig sind, trotzdem haben alle das Gefühl, ich "platze heraus", weil ich sie im falschen Zusammenhang, zur falschen Zeit, am falschen Ort oder auf die falsche Art sage! Ich beziehe mich auf Themen, über die wir uns vor Stunden, Tagen oder Wochen unterhalten haben, als befänden wir uns im Augenblick mitten in diesem Gespräch. Wenn andere finden, es verwirre sie, wenn ich so rede, gebe ich zu bedenken, wie verwirrend es erst für mich ist, wenn andere offenbar nicht verstehen, was ich sage, oder den Zusammenhang nicht berücksichtigen - zumindest nicht den in meinem Kopf vorhandenen. (S. 57)

Mit Betroffenheit konstatiert er:

Menschen haben eine Erkältung, haben Krebs, die Masern. Die Alzheimer-Krankheit hat den Menschen. (S. 46) - Die Alzheimer-Krankheit ist unheilbar, sie herrscht uneingeschränkt über unseren Geist und schließlich auch über unseren Körper. Die Krankheit tut mit uns und an uns, was sie will; wir sind lediglich Beobachter und Beobachterinnen des Niedergangs unserer geistigen Kräfte. (S. 72 f.)

Ich glaube, dass die Alzheimer-Krankheit für sehr viele Leute bedeutet, 'vor der Zeit' sterben zu müssen, eine gewisse Zeit vor dem Tod der Persönlichkeit und Erinnerungen beraubt und ein nicht vorstellbares Wesen zu sein. Du hast keine Würde, spürst dich nicht mehr, sitzt nur herum und wartest darauf, dass dein Körper vergisst, sich am Leben zu erhalten. (S. 119) - Ich habe dieser Krankheit den Krieg erklärt und werde kämpfend untergehen. (S. 46)

Taylor glaubt, nach dem Ende des ersten Akts eine Pause unbekannter Länge zu durchleben. In dieser Pause machen ihn seine Betreuungskräfte auf mehrere Zwischenfälle aufmerksam, bei denen er sich unbewusst falsch verhalten hat. In der Reaktion darauf stellt Taylor eine Veränderung seiner Emotionalität fest. Er schreibt:

Was mich allerdings noch mehr erstaunte, war die Tatsache, dass mir die Schilderungen meines Fehlverhaltens überhaupt nichts ausmachten! [...] ... bin ich bald ein Maschinenmensch, dem es völlig egal ist, wo er sich befindet, was um ihn herum und was mit ihm geschieht? Ich bin weggelaufen, und es hat mich nicht gekümmert und kümmert mich nicht, obwohl es viele Leute wirklich in Angst und Sorge versetzt hat. Ich selbst war weder verängstigt noch besorgt. Das haben andere für mich übernommen. (S. 77)

Die Erfahrungen, die er bisher auf dem abschüssigen Weg machen musste, den ihm der in seinem Kopf hausende Dr. Alzheimer aufgezwungen hat, beschreibt Taylor so:

Als Dr. Alzheimer zum ersten Mal meinen Weg kreuzte, spielte er mir nur gelegentlich lästige Streiche. Mal räumte er diesen Raum voller Erinnerungen leer, mal jenen, ein paar Türen klemmten, doch ich hatte meine Strategien entwickelt und kam damit zurecht. Später wurde er zu einer frustrierenden Nervensäge. Von Zeit zu Zeit brachte er meine Denkvorgänge durcheinander. Ich konnte mir die Dinge nicht mehr so erklären wie früher, bevor ich ihm begegnete. Jetzt ist er mein ständiger Begleiter. Jeden Tag, jede Stunde, alle paar Minuten verlieren meine Gedanken die Spur und entgleisen. Sie entgleisen nicht nur, ich vergesse auch den Namen des Zuges, das Ziel und den Grund meiner Reise. Die Gesichter kommen mir noch irgendwie bekannt vor; der Name ist spurlos verschwunden. Dr. Alzheimer hat in meinem Kopf improvisierte Sprengkörper hinterlassen, die meine Denkvorgänge unterbrechen. Sie explodieren da oben, ohne dass Außenstehende etwas davon merken. Mein Leben ist ein einziger Kampf: Ich will die Spur halten, einen Gedanken zu Ende führen, im Gespräch die richtigen Worte finden und auf andere Menschen beherrscht wirken. Mischt sich eine dritte Person ins Gespräch, verliere ich sofort den Faden. Wo war ich stehen geblieben? Was habe ich soeben gesagt? Die Gespräche ziehen an mir vorüber, während ich mich verzweifelt bemühe, Schritt zu halten, in der Spur und im Spiel zu bleiben. (S. 83)

Derzeit merke ich gewisse Veränderungen: Ich suche nicht nach dem richtigen Wort, inzwischen suche ich nach dem Gedanken! Es geht zunehmend nicht darum, auf das plötzliche Hochsteigen und Aussprechen des korrekten Begriffs, Verbs, Adverbs oder Adjektivs zu warten. Inzwischen gilt das Warten dem Auftauchen einer ganzen Tatsache. Habe ich mein Auto hier abgestellt? Habe ich das bereits gelesen? (S. 105)

Auch räumliche Desorientierung und diverse Ängste machen Taylor zu schaffen:

Gelegentlich verirre ich mich. Ich gehe irgendwo hin, ohne es gewollt zu haben. Es gibt Momente, besonders an fremden Orten, in denen ich nicht nur durcheinander bin, sondern völlig verwirrt und verblüfft. Dann weiß ich für den Bruchteil eines Augenblicks nicht mehr, was um mich herum geschieht. Es fällt mir sehr schwer zu akzeptieren, dass ich Safe Return tatsächlich irgendwann einmal brauchen werde, besonders unangenehm aber ist der Gedanke, Safe Return vielleicht schon heute, morgen oder übermorgen nötig zu haben. [...] Die Welt ist ein unwirtlicher Ort geworden. (S. 94)

Vor fast vier Jahren fing ich an, Arm in Arm mit Dr. Alzheimer die Straße entlang zu spazieren. Meine Tochter gab das Zeichen zum Aufbruch, indem sie nach einem Besuch bei uns auf der Fahrt zum Flughafen meiner Frau ins Ohr flüsterte: "Mit Papa stimmt etwas nicht." Das ist inzwischen vier Jahre her, und inzwischen ist mein Gang zögerlich geworden. Ich schreite nicht mehr so sicher wie zu Beginn. Ich weiß noch genau, wie ich mich zu verhalten habe, doch hin und wieder vertue ich mich, ohne es zu merken. Es fällt mir offenbar immer schwerer, die zunehmend breitere Kluft zwischen meinen Pflegepersonen und mir zu überbrücken. Wir sprechen nicht mehr so offen oder so häufig über meinen Zustand. Sie sprechen mehr über mich, aber ohne mich. Sie machen sich mehr Sorgen über mich. Sie passen mehr auf mich auf. Sie machen mich öfter auf meine Fehler aufmerksam: "Du hast den Herd angelassen.", "Du hast das Hemd verkehrt rum angezogen. Es ist schief geknöpft.", "Hast du dort angerufen, wie ich dich gebeten habe?". Vielleicht reagieren sie lediglich auf die gleiche Anzahl von Fehlern, vielleicht macht es mir nur mehr aus? Ich bin mir nicht sicher. (S. 188)

In einem Selbstgespräch wehrt er quälende Zukunftsgedanken ab mit der Begründung, dass er mit seinem Körper ohnehin schon genügend Probleme hat, räumt dann aber ein:

... was ist mit der Angst, der Angst vor dem Tod; der Angst, mich nicht mehr steuern zu können; der Angst vor dem, was ich mit dem Leben meiner betreuenden Angehörigen anrichte; der Angst vor dem Verlust der Würde; der Angst vor dem Ich-Verlust; der Angst vor dem Unbekannten; der Angst vor der Angst - die Liste meiner Ängste könnte ein Gigabyte einer Festplatte füllen. (S. 103)

Den Beginn der mittleren Krankheitsphase, den Taylor noch bewusst miterlebt, schildert er mit folgenden Worten:

Ich bin von dem Plateau gestürzt, auf dem ich ungefähr zehn Monate sicher stand, ich befinde mich nun in einer Art ohnmächtigem freiem Fall. [...] Mein IQ ist von 148 auf 114 gefallen. [...] Ich kann dasitzen und wissen, was ich tun will, dann etwas völlig anderes tun, ohne es zu merken. Das ist soeben geschehen. Es ist fast den ganzen Tag über geschehen. [...] Während ich dies schreibe, habe ich Tränen in den Augen, viele Tränen, weil ich weiß, dass ich jetzt das Dunkel der Alzheimer-Krankheit betrete. Noch sehe ich, was andere sehen, manchmal. Manchmal auch nicht. Manchmal sehe ich, was kein anderer Mensch sieht, dann wieder sehe ich durchaus noch, was andere sehen. Manchmal frage ich mich, ob Blindheit nicht die bessere Alternative wäre! Nicht Suizid, ach was; das wirklich nicht.

Ich sehe und höre nicht mehr gut, ich spüre und fühle nicht mehr gut, doch damit nicht genug: Was ich tatsächlich noch sehe, verarbeite und verstehe ich nur quälend langsam. Wenn ich einfach den Mund aufmache und spontan antworte, wie ich es früher getan habe, steigt von Tag zu Tag die Wahrscheinlichkeit, dass ich etwas Falsches, Unangemessenes, Verletzendes und/oder Verwirrendes sage! Es fällt meinen Betreuungspersonen zunehmend schwerer, mich zu verstehen und zu erfassen, was in und mit mir vorgeht. Das sagen mir ihre Tränen, ihre Wut und Frustration. Ich verstehe oder merke selbst nicht, wenn "es" (was immer es sein mag) passiert! Es bringt nicht viel, wenn ich hinterher betrachte, was da passiert ist. Der Schaden ist angerichtet, die Fehler sind gemacht, die Gefühle wurden verletzt. (S. 132)

Taylor macht sich Gedanken über Persönlichkeitsveränderungen, die er für das *tiefgreifendste und verheerendste Demenzsyndrom (S. 133)* hält, und reflektiert die Auswirkungen der Veränderungen seiner eigenen Persönlichkeit auf seine Betreuungspersonen, insbesondere seine Frau:

> *Ich bin nicht der, für den ich mich hielt. Ich bin nicht der, der ich sein möchte. Ich bin einer, den ich nicht kenne, was sogar mir zunehmend klar wird. Ich will nicht behaupten, dass ich jemals ganz genau wusste, wer ich war, bin mir jedoch sehr sicher, dass mir der, der ich heute bin, weniger vertraut ist als der frühere Richard. Ich habe mich verändert. Ich verändere mich. Das gefällt mir genauso wenig wie dir. Es gefällt mir womöglich noch weniger als dir, weil ich offenbar kaum beeinflussen kann, was aus mir wird. Ehrlich gesagt habe ich manchmal das Gefühl, die Kontrolle über das, was ich bin, teilweise oder völlig verloren zu haben. Ich streite mehr und höre weniger zu. Ich ziehe voreilige Schlüsse und zögere manchmal ängstlich, meine Meinung zu äußern. Das klingt nicht nach dem Richard, wie wir beide ihn kennen, nicht wahr? (S. 133)*

> *Als wir die Alzheimer-Avenue betraten, waren wir beide fest davon überzeugt, dass wir die Reise zusammen unternehmen werden, Hand in Hand, als Ehepaar oder Tochter und Vater usw.. Inzwischen weiß ich, dass wir zwar glauben, auf der gleichen Straße unterwegs zu sein, tatsächlich aber gezwungen sind, auf der eigenen Straßenseite zu bleiben. Wir können die durchgezogene Mittellinie nicht überschreiten [...]: Es ist physisch und mental unmöglich. (S. 141 f.) - Ich glaube, es ist gesünder und erleichtert uns das Leben, wenn wir diese Tatsache akzeptieren. Wir können nicht in den Schuhen des anderen gehen und tun es auch nicht. Auf jedem Paar Schuhe steht zwar "Alzheimer-Krankheit", aber sie passen nicht beide gleich, sie führen uns in verschiedene Richtungen, und ein Paar verschleißt sehr viel schneller als das andere. (S. 137) Man kann nie wirklich in den Schuhen eines anderen Menschen gehen. Trotzdem gilt, dass es beiden Seiten hilft, wenn sich Gesunde wirklich Mühe geben und versuchen die Welt mit unseren Augen zu sehen und sich in die Lage von Leuten mit der Alzheimer-Krankheit hineinzuversetzen. (S. 93)*

Taylor ist es ein großes Bedürfnis, als Person wahrgenommen zu werden. Die Erfahrungen, die er damit machte, und die Empfindungen, die sie in ihm auslösten, beschreibt er so:

> *Ich merke inzwischen sehr genau, dass es ein bestimmtes Reaktionsmuster gibt, in das manche Leute verfallen, wenn sie von meiner Erkrankung erfahren. Sie wenden den Blick von mir ab und richten ihn und ihre Aufmerksamkeit auf die zufällig neben mir stehende Person. Es ist, als würde mich das Wissen um mein Leiden plötzlich unsichtbar machen. Richard hat den Raum verlassen. Mein Leib mag noch da sein, aber der ist nur noch eine unbewohnte Hülle! Das passiert mir mit Ärzten, Verkäuferinnen und Verkäufern in Herrenbekleidungsgeschäften, beim Friseur, mit Filialleitern im Supermarkt, Kundendienstleuten, die im Haus ein Gerät reparieren, und vielen anderen. [...] Ich lasse mir die Haare schneiden, und im Laufe des Gesprächs erzählt mir die Friseurin, dass bei ihrem Vater kürzlich die Alzheimer-Krankheit diagnostiziert wurde. Ich antworte: "Bei mir auch." Daraufhin fragt sie nicht mich, sondern meinen Bruder, der mich herbegleitet hat und in der Warteecke sitzt, ob er mit ihrer Arbeit und meinem Haarschnitt zufrieden ist. [...] Im Gespräch werde ich zum er. Ich bin verschwunden! (S. 148)*

Er will nicht erleben, dass ein Arzt, an seine Begleitperson gewandt, fragt: *Versteht er überhaupt, was ich sage?* (S. 209). Er möchte auch keinesfalls als Kind behandelt werden:

> *Ich werde sehr schnell sehr ärgerlich, wenn ich das Gefühl habe, dass man mich wie ein Kind behandelt. "Lass nur, Richard, ich helfe dir.", "Fass das nicht an!", "Was hab ich dir soeben gesagt?", " Jetzt hör' mir mal zu!" [...] Ich bin kein Kind. Auch wenn ich mich manchmal kindhaft verhalte; überprüft es nur – ICH BIN KEIN KIND. (S. 176 f.)*

Geradezu überschwänglich schildert Taylor, welch ein herrliches Gefühl es für ihn ist, nicht als inkompetenter Alzheimer-Gesprächspartner behandelt zu werden. Als seine Frau wegen eines Bandscheibenvorfalls ins Krankenhaus eingeliefert wird und wegen ihrer Schmerzen die Fragen nach Symptomen und Krankheitsverlauf nicht beantworten kann, wenden die Ärzte sich an ihn und behandeln und erleben ihn als *vollwertiges Familienmitglied* und *verantwortlichen Erwachsenen (S. 186)*. Er resümiert: *Ich weiß nicht, was mich mehr erstaunte: dass ich die Fragen beantworten konnte oder dass sie mir gestellt wurden. [...] Es war ein wunderbarer Morgen, den ich so schnell nicht vergessen werde - zumindest hoffe ich das! (S. 187 f.)*

Sehr schwer fällt es Taylor, Teile seiner Selbständigkeit aufzugeben. Beispielhaft kann dies festgemacht werden an seinem erbitterten Widerstand gegen das Aufgeben des Autofahrens.

> *Ich kann mir schwer vorstellen, wie es für eine Ehefrau oder einen Ehemann ist, zum Partner oder der Partnerin sagen zu müssen: "Ab jetzt werde ich mich um dein Geld und dein Auto kümmern. Wenn du irgendwo hinmöchtest oder musst, fahre ich dich." Ich kann mir schwer vorstellen, wie es für ein Kind ist, diesen Satz zu Mutter oder Vater, zu einer Schwester oder einem Bruder sagen zu müssen. Ich weiß allerdings genau, wie es sich anfühlt, wenn eine Person (ich) diesen Satz von seiner Frau zu hören bekommt. Es war für beide Seiten dramatisch und traumatisch. [...]*
>
> *"Es liegt in deinem Interesse", sagt meine Frau. "Nein, mehr in deinem Interesse", sage ich zu ihr. "Aber ich bin besser in der Lage, das zu entscheiden als du", sagt meine Frau. "Ich bin nach wie vor fähig, diese Entscheidung zu treffen", sage ich zu ihr. "Die Kinder halten es für das Beste", sagt sie. "Der Arzt auch." Dann setzt sie hinzu: "Wenn du es nicht tust, tut es die Polizei oder der Richter. Und überhaupt: Sei doch nicht so paranoid; niemand will dir etwas Böses." (S. 170 f.)*

Seinen Auftrag sieht Taylor darin, Betroffene und ihre Angehörigen zu mobilisieren und so die politisch und gesellschaftlich Verantwortlichen zum Handeln zu zwingen. Er schreibt:

> *Alle, die sich im Alzheimer-Dampfkochtopf befinden, sollten schreiben und anderen ihre Gedanken und Aufzeichnungen zugänglich machen. [...] Alle, die auf der Alzheimer-Avenue unterwegs sind, sollten ihre Erfahrungen niederschreiben, um sich befreiter zu fühlen. Ja, wir sollten uns sogar verpflichtet fühlen, andere an unserem Alltag teilhaben zu lassen. Es tut uns, den Autorinnen und Autoren gut, und es tut der Leserschaft gut. (S. 174 f.)*

Er selbst schreibt dieses Buch und hält Vorträge. So steht er eines Tages vor einer Gruppe bekannter Internisten und Gerontologen, um ihnen zu schildern, was es bedeutet, mit Dr. Alzheimer zu leben, der in seinem *Kopf herumtrampelt und bei jedem Schritt klebrige Plaques hinterlassen hat* (S. 204). Hier nun einige Auszüge aus seinem Vortrag:

> *Mit der Alzheimer-Krankheit leben: Wie geht das? Was heißt das? Es heißt, dass mir mein Sohn sagt, ich darf mit meiner fünfjährigen Enkelin nicht alleine bleiben, weil er fürchtet, dass einer von uns beiden wegläuft und ich sie oder sie mich vergisst. Es bedeutet, dass mir ein Familienmitglied in einem Moment der Frustration und Empörung sagt, ich sei egoistisch und auf dem emotionalen Entwicklungsstand eines Zwölfjährigen, weil ich will, dass alles sofort geschieht. Es bedeutet, dass meine Frau manchmal wehmütig, manchmal traurig, dann verärgert zu mir sagt: "Du bist einfach nicht mehr der Mann, den ich geheiratet habe." Es bedeutet, eine Arzthelferin, die meinen Namen vergessen hat, sagen zu hören:"Alzheimer lässt grüßen." Es bedeutet, vom Garten vor dem Haus in den Garten hinter dem Haus zu gehen und nicht zu wissen, warum ich plötzlich hier stehe. Und diesen vergeblichen Weg zehnmal pro Stunde oder öfter zurückzulegen. Es bedeutet, dem Gespräch von Freunden zuzuhören, keine Ahnung zu haben, wovon sie reden, weil sie so schnell und mehrere gleichzeitig sprechen, dass ich der Unterhaltung nicht folgen kann. Es heißt, allein vor mich hin weinend im Garten zu hocken und nicht recht zu wissen, warum – einfach traurig zu sein (...) Was die Erkrankung für mich bedeutet, wirklich bedeutet, ist, dass ich vor den Augen meiner Angehörigen zweimal sterben muss. Zuerst stirbt die Person, die ich bin, danach die Person, zu der ich werde. Es bedeutet, fast hilflos beobachten zu müssen, wie sich die Beziehungen zu Menschen, die mir nahe stehen, verschlechtern. Es bedeutet, sich nicht mehr zu erinnern, was ich gesagt und gemeint habe, und was sie gesagt oder gemeint haben. [...]*
>
> *Anfangs habe ich mir mit einzelnen Zetteln geholfen, auf denen ich Wichtiges notierte, ging dann zu Besorgungslisten über, dann zu computergenerierten Besorgungslisten mit Alarmfunktion, schließlich listete ich mir die Besorgungslisten auf, dann beschloss ich, mich nur noch mit dem heutigen Tag zu befassen, dann wurde mir zunehmend egal, was mit mir passiert oder nicht passiert, und ich nahm auch meine Verpflichtungen anderen gegenüber weniger ernst.*

> *Wie ist es, an der Alzheimer-Krankheit zu leiden? Wie ist es, Amyotrophe Lateralsklerose zu haben? Wie ist es, einen großen epileptischen Anfall oder einen Schlaganfall zu erleiden oder blind zu sein? Schwer zu sagen, ob jemand, der es nicht selbst erlebt hat, die Antwort wirklich erfassen kann, denn jede Krankheit, die das Gehirn verändert, verändert auch unsere Selbstwahrnehmung und die Wahrnehmung unseres Lebens auf individuell verschiedene Art. Ich bin völlig anders als Sie. Anders auf eine Art und Weise, die ich nicht beschreiben und Sie nicht völlig erfassen oder verstehen können. Unsere Gehirne unterscheiden sich. (S. 204 f.)*

Taylors Schlussappell lautet: *Steht auf! Handelt! Jetzt! (S. 218)* Und dann fordert er alle Weggefährten auf, nicht zuzulassen, dass Gesundheitspolitiker aus Kostengründen Betroffene bewusst *im Regen stehen* lassen - *uns, ihre eigenen Großmütter, Mütter, Väter, Cousins und Cousinen – und, in zehn bis zwanzig Jahren, auch sich selbst. (S. 218)* Und dann fährt er fort:

> *Demenzerkrankungen sind real und, für einen hohen Prozentsatz alternder Menschen, unvermeidlich. Diese Leiden beschädigen unsere Würde, belasten die Familien und verursachen bei uns Erkrankten gesundheitliche Komplikationen, die unweigerlich zu einem vorzeitigen Tod führen. Wir wissen von Tag zu Tag mehr über diese Krankheiten. Wir stellen von Tag zu Tag deutlicher fest, wie schwierig es ist, sie zu besiegen. Wenn ein großer Teil unserer Gesellschaft ein "gesegnetes Alter" erreicht, steigt die Wahrscheinlichkeit, dass ein großer Teil an einer oder mehrerer dieser Erkrankungen leiden wird. Je mehr Menschen ein gesegnetes Alter erreichen, desto mehr werden an einer Demenz erkranken. Wir werden den Eindruck haben, Demenzerkrankungen breiteten sich in unserem Familien- und Freundeskreis plötzlich epidemisch aus (obwohl sie nicht ansteckend sind). (S. 218)*

> *Für uns ist jetzt die Zeit zum Handeln gekommen. Der Druck, die AIDS-Forschung verstärkt zu finanzieren, wurde nicht aufgebaut, indem alle AIDS-Kranken zuhause geblieben und sich mit Gartenarbeit beschäftigt haben. [...] Sie mobilisierten Menschen, die Interesse an ihrer Sache hatten, und machten Patientenfürsprache und Lobbyarbeit zum selbstverständlichen Teil des Umgangs mit der Erkrankung. Bitte denken Sie darüber nach, solange sie es noch können. Werden Sie aktiv, solange sie es noch können. Handeln Sie für sich selbst, Ihre Generation und die kommenden Generationen Ihrer Familie und Ihres Freundeskreises. (S. 219)*

Den letzten Streckenabschnitt auf der abschüssigen Alzheimer-Bahn hat Taylor noch nicht erreicht. Wenn er ihn erreicht haben wird, wird er nicht mehr in der Lage sein, ihn zu beschreiben. Taylor ist einer der ganz wenigen Betroffenen, bei denen es schriftliche Zeugnisse gibt sowohl über die sehr wertvolle Innensicht der Erkrankung als auch über die Außensicht. Im Vorwort zu seinem Buch schildert seine Ehefrau Linda die Veränderungen, die sie im frühen und beginnenden mittleren Stadium der Demenzerkrankung bei ihrem Ehemann beobachtet hat.

> *Ich bin seit über 20 Jahren mit Richard verheiratet. Er war ein außergewöhnlicher Mensch, als ich ihn kennen lernte und mich in ihn verliebte, und das ist er heute noch; davon bin ich fest überzeugt. Jetzt ist er auf andere Weise außergewöhnlich. Seit bei ihm die Alzheimer-Krankheit diagnostiziert wurde und er anfing, dieses Buch zu schreiben, bin ich hilflose und betrübte Zeugin des Niedergangs seiner kognitiven Fähigkeiten. [...] Er sitzt stundenlang vor dem Computer, er schreibt und schreibt alles noch einmal, bis er mit seinem Text zufrieden ist. Was Richard früher in zehn Minuten zu Papier brachte, kostet ihn heute manchmal bis zu zehn Stunden. (S. 27)*

> *Richard ist jetzt sehr schnell verwirrt, besonders in einer neuen Umgebung. Auf dem Flughafen beispielsweise muss ich an seiner Seite bleiben, weil er desorientiert werden und weglaufen könnte. Er kann nicht Auto fahren, er mag nicht lesen, und es fällt ihm schwer, eine Arbeit konzentriert zu Ende zu bringen. Als er innerhalb einer Woche eine Rechnung dreimal bezahlte und damit unser Konto abräumte, war klar, dass ab jetzt ich die Verwaltung der Familienfinanzen übernehmen musste.*

> *Richard ist sehr unruhig geworden. Er ringt nach Worten. Wenn er früher zu viel zu sagen hatte, sagt er heute zu wenig, besonders am Abend. Wenn mehr als eine Person gleichzeitig redet, versteht er überhaupt nichts mehr. Kürzlich habe ich beobachtet, dass er leicht den Gesprächsfaden*

verliert, wenn er das Gespräch nicht selber lenken oder das Thema bestimmen kann. Was Richard womöglich am stärksten erschüttert, ist die Tatsache, dass er inzwischen manchmal etwas "verpasst", etwas nicht mitbekommt. Anscheinend kann er gewisse Dinge und Zeitvorgaben einfach nicht verstehen. Das frustriert uns beide. Was mich ebenso erschüttert, ist die Tatsache, dass sich seine Persönlichkeit verändert. Er ist verschlossener, zurückgezogener geworden. Er ist bei Streitgesprächen und Diskussionen defensiver. Er behauptet zu verstehen, was ich sage, versteht aber nicht.

Sein Anblick beim Rasenmähen stimmt mich sehr traurig. Es ist einer der schlimmsten Momente. Richard hat sich jahrelang liebevoll um unseren Rasen und seine Gärten gekümmert. Er war so stolz auf "seinen" Rasen, aber die veränderten Muster in seinem Kopf lassen sich fast ablesen am Weg, den der Rasenmäher nimmt. Er führt die Arbeit selten zu Ende. Er wird abgelenkt und fängt etwas anderes an, obwohl das Gras noch nicht fertig geschnitten ist, was er jedoch überhaupt nicht merkt. Ich wünschte, Sie hätten Richard gekannt, bevor die Alzheimer-Krankheit sein und mein Leben verändert hat.[...] Ich werde niemals aufhören, diesen außergewöhnlichen Mann zu lieben. (S. 27-29)

11.4.1.4 Gabriela Zander-Schneider mit ihrer Mutter

Zur Vor- und Rahmengeschichte: Gabriela Zander-Schneider lebt mit ihrer Tochter Jennifer über zehn Jahre lang allein, bevor sie bei einem Kuraufenthalt Wolfgang kennenlernt, den sie einige Zeit später heiratet. Sie hat einen Bruder, Karl-Heinz. Dessen Frau Petra erliegt während der Krankheitszeit von Gabrielas Mutter einem Krebsleiden. Diese, jetzt 72 Jahre alt, glaubte im Alter von 55 Jahren noch einmal durchstarten zu müssen, trennte sich von ihrem Mann, zog in einen knapp zehn Kilometer entfernt liegenden Ort und ging dann mehr denn je auf Reisen. Die Eltern ließen sich jedoch nie scheiden und, als der Vater schwer erkrankte, kümmerte sich die Mutter bis zu seinem Tod um ihn.
Zander-Schneider übt eine verantwortungsvolle Tätigkeit als Assistentin der Geschäftsleitung einer Medienfirma aus, gibt ihren Beruf allerdings auf, als die Pflege der demenzkranken Mutter sie immer mehr in Anspruch nimmt. Als Kind hat sie ihre Mutter immer sehr bewundert. Für sie war sie *die schönste Frau der Welt (S. 190)*, von Männern umschwärmt und von Frauen beneidet. Die Mutter lebt in ihrer eigenen Wohnung, nicht weit von ihrer Tochter entfernt, in der Nähe von Köln. Zander-Schneider und vor allem ihrem Bruder und seiner Frau, die 400 Kilometer weit weg wohnen und die Mutter nur alle paar Monate einmal besuchen, fallen nach und nach immer mehr Merkwürdigkeiten auf:

Die Unordnung in Mutters Wohnung, ihr Ausweichen während eines Gesprächs, ihre seltsame Art sich zu kleiden, die Vernachlässigung ihres Äußeren, das ständige Summen und so weiter. (S. 49) - Im Wandschrank im Flur hatte Karl-Heinz ein Warenlager mit Produkten von sämtlichen in Deutschland verfügbaren Versandhäusern gefunden. Von der Herrenunterwäsche über Kinderspielzeug, Elektrowickler, Handtücher, Spiele-Sammlungen, Wärmflaschen, Hautcremes bis hin zu Wohn-Accessoires, die auf einem orientalischen Basar nicht weiter aufgefallen wären, aber zu Mutters bisherigem Geschmack in einem erheblichen Kontrast standen. (S. 36)

Als die Tochter daraufhin die Küche etwas genauer unter die Lupe nimmt, ist sie wie vor den Kopf gestoßen:

Der größte Teil ihres Küchengeschirrs steht verschmutzt im Schrank, die Gewürze und Fertiggerichte haben ihre besten Tage längst hinter sich. Der Backofen ist verkrustet. In den Schubladen herrscht heilloses Chaos. (S. 39)

Die Mutter hat ihrer Tochter zum Geburtstag eine gemeinsame Reise nach Mallorca geschenkt. Die Kleidungsstücke, die sie mitnahm, passten aber weder zusammen noch zum Frühling auf

Mallorca. Auf der Insel angekommen, stellte sich heraus, dass die Mutter keinerlei Bargeld bei sich hatte. Sie hatte ihr Portemonnaie schlichtweg zu Hause liegengelassen. Als Frauen ihr eine Blume überreichen wollten, schob sie sie unwirsch von sich, fing an, sie auf das übelste zu beschimpfen und konnte nur mühsam daran gehindert werden, sie mit Fäusten zu attackieren. Wieder zu Hause, fällt die Mutter beim Geburtstag eines fernen Verwandten jedem um den Hals, auch dem verdutzten Kellner. Ein andermal lacht sie beim Aussteigen aus dem Auto völlig grundlos und schrill auf und winkt fremden Passanten zu. Und dann finden Zander-Schneider und ihr Bruder die Rechnung einer Boutique über nicht weniger als 5000 DM für zwei Hosen und einen Pullover. Früher war die Mutter nie leichtfertig mit dem Geld umgegangen und achtete sehr auf den angemessenen Umgang mit Personen. Offenbar hatte sich ihr Verhältnis sowohl zum Geld als auch zu Menschen deutlich verändert. Die Tochter bilanziert:

> *Irgendwie verschwinden die Konturen, die ihr Selbst ausmachen. (S. 42) - Es fügten sich bereits Steinchen um Steinchen dieses schrecklichen Mosaiks zusammen, ohne dass wir von dem drohenden Unheil etwas bemerkten. (S. 23)*

Mit viel Geschick gelingt es der Mutter, die Fassade aufrecht zu erhalten und ihre Umgebung hinters Licht zu führen: *Die Fassade steht aufrecht, aber dahinter ist bereits unbemerkt von uns alles in sich zusammengebrochen (S. 39)*. Im Tiefsten spürt die Mutter, dass mit ihr etwas nicht stimmt. Einmal fragt sie unvermittelt: *Glaubst du, ich bin verrückt im Kopf? (S. 58)*
Die Mutter flüchtet sich in Ausreden und andere kleine Tricks. Ihre Beobachtungen fasst die Tochter zusammen in den Worten:

> *Häufig schiebt Mutter die Schuld [...] auf ihre Brille, wenn sie etwas nicht richtig einschätzen oder kommentieren kann. Entweder sie hat die Brille nicht dabei, oder es ist angeblich ihre alte, oder sie behauptet, sie brauche dringend eine neue. Wird aber einer von uns konkret und macht ihr das Angebot, mit ihr zum Optiker zu gehen, wiegelt sie alles schnell ab und wechselt das Thema. Auch unsere Nachfragen, was die Brille denn mit ihrem Verhalten zu tun habe, machen sie aggressiv. Ich weiß mir keinen Rat. Erst viel später sollte ich erfahren, warum Mutter zu diesem Zeitpunkt Dinge nicht mehr richtig benennen und Zusammenhänge nicht mehr richtig deuten konnte. (S. 38)*

> *Ihr Bestreben war es jedenfalls, ihre Defizite vor der Umwelt zu verbergen. Fragen werden mit Allgemeinplätzen oder Gegenfragen beantwortet. Dinge, die sie sich nicht mehr zutraut, werden einfach unterlassen und bei direkter Nachfrage mit fadenscheinigen Begründungen abgelehnt. So ging sie zum Beispiel nicht mehr zum Kegeln, weil ihr die Kegelschwestern "zu blöd" seien. Später vermuteten wir, dass sie sich wahrscheinlich abends nicht mehr aus dem Haus traute, weil sie fürchtete, den Rückweg nicht mehr zu finden. Die Fassade diente ihr als Schutz. (S. 43)*

Diese Taktik wendet die Mutter sogar bei einer Untersuchung einem Neurologen gegenüber an.

> *Er: "Wissen Sie eigentlich, welchen Tag wir heute haben?" - "Ja, klar, wissen Sie es denn nicht?", gibt Mutter zurück, ohne die Frage zu beantworten." [...] Er: "Wie heißt denn unser Bundeskanzler?" Sie: "Ja, wissen sie es denn nicht?" (S. 51 f.)*

Als der Tag der Begutachtung durch den MDK gekommen ist, geht die Mutter summend in ihr Schlafzimmer. Was dann geschieht, beschreibt die Tochter so:

> *Von dort höre ich sie leise vor sich hin sprechen: "Ich bin am 19. September 1928 geboren." Sie wiederholt diese Worte gebetsmühlenartig, wie eine Beschwörungsformel. Mir tut es weh, das zu hören. Sie spürt also, dass wieder irgendetwas auf sie zukommt, und das macht ihr Angst. (S. 76)*

> *Die Gutachterin fragt sie als erstes nach ihrem Geburtsdatum. Mutter lässt sie gar nicht zu Ende reden und antwortet wie aus der Pistole geschossen: "19. September 1928." Sie strahlt wie ein Schulkind, das froh ist, die gestellte Aufgabe gelöst zu haben. Frau Klein fragt Mutter nach ihrer Anschrift, die sie aber nicht nennen kann. Nur, dass der Ort in Deutschland liege und dass es hier sehr*

schön sei, weiß sie zu antworten. Auch den Namen ihres verstorbenen Mannes kennt sie nicht. Die Fragen lassen sie unruhig werden, und sie verlässt den Raum. [...] "Lassen Sie nur", meint Frau Klein beruhigend, die mir meine Unsicherheit anzumerken scheint, "das ist schon in Ordnung. Ich habe sie mit meinen Fragen in die Enge getrieben. Das ist schon sehr deutlich, wie sie darauf reagiert. Dass sie ihr Geburtsdatum noch weiß, ist eigentlich normal. Das wissen die meisten Betroffenen noch sehr lange." – "Sie hat ja auch in der letzten halben Stunde nichts anderes gemacht, als ihr Geburtsdatum vor sich hin zu sprechen. Ihr Schlafzimmer hängt voll mit Notizzetteln, auf denen sie abwechselnd den Namen meines Bruders oder meinen notiert hat. Teilweise nur halb. Auch die Telefonnummern sind nicht vollständig." (S. 77)

Die Dame vom MDK rät, sich nach einem Heim umzusehen, und fügt hinzu: *Es gibt sehr gute Heime, die sich auf Demenzkranke spezialisiert haben (S. 80).* Obwohl die Tochter sich überhaupt nicht vorstellen kann, ihre Mutter in einem Heim unterzubringen, entschließt sie sich doch, sich einmal ein solches Haus anzusehen. Ihre Eindrücke fasst sie zusammen in den Worten: *Leider gerate ich genau an eines dieser Heime, das alle erdenklichen Schreckensvisionen erfüllt. (S. 81).* Besonders schockiert ist Zander-Schneider von dem, was sie in einem Aufenthaltsraum sehen muss.

An einem großen, rechteckigen Tisch [...] sitzen die Bewohner, und jeder von ihnen hat einen handtuchgroßen Schlabberlatz umgelegt. Bis auf zwei dieser acht Menschen, die um diesen Tisch herum sitzen, scheinen die anderen von ihrer Umgebung nicht viel zu realisieren, was man als glücklichen Umstand interpretieren kann. Sie starren vor sich hin oder sind eingeschlafen. Einer der beiden anderen faltet ein Papiertuch zusammen und legt es wieder auseinander, während der andere vor sich hin brabbelt. Im Hintergrund läuft in unerträglicher Lautstärke der Fernseher mit irgendeiner Billig-Talk-Show, die nicht von einem einzigen Bewohner beachtet wird. Personal ist weit und breit nicht zu sehen, und so ist der Pflegedienstleiter auch sehr bemüht, mich so schnell wie möglich wieder nach draußen zu geleiten. (S. 82 f.)

Als sie dann noch von dem dürftigen Beschäftigungsangebot (pro Woche drei Messen und ein Singnachmittag) erfährt, verabschiedet sie sich kurzerhand und sucht das Weite. Zu ihrer Situation zu Hause stellt Zander-Schneider fest:

Ganz langsam gleite ich in meine Rolle als pflegende Angehörige hinein und merke es noch nicht einmal. (S. 65). Mutter wird durch ihre Erkrankung mehr und mehr zum Dreh- und Angelpunkt unseres eigenen Lebens. (S. 97)

Sie erkennt zunehmend: Morbus Alzheimer ist eine Familien-Erkrankung. Nichts ist mehr, wie es vorher einmal war - für den Betroffenen nicht, aber auch für pflegende Angehörige nicht. Deshalb formuliert sie auch: *Wir haben Alzheimer. (S. 57)*
Die Persönlichkeitsveränderungen bei ihrer Mutter werden immer unübersehbarer. Früher war sie stets ordentlich und penibel, jetzt herrscht Unordnung, ein unvorstellbares Durcheinander, überall Schmutz. In den Schubladen stapeln sich die Kontoauszüge, Servietten, Schmuck, Kerzen, Seife usw.. Früher war ihre Mutter allem Fremden gegenüber immer so aufgeschlossen. Und jetzt geschieht bei einem kleinen Einkaufsbummel Folgendes:

Sie ist, wie so oft, wenn wir unterwegs sind, gut gelaunt und trippelt unbeschwert und leise summend neben mir her. Das ändert sich schlagartig, als uns zwei Frauen mit Kopftüchern und etwas längeren Mänteln entgegenkommen. Mutter schimpft wie ein Rohrspatz. Sie kann zwar nicht schnell genug die Worte finden, nach denen sie sucht, aber es ist offensichtlich, dass ihre Aggressionen den beiden Frauen gilt. Sie, die allem Fremden immer so respektvoll begegnet ist, die fremde Kulturen so sehr schätzt und die selbst oft genug Gast in diesen Ländern war, beschimpft diese Frauen, dass es schon mehr als peinlich ist! Ich hoffe nur, dass die beiden die gestückelten Worte meiner Mutter nicht verstehen, obwohl die Gestik eindeutig ist. Ich gebe ihnen zu verstehen, dass mir das Verhalten von Mutter leid tut, und ziehe Mutter gegen ihren Willen einfach weiter. Was soll das, was ist mit ihr? Die beiden hatten ihr doch gar keinen Anlass zu einem solchen Verhalten gegeben! Wir beenden, noch bevor wir richtig damit begonnen haben, diesen Einkaufsbummel. Ich bin einmal mehr heilfroh, als wir wieder in ihrer Wohnung ankommen. Mein Puls rast. Meine Ratlosigkeit und Hilflosigkeit werden immer größer. Wie kann man Außenstehenden solche Situationen erklären, begreifbar machen? (S. 97 f.)

Doch nicht nur Persönlichkeitsveränderungen, sondern auch persistierende Verhaltensmuster machen der Tochter zu schaffen. So ist ihre Mutter kurz vor einem Arzttermin *"ausgelaufen" (S. 13).* Die Tochter muss sie schnell umziehen, doch die Mitarbeit der Mutter lässt zu wünschen übrig.

Mutter anzutreiben hat keinen Sinn. Sie hat schon früher immer gemacht, was sie wollte, und ließ sich auf keinen Fall "bevormunden". Eine Eigenart von vielen, die sich im Laufe ihrer Erkrankung verstärkt haben. Das macht mir den täglichen Umgang mit ihr nicht leicht. Ihr Verhalten kenne ich noch aus frühester Kindheit. Die demonstrative Ignoranz mir gegenüber, wenn ihr irgendetwas nicht passte. (S. 14) - Was macht mir so zu schaffen? Die Nähe meiner Mutter? Dieses so extreme Herauskristallisieren der für mich unangenehmen Charaktereigenschaften, ihre Aggressionen? Die Ausweglosigkeit der Situation? (S. 17 f.)

Die unterschiedlichen Charaktere von Mutter und Tochter prallen auch im weiteren Krankheitsverlauf immer wieder aufeinander, so z. B. im Umgang mit folgender Situation:

Mutters Krankheit schreitet voran. Sie verhält sich immer eigenartiger beim Öffnen der Haustür, wenn ich komme. Ich habe nicht den Eindruck, dass sie sich über meinen Anblick freut. Ihre Haltung und Mimik ist voller Ablehnung. Gerne würde ich mit ihr darüber reden. Aber ich weiß zu genau, dass sie mir ihr Verhalten nicht erklären kann. Früher wollte sie es bei solchen Gelegenheiten nicht, und heute ist sie nicht mehr dazu in der Lage. Sie hat Unstimmigkeiten zwischen uns eigentlich nie angesprochen und ist den entsprechenden Versuchen in den vergangenen Jahren ganz gerne ausgewichen. Sie hat sie lieber ignoriert, was nicht meine Art ist, mit den Dingen umzugehen. Auch das ist ein weiterer Unterschied zwischen uns beiden. (S. 92)

Das soziale Umfeld schrumpft. Kopfschüttelnd registriert die Tochter das Verhalten des früheren Freundeskreises:

Wenn wenigstens ab und zu verbale Unterstützung, ein paar gute, aufmunternde Worte aus ihrem früheren Umfeld kämen. Vor allem von jenen Personen, die bei meiner Mutter ein- und ausgingen und keine ihrer Einladungen verschmähten. Genau die haben sich während ihrer Krankheit von ihr distanziert. Aus den unterschiedlichsten Gründen, wie sie behaupten: Die einen regt es zu sehr auf, sie so zu sehen, die anderen möchten sich nicht mit einer solch schrecklichen Krankheit auseinandersetzen, die nächsten wollen sie so in Erinnerung behalten, wie sie einmal war, und so weiter. Was ist bitte schön mit mir? Ich muss es aushalten, ihren Verfall zu sehen. Mich ärgern diese halbjährlichen Anrufe von Mutters früheren Freunden und Bekannten maßlos. Wie es Mutter denn ginge. Was soll diese Frage? Ein einziger Besuch bei ihr würde die Anrufe überflüssig machen. (S. 117)

Auch dem aktuellen Umfeld von Zander-Schneider und ihrem Partner fällt der Umgang mit der Mutter zunehmend schwerer. Ratlos stellt die Tochter fest:

Unsere Freunde wissen nicht recht, wie sie sich verhalten sollen. Mutter beschimpft sie mittlerweile heftig und meine Versuche, sie zu beruhigen oder mit anderen Dingen abzulenken, scheitern bereits im Ansatz. (S. 105)

Als in ihrem Haus eine Wohnung frei wird, beschließen sie, der Mutter dort ein *eigenes Reich* einzurichten. Damit beginnt ein neues Kapitel in ihrer aller Leben. Damals noch voller Optimismus, stellt Zander-Schneider rückblickend fest: *Wie stark die Belastung des pflegenden Angehörigen tatsächlich sein wird, ahne ich noch nicht, Gott sei Dank. (S. 114)*
Die Mutter gleitet unaufhaltsam heraus aus der Realität der Tochter hinein in eine ganz eigene Welt. Ihre wachsenden Defizite werden durch den täglichen Umgang immer deutlicher sichtbar. So ist sie immer wieder angestrengt damit beschäftigt, den Kleiderschrank auszuräumen.

Die Tochter muss es lernen, damit umzugehen und ihre eigenen Ordnungsvorstellungen nicht auf das Verhalten der Mutter zu übertragen.

> *Gerade die tägliche Körperpflege wird zu einem unserer Hauptprobleme. Scham ihrerseits und meine Unsicherheit, wie ich mit der Situation umgehen soll, erschweren die Situation zusätzlich. In der Generation meiner Mutter ist es nicht üblich, sich seinen Kindern nackt zu zeigen. Aber wie soll ich ihr dann beim Waschen behilflich sein? Für mich ist das auch nicht einfach, denn auch ich bin es nicht gewohnt, meine Mutter nackt zu sehen. Aber allmählich gelingt es mir, die Situation so zu gestalten, als wenn es schon immer so gewesen wäre. Hin und wieder reagiert Mutter trotzdem sehr aggressiv. Ich breche dann das Unternehmen ab und verschiebe es auf einen späteren Zeitpunkt, damit die Stimmung nicht eskaliert. (S. 121)*
>
> *Des Öfteren benutzt sie nun auch die Toilette, ohne den Deckel aufzunehmen. Und wenn sie das WC richtig benutzt hat, zieht sie immer öfter nicht mehr ab. Als ich sie darauf anspreche, meint sie nur, das sei sie nicht gewesen. "Das war der Schröder und noch ein anderer." Sie meint unseren damaligen Bundeskanzler. Wer "der andere Mann" ist, kann ich nur vermuten. (S. 122)*

Zu diesem Zeitpunkt weiß Zander-Schneider noch nicht, dass Demenzkranke, solange sie sich ihrer Defizite bewusst sind, dazu neigen, Fehlleistungen zu verschleiern *(vgl. S. 221)* und Ausreden zu gebrauchen, um Bloßstellungen zu vermeiden und Verunsicherung und Scham zu überdecken. Die Undankbarkeit der Mutter macht der Tochter immer wieder zu schaffen. So klagt sie:

> *Jetzt halse ich mir und meiner Familie diese Bürde auf und bekomme auch noch Tritte von meiner Mutter. Dass sie mich nicht lobt - geschenkt. Aber dass sie auch noch böse auf mich ist, ärgert mich. (S. 93) [...] Warum erkennt sie meine Bemühungen denn nicht an? Bemerkt sie sie denn nicht? Es gibt doch außer ihr noch mehr! Sie ist doch nicht der Nabel der Welt. Jedenfalls nicht für mich. Viel lieber möchte ich mich endlich auf mein eigenes Leben konzentrieren. Ich will mich ja um sie kümmern, aber doch nicht ausschließlich und nur um sie! (S. 118)*

Dies ändert sich auch nicht, als die Tochter ihre Berufstätigkeit aufgibt, um sich ganz der Pflege ihrer Mutter widmen zu können.

> *Alte, längst vergessene seelische Verletzungen tauchen plötzlich wieder auf. Ein Hauch von Minderwertigkeit, allzu vertraut aus früheren Jahren. (S. 167)*

Als Kind tat sie alles, um die Zuneigung ihrer Mutter zu erringen. Und das möchte sie heute noch. Doch sie muss feststellen:

> *Aber was ich auch – damals wie heute – anstellte, es genügte selten ihren Ansprüchen. Ich habe mir immer so gewünscht, dass sie stolz auf mich sein würde. Doch was ich auch tat, es fand sich immer wieder etwas, das nicht in Ordnung war. Auch jetzt demonstrierte mir Mutter, dass sie über den Dingen stand und ich, ihre dumme Tochter, keinerlei Ahnung habe. (S. 167) [...] Es ist schon seltsam: Mutter geht einer Zukunft des immer stärkeren Vergessens entgegen, während mich vergessen geglaubte Konflikte plötzlich wieder einholen und zur Auseinandersetzung zwingen. (S. 189)*

Die Mutter liebte es schon immer, überall im Mittelpunkt zu stehen. Diese Charaktereigenschaft ist erhalten geblieben und äußert sich immer wieder in unangemessenem Verhalten. Dies ist z. B. der Fall bei der Hochzeit der Tochter und der Beerdigung ihrer Schwiegertochter. Über das Verhalten der Mutter auf dem Weg zur Trauerhalle schreibt Zander-Schneider:

> *Mutter strahlt, gestikuliert und gibt ihre Kommentare in Form von "ja, ja" und "super" ab. Sie glaubt wahrscheinlich tatsächlich, dass wir uns auf einem Empfang, möglicherweise ihr zu Ehren, befinden. (...) Ihre Gestik und Mimik wandeln sich von einem Moment zum anderen. Entweder lacht sie und winkt den anwesenden Menschen zu, oder sie schüttelt weinend den Kopf, wenn man auf sie zutritt, um zu kondolieren. Am liebsten würde ich sie irgendwo verstecken. Denn auch hier ist wieder zu spüren, dass Fremde mit Mutters Verhalten überhaupt nichts anzufangen wissen und größtenteils recht irritiert sind. (S. 154)*

> [Bei der Hochzeit der Tochter] *hat sie sich herausgeputzt wie ein farbenfroher Kolibri: Über einer bunten Sommerhose trägt sie verkehrt herum eine weiße Bluse und hat sich mit verschiedenen Ketten behängt, die alle nicht zusammenpassen. Um das Bild abzurunden, bediente sie sich aus diversen Kosmetiktöpfchen und hat dabei nicht die glücklichste Mischung erwischt* [...] *Die Art, wie sie den Raum betritt, ist sehr gewöhnungsbedürftig. Sie will partout auch jetzt im Mittelpunkt stehen. Sie ist es von frühester Jugend an gewöhnt, die Blicke auf sich zu ziehen. Sie sah gut aus, machte sich geschmackvoll zurecht und hatte ein besonderes Geschick darin, sich gekonnt zu inszenieren. Als kleines Kind bewunderte ich sie dafür, später gefielen mir diese Auftritte nicht mehr so gut. Und heute ist mir das wirklich peinlich. [...] Uns geht dieses Verhalten mehr und mehr auf die Nerven. Früher habe ich mich nicht getraut, ihr das zu zeigen, und jetzt hat es keinen Zweck mehr. (S. 177 f.)*

Gelegentlich ist die Mutter mitfühlend, dann aber wirkt sie wieder teilnahmslos und gefühllos. Dieses ambivalente Verhalten zeigt sich z. B. bei einer Kopfschmerzattacke und nach einer Schulteroperation ihrer Tochter.

> *Als ich sie anspreche, dreht sie sich zu mir um, blickt mich prüfend an und fragt: "Bist du krank?" Habe ich bereits Halluzinationen? Sie spricht ganz normal. "Ja, Mutter, ich glaube, ich habe mich erkältet", antworte ich. "Es geht mir gar nicht gut." – "Du musst dich hinlegen", sagt sie, und ich kann gar nicht glauben, was hier gerade passiert. "Ja, das will ich auch. Brauchst du noch irgendetwas?" – "Nein, danke." (S. 163)*
>
> *Es scheint sie überhaupt nicht zu interessieren. Sie reagiert selbst dann nicht, als ich bei einer unachtsamen Bewegung vor Schmerzen aufschreie. Es wäre falsch, wenn ich behaupten würde, dass mir ihr Desinteresse nichts ausmacht. Ich bin richtig sauer, dass es ihr anscheinend völlig egal ist, wie es mir geht. Wichtig ist ihr nur, so hat es jedenfalls für mich den Anschein, dass sie versorgt wird und dass man sich um sie kümmert. (S. 183)*

Die Krankheit schreitet voran:

> *Die Tage vergehen, und Mutters Krankheit nimmt ihren Lauf. Schleichend und unspektakulär. Es sind Kleinigkeiten, an denen ich es festmachen kann. Wenn sie heute noch genüsslich den Kaffee trinkt, den ich für sie gemacht und vor ihren Augen in die Tasse gefüllt habe, weiß sie morgen schon nicht mehr, was sie damit anfangen soll. Wenn ich ihr beim Anziehen die Kleidungsstücke so hingereicht habe, dass sie diese nur noch überziehen muss, klappt es heute noch irgendwie. Morgen ist auch das vorbei. Sie nimmt das Teil, schaut es an, faltet es zusammen und legt es unter ihr Kopfkissen. Der Platz unter dem Kopfkissen scheint ihr sehr wichtig zu sein. Jeden Abend brauche ich mehr Zeit, um all die Dinge, die sie darunter versteckt hat, hervorzuholen und an ihren ursprünglichen Platz zurückzulegen. Die Palette reicht von Modeschmuck über Tempotücher, Strumpfhosen, Schwarzweiß-Fotografien bis hin zu Zuckerstückchen. (S. 173 f.)*
>
> *Die Krankheit macht wieder einen großen Schritt nach vorne und nimmt Mutter einen weiteren Teil ihrer Persönlichkeit. Mittlerweile kann sie sich noch nicht einmal mehr ein Glas Wasser einschenken. Sie schaut die Flasche und das Glas an, aber sie weiß nicht, was sie damit machen soll. Sie steht am gedeckten Tisch und nimmt das Besteck auf. Sie dreht es in der Hand und betrachtet es von allen Seiten, legt es wieder hin und nimmt es noch einmal kurz in die Hand. Dann legt sie es endgültig achtlos mitten auf den Tisch. (S. 185)*

Es wird unumgänglich, den Antrag auf Betreuung zu stellen. Allein der Gedanke schnürt der Tochter die Kehle zu. Ihre Mutter zu einem unmündigen Menschen erklären zu lassen, sie, die immer alle Fäden in ihrer Hand gehalten hatte, dies fällt der Tochter unendlich schwer. Als der Richter in Anwesenheit eines Anwalts den Beschluss verkündet, strahlt die Mutter, *als wenn er ihr einen Lottogewinn überbracht hätte. Sie versteht nicht im Geringsten, um was es hier geht. (S. 190)*

> *Die Pflege meiner Mutter nimmt selbstzerstörerische Ausmaße an. Immer öfter begegnet sie mir sehr aggressiv. Oft höre ich sie vor sich hin flüstern: "Die, die Arschloch." Es hört sich an wie eine Beschwörungsformel. Macht sie mich für ihre Krankheit verantwortlich, weil ich jeden Tag um sie*

herum bin? Hat sie schon immer so über mich gedacht, und jetzt bricht es unkontrolliert aus ihr heraus? Was mache ich verkehrt? [...] Ich habe zwar gehört, dass man dieser so genannten Fäkalsprache keine größere Bedeutung beimessen soll, weil sie sehr häufig bei demenzkranken Menschen zu beobachten sei. Aber einerseits kenne ich das von meiner Mutter nicht, und andererseits: Warum nimmt sie diese drohende Haltung hauptsächlich mir gegenüber ein? Warum sagt sie nur zu mir diese Schimpfworte? Ich weiß, ich schaffe es nicht länger. Mutter wehrt sich entweder gegen die Pflege überhaupt oder gegen mich. Vielleicht wehrt sie sich auf diese Weise auch gegen ihre Krankheit. Hätte Mutter es verhindert, dass ich mich um sie kümmere und sie pflege, wenn sie die Möglichkeit dazu gehabt hätte? Wäre ihr jeder andere lieber gewesen als ich? Ich finde keine Antworten auf diese Fragen. (S. 195 f.) [...] Ich fühle mich überfordert, glaube in meinem tiefsten Inneren aber immer noch, die Pflege von Mutter alleine schaffen zu können. (S. 198)

Nach einigen *Familiengesprächen*, vielen Selbstgesprächen und nochmaligem Erfahrungsaustausch mit anderen Betroffenen sehen sich Zander-Schneider, ihre Mutter und ihr Ehemann doch einmal ein Heim an, das eine Kurzzeitpflege anbietet. Dort erleben sie eine Überraschung:

Kaum haben wir das Haus betreten, benimmt sich Mutter so, als wenn sie sich dort auskennt. Sie läuft munter durch die Gänge, "begrüßt" verschiedene Bewohner und auch die eine oder andere Pflegekraft und ist richtig aufgedreht. Als wir mit ihr zusammen den großen Garten hinter dem Haus aufsuchen, ist sie hingerissen. Sie gestikuliert ausgelassen, zeigt auf die Blumenbeete und ist so begeistert, als würden wir uns hier auf irgendeiner Mittelmeerinsel im Urlaub befinden. Ich bin sprachlos. Als wir eine Gruppe älterer Bewohner erreichen, die im Schatten auf der Bank sitzt, setzt sich Mutter wie selbstverständlich dazu und ihr "Redeschwall" ist gar nicht mehr zu bremsen. (S. 198 f.)

Nach diesen positiven Erfahrungen bringt die Tochter ihre Mutter für vier Wochen in dieses Heim und fährt mit ihrem Ehemann in Urlaub, um neue Kraft zu gewinnen.

Die Tage vergehen, ein neuer Sommer hat Einzug gehalten, Mutter lebt nun im zweiten Jahr bei uns im Haus, und der Umgang mit ihr wird immer schwieriger. Die kurze Hochphase nach der Kurzzeitpflege ist schon lange vorbei: Sie will sich weder selbst waschen noch sich waschen lassen. Anstatt fünf gerade sein zu lassen, mache ich uns beiden Stress, denn so kann sie doch nicht herumlaufen. Was würden denn die Leute sagen? Als wenn das nicht egal wäre.

Mehr und mehr bekomme ich den Eindruck, dass wir auf einem Planeten weitab vom normalen Leben leben. Unser gesamtes soziales Umfeld ist nach und nach verloren gegangen. Von Mutters Umfeld gar nicht zu reden. Das scheint sich in Luft aufgelöst zu haben, als ihre Krankheit immer spürbarer wurde. Dass wir unseres verloren haben, liegt größtenteils an uns selbst. Durch die extreme zeitliche Belastung während Mutters Pflege haben wir keine Energie mehr, uns mit unseren Freunden zu treffen oder jemanden einzuladen. So werden auch mit der Zeit die Anrufe immer seltener, um nachzufragen, ob wir mal spontan ein Bier trinken gehen. Die Krankheit ist unersättlich und nimmt sich immer mehr von ihr. Trotzdem will ich nicht kampflos aufgeben. (S. 200)

Zander-Schneider zeigt der Mutter ein Foto, auf dem das Elternhaus mit seinem großen Garten und der wunderschönen Veranda zu sehen ist, und dann erlebt die Tochter etwas, was sie bis in die Grundfesten ihres Seins erschüttert:

"Mutter, weißt du denn noch, wo das war?", frage ich sie bereits das zweite Mal und schaue in ihr Gesicht. Es dauert einen Moment, bis sie reagiert. "Sind Sie meine Tochter?", fragt sie mich erstaunt. Unter mir tut sich der Boden auf. Mir schießen die Tränen in die Augen, und ich will meinen aufgewühlten Gefühlszustand vor ihr verbergen. Sie schaut mich irritiert an, versteht es nicht, spürt aber wohl meine Betroffenheit und legt ihre Hand auf meine, als wenn sie mich trösten oder beruhigen will. Sie hat seit Wochen keinen zusammenhängenden Satz mir gesprochen. Wie sehr habe ich mir gewünscht, dass sie dies, wenn auch nur ab und zu, nochmal könnte. Und dann sagt sie ausgerechnet einen solchen Satz. Ich bin völlig fertig und endlos traurig darüber. Ich bin wütend, dass diese Krankheit ihr alles nimmt. Ich bin enttäuscht, dass ich es nicht verhindern kann. Ich bin entsetzt, dass sie nicht mehr weiß, wer ich bin. [...]

Wir haben davon gehört und auch darüber gelesen. Dass so etwas im Verlauf der Alzheimer-Erkrankung passieren kann, ist durchaus nicht ungewöhnlich. Aber jetzt ist es bei uns passiert. Jetzt ist es nicht mehr irgendwo, bei irgendwem. Es ist meine eigene Mutter, die nicht weiß, dass ich ihre Tochter bin. Und plötzlich ist dieses theoretische Wissen zu einer grausamen Wirklichkeit geworden. Nirgendwo steht etwas darüber geschrieben, wie meine Seele damit umgehen soll. (S. 201 f.)

Zu allem Überfluss wird die Mutter nun auch noch gewalttätig. Eines Sonntagsmorgens will die Tochter ihr helfen, das Nachthemd auszuziehen. Das traumatische Geschehen, in das sie dabei verwickelt wird, schildert sie mit den Worten:

Sie steht vor mir in ihrem Schlafzimmer, und ich will die oberen Knöpfe öffnen. In diesem Moment umklammert sie mit beiden Händen und einer ungeahnten Kraft meinen Hals. Ich stehe mit dem Rücken zum Bett, kann nicht ausweichen und falle rücklings auf die Matratze. Ich begreife nicht wirklich, was gerade passiert. Die Frau, die auf mir kniet und meinen Hals umschlungen hält, ist meine Mutter, und sie lässt nicht los. Sie hat unbändige Kraft. Ich habe nur eine Möglichkeit, ich muss sie von mir runterstoßen. Als ich mich nach einem schier endlos erscheinenden Moment befreien kann, laufe ich aus der Wohnung und schlage hinter mir die Türe zu. (S. 202)

Dieses Erleben zwingt die Tochter endlich, den Tatsachen ins Auge zu sehen.

Wenn ich auch zu Anfang geglaubt habe, dem Thema Heim durch die häusliche Pflege entgehen zu können, so stellt sich diese Frage jetzt ganz akut. (...) Ich kann die Pflege zu Hause unter diesen Umständen nicht fortführen. Viel zu lange habe ich das Unumgängliche hinausgezögert. Aus Pflichtgefühl, aus Nichtwissen und aus Angst. Ich habe es viel zu lange nicht wahrhaben wollen, dass meine Mutter so schwer krank ist. Ich habe es für mich nicht annehmen können, dass diese starke Frau vor meinen Augen verfällt und ich nichts dagegen tun kann. Ich habe geglaubt, es wäre mein alleiniges und persönliches Scheitern, wenn ich die Pflege von Mutter nicht meistern könnte. (S. 203)

Dennoch plagen die Tochter Gewissensbisse, als sie ihre Mutter in ein Heim bringen muss, obwohl es das Haus ist, in dem sie mit der Kurzzeitpflege so gute Erfahrungen gemacht hat.

Auf der Fahrt zum Heim fühle ich mich hundeelend. Das, was ich ihr unbedingt ersparen wollte, konnte ich letztlich doch nicht verhindern. Aber ich hätte es doch müssen, oder? Warum habe ich das Gefühl, etwas Niederträchtiges zu tun? Warum kann ich mir das einzig Vernünftige nicht verzeihen? Als wir vor dem Gebäude im Bergischen Land anhalten, freut sich Mutter. Sie hat offensichtlich das Haus wiedererkannt. Mit ihrem dicken Hasen unter dem Arm läuft sie flink die wenigen Stufen hinauf zum Haupteingang. "Sie freut sich wirklich", denke ich. Und ein wenig erleichtert mich das, als wir uns zwei Stunden später von ihr verabschieden.

Wieder zu Hause gehe ich zuerst und wie in den vergangenen Monaten in Mutters Wohnung. Niemals würde sie mehr hierher kommen. Ein Lebensabschnitt ist unwiderruflich zu Ende gegangen. Und jetzt sind meine Tränen nicht mehr aufzuhalten. Ich weine bitterlich. All die vergebliche Hoffnung, die Kraft, die für die Pflege notwendig war, die Ereignisse der letzten beiden Jahre, die immer wieder unterdrückten Gefühle lassen sich jetzt nicht mehr zurückhalten. Ich habe keine Kraft, mich dagegen zu wehren, und das ist auch gut so. Wie lange ich geweint habe, weiß ich nicht. Aber es war auch dieses nicht das letzte Mal. [...]

Ich zwinge mich dazu, nicht öfter als einmal am Tag im Heim anzurufen. Es ist mir selbst schon peinlich, aber ich sorge mich sehr um sie. Ich weiß, dass sie dort wirklich in guten Händen ist und ich dem Personal vertrauen kann, wenn man mir am Telefon versichert, dass es dir gut geht, dass sie viel erzählt und auch viel lacht."Fragt sie denn nicht nach mir?", will ich wissen. "Aber nein", meint die Stationsschwester. "Sie hat hier bereits Freundschaft geschlossen mit einer netten Dame, die sich im gleichen Krankheitsstadium befindet. Mit ihr spaziert sie jetzt den ganzen Tag durchs Haus, sie gehen auch zusammen zu den verschiedenen Freizeitangeboten. Die beiden haben sich viel zu erzählen. Machen Sie sich doch nicht so viele Sorgen. Es geht ihr wirklich gut hier", versichert sie mir noch einmal. (S. 207-209)

Einige Monate später schlägt Mutters anfängliche fröhliche Stimmung um, sie ist häufig sehr traurig. Eine Erklärung dafür ist nicht zu finden. Nur Spekulationen und Vermutungen. Ihr Gesicht verändert sich immer mehr. Es wird mir fremd. Wenn ich sie besuche, scheint sie sich für einen Augenblick zu freuen, im nächsten weint sie wieder. Frau Vogel jedoch, mit der sie inzwischen ihr Zimmer teilt, "kümmert" sich in diesen Momenten liebevoll um sie. So als wollte sie sie trösten. Ich bin nach jedem Besuch sehr niedergeschlagen. (S. 212)

Und dann geht alles sehr schnell. Bei einem Sturz zieht sich die Mutter eine Oberschenkelhalsfraktur zu und ist nun auf den Rollstuhl angewiesen. Auch kann sie nicht mehr sprechen. Zander-Schneider beendet ihren erschreckenden und zugleich Mut machenden und für Betroffene wegweisenden und außerordentlich hilfreichen Tatsachenbericht über die Pflege ihrer Mutter und das dadurch in ihr ausgelöste emotionale Chaos mit den Worten:

Durch das Wissen über den weiteren Verlauf bin ich oft sehr traurig, wenn ich sie im Heim besuche. Manchmal habe ich richtig Angst vor dem, was kommt: wenn sie nicht mehr in der Lage sein wird, zu schlucken, wenn sie nur noch im Bett liegen kann, wenn ihre Organe nach und nach versagen werden. Dann wünsche ich mir manchmal, es wäre bereits vorbei. Zum Glück denke ich nicht so oft darüber nach und verdränge die Gedanken ganz erfolgreich. Aber irgendwann werde ich mich auch dieser Situation stellen müssen. Ab und zu stelle ich mir vor, wie es sein könnte, wenn sie noch gesund wäre und in Würde alterte. Wahrscheinlich wäre sie immer noch ein wenig schicker, ein wenig flotter und ein wenig lustiger als andere in ihrem Alter. Wie gern würde ich mich um sie kümmern. Würde mit ihr zusammen in der City einkaufen gehen oder ins Café, in den Dom, die Schwarze Mutter Gottes besuchen, oder am Rhein spazieren gehen. Warum nur musste sie solch eine schreckliche Krankheit bekommen?

Ich sage Mutter immer wieder, wie sehr ich sie liebe. Ich habe gelernt, sie so anzunehmen, wie sie ist, und längst meinen Frieden mit ihr gemacht. Die früheren Differenzen, Konflikte und Verletzungen sind dem Gefühl großer Liebe gewichen. Wenn sie auch nicht mehr reden kann, so streichelt sie mir heute immer wieder mein Gesicht, und dieses Gefühl ist sehr schön. Doch dieser unendlich lange Abschied, der kein Ende findet, die Auseinandersetzung mit der Realität, das Zurückerinnern an gesunde, lebensfrohe Zeiten legen sich wie ein schwerer Schleier auf meine Seele. (S. 213 f.)

11.4.1.5 Christine Bryden

Christine Bryden, Jahrgang 1949, ist alleinerziehende Mutter von drei Töchtern und arbeitet als höhere Beamtin im australischen Premierministerium. Als sie wegen starker Kopfschmerzen Ärzte konsultiert, wird eine Schrumpfung des Großhirns festgestellt. Neurologische Tests offenbaren alarmierende und altersunübliche Beeinträchtigungen bei Aufmerksamkeit, Konzentration sowie Geschwindigkeit der Informationsverarbeitung und Strategieanwendungen bei komplexen und neuen verbalen und visuellen Aufgaben. Die vorläufige Diagnose lautet: Alzheimer im Frühstadium. Man rät ihr, ihre Arbeitsstelle aufzugeben, was bei der damals 46-Jährigen zunächst einen Schock auslöst.
Doch dann fasst sie wieder Mut, findet Trost in ihrem tiefen christlichen Glauben und, als sie sich wieder besser fühlt, beginnt sie nach dem Ausscheiden aus dem Arbeitsleben sogar ein Teilzeitstudium und lernt einen neuen Partner kennen: Paul, einen Diplomaten, dessen Vater an Morbus Alzheimer gestorben ist und den die Krankheit von Bryden nicht davon abhält, sie zu umwerben. 1998 erhält sie die endgültige Diagnose: Frontotemporale Demenz. Trotz dieses niederschmetternden Befunds heiraten beide im Sommer des Jahres 1999. In der Folgezeit schreitet die Krankheit nur sehr langsam voran. Bereits 1998 hatte Bryden begonnen, sich als engagierte Fürsprecherin für demenziell Erkrankte einzusetzen und das Thema Demenz aus der Betroffenensicht in die Öffentlichkeit zu tragen. Und dies tut sie seit nunmehr über 15 Jah-

ren. Mit ihrer positiven Lebenseinstellung macht sie Mut, stärkt die Selbstachtung Betroffener und vermittelt ihnen, dass man selbstbewusst mit der Erkrankung umgehen kann und dass das Leben auch mit der Krankheit durchaus noch lebenswert bleiben kann. Damit arbeitet sie an einer Demontage des Zerrbildes Demenz, ohne dabei ein geschöntes Bild der Krankheit zu entwerfen und die mit der Demenz verbundenen Einschränkungen und das krankheitsbedingte psychische Stresspotenzial zu verschweigen.

Dieses Belastungserleben, das sich weitgehend auf das erste Stadium der Demenz bezieht, beschreibt sie in einem von vier Kapiteln ihres Buches *Mein Tanz mit der Demenz* außerordentlich zutreffend, wie ihr andere Betroffene immer wieder bestätigen.

Was ihr bei der Abfassung ihrer Publikation besonders zu schaffen macht, sind Gedächtnisprobleme und intermittierende Wahrnehmungen.

> *Manchmal funktioniert mein Gedächtnis und manchmal nicht. Es tauchen flüchtige Bilder vergangener Ereignisse auf, oder Dinge, die ich noch tun möchte. Aber ich kann Gedächtnisinhalte nicht willkürlich abrufen. Sie tauchen unerwartet auf und dann schreibe ich sie schnell auf. [...] Ich vergesse alles, was nicht aufgeschrieben ist. [...] Hin und wieder taucht ein Gedanke auf und ich denke: "Oh, den muss ich notieren." Ich kann mich nicht darauf verlassen, dass er wieder auftaucht. Es ist wie bei einem Glücksrad aus Wörtern und Wortverbindungen, das zufällig irgendwo stehen bleibt. (S. 112) Mein Kopf fühlt sich an wie mit Watte ausgestopft, als hätte sich Nebel über meine Gedanken und Gefühle gelegt. Mit diesem Nebel im Kopf fällt es mir schwer, mich zu konzentrieren, aufmerksam zu sein und zu registrieren, was in meiner Umgebung geschieht. Dieser Zustand führt zu einer intermittierenden Wahrnehmung des Lebensflusses. Ich habe nicht genug Energie, gegen den Nebel anzukämpfen und meine Gedanken zu einer Idee zu verdichten oder zu verstehen, was andere sagen. [...] In meinem Kopf ist ein Gewirr zusammenhangloser Gedanken. Ich lebe damit und versuche, die zufällig auftretenden Phasen der Energie und Klarheit bestmöglich zu nutzen. (S. 113)*

> *Ich bin mein früheres Selbst in Zeitlupe – nicht in physischer, aber in geistiger Hinsicht. (S. 108) [...] Die Unzuverlässigkeit meines Gedächtnisses ist vergleichbar mit Druckertinte, die zur Neige geht und deshalb Lücken im Schriftbild hinterlässt. An manchen Tagen kann ich mich an dem Morgen erinnern, an anderen nicht – ein Zugriff auf vergangenes Leben mit wechselndem Erfolg. Das Gedächtnis ist unberechenbar. Manchmal hat man das Gefühl, als ob ein schwarzer Vorhang sich vor die Vergangenheit schiebt. Man lebt ständig in der Gegenwart. Auf der anderen Seite des Vorhangs aber gibt es eine lebendige Vergangenheit, die vor einigen Jahren Realität war. Gestern oder heute, letzte Woche oder die Woche davor sind ausgelöscht. Tagebuch schreiben wäre vielleicht eine Hilfe, setzt jedoch voraus, dass wir daran denken, das Tagebuch zu suchen und auf der richtigen Seite nachzuschauen! (S. 112 f.)*

Aufmerksamkeits- und Konzentrationsstörungen erschweren die Kommunikation.

> *Gespräche stellen mich vor große Probleme und sind die reinsten Stressauslöser, da ich sehr viel langsamer bin als mein Gesprächspartner und nicht schnell antworten kann. [...] Wenn ich einige Worte nicht mitbekomme, habe ich Schwierigkeiten zu verstehen, was gesagt wird, und kann dem Gespräch nicht mehr folgen. Ein Wort, das ich nicht mitbekomme, verwandelt den Satz in unverständliche bedeutungslose Laute. Und selbst wenn ich alles höre, was gesagt wird, verstehe ich manchmal den Sinn nicht. Die Worte haben dann keine Bedeutung für mich und sind nur ein Gewirr von Lauten. Dann muss ich meinen Gesprächspartner bitten, sie zu wiederholen. (S. 113)*

> *Wenn ich mit Menschen rede, die nicht zur Familie gehören, spreche ich sehr langsam und gebe mir große Mühe normal zu wirken. Es ist wie bei einem Hochseilakt im Zirkus, ich muss mich enorm konzentrieren, sonst stürze ich ab. Wenn ich ein längeres Gespräch führe, bin ich anschließend erschöpft und gereizt. (S. 125)*

> *Wir wissen, was wir wollen, können es aber nicht ausdrücken. Ich behaupte, nicht unsere Kognition ist gestört, sondern unsere Kommunikation. [...] Wenn wir sprechen, lassen wir Wörter aus. In unserem Kopf entstehen Bilder, doch die Wörter für diese Bilder gelangen nicht in unser Bewusstsein, geschweige denn in unseren Mund. (S. 124)*

Stark verlangsamte Informationsverarbeitung sowie Einbußen bei Aufmerksamkeit und Konzentration wirken sich nachhaltig auf die Bewältigung des Alltags aus.

> *Stolpern, taumeln und verschütten gehören zum Alltag. Ich kann nicht in fremder Umgebung gehen, ohne auf meine Füße zu schauen, und wenn ich einen Treppe hinauf- oder hinuntergehe, muss ich mich auf jeden Schritt und jede Bewegung konzentrieren. Das, was meine Augen wahrnehmen, wird nur langsam zur Verarbeitung an mein Gehirn weitergeleitet und genau so langsam kommen die Botschaften, die mein Gehirn als Reaktion auf die Eindrücke meiner Augen in meinen Körper sendet, dort an. [...] In der Küche oder im Badezimmer werfe ich häufig Gegenstände um. Ich schätze ihre Entfernung falsch ein und stoße sie um. Muster verwirren mich und manchmal stolpere ich beim Gehen über einen glatten, aber gemusterten Boden. Ich kann nur die Dinge sehen, die genau vor mir sind, und nehme nicht wahr, was neben mir oder in meiner Umgebung geschieht. (S. 110 f.)*

Gedächtnisstörungen und nachlassende Konzentration führen zu einer markanten Entscheidungsschwäche, die die Alltagsgestaltung nachhaltig erschwert.

> *Ich kann mich nur schwer entscheiden. Selbst die Frage, ob ich Tee oder Kaffee möchte, stellt mich vor Probleme. Wie soll ich mir da in einem Bekleidungsgeschäft oder Lebensmittelladen sämtliche Informationen und Möglichkeiten merken, um mich entscheiden zu können? In meinem zerstörten Gehirn gibt es dafür nicht mehr genug Platz! Ich kann mich einfach nicht entscheiden! Schließlich kaufe ich irgendetwas, nur um dann zu Hause festzustellen, dass der Artikel schon im Lebensmittelschrank steht oder das Kleidungsstück überhaupt nicht zu den anderen Sachen in meinem Kleiderschrank passt. Ich kann mir einfach nicht merken, was ich zu Hause habe, und dementsprechend auswählen und einkaufen. (S. 123)*

Die Grenze kognitiver und psychischer Belastbarkeit ist bei Bryden schnell erreicht.

> *Geistige Aktivitäten wie am Computer arbeiten, lesen, ein längeres Gespräch, bei dem ich mich konzentrieren und aufmerksam sein muss, ermüden mich stark, und mein Kopf ist völlig leer. Mein Gehirn ist müde, nicht mein Körper und deshalb braucht mein Gehirn einfach eine 'Auszeit'. [...] Ich bekomme einen ausdruckslosen Blick und ziehe mich von der Außenwelt zurück. (S. 122)*

Akustische Hintergrundgeräusche und nicht zu verarbeitende optische Eindrücke verstärken die Aufmerksamkeitsstörungen, erzeugen Stress und Konfusion.

> *Geräusche und Bewegungen im Hintergrund [...] Orte, wo Radios und Fernsehgeräte laufen, Telefone klingeln und Menschen sich unterhalten, machen es mir sehr schwer, wahrzunehmen, was mich herum geschieht, und führen zu großer Ermüdung. [...] Diese Geräusche oder Aktivitäten sind wie ein Schneebesen in meinem Kopf, sie wirbeln alles darin durcheinander und legen sich wie ein gleichbleibender Ton oder eine Blende über alle Wahrnehmungen. Es ist, als hätte mein Gehirn den Filter verloren, der es mir ermöglicht, mich auf eine Sache zu konzentrieren und alle anderen auszublenden. Die Geräusche verwandeln sich in ein 'Stimmengewirr' und ich kann nicht mehr verstehen, was andere zu mir sagen. Manchmal habe ich Probleme, Geräusche zu identifizieren. Wenn die Türglocke läutet und das Telefon gleichzeitig klingelt, erstarrt mein Gehirn und ist nicht in der Lage, das Geräusch zu identifizieren oder zu entscheiden, was zu tun ist. Es ist, als hätte dieses laute Geräusch mein Gehirn lahmgelegt. [...]*
>
> *Meine Funktionsfähigkeit lässt sich mit einem Drahtseilakt vergleichen – sie ist sehr gut, wenn ich entspannt bin, nicht unter Stress stehe und mich nicht gleichzeitig auf verschiedene Dinge konzentrieren muss. Doch wenn das Telefon klingelt und gleichzeitig die Türglocke läutet, zwei Personen mich gleichzeitig etwas fragen und wenn ich müde oder gestresst bin, dann bin ich konfus, weiß nicht, was ich tun soll, und mein Gehirn schaltet einfach ab. (S. 121)*

Die Diskrepanz zwischen der Innen- und Außensicht des Krankheitserlebens verdeutlicht Bryden in einem einprägsamen bildhaften Vergleich.

> *Ich bin wie ein Schwan, der ruhig über das Wasser gleitet, aber unter der Oberfläche verzweifelt paddelt. Über der Wasseroberfläche wirkt meine Funktionsfähigkeit normal, aber unten strampele*

ich wie wild mit den Beinen, um mich über Wasser zu halten. Ich habe das Gefühl, dass ich jeden Tag schneller paddeln muss und dass ich bald untergehe, weil der Kampf einen Punkt erreicht, an dem die Erschöpfung siegt und ich nicht mehr weitermachen kann.

Wenn ich meinem Neurologen sage, was ich tue, dann sieht er den Schwan, aber wenn er meine Tests und Aufnahmen überprüft, sieht er, wie schnell ich meine Beine bewege. Ich kann immer noch ein bisschen schwimmen und mich so präsentieren, dass niemand merkt, was alles nicht stimmt. Niemand außer mir und meinem armen zerstörten Gehirn weiß, wie schlecht es um mich steht. Es wäre viel leichter, einfach aufzugeben, weil jeder Tag ein Kampf ist. (S. 108 f.)

Es ist schrecklich, sich wie eine verlöschende Kerze zu fühlen, die mal zittrig im Wind flackert, um dann wieder hell aufzuleuchten –, der aber die Zeit davonläuft. Denn ich fühle, dass da noch so viel zu tun ist, und ich habe die Verantwortung für meine Töchter. (S. 107 f.)

Getragen von der Überzeugung, dass *noch so viel zu tun ist (S. 108),* sammelt sie andere Betroffene um sich, engagiert sich in der Alzheimer-Gesellschaft und wird zur führenden Demenz-Aktivistin und zu einer treibenden Kraft der Demenz-Selbsthilfebewegung im englischsprachigen Raum. Sie sieht sich als Stimme der Verstummten, macht sich zum Sprachrohr für die Interessen anderer Demenzkranker, die dazu nicht mehr in der Lage sind, kämpft gegen Widerstände und Vorurteile an. Sie wird sogar ins Komitee von Alzheimer's Disease International (ADI) gewählt und bereist unter anderem Indien, Brasilien, Taiwan, Japan, Frankreich und England mit ihrer Mission, die Kultur des Schweigens zu durchbrechen und Betroffene zu ermutigen, mit ihrer Erkrankung an die Öffentlichkeit zu treten.
Sie fordert andere Demenzkranke auf, ihr Leben, soweit möglich, gemäß der Maxime *Nutze es oder es geht verloren (S. 142)* selbst zu gestalten und nicht in erlernte Hilflosigkeit abzugleiten. Angehörige und die übrige soziale Umwelt des Erkrankten will Bryden dahin führen, dass sie verstehen, wie ungemein anstrengend und ermüdend die Alltagsgestaltung ist.

Die täglichen Aufgaben sind komplex und nichts läuft mehr automatisch ab. Es ist, als würden wir alles neu lernen. Wir lassen das Essen anbrennen, vergessen das Bügeleisen, sortieren die Wäsche nicht mehr vor und das Autofahren wird zur Zitterpartie. Uns wird gesagt, dass wir die gleiche Frage schon einmal gestellt haben, aber wir können uns nicht daran erinnern. Die Vergangenheit ist einfach ausgelöscht und das fühlt sich fremd und beängstigend an. (S. 105)

Es ist unglaublich ermüdend, kleinste Dinge im Haus zu tun oder sich anzustrengen, um herauszufinden, welcher Tag heute ist, was heute ansteht, und den heutigen Tag zu planen. Niemand kann wirklich nachvollziehen, wie schwer es ist, so zu leben, und deshalb verharmlosen alle unsere Gefühle, bevormunden uns und behaupten, es gehe ihnen genauso. Aber wir wissen, dass es nicht stimmt. (S. 109) . . . Wir wissen, wie es sich anfühlt, normal zu sein, und so fühlen wir uns jetzt beileibe nicht. (S. 104)

Angst als ständiger Begleiter und das Wissen um die ablaufende Zeit bilden weitere Schwerpunkte im Krankheitserleben von Bryden.

Meine Stresstoleranz ist sehr gering. Schon ein kleines unvorhergesehenes Ereignis kann eine katastrophale Reaktion auslösen: ich schreie und weine, gerate in Panik und laufe hin und her. Ich brauche Ruhe, keine Überraschungen und keine plötzlichen Veränderungen. Angst ist ein ständiger Begleiter dieser Krankheit. Ich habe das Gefühl, etwas erledigen zu müssen, weiß aber nicht mehr, was es war. [...] Panikattacken erfassen uns wie ein Sturm. Sie sind Ausdruck eines inneren Konflikts, der entsteht, wenn wir verzweifelt versuchen, den Stress in den Griff zu bekommen. (S. 118)

Wir haben allen Grund, Angst zu haben. Für viele Betroffene ist die Tatsache, weder lesen noch schreiben zu können, ein echtes Problem. An- und Ausziehen sind mit Stress verbunden, weil wir die Kleidung auswählen und wissen müssen, wie wir sie anziehen. Wir wissen natürlich, dass wir alles vergessen, und haben daher immer Angst, etwas aus dem Auge zu verlieren, wenn wir nicht ständig daran denken. Wir machen uns die ganze Zeit Gedanken, weil wir uns nicht erinnern können, was wir uns vorgenommen haben – ist es Montag, morgens oder nachmittags, habe ich versprochen etwas zu erledigen, habe ich etwas geplant, muss ich Wäsche raushängen oder reinholen, habe ich versprochen jemanden anzurufen? Solche Gedanken wirbeln uns durch den Kopf, aber sie führen zu keinem Ergebnis, weil uns schlicht nicht erinnern können. (S. 119)

Wir Menschen mit Demenz haben immer Angst davor, uns zu verirren und nicht zu wissen, wo wir sind. Die Landkarte in meinem Kopf ist mir abhanden gekommen oder zumindest die Fähigkeit, mich daran zu orientieren. Wenn ich mich nicht in der unmittelbaren Umgebung meines Hauses aufhalte, bin ich auf fremde Hilfe angewiesen. (S. 124)

Ich habe das Gefühl, als würde die Zeit knapp. [...] Ich fühle mich wie eine flackernde Kerze, die von dem letzten Stückchen Wachs zehrt und deren Flamme noch einmal hell aufleuchtet, bevor sie endgültig erlischt. (S. 107)

Die geschilderten Facetten ihres subjektiven Belastungserlebens dürfen nicht darüber hinwegtäuschen, dass es Brydens Ziel ist, Mut zu machen und zu zeigen, dass ein Leben in Würde möglich ist, auch bei einer Demenz. So kommt es nicht von ungefähr, dass der Untertitel ihres Buches lautet: *Trotzdem positiv leben.* Pflegenden Angehörigen gibt sie schließlich noch den hilfreichen Hinweis: *Wer sich nur über die Betreuerrolle definiert, stellt unsere Krankheit in den Vordergrund und beraubt sich und den zu betreuenden Menschen seiner Identität. (S. 156).*

11.4.1.6 Katrin Hummel mit Hans und Hilda

Hans Dohmen ist erst Anfang fünfzig, als merkwürdige, unerklärliche Verhaltensweisen ihn und seine Ehefrau Hilda aufschrecken. Die beiden kennen sich seit ihrer Jugend, heiraten später, haben eine breite gemeinsame Basis und sind unzertrennlich. In diese Idylle platzt die Diagnose: Frontotemporale Demenz *(vgl. S. 17)*. Als Hans erkrankt, ist er selbständig und Hilda als Lehrerin ebenfalls berufstätig. Die beiden Töchter leben bei ihnen im Haus. Die FAZ-Redakteurin Katrin Hummel beschreibt anhand ihrer intensiven Gespräche mit Hilda aus der Sicht der Ehefrau, der Ich-Erzählerin, den gemeinsamen Leidensweg von Hans und Hilda mit allen Höhen und Tiefen und schildert in eindringlichen Szenen die Nöte und Schwierigkeiten einer Begleitung bis zum Lebensende[27].

Erste Irritationen im Jahr 2001 werden ausgelöst durch räumliche Orientierungsstörungen. Hans und Hilda sind mit ihren Töchtern Anna und Sophie auf dem Weg nach Hamburg. Hans fährt. Er ist die Strecke schon unzählige Male gefahren. Aber dieses Mal muss er sich fragen lassen: *Weißt du, wo du langfahren musst? (S. 52)* Er weiß es nicht und benötigt Hinweise, um die richtige Route zu finden. Am Abend auf den Vorfall angesprochen, weicht er aus, wie so oft in letzter Zeit.

Hans, Hilda und Sophie gehen nach dem Besuch eines Stadtfestes zurück zum Auto. Was dann folgt, schildert Hilda so:

Als wir zurück zum Parkplatz gehen, gehen Sophie und ich zielsicher nach links, Hans hingegen marschiert nach rechts. Er schaut sich suchend um und findet das Auto nicht. Ich sehe ihn, und die Sorgen kommen mit Wucht zurück, auch wenn ich mir das vor Sophie nicht anmerken lasse. Es ist einfach zu viel passiert in der letzten Zeit, denke ich. Auf dem Heimweg frage ich Hans: "Wieso bist

27 Das Buch, das bereits im Erscheinungsjahr 2009 drei Auflagen erreichte, beruht auf Tatsachen. Zum Schutz der Persönlichkeitsrechte wurden jedoch Namen und Details verändert.

du denn erst nach rechts gelaufen? Wusstest du nicht mehr, dass das Auto links steht?" - "Das ist doch so ein großer Parkplatz", rechtfertigt er sich, "da tut ihr euch doch auch schwer. Da muss ich das Auto doch nicht gleich finden." (S. 56)

Hans hat einen Termin bei seinem Neurologen. Als Hilda von der Arbeit nach Hause kommt, muss er ihr sagen:

"Ich hab's nicht gefunden." - "Wie, du hast es nicht gefunden? Den Weg?", frage ich dennoch nach. Er nickt, als sei es das Normalste von der Welt. Er hat es nicht gefunden, Hilda, hämmert es in meinem Kopf, er hat es eben einfach nicht gefunden, obwohl er genau weiß, wo es ist. Ein Gefühl der Beklemmung steigt in mir hoch, doch ich sage bloß: "Komm, wir fahren heute nach dem Mittagessen noch mal zusammen hin, und dann findest du es morgen auch." Wieder nickt er, dann blickt er endlich zu mir hoch, seine Augen sind traurig, sie scheinen mir zu sagen: Ich weiß auch nicht, was mit mir geschieht, meine Liebste. Bitte hilf mir. (S. 58)

Zu den räumlichen Orientierungsstörungen gesellen sich sehr schnell Persönlichkeitsveränderungen.

Hans braucht eine neue Hose. Er zieht sie im Geschäft an, *wie eine vollkommen teilnahmslose Marionette: "Passt gut, finde ich, was meinst du?", frage ich ihn und blicke dabei auch den Verkäufer an. Hans sagt nichts. Der Verkäufer nickt: "Sitzt sehr gut, auch hinten", lobt er. "Sehr schön", sage ich, "die nehmen wir schon mal. Hans, probierst du jetzt noch die andere an?" "Gar nichts zieh ich mehr an!", brüllt er plötzlich los, sodass der Verkäufer erschrocken zurückweicht und alle Leute im Laden zu uns herüberschauen. Hans verschwindet wieder in der Kabine. "Es ist doch nur, weil wir noch mehr Hosen kaufen wollen, nicht nur diese eine", sage ich durch den geschlossenen Vorhang hindurch. Es ist unglaublich peinlich, ich rede eigentlich nur, weil ich nicht weiß, was ich sonst tun soll. Es starren mich ja alle an, sicher bin ich auch rot geworden, und Hans' Ausbruch ist so erschreckend und absurd, dass ich völlig neben mir stehe. Plötzlich öffnet sich der Vorhang wieder, Hans kommt heraus und geht schnurstracks und ohne ein Wort zu sagen an mir vorbei und aus dem Geschäft hinaus. [...] Er sitzt im Auto und wartet auf mich. Ich setze mich auf den Beifahrersitz, er lässt wortlos den Motor an. Als wäre nichts gewesen. [...] Er wird schon sehr seltsam in letzter Zeit. (S. 54 f.) . . . Er tut so seltsame Dinge in letzter Zeit, ist irgendwie unberechenbar geworden (S. 68)*

Der Neurologe diagnostiziert zunächst eine Depression.

Begründet wird dies mit verlangsamter Aussprache, vermehrter Vergesslichkeit, insbesondere im Bereich des Kurzzeitgedächtnisses, leicht verminderter Aufmerksamkeitsaffektivität und Dynamik und verlangsamtem, eingeengtem und umständlichem Gedankengang. Außerdem habe Hans Merk- und Konzentrationsstörungen mit Beeinträchtigung der Modulationsfähigkeit und ein reduziertes begriffliches und abstraktes Denken, aber eine normale Wahrnehmung und Realitätskontrolle. Er soll Psychopharmaka einnehmen, vorher aber noch einmal zur Untersuchung kommen. (S. 66)

Beim nächsten Besuch findet Prof. Kube noch mehr heraus.

Hans' Wiedererkennungsleistung, Verarbeitungskapazität sowie Denk- und Problemlösungsfähigkeit sind seiner Meinung nach deutlich reduziert, mit Beeinträchtigungen der Stimmungslage und globalem Vitalitätsverlust. Hans sei rasch erschöpft, müde und kraftlos. Professor Kube kommt zu dem Schluss, das Ganze sei ein "zerebraler Abbauprozess mit depressiver Komponente".(S. 74)

Als Hilda im Mai 2003 einen weiteren Neurologen, Prof. Grieskamp, aufsucht, findet sich Hans in dem neuen Milieu gar nicht zurecht.

Hans wirkt hilflos in dieser für ihn fremden Umgebung, und er spricht kein Wort, er sagt nicht einmal Guten Tag. Und bei allem, was er tun soll, schaut er mich Hilfe suchend an: Ich muss ihm sogar sagen, dass er seine Jacke ausziehen und sich hinsetzen soll. Das alles verunsichert mich selbst sehr. Wie muss Hans auf den Professor wirken! Er war immer ein gestandener Mann, ein Unternehmer! Mein Hans! Mein geliebter Hans! [...] Hans war immer ein Teil von mir, und er ist es noch jetzt, aber ich verstehe nicht mehr, was mit ihm passiert. Er sitzt neben mir wie ein Häufchen Elend, und ich kann ihm nicht helfen. (S. 84)

Hans, der früher so wortgewandt und schlagfertig war, zeigt sich bei der Befragung durch den Professor ausgesprochen einsilbig. Ganz anders reagiert er, als etwas später eine Ärztin, ohne Mitgefühl zu zeigen, an ihm vorbei zu Hilda sagt:

> *"Ihr Mann passt doch ganz gut hierher, zu den Dementen." - "Ich bin nicht dement", sagt Hans in die Stille hinein, die zwischen uns beiden Frauen entstanden ist. Ich sehe ihn an, die Tränen schießen mir in die Augen. Mein lieber Hans. Mein lieber, liebster Hans. Wie wach du noch bist. Wie wehrhaft. (S. 101)*

Auf Anraten von Prof. Grieskamp beantragt Hilda schweren Herzens beim Amtsgericht die Betreuung für Hans. Auch wechseln sie noch einmal den Arzt und fahren zu einem Spezialisten an die Uni-Klinik in München. Hans sitzt am Steuer und legt die 600 km in rekordverdächtigem Tempo zurück. Jetzt endlich, am 21. Juli 2003, wird die richtige Diagnose gestellt. Der behandelnde Arzt, Prof. Weber, fasst seinen Befund so zusammen:

> *Herr Dohmen leidet unter einem Verlust seiner geistigen Fähigkeiten im Zuge einer frontalen Demenz. Es handelt sich um ausgeprägte kognitive Beeinträchtigungen, seine Impulskontrolle, Verantwortungs- und Kritikfähigkeit sind deutlich eingeschränkt (S. 111)*
>
> *"Auto fahren darf Ihr Mann von jetzt an nicht mehr", fährt der Professor jetzt fort. [...]"Sie müssen von jetzt an hart sein zu Ihrem Mann, Frau Dohmen. Sie müssen ihm viele Dinge verbieten. Das ist insofern besonders schwer, als Sie das Lebenswerk Ihres Mannes – wer er einmal war, was er geleistet hat – vollkommen außer Acht lassen müssen. Sie dürfen ihn nicht mehr wie einen erfolgreichen Unternehmer behandeln, sondern sie müssen mit ihm umgehen wie mit einem kleinen Kind." [...] Er wird nie mehr gesund werden, denke ich. Nie mehr, nie mehr, nie mehr hämmert es nun in meinem Kopf. (S. 112 f.)*

Im Januar 2004 notiert Hilda:

> *Mein Verhältnis zu Hans verändert sich langsam. (...) Und es gibt immer mehr Dinge, die er nicht mehr kann. In gewisser Weise ist es gut, dass ich nun weiß, welche Probleme er hat. So ärgere ich mich nicht mehr über ihn. Aber gleichzeitig tut er mir auch unendlich leid, und Mitleid ist keine gute Basis für eine Partnerschaft. Aber was heißt das überhaupt noch in unserem Fall? Eine Partnerschaft ist es schon lange nicht mehr. [...] Ich kann seine Gedanken nicht mehr nachvollziehen, und er teilt sie schon lange nicht mehr mit mir. So entsteht eine Kluft zwischen uns, von der ich weiß, dass wir sie nie wieder schließen können. Das ist furchtbar. (S. 126-128)*

Ein halbes Jahr später konstatiert sie:

> *Jede Woche, so scheint es mir fast, verliert er mehr von dem, was er einmal konnte. Es ist eine schleichende, aber unaufhaltsame Veränderung. Wer nicht wie ich jeden Tag mit Hans zusammen ist, nimmt die vielen Dinge wahrscheinlich nicht wahr, die mit ihm passieren. Aber inzwischen vergeht kein Tag mehr, an dem er nicht irgendetwas verlernt, von dem ich denke, dass er es am Tag zuvor noch gekonnt haben muss. Und sein Gedächtnis ist so schlecht, dass man kaum noch von einem Gedächtnis reden kann. Er scheint ausschließlich im Moment zu leben. (S. 139 f.)*

Hans wird inkontinent. Dies ist ihm in keiner Weise peinlich. Auch daran erkennt Hilda, wie krank ihr Mann ist.

> *Wir waren einkaufen und standen beim Obst und Gemüse, und ich legte Radieschen in meinen Korb, und auf einmal plätscherte es neben mir. Es bildete sich eine kleine Pfütze auf dem Boden; lief durch die Boxershorts und durch die Sommerhose. (S. 134)*

Neuerdings wird Hans grundlos aggressiv. Eine Besucherin schlägt er ins Gesicht, als sie ihm zur Begrüßung die Wange gestreichelt hat, eine andere *hat er fast mit dem Feuerhaken geschlagen - er hat ihn schon über seinem Kopf geschwungen, mit einem wilden und gefährlichen Ausdruck in den Augen. (S. 143)* Beunruhigend sind auch die Halluzinationen, die er in letzter Zeit hat. So liegt er im Schlafzimmer und behauptet: *Du, da sind fremde Leute hier im Schlaf-*

zimmer. Auch Beruhigungsversuche Hildas können ihn nicht von seiner Überzeugung abbringen. Kurz darauf sagt er wieder: *Hier sind ganz viele Leute im Schlafzimmer. (S. 145)*

Die Krankheit schreitet immer weiter voran. Die Sprache hat sich verändert. *Sie ist mit so vielen Aaahhs durchsetzt (S. 152).* Auch hat er Probleme mit dem Gehen. *Es wird immer weniger, was Hans kann und was er zulässt . . . Hans spricht nicht mehr. Gar nicht mehr. Er hat es verlernt, langsam und stetig (S. 158).* Sein Verhalten verändert sich kontinuierlich. Er geht nicht mehr über Türschwellen, steigt nicht mehr ins Auto ein und, wenn er einmal drin ist, will er nicht mehr aussteigen. Eine solche Begebenheit schildert Hilda mit den Worten:

> *Ich mache Hans die Autotür auf, aber er steigt nicht ein. Ich versuche, ihn zu überreden. "Steig doch ein, es ist so kalt, jetzt gehen wir heim und trinken einen heißen Tee, Hans." Doch es ist nichts zu machen. Er geht um das Auto herum. Und ich gehe hinterher. "Hans, komm, steig doch ein!" Hans reagiert nicht. Eine halbe Stunde lang versuche ich es immer wieder – wir gehen um das Auto herum, ein paar Schritte weg, wieder hin, wieder herum, vor, zurück, und die ganze Zeit rede ich auf ihn ein. Es ist eiskalt [...] Ich warte noch einmal zehn Minuten. Irgendwann muss ihm so kalt sein, dass er einsteigt. [...] Nach einer halben Stunde beschließe ich, dass wir zu Fuß nach Hause gehen, eineinhalb Kilometer. (S. 154)*

Ähnliches widerfährt ihr bei einem Spaziergang: *Wir sind einen kleinen Weg hinuntergegangen. Doch auf einmal blieb Hans stehen und ging keinen Schritt mehr. (S. 154)*

Voll Trauer und Wehmut muss Hilda miterleben, wie Hans immer mehr Fähigkeiten verliert, immer weniger Zusammenhänge versteht und daher z. B. beim Tod ihrer Mutter regelrecht gefühlskalt erscheint.

> *"Hans, Mutter ist gestorben." Ich umarme auch ihn und weine weiter. Er sitzt da wie eine Statue, versteht nicht, was vor sich geht. Auf einmal fühle ich mich, als wäre ich allein auf der Welt. Was habe ich jetzt noch? Keine Mutter mehr, Vater ist schon lange tot, keinen Mann mehr als Partner und Geliebten. (S. 161*
>
> *Bei den Enkeln geht es jeden Tag ein Stückchen bergauf, sie lernen dazu. Und bei Hans geht es bergab, unaufhörlich. Es wird immer weniger, was er noch kann. Er steigt nun gar nicht mehr ins Auto ein! Ich erinnere mich an eine Situation, kurz bevor er ganz aufhörte zu sprechen, in der ich wie in einem Brennglas sah, wo die Reise hingeht. Wie alles enden wird. Ich sang ihm vor "Auf der schwäb'sche Eisebahne", und an der Stelle, wo er früher immer "Ohre" mitgesungen hat und später irgendwann nur noch "O" – da kam gar nichts mehr. Kein einziger Ton. Es war ein Sinnbild, ein schreckliches Omen. Tränen stiegen in mir auf und ich konnte nicht mehr aufhören zu weinen. (S. 176)*

Die Betreuungsintensität wächst. Hilda konstatiert:

> *Ich muss immer mehr aufpassen auf Hans. Heute Morgen nach dem Aufstehen wollte er von seinem Zimmer in die Küche gehen und die Küchentür stand bloß einen Spaltbreit auf. Da öffnete er sie nicht, um hindurchzugehen, sondern blieb ratlos davor stehen. "Komm, Hans, mach die Tür auf, eigentlich ist sie offen, du musst nur dagegendrücken", ermutigte ich ihn. Ich war in der Küche, um das Frühstück vorzubereiten, und deutete eine drückende Handbewegung an. Doch er reagierte nicht. Ich musste ihm die Tür ganz aufhalten, damit er verstand, dass er hindurchgehen konnte. Das habe ich in den vergangenen Tagen schon öfter beobachtet. [...] Seit Neuestem verirrt er sich auch im Haus. Er bleibt stehen, wenn er im Zimmer an eine Ecke gelangt. Auch vor einem Sofa im Wohnzimmer bleibt er einfach stehen. [...]*
>
> *Wenn ich morgens das Frühstück mache, hat er doch wahrscheinlich Hunger und Durst. Er sieht dann den gedeckten Tisch, sieht mich, aber er geht daran vorbei oder woanders hin. Er versteht nicht, dass er an den Tisch kommen muss, um zu essen. Das ist neu. [...] Er hat kein Empfinden mehr dafür, dass ihm seine Tischsitten abhandengekommen sind. Wenn er Flüssigkeit im Mund hat und sie nicht schlucken will, lässt er sie einfach wieder herauslaufen. (S. 191-193)*

Hilda kocht ihm sein Lieblingsgericht, streichelt ihn und stellt dann doch betroffen fest:

> *Von ihm kommt keine Reaktion. Wenn ich weg war und zu ihm zurückkomme - es ist ihm egal, er erkennt mich schon lange nicht mehr, zumindest nicht als Ehefrau. (S. 194) [...] Er sieht durch mich hindurch. Ich lasse ihn an einer Rose riechen, die über den Gartenzaun lugt, breche sie ab und gebe sie ihm, aber das interessiert ihn nicht. Er lässt sie einfach fallen. (S. 205)*

Immer wieder sitzt oder steht er und sieht regungslos ins Nirgendwo. Hilda notiert:

> *Er fällt in letzter Zeit öfter hin. [...] Sorge macht mir auch, dass er nicht mehr richtig geht, sondern Trippelschrittchen macht und dann nach fünf Schritten stehen bleibt. Manchmal bleibt er eine Viertelstunde lang auf dem gleichen Fleck stehen, wenn ich ihn nicht wegführe. (S. 196 f.)*

Ihr wird immer mehr bewusst, dass Hans nicht mehr lange leben wird. In antizipierter Trauer stellt sie fest:

> *Ich muss mich jetzt darauf vorbereiten, dass er irgendwann stirbt. Aber mir graut vor dem Moment, wo er überhaupt nicht mehr da ist, weil es dann endgültig ist. Dann wäre ich frei, aber ich weiß nicht, ob ich das wirklich will, weil so viel Gemeinsames ist – war. Ich kenne ihn seit 52 Jahren! Davon lebe ich auch, ich habe ja den größten Teil meines Lebens mit ihm verbracht. Ich kann es mir nur sehr schwer vorstellen ohne ihn. (S. 211)*

> *Es fällt ihm gar nicht auf, ob ich mich um ihn kümmere oder nicht; was ich auch tue, es ändert nichts. Ich kann mich aufreiben und einsetzen, kann ihn versorgen und pflegen, ihn streicheln und mit ihm reden, doch sein Schicksal ist unausweichlich und meines ist an seines gebunden. Er wird untergehen, und ich werde zuschauen, wie er ertrinkt, und an Land zurückbleiben. (S. 214)*

Sie macht sich auch Gedanken, ob sie ihn noch liebt:

> *Ich glaube schon, dass ich ihn noch liebe. Weil er mir nicht auf die Nerven geht. Natürlich bin ich manchmal überdrüssig, wenn ich seinen Verfall sehe, aber im Grunde glaube ich, dass ich ihn immer noch liebe. Es ist keine Frage, dass ich ihm helfe, dass ich bei ihm bin, dass ich ihn nicht allein lasse. Wir sind ein Paar, wir gehören zusammen. Es ist nicht mehr viel übrig von seiner Persönlichkeit, gar nichts mehr eigentlich. Aber dennoch. Er sieht immer noch so aus wie früher. Er ist gepflegt, gut gekleidet, groß gewachsen. So, wie es immer war. Ich bekomme bloß keine Gegenreaktion mehr von ihm und natürlich blickt er mich nicht mehr an wie früher. Das ist das Schlimmste. Vielleicht ist meine Liebe zu ihm einfach nur Gewohnheit? Aber was ist Liebe? Braucht sie ein Gegenüber? (S. 255)*

Berthold, ein alter Bekannter aus der Jugendzeit, besucht ihn. Doch Hans erkennt ihn nicht. Hilda schildert die Szene:

> *Berthold berührt Hans also, begrüßt ihn und fragt: "Hans, kennst du mich noch, ich bin der Berthold? Klar kennst du mich noch. Wir sind doch immer zusammen mit unseren alten Autos gefahren. Weißt du doch noch. Kennst mich doch noch." Hans sitzt in seinem Sessel, starrt ihn an und zeigt keine Regung. Nach etwa zwanzig Sekunden wendet er den Blick ab und starrt ins Leere. Ratlos sieht Berthold mich an. (S. 248)*

Auch wenn die Töchter glauben, Hilda müsse Hans in ein Heim geben, will sie ihn unter allen Umständen zu Hause behalten. Zur Seite stehen ihr dabei zwei Frauen, die ihn pflegen, denn allein schafft sie es nicht. Inzwischen ist das Jahresende 2007 gekommen. *Er isst und trinkt so gut wie nichts. Er schläft sehr viel, und wenn er sitzt, legt er den Kopf auf den Tisch [...] Seit über einer Woche hatte er jetzt keinen Stuhlgang. (S. 256 f.)* Und dann stirbt Hans.

11.4.2 Ausgewählte Kurzporträts aus Angehörigenperspektive

Die folgenden Texte wurden zwischen 2000 und 2008 von den Angehörigen selbst geschrieben, von Noel Matoff für die Veröffentlichung leicht redigiert und, falls Angehörige dies wünschten, anonymisiert (Matter & Matoff, 2009).

11.4.2.1 Susanne Bauer mit ihrem Ehemann Arthur

Arthur Bauer, geboren 1929, Antiquar, erhält 2005 die Diagnose DAT. Seine Ehefrau Susanne, mit der er über 40 Jahre verheiratet ist, beschreibt den langen Weg bis zur richtigen Diagnose und ihr Leben mit ihrem demenzkranken Ehemann. Als besonders belastend erlebt sie es, dass ihr Mann den Eindruck hat, mit zwei Frauen namens Susanne zusammenzuleben.

11.4.2.2 Frau B. mit ihrem Sohn

Bei Herrn B., geboren 1957, Luft- und Raumfahrtingenieur, wird mit gerade einmal 45 Jahren die Diagnose „Präsenile Demenz vom Alzheimer-Typ" gestellt. Sein Vater war bereits mit 42 Jahren an einer präsenilen Demenz verstorben. Sein älterer Bruder ist auch erkrankt, seine jüngere Schwester ist gesund. Drei Jahre lang pflegt die Mutter ihren Sohn zu Hause, bevor er 2008 schließlich in ein Pflegeheim übersiedeln muss und ein Jahr später dort verstirbt. Während der Pflege ist Frau B. hin- und hergerissen zwischen ihrem Schmerz über das schleichende Regredieren des eigenen Kindes und der Notwendigkeit, als Mutter immer Stärke zu zeigen, und zwischen der Angst vor einem langen Leiden und der vor dem endgültigen Ende.

11.4.2.3 Angelika Fuls mit ihrem Ehemann Thomas

Thomas Fuls, geboren 1946, Diplom-Ingenieur, erhält 2002 mit 56 Jahren die Alzheimer-Diagnose. Drei Jahre später wird eine zweite Diagnose gestellt: Frontotemporale Demenz. Obwohl Fuls schon länger unter teils massiven Ausfällen leidet, fehlt ihm jegliche Krankheitseinsicht. Selbst als er sein Architekturbüro aufgeben muss und das Haus verkauft wird, berührt ihn dies kaum. Um sich weiterhin zu Hause zurechtzufinden, fotografiert Fuls für ihn wichtige Orte und Motive. Seine Frau belasten vor allem die ausgeprägten Persönlichkeitsveränderungen. Sie realisiert: *Nach und nach wurde mein Mann für mich zu einem fremden Menschen [...] Ich habe keine gemeinsame Zukunft mit meinem Mann und auch keine gemeinsame Vergangenheit (S. 53 f.)*

11.4.2.4 Ingrid Schulz mit ihrem Ehemann Walter

Walter Schulz, geboren 1935, erhält mit 72 Jahren die Diagnose DAT. Agnosien und Apraxien treten allerdings schon vier Jahre vorher auf. Die Diagnose wird lange verschleppt und innerhalb weniger Monate ist aus dem zuvor für gesund erklärten Menschen ein Patient mit Pflegestufe II geworden. Ingrid Schulz wird für ihren Mann zu einer unentbehrlichen Führerin in der immer fremder werdenden Welt. Gemeinsam ziehen sie schließlich in ein Seniorenheim mit Betreutem Wohnen.

11.4.2.5 Vera Sachtleben mit ihrem Ehemann Jörg

Aus lebensgeschichtlicher Perspektive besonders interessant ist der Weg von Jörg Sachtleben, geboren 1945, Diplom-Handelslehrer. Früh traumatisiert, trotzt er widrigen Lebensumständen, erbringt eine bewundernswerte Lebensleistung, freilich, ohne das Trauma jemals abschütteln zu können. Er *funktioniert*, wirkt aber, wie hinter einer Schutzmauer stehend, immer ein wenig geistesabwesend. Im Alter von 60 Jahren erkrankt er, möglicherweise unter dem Einfluss eines weiteren Schicksalsschlags (Tod der Schwiegermutter), schließlich an einer DAT. Trotz erheblicher Einschränkungen dauert es noch vier Jahre, bis endlich nach den Diagnosen *Depression* und *Leichte kognitive Beeinträchtigung* feststeht, dass es sich um eine Demenz handelt. Seine Frau notiert: *Ich war zuerst fast erleichtert, weil ich es mehr als geahnt hatte, er war verzweifelt und verstört, vergaß die Diagnose aber schnell; ich nicht eine Minute seitdem. (S. 72)*

11.4.2.6 Janine Rosenberger mit ihrem Vater

Janine Rosenberger pflegt drei Jahre lang ihren an Demenz erkrankten Vater, einen Berufsmusiker. Sie beschreibt und reflektiert in *Kopfstimmen* ihre dabei auftretenden Gefühle und Gedanken.

> *Orientierungssinn, Zeitgefühl, Reaktionsfähigkeit - nach und nach verschwunden, regelrecht entschwunden. Hast du es wahrgenommen? Gelitten? Am Anfang? Wenn wieder etwas nicht funktionierte? Warst du ratlos? Zweifelnd? Verzweifelt? Ängstlich? Langsam wickelte sich ein Kokon um dich. Zum Schutz? Buchstaben haben ihre Bedeutung verloren. Auch Noten. Sind sprachlos geworden. Wie du. Zusammenhänge hängen nicht mehr zusammen. Du bist auf Nummer sicher gegangen. Keine Wagnisse mehr eingegangen. Nichts Ungewohntes mehr. Auflehnung? Fügung. (S. 91 f.)*

Als ihr Vater stirbt, resümiert sie: *Du bist seit Jahren jeden Tag ein bisschen gegangen und warst doch da. Zu Hause. Ich habe dich, glaube ich, noch einmal sehr gut kennenlernen können. Als Tochter. Als Pflegende. (S. 94)*

11.4.2.7 Noel, Matina und Lisa Matoff mit ihrer Mutter Ute

Ute Matoff, geboren 1936, erkrankt bereits mit 52 Jahren an Alzheimer. Ihre drei Töchter Noel, Matina und Lisa erinnern sich an die zehn Jahre, in denen sie ihre Mutter auf ihrem schweren Weg begleitet haben. Diese war als Lehrerin tätig und musste aufgrund erheblicher Gedächtnisprobleme frühzeitig in den Ruhestand gehen. Als der Betreuungsbedarf zunimmt, kommt es zu Spannungen zwischen den Schwestern, von denen jede den Spagat bewältigen muss zwischen dem Engagement für die Mutter und den Anforderungen, die Familie und Beruf stellen. Als besonders belastend erleben die Töchter den Umzug in eine stationäre Einrichtung:

Die Mutter droht mit Suizid und regrediert zusehends *(vgl. S. 32)*. Dennoch erleben die vier Beteiligten immer wieder auch schöne Momente.

11.4.2.8 Weitere Kurzporträts

In ihrem Buch *Wie sich Alzheimer anfühlt* porträtiert Snyder (2011) sieben an einer Alzheimer-Demenz Erkrankte, die sie seit 1994 über ihr Krankheitserleben in häuslicher Umgebung interviewt hat. Auf vier von ihnen wird in den folgenden Kapiteln Bezug genommen.

Bea ist nach zweifacher Verwitwung mit Joe, ihrem dritten Ehemann, verheiratet, als sie an Alzheimer erkrankt. Besonders deutlich sind bei ihr die Einschränkungen in der Alltagsbewältigung.

Bill ist als Zeitschriftenredakteur durch die ganze Welt gereist, um über außenpolitische Themen zu schreiben. Als die Demenz in sein Leben tritt, raubt sie ihm sein Lebenselixier - die Sprache. Eine expressive Aphasie zwingt ihn zu einer abrupten Berufsaufgabe. Trotz dieser *grausamen Ironie des Schicksals (S. 60)* bewahrt er sich seine positive Lebenseinstellung, beginnt über die Demenzerkrankung zu schreiben und zeigt eine erstaunliche Resilienz. Er findet Gefallen an der *Unschuld des einfacheren Lebens (S. 78).* In der Arbeit mit ihm erkennt Snyder, *wie wenige Worte wir brauchen, um wesentliche Dinge auszudrücken (S. 82).*

Jean erkrankt kurz nach dem Tod ihres Mannes, mit dem sie über 50 Jahre verheiratet war. Auf sich gestellt, fühlt sie sich oft einsam und bewegt sich in einem Spannungsfeld zwischen Hilfsbedürftigkeit und Unabhängigkeitsstreben. Anfängliche *Wut über die Verluste* weicht schließlich einer *trotzigen Toleranz (S. 103).*

Bob, 70 Jahre alt, Maschinenbauingenieur, ist stolz auf seine Fähigkeit, Herausforderungen zu meistern und leidet sehr unter den krankheitsbedingten Verlusten, insbesondere unter dem Verlust seiner Unabhängigkeit und Freiheit. Auch innerfamiliäre Rollenveränderungen sowie Prosopagnosie machen ihm zu schaffen.

12 Der Krankheitsprozess im Selbstzeugnis - strukturiert und kommentiert

Nachdem bisher das Durchleben einer Demenzerkrankung aus der Innen- und Außenperspektive einzelner ausgewählter Betroffener geschildert wurde, soll nun der Erlebnisprozess aufgegliedert in einzelne wesentliche Elemente strukturiert dargestellt werden. Dabei sollen die Symptomgruppen und die zur Bewältigung eingesetzten Strategien getrennt betrachtet werden und vor allem auch die bislang noch nicht gebührend gewürdigten Zeugnisse früh Erkrankter (McGowin, Rose, Tyler) mit herangezogen werden. Im Einzelnen soll im Rahmen von Wahrnehmung und Bewältigung der Demenz auf kognitive und funktionelle Beeinträchtigungen, Veränderungen im sozialen Umfeld, Defizitkonfrontationen in diversen Zusammenhängen, die Problemfelder Diagnosestellung und Heimübersiedlung, bevorzugte Handlungs- und Bewältigungsstrategien sowie elementare Bedürfnisse Erkrankter eingegangen werden. Der Fokus der Darstellung wird dabei auf der Frühphase der Erkrankung liegen, da nur dazu aus der Innensicht resultierende Selbstzeugnisse Erkrankter vorliegen, das mittlere, späte und finale Krankheitsstadium wird dementsprechend weniger ausführlich dargestellt. Bei den interpretativen Ausführungen in diesem Kapitel wird immer wieder auf die Ergebnisse der von Stechl 2006 vorgelegten qualitativen Interviewstudie mit Betroffenen und ihren Angehörigen zur subjektiven Wahrnehmung und Bewältigung der Demenz im Frühstadium zurückgegriffen.

12.1 Krankheitsbedingte Veränderungen

12.1.1 Kognitive Einbußen

Zu ersten Irritationen kommt es in der Regel im kognitiven Bereich. Während normale Altersvergesslichkeit eher sporadisch und nur geringfügig progredient auftritt, beginnen pathologische Gedächtnisstörungen zwar langsam und schleichend, verstärken sich aber zunehmend. Anfangs werden sie nur von den Betroffenen bemerkt und können z. B. mit an verschiedenen Orten hinterlegten Merkzetteln kaschiert werden, zumal Aussehen, Mimik, Gestik und Verhalten zunächst unauffällig bleiben. Meist werden die Auffälligkeiten nicht ernst genommen, verdrängt oder auf äußere Umstände wie Stress oder Überlastung attribuiert (Steurenthaler, 2013).
Störungen der Gedächtnisfunktionen gehören zu den frühesten und markantesten Symptomen einer beginnenden Demenz (Held, 2006). Um die Einordnung der in den Erfahrungsberichten geschilderten Gedächtnisstörungen zu erleichtern, sollen nun zunächst in einem knappen Exkurs das Konstrukt Gedächtnis, der Einfluss von Demenz auf die Gedächtnisfunktionen und das Konfliktpotenzial fluktuierender Gedächtnisleistungen beleuchtet werden.
Das Gedächtnis ist nicht als einheitliches Konstrukt, sondern als ein aus bestimmten funktionellen Systemen zusammengesetzter Komplex zu verstehen. Diese Systeme, die sich durch die Art der verarbeiteten Informationen und die Dauer ihrer Speicherung unterscheiden, sind über beide Hirnhälften verteilt. Der Kernarbeitsbereich des Gehirns besteht aus ca. 10.000 Mio. Neuronen mit Milliarden von Verzweigungen und Verbindungen, den Synapsen. Diese haben die Funktion, eine Information von einem Neuron zum anderen weiterzuleiten, und ermöglichen so die Entstehung außerordentlich komplexer *Schaltkreise*. Bei einer Demenz kommt es gewöhnlich zu einem Verlust von Neuronen und Synapsen und im Gefolge zur Reduktion oder auch zum Ausfall bestimmter Funktionen (Kitwood, 2008).

Art und Grad der Beeinträchtigung des Gedächtnisses sind von der Lokalisation und dem Ausmaß der Zerstörung von Neuronen und Synapsen abhängig. Über die Sinne aufgenommene Reize werden im sensorischen Gedächtnis abgebildet und analysiert, im Bruchteil einer Sekunde wird Unwichtiges oder Bekanntes gelöscht und Neues und als wichtig Erachtetes zum Kurzzeitgedächtnis weitergeleitet. Dort wird es im Primärgedächtnis vorübergehend gespeichert. Kapazität und Funktionen dieses Gedächtnisteils verändern sich mit dem Alter kaum, werden allerdings durch eine Demenzerkrankung erheblich eingeschränkt (Wojnar, 2007).

Im weitaus komplizierteren Arbeitsgedächtnis werden die aufgenommenen Informationen nicht nur gespeichert, sondern auch innerhalb von ca. 20 Sekunden weiterverarbeitet. Altersbedingte schlechtere Leistungen des Arbeitsgedächtnisses beruhen größtenteils auf der Verlangsamung der Verarbeitungsgeschwindigkeit von Informationen und zeigen sich vor allem bei der Auseinandersetzung mit komplexen Aufgaben (Mietzel, 2012). Bei Vorliegen einer Demenz kommen noch zunehmend Probleme bei der Aussonderung irrelevanter Informationen hinzu. So wird in einer soeben gehörten Geschichte unbedeutenden Einzelheiten dieselbe Relevanz zugebilligt wie den Kerngedanken. Einzelne Ereignisse werden nicht mehr als Glieder in einer Kette kausaler Zusammenhänge erkannt, die Kontinuität zeitlicher Abläufe zerbröckelt, das Leben zerfällt immer mehr in Augenblicke, Annahmen über die unmittelbare Zukunft sind kaum mehr möglich (Wojnar, 2007).

Das Langzeitgedächtnis, das in ein episodisches, semantisches und prozedurales Gedächtnis untergliedert werden kann, speichert alle Erfahrungen, Informationen, Emotionen, Fertigkeiten, Wörter, Regeln usw., die aus dem Kurzzeitgedächtnis übertragen wurden. Es enthält damit das gesamte Wissen eines Menschen über sich selbst und die Welt (Held & Ermini-Fünfschilling, 2006). Seine Inhalte sind nicht ständig präsent, können jedoch willkürlich abgerufen werden. Im episodischen Gedächtnis werden autobiographische Informationen gespeichert, die das persönlich Erlebte betreffen (z. B. Erinnerungen an den Hochzeitstag). Das Abrufen erfolgt meist durch Rekonstruktion des Kontextes der erlebten Ereignisse. Mit starken positiven oder negativen Emotionen verbundene Geschehnisse graben sich besonders tief und dauerhaft in das Gedächtnis ein. Dem subjektiven Empfinden nach gibt das episodische Gedächtnis die Wirklichkeit der erlebten Vergangenheit exakt wieder; objektiv gesehen allerdings werden seine Inhalte durch neue Informationen und Erfahrungen z.T. erheblich verändert und verfälscht. Eine Demenz führt zum Verlust der Fähigkeit, aktuelle autobiographische Daten ins episodische Gedächtnis zu überführen, wodurch die Kontinuität des eigenen Lebens zerfällt und die Interpretation von Wahrnehmungen und Empfindungen erschwert wird (Wojnar, 2007).

Das semantische Gedächtnis ist der Speicher für das im Lauf des Lebens erworbene und geordnete Wissen - Wissen aus Büchern und Bildungseinrichtungen sowie universelles Weltwissen ohne biographischen Bezug. Das prozedurale Gedächtnis beinhaltet erworbene Funktionen und Fähigkeiten, auf die automatisch und unbewusst zurückgegriffen wird. Es speichert geistige Fertigkeiten sowie Bewegungs- und Handlungsabläufe und steuert motorische und kognitive Prozesse (Held & Ermini-Fünfschilling, 2006). Während semantisches und prozedurales Gedächtnis sich Alterseffekten gegenüber als sehr widerstandsfähig erweisen, wird das episodische Gedächtnis durch fortschreitendes Alter vergleichsweise stark beeinträchtigt (Mietzel, 2012)

Ereignisse, die für den Betroffenen von herausragender Bedeutung waren, werden im Gedächtnis sehr genau abgebildet und können leicht abgerufen werden. Erinnerungen an sehr ereignisreiche, mit starken Emotionen verbundene Geschehnisse aus früheren Lebensphasen (Einschulung, erste Liebe, Schritte in die Unabhängigkeit, wichtige Prüfungen, Heirat, Geburt der Kinder, berufliche Erfolge und Misserfolge), die von erheblichem Einfluss auf die Persönlichkeitsentwicklung und den späteren Lebensverlauf waren, sind besonders präsent. Dies hängt vermutlich auch damit zusammen, dass sie zum festen Bestandteil der Lebensgeschichte geworden sind, anlässlich ähnlicher Ereignisse im Familien- und Bekanntenkreis häufig geschildert und damit als erworbenes Wissen im semantischen Gedächtnis gespeichert wurden (Wojnar, 2007).

Gedächtnisstörungen beginnen in der Regel schleichend. In der Folgezeit werden immer häufiger wichtige Termine und Daten vergessen, Dinge verlegt, Tätigkeiten nicht zu Ende geführt. Betroffene stellen immer wieder dieselben Fragen, wissen nicht, ob oder was sie gegessen haben, wollen nach Hause, obwohl sie schon dort sind usw.. Es fällt ihnen immer schwerer, sich in einem unruhigen Umfeld auf eine Aufgabe zu konzentrieren, komplizierte Geräte zu bedienen, sich in einer fremden Umgebung zurechtzufinden. Diese Phase der Erkrankung ist für sie besonders belastend, da sie bewusst ihre zunehmende Vergesslichkeit wahrnehmen und auch die Vergeblichkeit, dies zu verändern (Wojnar, 2007).

Im Verlauf einer Demenz werden aufgenommene Informationen nicht mehr gespeichert, verarbeitet und assoziativ verknüpft. Dies erklärt, warum der Erkrankte z. B. innerhalb kürzester Zeit mehrmals dieselbe Frage stellt. Er hat schlicht vergessen, was er gefragt hat und was ihm darauf geantwortet wurde. Derselbe Defekt bewirkt, dass die Aufforderung, der Betroffene möge doch seinen Mantel anziehen, ohne Reaktion bleibt. Ein solches Verhalten ist verständlicherweise - vor allem von uninformierten Angehörigen - schwer zu ertragen und löst ungehaltene, verständnislose und unwirsche Reaktionen aus (*Das habe ich dir doch schon dreimal gesagt. - Hör doch besser zu! - Gib dir mehr Mühe!*). Auch wenn Angehörige die Abläufe und Zusammenhänge verstanden haben, stellt der Umgang mit einem unter massiven Gedächtnisstörungen leidenden Demenzkranken eine große Herausforderung dar; denn es ist viel schwerer, dies zu leben als es zu verstehen, Tag für Tag, Woche für Woche, Monat für Monat.

Der Ehemann von Janine Witt berichtet:

> *Sie stellte mehrfach die gleichen Fragen und wiederholte dieselben Dinge. Wenn wir zu einem Vortrag gingen, sagte sie: "Ich habe alles verstanden, aber nichts behalten. Ich speichere, aber es fällt mir schwer, das Gespeicherte abzurufen." (Witt, 2008, S. 35)*

Gelegentliche luzide Momente schaffen nicht nur Erleichterung, sondern stiften auch Verwirrung: *Bekommt der Erkrankte am Ende doch mehr mit, als er zu erkennen gibt? Will er nur nicht verstehen?* Solche, oft unausgesprochen im Raum stehende Zweifel bleiben dem Betroffenen in der Regel nicht verborgen und belasten das gegenseitige Verhältnis zusätzlich.

Die meisten Beschreibungen von Gedächtnisstörungen beziehen sich auf das Einspeichern und Abrufen neuer Informationen und rechtfertigen damit die Positionierung von Gedächtnisstörungen als Kardinalsymptom in der Frühphase einer Alzheimer-Demenz. Gelegentlich werden die Symptome wahrgenommen, anschließend aber wieder vergessen, sodass die Schilderung sehr vage bleibt. In der Regel jedoch werden Störungen des Gedächtnisses nicht als sporadisch auftretende Beeinträchtigungen dargestellt. Manche Betroffenen schildern sie sogar als allgegenwärtig oder zumindest sehr beständig. Die meisten beschreiben einen schleichenden Beginn, präsenil Erkrankte wie McGowin, Rose und DeBaggio aber berichten von einem plötzlichen Auftreten. Zu den häufig geschilderten kognitiven Einbußen zählen auch zeitliche und räumliche Desorientierung sowie Wortfindungs- und Aufmerksamkeitsstörungen. Ablenkbarkeit und Verlangsamung führen beispielsweise dazu, dass Betroffene Gesprächen nicht mehr folgen können (vgl. Taylor *(vgl. S. 159)* und Bryden *(vgl. S. 170)*); Konzentrations- und Aufmerksamkeitsprobleme treten insbesondere bei Gesprächen mit mehreren Beteiligten auf (Stechl, 2006).

Pathologische Veränderungen in den für die Gedächtnisfunktion relevanten Gehirnregionen führen nicht nur zu mnestischen Störungen, sondern auch zu einer verringerten Handlungskompetenz sowie zu Einbußen bei planendem Handeln und räumlichem Sehen. Die Unterbrechung des Informationsaustauschs mit anderen Hirnregionen und die schwindende Integration von somatosensorischen, visuellen und verbalen Informationen äußern sich in Apraxie, amnestischer Aphasie und visueller Agnosie (Kruse, 2013).

Demenzkranke scheinen ständig auf der Suche nach verlorenen Gegenständen zu sein. Viele benötigen Notizzettel, um überhaupt noch die einfachsten Routinearbeiten bewältigen zu können. Anfangs sind sie nur kurzzeitig verwirrt, ähnlich einem vorübergehenden, harmlosen *Aussetzer*, dann aber verlaufen oder verfahren sie sich selbst in vertrauter Umgebung *(vgl. S. 143)*. Unvermittelt fällt ihnen im Gespräch das Schlüsselwort nicht mehr ein *(vgl. S. 192)* und sie greifen dann zu einem nicht ganz passenden Ersatzbegriff *(vgl. S. 148)*. Der sprachliche Ausdruck wird unpräziser, die Sätze werden kürzer und sind einfacher strukturiert. Nicht selten wird die Ausdrucksweise im Krankheitsverlauf gröber und *deftiger*, passend zu sonstigem unangemessenem Verhalten. Eigenständiges Denken (z. B. Schlussfolgern) und Urteilsvermögen sind in wachsendem Maße beeinträchtigt.

Als Beispiel mögen die Beobachtungen dienen, die die alzheimerkranke Janine Witt und ihr Ehemann machen:

> *Schwierigkeiten, den Namen des operierenden Arztes zu behalten, trotz wiederholten Übens und Assoziation seines Namens mit vertrauten Worten. Ich bin beunruhigt, denn normalerweise habe ich ein gutes Gedächtnis oder zumindest hatte ich es! (Witt, 2008, S. 35)*

Namen und Gesichter ohne Kontext und Personalpronomina stellen für Betroffene eine große Herausforderung dar. Bryden *(vgl. S. 169)* erklärt:

> *Ein Name ohne Kontext ist eine echte Herausforderung für mich. [...] Ich kenne die Gesichter von Menschen und weiß, dass mich irgendetwas mit ihnen verbindet, aber ich kann mich nicht erinnern, woher ich sie kenne und was ich über sie weiß. Kurzum, ich weiß, dass ich sie kenne, aber nicht woher. [...] Ich erkenne Menschen auf einer Ebene, die etwas mit der Seele und mit Emotion zu tun hat. Ich erkenne ihren Wesenskern, aber ich habe keine Ahnung, wer sie sind und welche Funktion sie in ihrer Welt haben, in der Kognition und Aktivität, Titel und Leistungen zählen. [...] Ich nehme die Emotionen auf, nicht die kognitiven Aspekte des Besuchs. (S. 115-117) - Die Wörter 'wir, sie, ich, du, ihr' stellen mich beim Sprechen vor große Probleme, denn ich muss überlegen, wer mit wem was macht. (S. 125)*

Bereits im mittleren Krankheitsstadium kann der Patient die Namen von sehr vertrauten Personen vergessen, z. B. die des Ehepartners oder anderer enger Familienangehöriger. Infolge zunehmender örtlicher Desorientierung verläuft er sich immer häufiger auch in vertrauter Umgebung; in der eigenen Wohnung bleiben einzelne Zimmer *unauffindbar (vgl. S. 187)*. Die Beeinträchtigung des räumlichen Empfindens führt gehäuft zu Ungeschicklichkeiten oder gar zu Unfällen (Steurenthaler, 2013). Gedächtnisstörungen werden ebenso wie Wesensveränderungen, Schwierigkeiten bei der Arbeitsbewältigung und gelegentliche Orientierungsprobleme sowohl von Laien als auch von Professionellen zunächst häufig auf allgemeine Erschöpfung und beruflichen oder privaten Stress zurückgeführt. Daher werden sie für kontrollierbar und reversibel gehalten und bieten keinen Anlass zur Sorge um den geistigen Status.

Dies glaubt z. B. Rose, ein autobiographischer Protagonist, der im Alter von 54 Jahren die Diagnose Morbus Alzheimer erhielt. Vor der Diagnosestellung verirrt er sich auf der Fahrt zu seiner Hütte, auf die er sich zum Atemholen gern zurückzieht:

> *Ich muss dann ungefähr eine Stunde gefahren sein, als ich merkte, dass nichts mehr wie gewohnt aussah. Ich war diese Straße schon mehrere Jahre gefahren, und ich kannte sie wie meine Hosentasche. Als ich schließlich wieder die Orientierung fand, war ich kurz vor Shreveport, mehr als 100*

Meilen ab von meinem Weg. Ich musste zwei Stunden gebraucht haben, um so weit zu fahren. Was war passiert? Wo war ich nur diese ganze Zeit mit meinem Kopf gewesen? Das letzte, an das ich mich noch genau erinnerte, war meine kurze Kaffeepause in Alexandria gewesen. Auf der Fahrt nach Little Rock sagte ich mir immer wieder: "Larry, du musst dich besser konzentrieren. Gib dir mehr Mühe. Was ist los mit dir? Hast du bei Rot immer gehalten? Bist du zu schnell gefahren?" Ich wusste das überhaupt nicht; ich konnte mich an rein gar nichts mehr erinnern. (S. 16)

Doch dann biegt er in Little Rock offenbar erneut falsch ab, denn er landet weitab von seinem Ziel in Memphis. Von dort aus ruft er seine Lebensgefährtin Stella an. Zu ihrer Reaktion und zu seiner Antwort darauf schreibt Rose:

"Was zum Teufel tust du in Memphis?" rief sie ganz erschrocken aus. "Ich habe gemeint, du fährst direkt in die Hütte." Ich wollte ihr nicht sagen, welche Dummheit ich begangen hatte, und gab zur Antwort. "Ich habe mich kurzfristig entschlossen, in Graceland vorbeizuschauen, weil ich ganz in der Nähe war. Du weißt, ich war immer ein Fan von Elvis." Wir unterhielten uns noch ein bisschen. Sie schien damit zufrieden, dass ich genau das tat, was ich mir vorgenommen hatte. Ich stieg in einem Motel ab, aß eine Kleinigkeit und ging dann zu Bett, erschöpft, verschreckt und voller Fragen, was eigentlich mit mir los war. Zunächst hatte ich es mit der Angst zu tun bekommen, aber dann trat an ihre Stelle eine kalte, furchterregende Leere. (S. 17)

An seiner Hütte angekommen, schiebt er eine Pizza in den Ofen, sieht, dass das Gras auf der Wiese ziemlich hoch ist, entschließt sich zu mähen und vergisst die Pizza, bis er Rauch sieht und glaubt, die ganze Hütte stehe in Flammen. Seine Schlussfolgerung:

"Ich muss mich stärker auf das konzentrieren, was ich gerade tue", sagte ich mir. Zum ersten Mal in meinem Leben rührten sich tief in meinem Inneren Zweifel. Das war beunruhigend und entnervend, und eine Zeitlang verspürte ich die Unsicherheit eines Menschen, der zum ersten Mal in seinem Leben einen Hurrikan oder Tornado erlebt: das schreckliche Gefühl, das einen überkommt, wenn man feststellt, dass etwas, was fest und solide sein sollte, unversehens brüchig geworden ist und man sich darauf nicht mehr verlassen kann. (S. 18)

Er beschließt *nie und nimmer Stella von diesem Vorfall zu erzählen (S. 18)* und, obwohl es in den folgenden Monaten immer wieder zu solchen Vorkommnissen kommt, hofft er, das Ganze, *was immer das sein soll (S. 19),* bald in den Griff zu bekommen.
Erst als Stella ihn eines Tages bittet, eine Tasse Fertigkaffee aufzugießen, und er allen Ernstes fragen muss *Was ist Fertigkaffee?*, erkennen beide, dass ein Arztbesuch unumgänglich ist.

[Sie]: *Mit dir stimmt etwas nicht, und das wird unerträglich. Deine Vergesslichkeit hat ein Ausmaß angenommen, das ich nicht mehr aushalten kann.* [Er]: *Ich dachte bei mir: "Das du nicht mehr aushalten kannst? Was soll dann ich erst sagen?" Auch ich wusste, dass es bei mir zeitweise bedenklich aussetzte, und ich hatte keine Ahnung, weshalb. (S. 19) [...] Mir dämmerte ganz allmählich, dass es vielleicht doch ziemlich schlimm um mich stand. [...] Langsam und schmerzlich wurde ich mir der schwarzen Löcher in meinem Geist bewusst. Ich merkte, dass meine mentalen Fähigkeiten schrumpften und ich mir schwere Mühe geben musste, meine Angst vor diesem Verlust zu überwinden. Alles, was mir im Leben wichtig ist, entgleitet mir allmählich. Ich tue mich immer schwerer damit, mich noch an die Gesichter von Freunden, an Orte und Namen zu erinnern. Ich muss dauernd gegen mein schwindendes Zeitgefühl ankämpfen und weiß nie, wieviel Uhr es gerade ist. (S. 23 f.)*

Ähnliche Begebenheiten schildern auch andere Betroffene. Hans Dohmen beispielsweise benötigt auf einer von ihm schon unzählige Male gefahrenen Strecke Hinweise der Mitfahrer, weiß nicht mehr, wo er sein Auto geparkt hat, muss zugeben, dass er den Weg zu seinem Neurologen nicht mehr finden kann *(vgl. S. 174).*
Bei Tyler - wie Rose ein Protagonist unter den an Morbus Alzheimer Erkrankten - treten, eingebettet in unerklärliche Wesensveränderungen, unvermittelt erste Gedächtnisstörungen auf. Als er eines Tages wegen des Todes seines Schwiegervaters seinen Arbeitgeber anrufen und um einige Tage Sonderurlaub bitten soll, erlebt seine Ehefrau Jean Folgendes:

"Du solltest Bear Swamp anrufen und ihnen Bescheid geben." - "Wirklich? Ja, ich rufe an." Er verschwand in der Küche; Jean ging ins Wohnzimmer, in dem alle saßen und sich ruhig unterhielten. Als Manley nicht wieder auftauchte, ging sie nachschauen. Er war sehr aufgeregt und hatte den gesamten Inhalt seiner Brieftasche auf dem Küchentisch ausgebreitet. "Was suchst du?" wollte sie wissen. Er sah nervös auf. "Ich kann sie nicht finden." - "Was?" - "Die Telefonnummer von meiner Arbeitsstelle." - "Vielleicht kannst du ja die Auskunft anrufen." Manley schaute verwirrt. "Mir fällt der Name von meinem Boss nicht ein." Er wurde rot. "Hör mal, Manley. Du kannst doch den Namen von deinem Boss nicht vergessen haben." - "Habe ich aber", sagte er. "Er ist vollkommen weg." Sie schüttelte verärgert den Kopf. Für so was hatte sie jetzt keine Zeit. "Wie heißt er mit Vornamen?" Er sah sie verständnislos an. Sie wartete. Er sah sich noch einmal die Zettel auf dem Tisch an, dann durchsuchte er ein weiteres Mal seine Brieftasche, wiederum nichts. Schließlich durchsuchte er seine Taschen. Jean beobachtete ihn ungläubig. Alle hatten ihren Vater geliebt, auch Manley. Der Arme, dachte sie, er ist noch mehr durcheinander als ich. "Manley, lass das jetzt. Wir besorgen die Nummer später." Sie half ihm, die Papiere und Zettel wieder einzusammeln. [...]

Jean führte Manleys momentane Vergesslichkeit auf eine gefühlsmäßige Verwirrung zurück. Ihre eigene Trauer ließ sie die Situation eine Zeitlang nicht richtig beurteilen. Jean empfand es so, als habe sie die beiden Hauptstützen in ihrem Leben verloren. Ihr Vater tot, und Manley nicht ganz er selbst. (Anifantakis & Tyler, 1993, S. 90-92)

Attribuierung auf einen altersbedingten Abbauprozess ist ein gängiges Muster. Doch auch wenn Gedächtnisstörungen als unwillkommene Begleiterscheinung heraufziehenden Alters angesehen und auf einen normalen Alterungsprozess zurückgeführt werden, verhindert dies nicht den selbstwerterniedrigenden Effekt und das Aufkommen von Wut und Ärger, die Angst, *verrückt* zu werden, und die Sorge, anderen zur Last zu fallen. Gelegentlich werden kognitive Einbußen mit körperlichen Ereignissen (z. B. Schlaganfall) in Verbindung gebracht oder als alkohol- bzw. pharmakoinduziert beschrieben. Eine professionelle Diagnosestellung kann zu einer Veränderung der Ursachenbeschreibung führen, aber auch an stabilen, internalisierten Altersstereotypen abprallen (Stechl, 2006).

In der Anfangsphase der Erkrankung werden kognitive Einschränkungen von den Betroffenen zumindest noch wahrgenommen, wenn auch häufig nicht richtig eingeordnet. So war es jedenfalls bei der Mutter von Beyer:

In den ersten Jahren der Demenz war es recht deutlich, dass meine Mutter ihre Veränderungen in Erinnerungsvermögen und Denken selbst bemerkte. Sie sprach auch oft darüber, sagte zum Beispiel, sie sei "ganz durcheinander", und bewegte dabei ihre Hand vor ihrer Stirn, um zu zeigen, wo sie durcheinander sei. Manchmal fiel ihr dazu noch ein, dort sei es leer, manchmal, dass dort zu viele Gedanken oder unkontrollierbare, "komische" Gedanken seien. Weitere Klagen waren "Ich kann nicht mehr" oder "Ich werde doof". "Früher war ich die Beste in der Klasse, jetzt bin ich wahrscheinlich die Dümmste." Einer ihrer Schwestern sagte sie, es sei alles sehr schlimm, und so etwas wünsche sie niemandem. Kurz nach dem Umzug ins Heim sagte sie zu mir: "Ich glaube, ich werde wohl demnächst ein bisschen verrückt." (Beyer, 2007, S. 51)

Orientierungsstörungen sind weit verbreitet. Sie können zeitlicher, örtlicher, persönlicher und situativer Art sein. Der Betreffende kann das aktuelle Datum, Wohn- und Aufenthaltsort, Adresse, Name oder Alter aus dem Gedächtnis nicht mehr abrufen und er ist auch nicht mehr in der Lage zu sagen, was er gerade tut und was um ihn herum geschieht. So muss Rose seine Partnerin fragen: *Welches Jahr haben wir?* und, als sie ihm dies sagt, muss er feststellen: *Ich hatte keine Ahnung, welchen Monat wir hatten. (S. 23 f.)*. Taylor ist besonders an fremden Orten völlig verwirrt, weiß kurzzeitig nicht mehr, was um ihn herum geschieht (situative Agnosie), er geht irgendwohin, ohne es gewollt zu haben *(vgl. S. 157)*.

Van Neer erkennt nicht, dass er in einem Pflegeheim ist. Er glaubt, in einem Gefängnis oder in der Hand Krimineller zu sein. An seinem Beispiel wird deutlich, dass räumliche Orientierungsstörungen auch im Verbund mit unangemessenem Verhalten auftreten können: Er gerät in ein falsches Zimmer, beschimpft den Bewohner und beginnt ein Handgemenge mit dem *Eindringling (vgl. S. 148)*.

Auch bestreitet er, in einem Krankenhaus gewesen zu sein, vergisst, dass er bereits gegessen hat, weiß nicht mehr, wie die Geldscheine in sein Portemonnaie gekommen sind *(vgl. S. 147)*, obwohl er das Geld selbst abgehoben hat, erkundigt sich laufend nach seiner finanziellen Situation, vergisst aber die Antworten darauf unmittelbar darauf wieder, findet sich in seinem eigenen Zimmer nicht mehr zurecht. Jeden Morgen wacht er in einem völlig fremden Zimmer auf. Er weiß nicht, wo Lichtschalter, Kleiderablage, Toilette, Tür usw. sich befinden, ja, wo er gerade selbst ist. Er vermag keine Routine mehr aufzubauen *(vgl. S. 147)*. Wie Taylor behilft er sich mit Notizzetteln, die er aber immer wieder verliert und deren Inhalt er nicht mehr versteht. Ohnehin schon beunruhigt über die Orientierungsstörungen der Mutter wird für Klare im Herbst 2009 folgende Begebenheit anlässlich eines Abendessens zum Schlüsselerlebnis, das so einschneidend ist, dass er danach sein Buch betitelt (*Als meine Mutter ihre Küche nicht mehr fand*):

> *Nach dem Essen, das meine Mutter selbst zubereitet hatte, nahm sie ein paar Teller, stand auf, ging ein paar Schritte . . . und war verloren. Sie wusste nicht weiter, wusste nicht, wo sie hin sollte. Meine Mutter fand die fünf Meter und zwei Türen entfernte Küche nicht mehr. Ein Weg, den sie in den letzten Jahren Tausende Male gegangen war. Sie stand mitten im Zimmer, und vor ihr und vor uns allen öffnete sich ein Abgrund. Ich war fassungslos. Eine gefühlte Ewigkeit. Dann ging ich zu ihr, nahm ihr das Geschirr aus der Hand und zeigte ihr den Weg. Schweigend räumten wir die Küche gemeinsam auf. (Klare, 2012, S. 20).*

Die an AD erkrankte Janine Witt erkennt bereits drei Jahre nach Auftreten der ersten Symptome ihr eigenes Zuhause nicht mehr. Sie ist hochgradig irritiert, dass ihr Geschirr, ihre Esszimmermöbel, ihr Garten mit den Bäumen, Blumenbeeten und dem Efeu sich hier in einem *fremden* Haus befinden. Sie folgert:

> *Es sieht aus wie bei uns daheim. Sie haben alles kopiert. Ich habe Angst. (S. 68) [...] Sie haben alles umgezogen [...] Sie haben alles hierhergebracht. Das sind Schweine und Diebe. Alles, was mir gehörte, ist hier. (S. 60 f.) - Janine hat recht, wenn sie von Dieben spricht. Sie beschreibt exakt ihre Krankheit. Alzheimer ist kein Mörder, sondern ein Dieb. Alles ist da, unversehrt, im Haus und im Garten, aber Janine ist mental enteignet. "Es ist verrückt, sie haben alles umgezogen . . ." Aber Alzheimer hat überhaupt nichts umgezogen. Er lässt die "umziehen", in deren Haus er sich einquartiert hat. Sie werden aus ihrem eigenen Zuhause vertrieben. (S. 67 f.)*

Auch für Offermans' Mutter war nichts mehr selbstverständlich. Ihr eigenes Haus war zu einem Labyrinth geworden. Überall hingen oder lagen Zettel, die ihr die Orientierung erleichtern und sie auf bestimmte Örtlichkeiten oder Verhaltensweisen aufmerksam machen sollten. Doch mehr und mehr verstand sie Inhalt und Zweck nicht mehr.

Gedächtnisstörungen beschreiben alle Betroffenen und ihre Angehörigen. Van Deun beispielsweise hebt im Garten ein Loch aus, lässt aber dann den Strauch, den er eigentlich pflanzen wollte, achtlos liegen und geht weg. Er hat schlichtweg vergessen, was er eigentlich tun wollte *(vgl. S. 144)*. Matoffs suchen permanent nach Kleidungsstücken, Portemonnaie, Brille und Schlüssel und auch Bauers Familie ist ständig auf der Suche nach wichtigen Gegenständen, die der Erkrankte *versteckt* hat (Matter & Matoff, 2009, S. 21 und 107). Bryden *(vgl. S. 169)* erklärt:

> *Ich lege Sachen nicht dahin, wo sie hingehören. Wenn ich etwa gerade dabei bin etwas wegzubringen und mir plötzlich etwas anderes in den Sinn kommt, lege ich es irgendwohin und weiß später natür-*

> *lich nicht mehr, wo das war. Ich verstecke Sachen nicht absichtlich, ich kann mich nur nicht erinnern, wo ich sie gelassen habe. Ich kann mich nicht einmal daran erinnern, dass ich sie in der Hand hatte. So kann es passieren, dass ich andere beschuldige, sie genommen und versteckt zu haben. (S. 114)*

Jean, eine 71-jährige Künstlerin, attribuiert ihre Gedächtnisstörungen auf den Alterungsprozess.

> *Ich glaube, dass ich schon seit einigen Jahren immer mal wieder Gedächtnislücken hatte. Ich habe mir gesagt: "Ich bin ja auch schon fast 70." Es hat mich nicht besonders beunruhigt, und die meisten Dinge, die ich vergessen habe, waren ohnehin nicht so wichtig. Wenn ich eine Information wirklich brauchte, würde ich sie auch bekommen. (Snyder, 2011, S. 87)*

McGowin schildert den Zusammenhang zwischen Gedächtnisproblemen und Alltagseinschränkungen in ihrem Leben so:

> *Zu Hause verbrannte ich mit schöner Regelmäßigkeit die Mahlzeiten, Topflappen, Tischdecken und meine Arme. Bei dem Versuch, ein simples Rezept nachzukochen, hatte ich manchmal Glück, meistens jedoch nicht. Ich hatte stark abgenommen, was ich mir bei meiner Figur eigentlich nicht leisten konnte, und fing an, unter Schlaflosigkeit zu leiden. Manchmal verlor ich mitten im Satz den roten Faden. Erinnerungen an meine Kindheit und an lange zurückliegende Ereignisse waren präsent, dagegen wusste ich nicht mehr, ob ich an dem betreffenden Tag schon etwas gegessen hatte oder nicht. Wenn meine Enkelkinder zu Besuch waren, vergaß ich mehr als einmal, dass sie überhaupt da waren, und überließ sie völlig sich. Außerdem kam es gelegentlich vor, dass die Kleinen mir sagen mussten, wie ich wieder nach Hause kam, nachdem ich sie heimgebracht hatte (S. 83 f.).*

Auch die Mutter von Helga Fix versäumt es, den Herd auszuschalten und vergisst wichtige Termine (Fix, 2008, S. 17). Bei Ute Matoff *(vgl. S. 179)*, einer begeisterten Lehrerin, bei der im Alter von 52 Jahren eine Demenz diagnostiziert wurde, zeigten sich anfangs die klassischen Symptome einer Alzheimer-Krankheit: Gedächtnisprobleme und das Verlegen bzw. Verlieren von Gegenständen. Ihre drei Töchter berichten über zunehmende Probleme ihrer Mutter, sich die vielen Gesichter und Namen der Kinder und Kollegen einzuprägen und zu behalten. Nicht selten konnte Matoff ihren Dienstplan nicht einhalten, weil sie Tage und Stunden verwechselte. Mithilfe von Notizzetteln bemühte sie sich, den Überblick zu behalten. Immer häufiger wirkte sie erschöpft und von der Arbeit überfordert. Im Privatleben vergaß sie Verabredungen oder kam viel zu spät, immer wieder stand sie vor der Tür einer der beiden in ihrer Nähe wohnenden Töchter, ohne zu wissen, dass sie gerade erst da gewesen war. Den Weg zur Wohnung fand sie noch selbst. Den schleichenden Beginn und den durch zwei Schicksalsschläge möglicherweise beschleunigten Verlauf der Erkrankung bei ihrer Mutter Ilse *(vgl. S. 32)* erleben und deuten Halmschlager (2012) und ihre Schwester Andrea so:

> *Ein genauer Zeitpunkt für den Beginn von Alzheimer lässt sich nicht mehr feststellen. Der Beginn muss eine schleichende Entwicklung sein. Wir merken es lange nicht. Mögliche Vorzeichen können genauso gut Eigensinnigkeiten oder Bequemlichkeiten sein und werden erst im Nachhinein als Symptome erkannt. [...] Ilse ist sehr sensibel und gefühlsbetont. Sie kann herzlich sein und sehr viel Liebe geben. Der Tod ihrer Mutter ist für sie ein erster Schock. Aus unserer Sicht verliert sie dadurch so etwas wie eine Basis in ihrem Leben. (S. 40)*

> *Nach dem Tod ihrer Mutter hat Ilse im Alter von 58 Jahren den Mut zu einer Operation mit Vollnarkose. Nach dieser Operation verändert sich aus unserer Sicht ihre Persönlichkeit. Sie wird unfreundlicher, nachtragender und abweisender. Ilse hat oft Migräne und sogenannte "spinnerte" Tage. Für uns Töchter ist sie eine Frau, die manchmal "nicht besonders gut drauf" ist. Vielleicht bemerkt sie damals schon, dass mit ihrem Gedächtnis etwas nicht mehr ganz stimmt. (S. 43)*

> *Ilse ist großzügig - eine Eigenschaft, die sich in den Jahren vor dem Tod unseres Vaters verändert. Der Tod ihres Mannes Ernst ist für sie der zweite Schock in ihrem Leben. Wenn Schockerlebnisse bei beginnenden Krankheiten Schübe machen, könnte der Verlust von Ernst ein Schub sein. Vielleicht werden nach dem Tod unseres Vaters die von ihm bis dahin ausgeglichenen Defizite erst sichtbar.*

(S. 43) [...] Auffallend ist, dass Ilse nach dem Tod von Ernst alles auf Notizzettel aufschreibt. Sie schreibt nicht nur normale Einkaufszettel oder Erinnerungsnotizen. Sie schreibt auch einzelne Worte auf. Oder sie hört eine Sängerin im Radio und notiert deren Namen auf bis zu fünf Zetteln. Das Geburtsdatum ihrer Tochter Andrea notiert sie zum Beispiel immer wieder auf abgerissenen Zetteln - so als ob sie üben und sich selbst eine Stütze geben wollte. Wahrscheinlich ist ihr zu dieser Zeit bewusst, dass sie sich vieles nicht mehr merken kann. Auffallend ist auch, dass Ilse kaum um ihren Mann trauert. Nur beim Begräbnis weint sie ein wenig. Sie vermittelt eher den Eindruck, dass sie vor Angst erstarrt ist. (S. 43)

Bereits früh im Krankheitsverlauf treten Sprach- und Kommunikationsstörungen auf. Betroffene verlieren mehr und mehr die Fähigkeit, Sprache zu produzieren oder zu verstehen. Verbreitet ist die amnestische Aphasie, bei der Erkrankte nicht mehr in der Lage sind, Gegenstände oder Personen richtig zu benennen. Diese Wortfindungsstörungen betreffen in erster Linie Substantive und dehnen sich allmählich auf immer vertrautere Gegenstände aus. Sprachfluss und Sprachverständnis sind zunächst noch nicht tangiert, allerdings führen Versuche, entfallene Wörter zu umschreiben, zu einer etwas umständlicheren Ausdrucksweise (Steurenthaler, 2013). Wortfindungen bei seiner Mutter beschreibt Sieveking (2013) so:

Oft suchte sie nach Worten oder verwechselte sie, wie etwa "Korkenzieher" mit "Schraubenzieher". [...] *Manchmal kannte sie ein Wort noch in einem Satz, doch schon im nächsten fiel es ihr nicht mehr ein: "Wo ist denn der Klebestreifen? Sagt mal, kann mir einer sagen, wo dieses Dingsda ist, wie heißt das doch noch gleich? Das zum Zusammenpappen?" (S. 65)*

Taylor findet die richtigen Wörter nicht mehr, seine Gedanken *entgleisen*, er verliert im Gespräch den Faden, kann Gesprächen nicht mehr folgen, hört zwar zu, hat aber keine Ahnung, worüber gesprochen wird *(vgl. S. 156)*. Zunehmend büßt er seine Kommunikationsfähigkeit ein. Betroffen stellt er fest, dass er oft sinnlos aneinandergereihte Gedanken äußert, und diese auch noch in falschen Zusammenhängen, am falschen Ort und zur falschen Zeit. Von Tag zu Tag wächst die Wahrscheinlichkeit, dass er etwas Falsches, Unangemessenes, Verletzendes oder Verwirrendes sagt *(vgl. S. 157)*. Zu Beginn des zweiten Krankheitsstadiums sucht er nach eigenem Bekunden nicht mehr nach dem treffenden Wort, sondern nach den ihm ständig entgleitenden Gedanken. In dieser Phase berühren ihn die Schilderungen seines Fehlverhaltens auch nicht mehr. In seinem jüngsten Buch (2013) schreibt er:

Es ist nicht so, dass ich überhaupt nicht denke. Ich erinnere mich nur nicht an das, was ich dachte. [...] Ich weiß, dass wir über etwas sprachen, [...] aber ich weiß nicht mehr, was genau gesagt wurde. Es ist, als würde man das Inhaltsverzeichnis eines Buches oder die Kapitelüberschriften eine nach der anderen, aber außerhalb der Reihenfolge lesen und sich dann hinsetzen, um über das Buch und seine Bedeutung nachzudenken. Es ist einfach unmöglich. (S. 13 f.)

Bryden, die wie Taylor zur Abfassungszeit ihrer Bücher dank einer gewissen Unterstützung ihr Krankheitserleben noch treffend in Worte fassen kann, beschreibt außerordentlich eindrucksvoll die Auswirkungen kognitiver Einschränkungen auf das Leben Demenzkranker: Gedächtnisinhalte tauchen unvermittelt auf, verschwinden aber ebenso schnell wieder und sind nicht willkürlich abrufbar. Im Gehirn herrscht ein Gewirr aus zusammenhanglosen Gedanken, die sich nicht zu einem Ganzen verdichten lassen. Gespräche stellen Betroffene vor große Probleme, da Kommunizieren die Fähigkeit voraussetzt, Gesprächsinhalte behalten und Gesprächspartner einordnen zu können. Dies gelingt oft nicht und wird zusätzlich erschwert, wenn es sich um mehrere Gesprächspartner handelt oder - von Demenzkranken nicht ausblendbare - Hintergrundgeräusche störend hinzukommen. Zudem laufen die Denkprozesse bei demenziell Erkrankten wesentlich langsamer ab als bei ihren Gesprächspartnern und nicht selten sind die passenden Worte gerade nicht greifbar. Die bei Taylor und Bryden beschriebenen Phänomene fallen unter den Begriff der sensorischen oder Wernicke-Aphasie. Diese Unfähigkeit, gesprochene Gespräche zu verstehen, bezieht sich sowohl auf die eigene Sprache als auch auf die anderer Menschen. Der Erkrankte spricht flüssig, jedoch zusammenhanglos und ohne rechten Sinn (Steurenthaler, 2013).

Die Veränderung in Gedächtnisleistung, Wahrnehmung und Kommunikationsfähigkeit bei seinem demenzkranken Vater schildert Eichmann (2013) so:

> *Das Kurzzeitgedächtnis meines Vaters ist stark beeinträchtigt. Ich kann mit ihm keine Verabredung mehr treffen. Zum Beispiel. "Bitte zieh schon mal die Zahnprothese an! Es gibt gleich Essen." Oder: "Leg dich bitte noch nicht ins Bett. Ich muss erst deine Pillen holen!" Solche Verabredungen vergisst er sofort, wenn ich den Raum verlasse. Manchmal vergisst er auch, dass er bereits gegessen hat, und fragt nach seiner Mahlzeit. (S. 50)*

> *Die verbliebenen Synapsen seines Hirns übermitteln nur noch Eindrücke von Dauer. [...] Alles Schnelle, Hektische fällt durch sein grobmaschiges Raster. Jüngere Hirne reagieren umgekehrt: Das Neue, Schnelle, Plötzliche nimmt die Aufmerksamkeit sofort gefangen. Ein lebenserhaltender Reflex: Es könnte etwas Gefährliches sein und eine sofortige Reaktion erfordern! Doch Vater reagiert nicht mehr. Er schaut nur noch hin. Filtert alles Irritierende aus. Deshalb ist er so unendlich langsam. So fatalistisch. Und so schutzlos. Ich habe zum ersten Mal eine Ahnung davon, was es heißt, alt zu sein. Und dement. (S. 71 f.)*

> *Die geistige Kompetenz meines Vaters ist schwer zu beurteilen. Er hat Bewusstseinsfenster, die eine kurze, weitgehend normale Kommunikation ermöglichen. Aber nur dann, wenn man das Gespräch auf Drittes lenkt. Möglichst auf ein Thema, bei dem er gewohnte, vorgefertigte Satzbausteine nutzen kann (etwa Politik). Selbstreflexion ist praktisch nicht mehr möglich. [...] Eine folgerichtige Kommunikation über mehr als zwei bis drei Sätze ist kaum noch möglich. Er springt einfach, sagt etwas vollkommen anderes, frei Assoziiertes. (S. 48 f.)*

> *Ich verstehe ihn nicht. Weiß nicht, was in seinem Kopf vorgeht. Auch Fragen helfen mir nicht weiter, weil seine Antworten nur neue Fragen aufwerfen. Das macht mich wahnsinnig. Denn ich bin ein Mensch, der Erklärungen braucht. Ein Rationalist, der an die Deutungshoheit der Worte glaubt. Aber Vatters Sprache ist nicht die meine. Also muss ich lernen, sie zu entschlüsseln - wie die Knotenschnüre der Inkas etwa oder die Keilschrift der Sumerer. (S. 74)*

Bei Bill *(vgl. S. 180)*, einem von Snyder (2011) porträtierten weit gereisten Redakteur, manifestiert sich bereits im fünften Lebensjahrzehnt eine expressive Aphasie, die ihn zu einer abrupten Aufgabe seiner Erwerbstätigkeit zwingt.

> *Es war eine grausame Ironie des Schicksals, dass die ersten auffälligen Symptome von Bills Alzheimer-Krankheit sich in Form von expressiver Aphasie manifestierten, d. h. er war unfähig, sich mündlich oder schriftlich zu äußern. Die Sprache war lange Zeit das Instrument gewesen, das er geschickt und kompetent zu handhaben verstand, doch inzwischen war das Zusammenfügen von Wörtern zu einem mündlichen oder schriftlichen Text zu einem mühsamen und frustrierenden Unterfangen geworden. (S. 60 f.)*

Nicht immer verläuft der Zerfall der Sprache so dramatisch wie bei Bill. Manche Demenzkranke leiden in der Frühphase der Erkrankung *lediglich* unter z.T. mit Wortwitz gepaarten und einen großen sprachlichen Einfallsreichtum offenbarenden Wortfindungsstörungen. Besonders zahlreiche Beispiele dafür sind von van Neer *(vgl. S. 148)* und Geiger (2011) überliefert. Vergleichbares berichtet Woodtli *(vgl. S. 326)* und macht dabei zugleich deutlich, dass auch bei Ausblendung von Sprache Kommunikation nicht erlöschen muss. Seine an einer AD erkrankte Mutter zeigte bereits im Frühstadium ausgeprägte Wortfindungsstörungen und entwickelte sprachliche Eigenkreationen, deren Sinn Außenstehenden verborgen blieb. Für ihre thailändischen Betreuerinnen war dies bedeutungslos, da die Kommunikation ohnehin nur auf nonverbaler Ebene stattfand.

Es fiel den Thais natürlich nicht auf, dass meine Mutter zunehmend unzusammenhängender und unverständlicher sprach. Denn die Stimmungen, die sie ausstrahlte, waren auch ohne Sprachkenntnisse lesbar. Dadurch hielten sie die Kommunikation auf vielfältige Art und Weise aufrecht. (S. 145)

Auch Rose zeigt sich bei Defizitkonfrontationen ausgesprochen schlagfertig. Bei einer Untersuchung seiner Gehirnfunktionen fordert ihn die Testerin auf, bestimmte Gegenstände zu benennen, einen Kamm, ein Puppenbett, eine Uhr. Was dann folgt, schildert Rose so:

Dann kamen wir zur Schere. "Wie heißt das?" Mir fiel das Wort nicht ein. Ich wusste, was es war, bloß kam mir einfach nicht das Wort dafür. "Etwas zum Schneiden", sagte ich. "Ja, aber wie nennt man das?" fragte sie mich. Schweigen. "Nun sagen Sie schon. Wie sagt man dazu?" - "Einer von uns beiden vergisst, warum ich hier bin", sagte ich kühl. "Machen wir mit etwas anderem weiter." Kaum hatte ich die Worte gesprochen, wünschte ich mir, ich wäre nicht so barsch gewesen. Doch sie nahm es ganz sachlich und machte mit dem Test weiter. Sie gab sich sehr professionell. Das weitere Verfahren verlief ohne Zwischenfall. Ich hatte einen Widerwillen dagegen, alle diese Dinge zu benennen, weil mich das ständig an meine Hilflosigkeit erinnerte. Es gab eine Zeit, da konnte ich binnen weniger als einer Minute in meinem Kopf zehn sechsstellige Zahlen addieren. Jetzt überforderte mich schon die einfachste Rechenaufgabe. (S. 59 f.)

Ausführlich und differenziert im zeitlichen Ablauf schildert Stem Owens (2009) die aphasischen Störungen bei ihrer Mutter.

Eine der schlimmsten Schädigungen des Gehirns meiner Mutter war Aphasie, der Verlust der Fähigkeit zu sprechen oder geschriebene oder gesprochene Sprache zu verstehen. Dies wurde mit den Monaten immer schlimmer. Ihre Aphasie machte unseren Umgang miteinander sehr viel mühsamer. Ich war mir oft unsicher, ob sie verstand, was ich zu ihr sagte. Sie runzelte manchmal die Stirn und bat mich, es noch einmal zu wiederholen. [...] Ihr eigenes Sprachvermögen schwankte sehr. An guten Tagen konnte sie kurze Sätze formulieren und, wenn wir über etwas redeten, was vor uns stand - ihr Saftglas oder ihren Rollstuhl - dann ergaben die Sätze manchmal sogar einen Sinn. (S. 130 f.)

An den meisten Tagen plapperte sie aber einfach, fing ausführliche Geschichten über eingebildete Reisen oder Begegnungen mit entfernten Familienmitgliedern an, die ein paar Sätze in eine Richtung gingen, um dann plötzlich eine undurchsichtige Abzweigung zu nehmen. [...] In diesen Momenten schien sie sich ihrer Aphasie nicht bewusst zu sein und genoss offensichtlich den schieren Vorgang des Sprechens. Sie konnte bis zu einer halben Stunde am Stück reden, ohne auf den Gedanken zu kommen, dass ihre Geschichten zerstückelt und unverständlich waren. Alle Charaktere waren Pronomen, oder sehr allgemein - "der Junge", "diese Menschen". (S. 131 f.) - An schlechten Tagen konnten weder ich noch jemand anderes den geringsten Sinn in dem ausmachen, was sie zu sagen versuchte. Die Laute waren keine Sätze mehr, nicht mal mehr Worte, nur noch verstummelte Silben. "Nachts . . . nimm schüchtern . . . wartschen . . . sima, sima." (S. 132 f.)

Mit der Zeit wurde ich mir wenigstens einer Sache immer sicherer: Sie hatte ein verborgenes Zeichensystem, das mitten in der tiefsten Demenz in sich sinnvoll war. Ihre Intelligenz war nun völlig emotional. Man verstand sie nur, wenn man nach ihren Metaphern ging, nicht nach der Logik. Ich achtete auf ihre Gesten. Ich horchte auf bei wiederkehrenden Bildern. Diese wurden zum Symbol, durch das ich das bisschen Selbst, das von ihr übrig war, noch erkannte. (S. 152)

Wenn auf Demenzkranke, die ohnehin verwirrt sind, auch noch Druck ausgeübt wird, erweist sich dies als kontraproduktiv, denn auch ein subtiler Druck steigert die Verwirrung. McGowin fasst diesen Zusammenhang in die Worte:

Mein Mann verhielt sich manchmal überhaupt sehr verwirrend und frustrierend für mich. Hin und wieder bat er mich, bestimmte Dinge zu erledigen, die meine schwindenden Fähigkeiten auf eine harte Probe stellten, und wenn ich dann versuchte, ihm lang und breit zu erklären, hatte er es sich angewöhnt, mir mit einer Handbewegung - "jetzt komm, mach schon" - anzudeuten, dass ich mich gefälligst beeilen sollte. Allein der Anblick dieser Handbewegung reichte aus, dass ich auf der Stelle zu stammeln und zu stottern anfing und vollends den Faden verlor. (S. 123)

Im Extremfall mündet diese Verwirrung in Auflösungsvorstellungen: *Meine Welt löste sich in ihre Bestandteile auf und ich bekam keinen Fuß mehr auf den Boden. (ibd., S. 87)*
DeBaggio ist davon überzeugt, dass ihn die Alzheimer-Demenz langsam bei lebendigem Leib auffrisst (*the closest thing to being eaten alive slowly, S. 41*) und dass sie ihn durch den kognitiven Leistungsverfall in ein Land ohne Sprache und Erinnerung bringen wird (*...the disease causes cognitive decline and I will lapse into a world without language and memory, S. 7*). Auf diesem Weg ziemlich weit vorangeschritten war August Geiger, als er sagte: *Ideen hätte ich viele, aber sie kommen nicht mehr heraus. (S. 178)*Während sich im frühen Krankheitsstadium Sprachstörungen, wie bereits geschildert, vorwiegend in Benennungsstörungen äußern und für das mittlere Stadium zunehmend inhaltsarme und floskelhafte, aber noch flüssige und syntaktisch korrekte Äußerungen charakteristisch sind, zerfällt die Sprache in späteren Krankheitsphasen immer mehr; es kommt zu Wortwiederholungen (Perseverationen), die, wenn sie monotones Wiederholen von Wörtern, Phrasen und Ausdrücken anderer Menschen betreffen, Echolalien genannt werden. Die immer rudimentärer werdende Sprachproduktion reduziert sich mehr und mehr auf kurze, bruchstückhafte Äußerungen und endet in vielen Fällen in einem völligen Mutismus (Schmidtke & Otto, 2012; Steurenthaler, 2013), wie er bei nicht wenigen der Porträtierten beschrieben wird. So kann Herr B. *(vgl. S. 178)* sich gar nicht mehr artikulieren, obwohl er dies möchte und noch alles versteht, was gesagt wird.
Witt (2008) beschreibt und dokumentiert den Sprachzerfall bei seiner Frau Janine.

> *Janine spricht heute fließend Alzheimer, eine unverständliche Sprache, für die es kein Lexikon gibt. Diese seltsame Sprache, in die noch Bruchstücke klarer Äußerungen eingestreut sind, ist mir vertraut geworden. Janine muss denken, dass man sie versteht, würde sie sonst weiter sprechen? Es ist wahr, dass ich ihren Worten aufmerksam zuhöre, auch wenn ich sie nicht verstehe. Und jenseits der Worte, die keine mehr sind, versteht man ihre Gefühle am Tonfall ihrer Stimme und an ihrer Mimik. Ihre Worte mögen unverständlich sein, aber ihr Gesicht spricht Bände. (S. 174)*

> *Janines Alzheimersprache ist ein Strom von repetitiven Silben, aus dem klare Wörter und kurze Sätze hervorstechen. Letztere sind deutlich zurückgegangen. (S. 185) - Wir trinken nachmittags Kaffee. Janine ist sehr gelöst und unterhält sich in Alzheimersprache mit mir. [...] "Pari, paro, man, man. Col, col, wie das? Hier, da. Gut, gut, na und? Eisen, Eisen, Eisen, Eisen, par par. Das ist zuviel. Il, di di di, fi fi. Pa pa pa pa, nett, plu, plu. Parip, parip, weil sie nicht da ist. Vielleicht. Tati, tati, tati. Wir haben nicht. Mein, Eisen, Eisen, Eisen. Ton, Ton. Er ist nicht gewesen. Oma, einfach so. So was, so was, Sa ti, sa ti. Schau, er ist. Trul trul. Habe Angst, ich. Ich habe Angst. (S. 184)*

Im Übrigen betreffen aphasische Störungen nicht nur die gesprochene Sprache, sondern auch den Bereich des Lesens und Schreibens.

> *Die Buchstaben, die wir schreiben, sind entweder merkwürdig geformt oder fehlen völlig. Das, was dann auf dem Blatt steht, sieht aus wie ein wildes Durcheinander, das mit unserer Handschrift kaum Ähnlichkeit hat. Es ist wie beim Sprechen, das richtige Wort oder die korrekte Zeit ist dann, wenn ich sie brauche, plötzlich wie weggeweht aus meinem Gehirn. (Bryden, 2011, S. 125)*

Lesen stellt für Demenzkranke eine große Herausforderung dar, da sie mehr und mehr die Fähigkeit verlieren, sich Handlungen und Personen einprägen zu können. Allzu oft verschwinden einzelne Fakten rasch und unwiederbringlich, der *rote Faden* geht verloren, der Gesamtzusammenhang ist nicht zu erfassen. Ute Matoff z. B. hat große Mühe, bei der Lektüre eines literarischen Werkes die Personen auseinanderzuhalten, und behilft sich mit Notizzetteln. Bill *(vgl. S. 180)*, ein von Snyder porträtierter ehemaliger Redakteur, und Bryden schildern ihre Probleme und Erfahrungen so:

> *Ich versuche auch, zu lesen, aber das fällt mir sehr schwer. Es macht mich wahnsinnig. Ich vergesse, was auf der Seite steht. Ich lese eine Zeile, aber wenn ich zur nächsten gehen will, finde ich sie nicht. Ich brauche so lange, um die nächste Zeile zu finden, dass ich vergesse, was in der vorigen stand. Es*

geht so mühsam und langsam. Kurze Texte kann ich lesen, aber kein Buch mehr. Beim Lesen merke ich, wie schlecht mein Zustand ist. (Snyder, 2011, S. 75)

Lesen wird immer schwieriger für mich, weil ich den Zeilen auf einer Seite folgen und mir die Namen und die Handlung der Geschichte merken muss. [...] Das große Problem ist der Gesamtzusammenhang. Um die Ideen, Namen oder Konzepte zu verstehen, müsste ich sie länger behalten und das kann ich nicht. Meistens überfliege ich den Text, weil ich sonst den roten Faden verliere. [...] Mein Gehirn ist wie ein Sieb, durch dessen Löcher die Fakten immer wieder verschwinden. Ich muss schnell lesen, so als wäre ich ungeduldig und in Eile, damit sie nicht alle durch die Löcher fallen. So zu lesen ist ziemlich anstrengend und ich kann gut verstehen, wenn meine Freunde mit Demenz sagen, sie hätten ihre Brille vergessen oder seien nicht mehr am Lesen interessiert. Es ist eine weitere große Herausforderung in unserem tagtäglichen Kampf. (Bryden, 2011, S. 126)

Im Krankheitsverlauf etwas später als Aphasien treten Agnosien auf. Betroffene sind nicht mehr in der Lage, Personen, Gegenstände und zuletzt sogar sich selbst zu erkennen. Sie sind unfähig, Gesehenes (visuelle Agnosie) oder Gehörtes (auditorische Agnosie) zu verstehen und Sinn und Bedeutungsgehalt zu erschließen. Van Neer fällt es zunehmend schwerer, Gegenstände, z. B. eine Gabel, zu erkennen, daher kann er nicht mehr selbständig essen; ohnehin vergisst er immer wieder, dass er schon gegessen hat. Er hört die Türglocke, kann aber das Geräusch nicht mehr einordnen und öffnet daher auch nicht *(vgl. S. 147)*. Snyder (2011) beschreibt anschaulich, welche Probleme eine demenziell Erkrankte namens Bea *(vgl. S. 180)* aufgrund einer ausgeprägten Objektagnosie hatte.

Obwohl sie gut sehen konnte, war sie nicht in der Lage, Dinge, die sie sah, zu erkennen oder zu identifizieren. Wenn sie beispielsweise ein Messer direkt anschaute und es deutlich sah, konnte sie es nicht benennen. Die Agnosie ging einher mit einem häufig vorkommenden Problem: Einer gestörten Tiefen- und Raumwahrnehmung. Mit fortschreitender Krankheit wird manchmal auch die Tiefen- und Distanzwahrnehmung beeinträchtigt, so dass die Einschätzung der Schritthöhe oder der Distanz zwischen sich und anderen zum Problem wird. Die Betroffenen strecken ihre Hand nach einem Gegenstand aus und merken, dass sie ins Leere greifen. Diese Schwierigkeiten und der Gedächtnisverlust sorgten für ein fast bühnenreifes Chaos im Leben von Bea und Joe (S. 46 f.).

Wie sich Störungen des Erkennens und die Unfähigkeit, Gesehenes mit Bedeutungsgehalt zu verknüpfen (Steurenthaler, 2013), im konkreten Fall auswirken können, zeigt sich am Beispiel des Einsetzens einer Prothese bei der Mutter von Sieveking. Als sich bei ihr einige Zähne lockerten und schließlich herausfielen, fertigte der Zahnarzt eine einfache Prothese an. Doch sowohl das Einsetzen als auch das zur Reinigung notwendige Herausnehmen war für Gretel, die nicht verstand, was mit ihr geschah, ein schockierendes Erlebnis und eine schreckliche Tortur dar. Ihr Sohn berichtet:

Mit einem kurzen, festen Andruck setzte ich ihr das Stück ins Gebiss ein: Klack. Gretel schlug erschrocken die Augen auf und versuchte verzweifelt, den Fremdkörper aus ihrem Mund zu entfernen. "Um Gottes Willen! Was ist das?! Das muss wieder raus, das muss wieder raus! Bitte!" Ich umarmte sie überschwänglich und versprach, dass wir gleich zu Hause leckeren Kuchen essen würden. Zum Glück hatte sie meinen schrecklichen Übergriff wenig später schon wieder vergessen und sich an die Prothese gewöhnt. [...] Mir schwante nichts Gutes, als ich am gleichen Abend mit Gretel im Badezimmer stand und sie bat, kurz den Mund zu öffnen. "Wie bitte, was willst du?" fragte sie mich. "Ich will dir nur deine Zähne herausnehmen - ich meine deine Prothese, denn, weißt du, das sind keine echten Zähne. Die hat der Zahnarzt gemacht. Wir wollen sie jetzt putzen, und dafür müssen wir sie herausnehmen." Gretel wusste natürlich nicht, wovon ich sprach, und sah mich an wie einen Wahnsinnigen. Es war ja auch seltsam: Da stand ein Typ vor ihr, der behauptete, ihr Sohn zu sein, und ihr die Zähne aus dem Mund nehmen wollte. "Gretel, du hast da was", versuchte ich es mit einer Finte, "halte doch bitte mal kurz den Mund auf." Sie folgte meiner Bitte, und ich griff ihr mit einer geschickten Bewegung in den Mund, um mit einem kurzen, kräftigen Ruck ihre Zahnprothese vom Kiefer zu lösen: Klack - und schon war das gute Stück heraus und zu Gretels Bestürzung in meiner Hand.

"Oh Gott! Du bist verrückt, du bist verrückt! Was hast du getan?" Der Schrecken war ihr ins Gesicht geschrieben. Für sie war es unerheblich, ob es sich um erste, zweite oder dritte Zähne handelte: Ich hatte ihr soeben etwas aus dem Mund herausgerissen, das dort fest verankert gewesen war. Wieder versuchte ich eine Umarmungsstrategie und gab ihr einen langen Kuss auf die Wange. "Jetzt kannst du dich endlich hinlegen, Gretel! Ist das nicht schön?" Der Segen des Vergessens half uns auch über diese Situation hinweg und bald darauf schlief sie friedlich ein. Aber dafür saß der Schock bei mir tief in den Knochen. (Sieveking, 2013, S. 156 f.)

Die für Angehörige gravierendste Erkennungsstörung ist die Prosopagnosie. Die Unfähigkeit, Gesichter zu erkennen, kann dazu führen, dass nahe Angehörige für Fremde gehalten werden (Steurenthaler 2013). Betroffene nehmen eine bestimmte Person wahr, können diese Wahrnehmung aber nicht mit früheren Wahrnehmungen verknüpfen. Ihnen kommt ein Gesicht bekannt vor, aber sie wissen nicht, wer der Betreffende ist, welche Funktion er hat und was sie mit ihm verbindet *(vgl. S. 184)*. Oder sie kennen sehr wohl die Beziehung, in der sie zu dieser Person stehen, ihnen fällt aber trotz großer Anstrengung der Name nicht ein. Letzteres berichtet McGowin im Rückblick:

Eines Tages versuchte ich, die Aufmerksamkeit meines Jüngsten auf mich zu ziehen. In meinem Bemühen, mich an seinen Namen zu erinnern, zählte ich schließlich die Vornamen aller Familienmitglieder und Freunde, einschließlich des Familienhundes auf. Ich wusste, das war mein Sohn, mein Baby - mir wollte bloß in drei Teufels Namen nicht einfallen, wie er hieß. (S. 133)

Taylor kann bekannte Gesichter nicht mehr den entsprechenden Namen zuordnen *(vgl. S. 156)*. Gelegentlich kommt es zu geradezu skurrilen Formulierungen, wie *Sind Sie meine Tochter?* (Zander-Schneider). Als eine Nachbarin, deren Ratgeber van Neer jahrelang gewesen war, ihn besuchen will, kommt sie ihm zwar bekannt vor, aber er weiß nicht, woher er sie kennt *(vgl. S. 148)*. Fuls erkennt zumindest zeitweise seine Frau nicht mehr. Von ihr auf seine mangelnde Körper- und Kleiderpflege angesprochen, sagt er zu ihr: *Hören Sie auf zu nölen, Sie nölen ja schlimmer als meine Frau. (Matter & Matoff, 2009, 53).* Auch Bauer hat Schwierigkeiten, seine Frau sicher zu erkennen - er lebt mit zwei Frauen namens Susanne. Seine Frau schreibt: *Ich war mal die eine, mal die andere, durfte die Wohnung nicht betreten oder musste sie plötzlich - auch nachts - verlassen. Beide heißen Susanne, die jeweils abwesende war die bedrohliche, die "Ärger" machen würde und die andere nicht entdecken dürfe. (ibd., S. 21).* Dohmen schwingt gegen eine Bekannte, die er offenbar nicht mehr erkennt, drohend den Feuerhaken *(vgl. S. 175)*. Die Mutter von Linthe erkennt nicht nur ihre Enkelin, sondern auch ihre Tochter nicht mehr:

Meine Tochter will nicht mehr zu Besuch kommen. Das letzte Mal, als das Kind da war, hat sie es unwirsch beiseite geschubst: "Gehen Sie, ich kenne Sie nicht!" Und meine Tochter sagte unter Tränen zu ihr: "Aber du bist doch meine Oma!" Da hat sie ihr über den Kopf gestrichen, hatte Mitleid mit diesem fremden, weinenden Mädchen, das seine Oma suchte und nicht mehr fand.

Als ich eintrete, hat sie Tränen in den Augen, obwohl sie meinen Namen nicht mehr kennt, obwohl das Wort Tochter für sie keinen Sinn mehr ergibt. Tochter bin ich nur noch auf Angehörigentreffen. [...] heute bin ich für sie nur ein Mensch, zu dem sie tief in ihrem Inneren eine emotionale Bindung hegt. Den Grund dafür hat sie vergessen. Damit muss ich auskommen. Wut ist keine Lösung, und mit meiner Trauer versuche ich sparsam zu sein, denn schließlich lebt sie noch, und für wie viele Jahre würde meine Trauer wohl reichen? (Linthe, 2013)

Fuhrmann schildert die Prosopagnosie ihrer Mutter so:

Im Laufe der Jahre komprimiert sich ihre Welt noch mehr. Die Tochter wird zum Teil zur Schwester, schließlich zu einer Person, die keinen Namen hat, die man aber nach allem fragen kann: nach der Mutter, dem Vater, dem Ehemann, der Tochter, dem Schwiegersohn. Als der erwachsene Enkel sie

> *besucht, erkennt sie ihn nicht mehr. Als er sagt: "Aber Oma, ich bin Dein Enkel", antwortet sie: "Nein, Sie sind ein netter junger Mann, mein Enkel ist ein kleiner Junge!" (Fuhrmann, 2000, S. 30)*

Bei Klare finden sich einige nur auf den ersten Blick komische Dialoge, die zeigen, dass die Mutter ihren Sohn nicht mehr erkennt:

> *"Ich bin nicht deine Mutter." - "Wer bist du denn?" - "Deine Schwiegermutter." - "Mhm. Könntest du dir eventuell vorstellen, dass ich dein Sohn wäre?" - "Mhm. Auch möglich." (S. 133) - "Weißt du, wie ich heiße?" - "Nein." - "Weißt du, wer ich bin?" - "Man muss ja nicht alles wissen." (S. 137)*

Klares Mutter hat ihren Sohn nicht vergessen, kann ihn aber nicht mehr als den erkennen, der er heute ist.

> *"Wie heißt denn dein Sohn?" - "Jörn." Ich muss schlucken. "Und wie alt ist er?" - "Sieben oder acht." Meine Mutter ist sich da ganz sicher. "Ist der eher süß oder eher frech?" frage ich. "Eher süß." Immerhin. "Und was glaubst du, wer ich bin?" Sie schaut mich an. "Das hat mir noch niemand erklärt." (S. 107)*

Klare lernt damit umzugehen, dass seine Mutter ihn nicht mehr erkennt. Bei einem Besuch fragt sie ihren Sohn:

> *"Wo ist Jörn denn?" Ich bin nicht beleidigt. Nicht mehr. Und ich bin auch nicht mehr um eine Antwort auf solche Fragen verlegen. - "Der ist wohl unterwegs." - "Wie immer." (S. 151)*

Er besucht seine Mutter nach einem Oberschenkelhalsbruch und dem Einsatz einer künstlichen Hüfte im Krankenhaus:

> *"Hallo!" Sie lächelt. "Wer bin ich?" - "Ja, das kann ich Ihnen im Moment auch nicht sagen." Dass sie mich siezt, ist neu. Ich nehme es ihr nicht übel. [...] "Wer bist denn du?" frage ich und verzichte dabei auf das Sie. - "Ich bin jemand, dem man viel Gutes getan hat. Aber irgendwie fehlt noch ein ganzes Stück dazu." - "Stück wozu?" - "Das kann ich jetzt auch nicht sagen." (S. 224)*

Klare beschäftigt sich auch mit philosophischen Fragestellungen zur Demenz. So stößt er auf Aussagen von Jonathan Franzen, selbst Sohn eines Betroffenen, und Jean Paul:

> [Er beschreibt die Demenz] als *ein Prisma, das den Tod in seine sonst fest zusammengefügten Teile auffächert. Der Tod der Unabhängigkeit. Der Tod der Erinnerung. Der Tod des Bewusstseins. Der Tod der Persönlichkeit. Der Tod des Körpers. (S. 118). - "Die Erinnerung", schrieb Jean Paul, "ist das einzige Paradies, aus dem wir nicht vertrieben werden können." Denkste, Jean Paul, denkste! (S. 119)*

In langen, häufig wiederkehrenden Dialogen ringt Witt (2008) darum, von seiner Frau, die ihn für einen Fremden hält, der ihr unverhofft begegnete, als ihr Ehemann erkannt zu werden. Dabei durchlebt er eine *Achterbahn* der Gefühle und durchläuft einen schwierigen Lernprozess.

> *Janine: "Wo ist mein Mann? Er war ein Intellektueller. Er war nett. Er war kein Schürzenjäger. Er hieß Jean. Weißt du nichts darüber?" - Ich: "Ich bin Jean, dein Mann." - Janine: "Aber nein! Ich habe es satt, die ganze Zeit verbessert zu werden. Finde meinen Mann, er heißt Jean Witt." - Ich: "Ich habe dir doch gesagt, dass ich es bin." - Janine: "Aber nein. Ich kann doch Gesichter wiedererkennen. Ich weiß, wer wer ist." - Ich: "Ich heiße Jean Witt." - Janine: "Aber du bist es nicht." (S. 22)*

> *Janine: "Bist du verheiratet?" - Ich: "Ja, aber ich habe meine Frau ein bisschen verloren." - Janine: "Ist sie fortgegangen?" - Ich: "Nein, aber sie erkennt mich manchmal nicht mehr." - Janine: "Das muss schmerzhaft sein." (S. 24 f.)*

> *Ich akzeptiere, dass ich nicht "Jean" für sie bin, sondern der Fremde, der ihr zu ihrem Erstaunen begegnete und den sie gern kennen lernen will. Janine: "Ich fühle mich wohl in deiner Gegenwart. Ich finde dich wunderbar. Du bist der Erste, zu dem ich das sage. [...] Ich liebe dich unendlich." - Ich: "Ich liebe dich auch." [...] Janine: "Wirst du immer mein Freund bleiben?" - Ich: "Immer." (S. 92 f.) - Janine: "Es ist erstaunlich, wir sind einfach so zusammen. Vorher kannten wir uns nicht, und jetzt kennen wir uns. Und was noch besser ist, wir lieben uns! (S. 96)*

> *Natürlich bekümmert es mich, dass Janine mich nicht erkennt. [...] Soll ich unter dieser Fremdheit leiden, die mir so vieles nimmt, oder mich lieber über Janines Fähigkeit freuen, so aufrichtig diesen Fremden zu lieben, der die Mahlzeiten mit ihr teilt? (S. 100 f.)*
>
> *Unter den Fragen, die Janine mir über meine Liebe zu ihr stellte, war jene zentrale, die unvermittelt am Ende eines Spaziergangs im Oktober 1996 aus ihr herausbrach. - Janine: "Liebst du mich oder erträgst du mich?" - Das war zu der Zeit, als Janine sich noch ihres Zustands bewusst war und zu mir sagte: Es muss schrecklich für dich sein, mit einer Idiotin zusammenzuleben! [...] Janine hatte mir diese zentrale Frage gestellt, weil sie verstanden hatte, dass sie eine Last für mich sein konnte. Aber es gab auch noch einen anderen Grund. Sie spürte genau, dass ich sie in manchen Augenblicken ertrug, anstatt sie zu lieben, und sogar, dass ich sie nicht mehr ertrug, weil ich am Ende war. (S. 277)*

Van Neer kann mit seinem Namen nichts mehr anfangen. Einmal sucht er nach sich selbst, ein andermal hält er sich für eine Stadt oder einen Stadtteil *(vgl. S. 153)*.
Wie Aphasien, Agnosien, funktionelle Beeinträchtigungen und Orientierungsstörungen ineinandergreifen, beobachtet Offermans bei seiner demenzkranke Mutter. Früher war sie sehr penibel, wenn es um Sprache ging. Wer aus Faulheit oder Nachlässigkeit Wörter wie "Ding" oder "Dinge" benutzte, musste mit einem spöttischen Kommentar rechnen. Jetzt wurde "Dinger" zu einem viel gebrauchten Wort bei ihr.

> *Ob ich wisse, was wir mit den fünf Dingern anfangen sollten, fragte meine Mutter. "Die fünf Dinger? Was für fünf Dinger?" "Diese fünf Dinger hier natürlich." (S. 10) - Schon des öfteren hatte ich bemerkt, dass meiner Mutter immer mehr Dinge in ihrem Umkreis fremd erschienen waren. Das betraf die Umgebung als solche, die Gesichter der Leute in ihrer Wohnstube und nahezu alle Gegenstände, auch die alltäglichsten. [...] Die Fremdheit der Dinge hatte ihre konzeptuellen Fähigkeiten im gleichen Maße angegriffen wie ihre motorischen Fertigkeiten. Sie wusste nicht mehr, wozu das Gebiss diente, und genau so wenig konnte sie noch gezielt danach suchen, es mit einer sicheren Bewegung auf ihrem Nachtkasten greifen und in den Mund stecken. (S. 15)*

Bryden *(vgl. S. 169)* erklärt ihre Wortfindungsstörungen so:

> *Es ist, als wären die Regale mit den ordentlich sortierten Wörtern umgefallen und als müsste ich mir aus dem unsortierten Haufen das Wort heraussuchen, das ich brauche. Wenn ich dieses Wort oder sein Äquivalent finde, muss ich mir überlegen, wie ich es ausspreche und an welche Stelle des Satzes es gehört. Ich gebe dann oft auf. Meistens benutze ich das Wort "thingy" (dt.: "Dings" oder "Dingsbums", Anm. des Verlags) für sämtliche Wörter, die ich vergessen habe. [...] Oder die Drähte verknäulen sich in meinem Gehirn und es kommt ein völlig falsches Wort heraus. (S. 125)*

Die Auswertung der Porträts zeigt, wie verbreitet und vielfältig Gedächtnis- und Orientierungsstörungen, Aphasien und Agnosien bei Demenzkranken sind. Daneben werden häufig Wahrnehmungsstörungen beschrieben, bei Schulz *(vgl. S. 178)* waren sie sogar die ersten Krankheitsvorboten. Er sah die Tasse auf dem Frühstückstisch nicht, hatte Schwierigkeiten, die Ampelschaltung richtig zu deuten, wäre beinahe zum Geisterfahrer geworden. Erst vier Jahre nach diesen Auffälligkeiten wurde bei dem damals 72-Jährigen eine DAT diagnostiziert. Zunehmende Wahrnehmungsstörungen führten bei Ute Matoff *(vgl. S. 179)* dazu, dass Zebrastreifen für sie ein unüberwindliches Hindernis darstellten, da sie die dunklen Flächen für einen Abgrund hielt. Bryden weist darauf hin, dass akustische und optische Wahrnehmungen nur verlangsamt an das Gehirn weitergegeben werden. Diese stark verzögerte Informationsverarbeitung erschwert nicht nur, wie bereits ausgeführt, die Kommunikation, sondern lässt auch Gehen und Autofahren zu einer überaus anstrengenden Tätigkeit werden *(vgl. S. 198)*.
So naheliegend es auch ist, zur Erhaltung der kognitiven und alltagspraktischen Kompetenz Trainingsprogramme einzusetzen, so muss doch gewarnt werden vor ihrem unreflektierten und unkritischen Einsatz. Programme zum Training von Gedächtnis, Praxis und Orientierung

können sich nämlich auch als kontraproduktiv erweisen. In jedem Fall müssen im Vorfeld, bezogen auf den einzelnen Patienten, Erfolgschancen, potenzielle zusätzliche Belastungen und alternative Hilfsmöglichkeiten überprüft und seriös gegeneinander abgewogen werden (Romero & Förstl, 2012).

12.1.2 Funktionelle Beeinträchtigungen

Mit den zunehmenden kognitiven Einbußen gehen wachsende funktionelle Beeinträchtigungen einher. In der Frühphase der Erkrankung beschreiben sich viele Betroffene, bezogen auf basale Alltagstätigkeiten wie Haushaltsführung (Einkaufen, Waschen, Putzen) und andere Routinearbeiten des täglichen Lebens, als funktionstüchtig und schätzen dabei ihre Kompetenzen meist richtig ein. Im komplexen ADL-Bereich (z. B. Bewältigung komplizierter finanzieller und geschäftlicher Transaktionen) dagegen neigen nicht wenige zu einer Überschätzung ihrer noch vorhandenen Fähigkeiten. So kann der handwerklich außerordentlich versierte van Deun keinen Gegenstand mehr zusammenbauen, keine Maschine mehr bedienen, keinen Strauch mehr pflanzen. Beim Wachsen des Parkettbodens *zweckentfremdet* er den Rest des Wachses und setzt sich gegen Kritik massiv zur Wehr *(vgl. S. 143)*.
Reichen die internalen Ressourcen zur Aufgabenbewältigung nicht mehr aus, greifen Betroffene - mit oder ohne Reflexion über die Vor- und Nachteile der Inanspruchnahme - auf externale Hilfestellungen zurück oder schränken, wie dies in ausgeprägter Weise die Mutter von Frau Fuhrmann tat *(vgl. S. 223)*, in einer ausgeprägten Vermeidungshaltung ihre Alltagskompetenz selbst erheblich ein. Ob der Einzelne bereit ist, seine Autonomie zu beschneiden oder beschneiden zu lassen, wird nicht zuletzt durch Persönlichkeitseigenschaften bestimmt. Diese müssen generell als einflussreiche Mediatoren bei der Demenzbewältigung angesehen werden. Das Ausmaß des Widerstands gegen Autonomiebeschränkungen variiert in Abhängigkeit von der individuellen Bedeutsamkeit und dem selbstwerterniedrigenden Potenzial des betreffenden Autonomiebereichs (Stechl, 2006).
Mehrheitlich verteidigen Demenzkranke ihre Autonomie mit aller Kraft und kämpfen erbittert um den Erhalt ihrer Selbständigkeit. Bei Bauer *(vgl. S. 178)* war dies die Möglichkeit, am späten Nachmittag auf ein Bier in seine Stammkneipe zu gehen. Diese jahrzehntelange Gewohnheit wollte er auch nicht aufgeben, als er immer wieder den Weg nach Hause nicht fand, stundenlang verschollen war und nicht selten von der Polizei zurückgebracht werden musste. Auf Versuche, ihn von seinen *Ausflügen* abzuhalten, reagierte er mit verbaler Aggressivität, sodass die bedrohliche Konstellation erst bei der Einweisung in eine gerontopsychiatrische Klinik aufgelöst werden konnte (Matter & Matoff, 2009, S. 22).
Ein besonders neuralgischer Bereich scheint bei Männern das Autofahren zu sein. Die Fahreignung im Frühstadium der Demenz wird ausgesprochen kontrovers diskutiert. Nicht selten wird die Eignung zum Führen eines Kraftfahrzeugs vorschnell abgesprochen. Manche Betroffene verzichten, verunsichert durch sich häufende Aufmerksamkeits- und Konzentrationsstörungen, freiwillig auf das Autofahren oder können durch Angehörige zur Abgabe ihres Führerscheins bewegt werden. Vielen aber fällt es sehr schwer, das Autofahren aufzugeben, zu sehr tangiert dies ihr Streben nach Autonomie, Unabhängigkeit und Lebensstilkontinuität. Nahezu existenziell ist ein Verzicht dann, wenn dadurch die berufliche Existenz gefährdet ist.
Taylor wehrt sich entschieden gegen den Versuch seiner Frau, ihn zur Aufgabe des Autofahrens zu bewegen *(vgl. S. 159)*. Bob *(vgl. S. 180)*, 70 Jahre alter Maschinenbauingenieur, erlebt den

demenzbedingten Verlust des Führerscheins gar als Amputation seiner Person. Er schreibt: Es ist so, *als hätte man mir den Arm abgeschnitten (Snyder, 2011, S. 117)*. Obwohl seine liebevolle Frau ihn bereitwillig überall hinfährt, kann dies nicht verhindern, dass er den *Verlust von Unabhängigkeit und Eigenständigkeit [...] als entwürdigend (ibd., S. 114)*, ja als *Verlust seiner Männlichkeit empfindet (ibd., S. 117)*.
Offermans' Mutter erkannte nicht einmal nach einem - glücklicherweise einigermaßen glimpflich verlaufenen - Unfall ihre eingeschränkte Fahrtüchtigkeit.

> *Meine Mutter wusch ihre Hände in Unschuld. Mit abnehmendem Konzentrationsvermögen und verminderter Reaktion hätte der Unfall nichts zu tun, wirklich nicht. Es war halt ein Unfall, nichts Außergewöhnliches, nur ein Augenblick von Unaufmerksamkeit, so wie es einem jeden mal passieren kann. Wir wussten es besser. Meine Mutter wurde von allem abgelenkt, sie war auf der Straße eine Gefahr. [...] Sie wollte auf jeden Fall selbst fahren, als wollte sie sich und uns davon überzeugen, dass sie das wirklich noch gut konnte. Erst als sie sich in der Folge des Unfalls vor dem Richter verantworten musste, stimmte sie widerwillig zu, dass wir ihr Auto verkauften. (S. 25f.)*

Bei Fuls *(vgl. S. 178)* beendet erst der Entzug des Führerscheins das *Abenteuer* Autofahren. Dohmen kommt der diagnostizierende Neurologe zu Hilfe, indem er ihr unmissverständlich klarmacht, dass sie ihrem Mann das Autofahren, das Hantieren mit Feuer und zahlreiche andere Tätigkeiten, die ihn und andere in Gefahr bringen können, verbieten muss. So schmerzhaft sie diesen Eingriff auch empfindet, ist sie doch auch erleichtert darüber, dass sie fortan nicht mehr aufgrund des abenteuerlichen Fahrstils ihres Mannes um ihr Leben und das anderer fürchten muss *(vgl. S. 175)*.
Gelegentlich ist die Einsicht des Betroffenen oder die Überzeugungskraft des Partners groß genug, um zu einem freiwilligen Fahrverzicht zu führen. So gibt van Deun, als seine Frau ihm mitteilt, sie werde sich in Zukunft seiner unfallträchtigen Fahrweise nicht mehr aussetzen, freiwillig das Autofahren auf *(vgl. S. 144)*. Schulz überlässt das Autofahren aus freien Stücken seiner Frau Ingrid, mit der er fast 50 Jahre verheiratet ist. Zimmermann wiederum entdeckt den *Charme des Beifahrersitzes*:

> *Ich bin früher gern Auto gefahren. Das tue ich schon seit längerem nicht mehr. Heute sitze ich auf dem Beifahrersitz. Ich weiß, dass das für viele Menschen eines der größten Probleme im Zusammenhang mit Alzheimer ist: nicht mehr Auto fahren zu können! Auch mir ist das anfangs nicht leicht gefallen, aber ich habe dann auch die andere Seite der Medaille kennenlernen dürfen. Heute sitze ich entspannt auf dem Beifahrersitz und sehe plötzlich Wiesen, Berge und Wolken, die ich früher nie richtig wahrnehmen konnte, weil ich ja das Auto steuern musste. Das genieße ich! (Wißmann & Zimmermann, 2011, S. 87 f.)*

Bryden *(vgl. S. 169)* erkennt sehr klar, warum sie das Autofahren in jeder Hinsicht überfordert.

> *Die Welt ist zu schnell und ich bin zu langsam. Als Beifahrerin bin ich der ultimative Albtraum eines jeden Autofahrers. Ich nehme automatisch an, er reagiert genauso langsam wie ich, und gerate deshalb unter Stress, wenn er schnell fährt oder zu dicht auffährt und sich gleichzeitig alles um mich herum so schnell bewegt. Ich erschrecke, kreische, verkrampfe mich und gebe Kommentare von mir. [...] Ich fahre jetzt nur noch im Notfall und bekomme große Angst, wenn ich mich nur einige Straßen von unserem Haus entferne und in die ruhige ländliche Umgebung fahre. Ich weiß, dass ich nicht schnell genug auf unvorhergesehene Ereignisse reagieren kann und habe große Schwierigkeiten, mich auf die Straße vor mir zu konzentrieren. All die Pedale, Hebel, Anzeigen und Lichter auseinanderzuhalten und mir zu merken, wie ich sie benutzen muss, welche Funktion sie haben und was ich als nächstes tun muss. (S. 111)*

Die fast ausschließlich bei präseniler Demenz drohende Berufsaufgabe stellt in jedem Fall einen gravierenden Bruch mit dem bisherigen Lebensstil und damit ein traumatisches Ereignis mit Auswirkungen auf nahezu alle Lebensbereiche dar.

McGowin, die im Alter von gerade einmal 50 Jahren die Diagnose erhielt, publizierte 1993 als eine der ersten Betroffenen weltweit ihr Erleben als Demenzkranke. Sie, die, ausgestattet mit einem IQ von 137, als Sekretärin zeitweise eine ganze Anwaltskanzlei gemanagt hatte, stellte eines Tages fest, dass sie anlässlich einer Familienfeier anhand einer Liste die Details einer Tischdekoration abarbeiten musste. Über ihren *unfreiwilligen Aufbruch* in die Demenz schreibt sie:

> *Früher hatte ich einen solchen Merkzettel nie nötig gehabt. [...] in der letzten Zeit waren mir immer häufiger kleine Momente der Verwirrung oder auch der Vergesslichkeit an mir aufgefallen. (S. 15) - Schritt für Schritt verschlimmerte sich mein Zustand. Eines Tages konnte ich mich nicht mehr erinnern, auf welchem Stockwerk des großen Bürogebäudes mein Büro lag. Ein anderes Mal fand ich meinen Wagen in der Tiefgarage nicht mehr und musste sieben Stockwerke zu Fuß zurücklegen und dabei ungefähr 60 Wagen auf jeder Etage überprüfen, bis ich schließlich mein Auto wiederfand. (S. 46)*

Sie wechselte auf einen Zeitarbeitsplatz und konnte die Defizite überspielen - bis zu jenem Tag, an dem sie auch diese Tätigkeit aufgeben musste:

> *An dem einen Tag kam ich in der einen Minute noch hervorragend mit meiner Arbeit zurecht, hatte im nächsten Augenblick aber bereits völlig vergessen, mit wem ich da am Telefon sprach und warum. Ein verlegenes Schweigen trat ein und der Klient fragte mich schließlich, ob ich noch am Apparat sei. Verwirrt bat ich ihn, doch eine Minute zu warten, und drückte auf den Unterbrecherknopf. In der Zwischenzeit versuchte ich hektisch, mich an den Namen des Klienten und an unser Gesprächsthema zu erinnern. Doch mir wollte nichts einfallen. Ich hatte nicht den leisesten Schimmer. Auch auf meiner Schreibtischplatte konnte ich keinerlei Hinweis finden, worüber wir uns unterhalten hatten.*
>
> *Schließlich kam der Tag, an dem ich meiner Arbeit nicht mehr gewachsen war. (S. 87) - Ich erzählte [...] keinem Menschen, dass ich zu arbeiten aufgehört hatte. Ich fühlte mich schuldig, dass ich nicht mehr funktionierte, und schämte mich des Verlustes aller meiner geistigen Fähigkeiten. (S. 88) - Mein Antrag auf Erwerbsunfähigkeitsrente wurde bewilligt. An dem Tag, an dem der positive Bescheid bei uns im Briefkasten steckte, zerbrach meine Welt in Trümmer. Den ganzen Nachmittag über verbrachte ich mit Weinen und Grübeln, was nun aus mir werden sollte. (S. 93)*

Angesichts des Zerbrechens der beruflichen Identität, der Bedrohung der sozialen Zugehörigkeit und der wachsenden Kluft zwischen äußerer und innerer Selbstwahrnehmung (Baer, 2007) machte sich Verzweiflung breit:

> *Eines Tages stellte ich mich vor die großen, verspiegelten Schranktüren, die eine ganze Wand meines Schlafzimmers einnahmen. Kritisch betrachtete ich mein Spiegelbild. Ich sah makellos aus. Unberührt. Niemand konnte allein von meinem Aussehen darauf schließen, dass ich nicht mehr makellos war. Plötzlich durchlief mich ein Krampf. Ich schlug die Hände fest vor den Mund, um den Schrei zu ersticken, der aus meiner Kehle hochstieg und sich in den stillen Raum ergießen wollte. (McGowin, S. 95)*
>
> *Die Stromrechnung war höher als gewöhnlich, da sich mein Wäschetrockner nicht automatisch abstellte. Ich vergaß inzwischen mit schöner Regelmäßigkeit, die Wäsche aus dem Trockner zu nehmen, und mehrmals die Woche drehte sich die Ladung Wäsche den ganzen Tag. Jack war wütend und rechnete mir vor, wieviel Strom der Wäschetrockner verbrauchte. Ich müsse doch nur daran denken, die Wäsche herauszunehmen, sagte er. Doch zuerst muss ich dran denken, dass ich sie überhaupt hineingetan habe, dachte ich mir. (ibd. S. 91)*

Unter den porträtierten Personen befinden sich vier, die wie McGowin aufgrund einer präsenilen Demenz ihren Beruf aufgeben mussten. Sachtleben und Matoff waren den Anforderungen des Lehrerberufs nicht mehr gewachsen, da sie sich die Namen und Gesichter der vielen Kollegen und Schüler und den Dienstplan nicht mehr einprägen konnten. Bauer konnte nicht länger als selbständiger Antiquar tätig sein; er packte Bücherpakete mit *gemischtem Inhalt* und wusste nicht mehr, wohin er sie schicken sollte. Auch Taylor musste seine Tätigkeit als Hochschullehrer aufgeben, nachdem er lange Zeit versucht hatte, seine Ausfälle zu kompensieren. Bei der an einer senilen Demenz erkrankten Mutter von Sieveking (2013) erfolgte die Berufsaufgabe im Gefolge eines längeren Krankenhausaufenthalts. Ihr Sohn schildert den funktionellen und kognitiven Abbauprozess so:

> *In den Jahren nach ihrer Hüftoperation büßte Gretel wie im Zeitraffer eine Fähigkeit nach der anderen ein. In wenigen Jahren welkten all ihre Aktivitäten dahin. Die morgendlichen Turnübungen gehörten bald der Vergangenheit an, das politische Engagement im "Energiewende-Komitee" versandete und auch ihr Interesse für Sprachen schlief ein. Noch bis zum Alter von 69 Jahren hatte sie in einer Schule gearbeitet und Deutsch als Fremdsprache unterrichtet. Doch dann war es mit ihrer Arbeit ziemlich sang- und klanglos zu Ende gegangen. (S. 75)*

Bereits in mittleren Krankheitsstadien vergessen Betroffene die Bedeutung und den Handlungsgebrauch von Gegenständen und wissen, bedingt durch die Hirnleistungsstörungen, nicht mehr, in welcher Reihenfolge bestimmte Tätigkeiten verrichtet werden müssen. Bedingt durch den Umstand, dass zuerst Erinnerungen an die jüngere Vergangenheit verloren gehen, beherrschen Betroffene vorrangig den im Lebensverlauf spät eingeübten Umgang mit neueren technischen Geräten wie Mobiltelefon und Mikrowelle nicht mehr. Im Krankheitsverlauf treten dann immer ausgeprägtere Bewegungs- und Handlungsstörungen auf. Diese Apraxien betreffen z. B. das Einnehmen von Mahlzeiten, das Ankleiden und die Körperpflege. Erkrankte können dann Kleidungsstücke nicht mehr den richtigen Körperteilen zuordnen und sie nicht mehr in der richtigen Reihenfolge anziehen (Steurenthaler, 2013). So kann Schulz seine Jacke nicht mehr allein anziehen und Fuls beginnt seine Körperpflege zu vernachlässigen, wechselt seine Kleidung nicht mehr, wehrt sich gegen Ermahnungen, sodass nur ein heimlicher Kleidertausch das Problem lösen kann (Matter & Matoff, 2009, S. 82 und 53).
Halmschlager (2012) schildert, wie ihre Mutter Ilse allmählich alle Fähigkeiten und Fertigkeiten verliert und greift dann einen Bereich besonders heraus:

> *Ilse ist eine sehr gute Köchin und kann besonders gut backen. Zwei Jahre nach dem Tod ihres Mannes bitte ich sie deshalb um Weihnachtskekse. Bei meinem Besuch in Krems stehen am Küchentisch verpackte Zutaten im Übermaß. Wie sie damit umgehen soll, hat Ilse zu diesem Zeitpunkt vergessen. Das ist der Zeitpunkt, ab dem sie auch nicht mehr kochen kann. Wir bestellen "Essen auf Rädern". (S. 44)*

Ähnlich ergeht es Bryden *(vgl. S. 169)*. Sie konstatiert:

> *Viele Aufgaben sind ziemlich komplex und das macht Angst. Aufstehen, Tee machen, duschen, Kleidung suchen und entscheiden, was ich anziehen will. [...] ich habe vergessen, was man mir gesagt oder geraten hat, um mir die Entscheidung zu erleichtern. [...] Kochen ist ein sehr komplexer Vorgang, der mittlerweile meine Fähigkeiten fast übersteigt. Ich muss die Zutaten, die ich brauche, in der Reihenfolge hinstellen, wie sie im Rezept stehen, sie nach Gebrauch sofort wieder wegstellen, damit ich sie nicht zweimal benutze, und jeden Schritt des zeitlichen Ablaufs notieren. (S. 109)*

Wie funktionelle Einbußen und Ängste ineinandergreifen, beobachtet Linthe (2013) bei ihrer demenzkranken Mutter:

> *Es ist schwierig geworden, ihr die Schuhe anzuziehen, weil sie nicht mehr weiß, wie es geht, wie sie den Fuß halten soll, wann sie drücken soll und womit, auch, weil sie niemandem mehr wirklich vertraut. Obwohl sie schon so vieles losgelassen hat, fürchtet sie sich davor, sich völlig zu verlieren. Sie will sich nicht hinsetzen, will nicht aufstehen, weil sie Angst hat, die Kontrolle zu verlieren über den Raum, so wie sie schon die Zeit verlor. Sie ist ständig in Abwehrhaltung.*

Wie der lebensgeschichtliche Hintergrund Einschränkungen in der Mobilität verschärfen kann, schildert anschaulich Riedl (2006) bei ihrem an AD erkrankten Vater:

> *Seit dem letzten Krankenhausaufenthalt war Gehen nur mehr mit einem Gehstock (Hakelstecken) und Begleitung möglich. Auch mit dem Gehstock trat enorme Gangunsicherheit auf. Allein ins Freie*

zu gehen, wurde riskant. [...] Diese Situation war für meinen Vater dramatisch. Immer öfter fanden wir ihn traurig in der Wohnung vor, mit Tränen in den Augen. Er klagte nicht wirklich, aber er war zunehmend verzweifelt. Es tat ihm sehr weh, von der Selbständigkeit Abschied zu nehmen. [...]

Mein Vater hatte ein Leben lang in freier Natur gearbeitet. [...] Er war nicht gewöhnt, von anderen Menschen abzuhängen. [...] er führte ein sehr bewegtes Leben. Umso schlimmer traf ihn die eingeschränkte Mobilität. Die Wohnung wurde zum Käfig. [...] Er musste sich das erste Mal in seinem Leben nach anderen ausrichten. Mit dem Verlust der Selbständigkeit trifft das auf alle Dementen in diesem Stadium zu. (S. 43)

Jean *(vgl. S. 180)* muss mit einem doppelten Schicksalsschlag zurechtkommen: Nach fast 50-jähriger Ehe stirbt ihr Mann und kurz darauf wird bei ihr Morbus Alzheimer diagnostiziert. *Hin- und hergerissen zwischen Hilfsbedürftigkeit und Unabhängigkeitsstreben (Snyder, 2011, S. 96)* wird für sie die Übergabe ihres Scheckhefts an eine zuverlässige, aber doch fremde Person zum Wendepunkt,an dem sie sich im Geflecht von Autonomie, Kompetenz und Abhängigkeit zur Annahme fremder Hilfe durchringt und akzeptiert, dass sie von nun an auf andere angewiesen sein wird.

Das Scheckheft ist eine Herausforderung für Menschen mit Alzheimer. Es fällt ihnen immer schwerer, mit Zahlen umzugehen, Rechnungen zu bezahlen und Konten auszugleichen, so dass sie dies oft an andere delegieren müssen. Wie dies gehandhabt wird, ist individuell verschieden. Die Übergabe des Scheckhefts war ein "magischer Moment", in dem Jean akzeptierte, dass sie diesen Bereich ihres Lebens nicht mehr unter Kontrolle hatte. Aber sie besaß die Fähigkeit, das Scheckheft und seine Macht, das Symbol ihrer Autonomie und Kompetenz, als eine lästige und frustrierende Angelegenheit zu betrachten, mit der sich gerne jemand anderes abgeben konnte. (ibd., S. 98)

Taylor analysiert sehr scharf seine eigene Situation. Mit van Neer gemeinsam hat er den neugierigen Blick auf das, was kommen wird. Als Wissenschaftler betrachtet er das Abgleiten in die Demenz gleichsam als eine Art privates Forschungsprojekt.
Bryden, ebenfalls präsenil erkrankt, schildert ganz besonders eindrücklich, welche enorme Breitenwirkung Gedächtnisstörungen entfalten, wie sie den gesamten Alltag mitbestimmen und zu einem ungemein anstrengenden und ermüdenden Kampf werden lassen *(vgl. S. 172)*.
In hohem Maße aktive, akkurate und kreative Personen empfinden den schleichenden Verlust all ihrer Fähigkeiten besonders schmerzlich. Beispielhaft wird dies deutlich bei der an AD erkrankten Janine Witt, die prämorbid eine aktive, sehr organisierte Frau gewesen war, und nun, bald depressiv, bald aggressiv, feststellte *Ich bin eine Null. (S. 155) [...] Ich habe nichts. Ich habe nichts, hörst du? (S. 201)*. Eines Tages kommt es zu folgender Szene:

Sie geht in ihr Schlafzimmer hoch, kommt dann gegen Mittag aufgebracht wieder herunter und weigert sich zu essen. Sie zeigt mir ihre geöffnete Handtasche. Janine: "Das alles ist vollkommen nutzlos geworden!" - "Das alles": ihre Papiere, ihre Schlüssel, ihre Kreditkarte und ihr Scheckheft, ihr Führerschein, ihr Stift . . . Ich musste daran zurückdenken, in welchem Zustand ich an dem Tag war, an dem man mir meine Tasche gestohlen hatte. Aber das war nichts im Vergleich zu dem, was Janine empfand. Alzheimer hat ihr nicht ihre Tasche gestohlen. Er hat ihr alles gelassen, aber er hat ihr die Fähigkeit geraubt, sich dessen zu bedienen. Alzheimer ist der Inbegriff des Diebes. Ich konnte meine Tasche und ihren Inhalt ersetzen. Wer aber wird Janine ihre gestohlenen Neuronen ersetzen? (S. 47)

Funktionelle Einbußen tangieren vor allem das Selbstbewusstsein der Betroffenen. Der Schmerz über den Verlust von Fähigkeiten und Kompetenzen, die Erkenntnis, dass nichts mehr je so sein wird, wie es einmal war, und dass die Entwicklung von nun an unaufhaltsam rückwärts verlaufen wird, löst bei nicht wenigen Erkrankten Depressionen aus.

12.1.3 Persönlichkeitsveränderungen

Taylor (2008) hält als Betroffener Persönlichkeitsveränderungen für das gravierendste und doch von der Forschung weitgehend vernachlässigte Symptom einer Demenzerkrankung.

> *Das Phänomen der Persönlichkeitsveränderungen ist, meiner bescheidenen Meinung nach, das tiefgreifendste und verheerendste Demenzsymptom, das mir bislang widerfahren ist. Darüber wurde wenig geschrieben; es heißt lediglich "Persönlichkeitsveränderungen sind möglich". [...] Wo sind die Studien über dieses Phänomen? Wo sind die Bücher, Artikel, Programme, die sich damit befassen, die aufzeigen, wie damit umzugehen ist und welche Medikamente den Prozess wieder rückgängig machen? Wer erforscht die Alzheimer-Persönlichkeitssyndrome? (S. 133)*

In der Tat stellen Persönlichkeitsveränderungen und die mit ihnen verbundenen Verlusterlebnisse vor allem in einer Partnerschaft eine enorme psychische Belastung dar. Nach und nach verschwinden immer mehr Aspekte eines geliebten Menschen und damit der eigenen Vergangenheit. Dieser schmerzhafte Abschied auf Raten kann sich über Jahre hinziehen. Die gewachsene, verlässliche Partnerschaft löst sich immer mehr auf, der Partner ist dem Pflegenden zwar äußerlich noch vertraut, aber nicht selten wesensmäßig fremd (Kirchner, 2011). Hinzu kommt, dass durch problematische Verhaltensweisen alte Beziehungskonflikte wieder aufflackern oder sich gar verschärfen können (Snyder, 2011). Geiger stellt fest, dass ihm sein Vater nach und nach immer fremder wird *(vgl. S. 124)* und umgekehrt der Vater immer häufiger in ihm nicht mehr den Sohn erkennt.

Typische Persönlichkeitsveränderungen sind Antriebs- und Aufmerksamkeitsstörungen. In der Frühphase der Erkrankung tritt oft eine ungewohnte Passivität und Lethargie auf, später werden Betroffene häufig als apathisch, antriebslos und interessenlos beschrieben. Hinzu kommen Aufmerksamkeitsstörungen. Erkrankten mangelt es an zielgerichteter Aufmerksamkeit, sie können sich kaum auf etwas konzentrieren. Infolge stark herabgesetzter Ausdauer werden Tätigkeiten oft nicht zu Ende geführt (Steurenthaler, 2013). So lässt van Deun z. B. einen Strauch, den er eigentlich pflanzen wollte, nach Ausheben des Pflanzlochs einfach achtlos liegen und geht weg *(vgl. S. 144)*.

In mittleren und späten Krankheitsphasen kommt es häufig zu permanenten Unruhezuständen, die sich in stundenlangem, ziellosem Umherlaufen, andauerndem Nesteln an der Kleidung oder fortwährendem Aus- und Anziehen äußern. Nicht wenige leiden unter Insomnie. Sie wandern nachts ruhelos umher, versuchen das Haus zu verlassen. Diese nächtliche Ruhelosigkeit kann auf Störungen des Tag-Nacht-Rhythmus, auf in der Dunkelheit vermehrt auftretende Angstzustände oder körperliche Beschwerden zurückzuführen sein, denen Demenzkranke buchstäblich "davonlaufen" wollen (Steurenthaler, 2013).

Bei Herrn B. *(vgl. S. 178)* beispielsweise wurden die Nächte immer unruhiger. Er stand auf und lief im Zimmer umher (Matter & Matoff, 2009, S. 43). Auch der Vater von Rosenberger *(vgl. S. 179)* litt unter starken Unruhezuständen. Besonders ausgeprägt war die Ruhelosigkeit bei der Mutter von Offermans. Verunsichert sucht dieser nach einer Erklärung.

> *Was uns auffiel, was uns auffallen musste, als wir bei ihr einzogen, war ihre Ruhelosigkeit. Sie lief nicht nur den ganzen Tag über aufgeregt durchs Haus, ohne Ziel, wie es schien, und jedenfalls völlig sinnlos, sie redete dabei auch unentwegt. Wohl zehnmal am Tag hielt sie es für nötig, die Pflanzen zu gießen, die über den Winter sicherlich kaum Wasser brauchten, und fortwährend begleitete sie ihre Umtriebigkeit mit Kommentaren. [...] Sie rekapitulierte in Worten, was sie machte, ohne etwas hinzuzufügen, es war wohl Ermutigung und Rechtfertigung zugleich. [...] Fürchtete sie sich vor der Stille, die zum Nachdenken zwingt? [...] Oder waren das unbewusste Übungen des Gedächtnisses, das sich, bereits eingeschränkt, wohl mehr oder minder seiner Mängel bewusst war? Zwang meine Mutter sich zur Betriebsamkeit, wie sinnlos die auch immer war, um damit die schon vorhandene Stagnation ungeschehen zu machen? (S. 28 f.)*

Bryden stellt fest:

> *Ich bin häufig ohne ersichtlichen Grund aufgewühlt und erregt. Hauptursache ist die unterschwellige Angst, ich könnte etwas Wichtiges vergessen. Ich laufe herum wie ein Löwe im Käfig oder kann nicht still sitzen, besonders abends nicht. [...] Das Umhergehen baut Spannungen ab und die Bewegung kaschiert mein eigentliches Problem: dass ich nicht weiß, welcher Tag und welche Zeit ist, oder was ich tun wollte. Ich kann mich nicht erinnern, was ich tun wollte, aber wenn ich herumlaufe, habe ich das Gefühl, etwas zu tun und die in mir angestaute Energie freizusetzen. Frustration darüber, dass ich vergessen habe, was ich tun wollte. (S. 120 f.)*

Auch Assauer *(vgl. S. 111)*, bei dem 2006 eine AD diagnostiziert wurde, war nach Aussage seiner Tochter Bettina Michel lange Zeit ein unruhiger Patient. Er hatte einen unbändigen Drang zu laufen, *bekam Schweißausbrüche, wurde von Panikattacken befallen*. Als es ihm zusehends schlechter ging, wurde 2012 in Absprache mit den Ärzten das Neuroleptikum sukzessive abgesetzt. Im Verbund mit der erloschenen Krankheitseinsicht führte dies dazu, dass es dem 69-Jährigen Ende 2013 deutlich besser ging - zumindest vorübergehend.

> *Er wirkt zufrieden, weiß nicht mehr, dass er krank ist, Wut, Scham und Enttäuschung sind Geschichte [...] Er hat Gewicht zugelegt [...], geht gern in die Öffentlichkeit [...]. Aus dem Macho ist ein sensibler Mann geworden.*
>
> *Seine Tochter, die ihn vor zwei Jahren, am 12. Dezember 2011, in ihrem Reihenhaus in Herten aufgenommen hatte, genießt die Zeit. Erstmals leben Vater und Tochter gemeinsam unter einem Dach. Assauer, der einstige Macho, ist feinfühlig und dankbar geworden. "Er ist jetzt pur", sagt seine Tochter, "den anderen Rudi Assauer hat er weggelegt. Er streichelt gerne, nimmt andere in den Arm. Früher gab es allenfalls mal Weihnachten ein Küsschen. Wenn überhaupt." Die harte Schale ist zerbröselt, die Krankheit hat den Kern freigelegt. "Ich hatte mir früher immer gewünscht, viel mehr Zeit mit meinem Vater zu verbringen", sagt Michel, "der Wunsch ist erfüllt. Und wir verbringen gerade die schönste Zeit miteinander. Nochmal zwei Jahre so wären wunderbar." (Wöckener, 2013)*

In der Spätphase sind nicht selten verstärkte, unkontrollierte sexuelle Verhaltensweisen zu beobachten. Die Ursachen dafür können im Verlust von Hemmungen, in personalen Verkennungen oder dem Bedürfnis nach Berührung, Geborgenheit und Nähe liegen (Steurenthaler, 2013). So sucht van Neer z. B. die Bewohnerin von Zimmer Nr. 305 heim *(vgl. S. 149)*.
Bereits in frühen Krankheitsphasen treten Probleme im Umgang mit Geld auf. Erkrankte verlieren den Bezug zum Geld, geben es wahllos aus oder verlieren es, bezahlen Waren doppelt oder gar nicht (Steurenthaler, 2013). So geht Fuls *(vgl. S. 178)* einkaufen und fährt S-Bahn ohne zu bezahlen (Matter & Matoff, 2009, S. 53).
Die Mutter von Zander-Schneider fährt ohne Geld in den Urlaub, kann, obwohl früher eine ordentliche und penible Hausfrau, nun in ihrem Haushalt keine Ordnung mehr halten, sodass überall ein heilloses Durcheinander herrscht. Bei dem Mallorcaurlaub, der Hochzeit ihrer Tochter und der Trauerfeier für ihre verstorbene Schwägerin erregt sie Aufsehen durch unangemessenes Verhalten (übles, grundloses Beschimpfen und Attackieren einer Blumenverkäuferin, Umarmen des verdutzten Kellners, Lachen, Zuwinken und Gestikulieren bei der Beisetzung) und unangepasste Kleidung *(vgl. S. 166)*. Früher stets mitfühlend, reagiert sie bei gesundheitlichen Problemen ihrer Tochter teilnahmslos und gefühllos *(vgl. S. 166)*. Später wird sie sogar gewalttätig ihrer Tochter gegenüber und würgt sie *(vgl. S. 168)*.
Doch nicht nur Persönlichkeitsveränderungen, sondern auch persistierende Charaktereigenschaften machen der Tochter zu schaffen. So erlebt diese, wie ihre Mutter auch während ihrer Krankheit immer im Mittelpunkt stehen und alle Blicke auf sich ziehen will, ihre *Auftritte* gekonnt inszeniert und genießt *(vgl. S. 166)*, Gespräche über Konfliktfelder abblockt und unverändert das macht, was sie will, und zu keinem Kompromiss bereit ist.

Wie bei der Mutter von Zander-Schneider veränderte sich auch Offermans' Mutter das Sozialverhalten spürbar.

> *Sie zeigte sich von einer Seite, die wir an ihr nicht kannten. Sonst stets so mitfühlend, hilfsbereit und munter, entpuppte sie sich jetzt als übellaunig, bissig und misstrauisch. Vor allem traf es meine Frau. Was sie auch tat, um es meiner Mutter recht zu machen, es lief einfach alles verkehrt. Es war, als wollte meine Mutter meine Frau und mich, in geringerem Maße auch meine Kinder und mich, auseinandertreiben, wo ich doch nie zuvor auch nur die mindeste Spur von Eifersucht bei ihr gespürt hatte. (S. 23)*

Wie Distanzlosigkeit als mögliches Begleitphänomen einer Demenz vom lebensgeschichtlichen Hintergrund überlagert werden kann, zeigt Riedl (2006) auf:

> *Die Sprache verändert sich in der Demenz oft. Die Distanz war bei meinem Vater nicht mehr gegeben. Er duzte alle Betreuer, alle Besucher, eigentlich alle Menschen [...] Mein Vater war bäuerlicher Herkunft. [...] Alle Bekannten seines Lebens wurden geduzt, wie es am Land üblich ist. [...] Lediglich Ärzte und Pfarrer sprach er immer mit Sie an. [...] Mit den Betreuern wurde auf Wunsch von Vater das gegenseitige Du vereinbar. Er nannte sich selber Vater und wollte von uns allen so genannt werden. (S. 45 f.)*

Auch Woodtli (2013) beobachtet bei seiner Mutter wesensfremde, grenzüberschreitende Verhaltensweisen. So kostet sie, als ein thailändischer Gastgeber seinen Schweizer Gästen ein aufwändig zubereitetes Bircher-Müsli auftischt, das Gericht nicht einmal und begründet ihre Ablehnung mit einem mehrfachen, laut geäußerten, unergründlichen *Das ist dasch*. Dieses für ihn peinliche Verhalten kommentiert Woodtli mit den Worten:

> *So geraten auch die Konventionen in diesen Strom des Vergessens und ein Mensch wie meine Mutter, die früher eine gewisse Wohlanständigkeit über alles gesetzt hatte, begann sich nun ungehemmt danebenzubenehmen. (S. 119)*

Auffällig war ihr Verhalten bereits in der Schweiz. Konfrontiert mit dem traumatischen Erlebnis, den eigenen Ehemann erhängt aufzufinden, ihn loszuschneiden und fallen zu sehen, registrierte Margrit nicht, was wirklich geschehen war und um wen es sich bei dem Toten tatsächlich handelte. Sie informierte ihre im gleichen Haus wohnende Schwägerin mit den Worten: *Etwas ist nicht in Ordnung mit ihm, dem Kollegen. (ibd., S. 32)*
Über weite Strecken unbeteiligt, teilnahmslos und mit einer verzerrten Wirklichkeitswahrnehmung zeigte sie sowohl ihrem Sohn als auch dem Bestatter und dem Siegelungsbeamten gegenüber, der die Vermögensverhältnisse aufnahm, unangemessenes Verhalten, ehe sie in der Leichenhalle schließlich doch noch zur Trauer um ihren toten Ehemann durchbrach. Margrits Schwägerin, die bei der Feststellung der Todesursache von Hans zugegen war, und ihr eilends herbeigerufener Sohn schildern ihre Beobachtungen so:

> *Sie betrachtete ihren toten Ehemann mit einem neutralen, etwas traurigen Gesichtsausdruck. Etwa so, wie wenn er von einer langen Wanderung erschöpft zusammengebrochen wäre. Sie bemitleidete nicht ihren Mann, sondern einen neutralen Kollegen, der hie und da zu Besuch kam, und streichelte sein blau angelaufenes Gesicht, als würde so bald wieder alles besser werden. (S. 32) - "Ich ... habe versucht, ihn zu halten, dann . . . plötzlich ist er mir runtergefallen." (S. 41) Ihre Äußerungen hörten sich wirr und erschreckend unbeteiligt ab. Wie wenn meine Mutter über eine unbekannte dritte Person sprechen würde. "Mutti, weißt du denn nicht, was geschehen ist? Vati ist gestorben!" - "Nein, sicher nicht", entgegnete meine Mutter [...] "Nein, das war der Kollege, der da immer zu Besuch war. [...] Obwohl ich um ihre verzerrte Wahrnehmung Bescheid wusste, war ich schockiert, dass sie offensichtlich nicht um den Tod meines Vaters trauerte. (S. 40 f.)*

Dem Bestatter gegenüber sagte sie auf die Frage nach dem Sargmodell teilnahmslos und sachlich kühl: *Er wollte ja immer etwas Einfaches. (S. 42).* Und bei der Bestandsaufnahme des undeklarierten Vermögens holte sie aus der Küche zwei Joghurtbecher und legte sie dem Siegelungsbeamten zur Begutachtung vor. In der Leichenhalle aber veränderte sich ihr Verhalten.

> *Meine Mutter hastete auf meinen Vater zu, berührte und streichelte sein Gesicht. Laut weinte sie um ihren Hans: "Wir haben es doch so schön gehabt . . . zusammen! Warum? Warum? Wir haben uns doch geliebt!" Für mich war es erschütternd. Trotz der Kälte blieben wir eine halbe Stunde in diesem Raum. Meine Mutter sprach mit meinem Vater und streichelte ihm immer wieder übers Gesicht. (S. 49)*

Krankheitsbedingte Persönlichkeitsveränderungen schildert auch Eichmann (2013, *(vgl. S. 327)*) bei seinem an Morbus Alzheimer erkrankten Vater:

> *Mein Vater ist eigentlich ein Mensch mit ruhiger Gemütsverfassung und geringem Anspruchsdenken. Er neigt zum Stoizismus. Diese Charakterzüge haben sich durch den Einfluss der Demenzerkrankung verformt. Er ist sehr ungeduldig mit sich selbst. Wenn ihm etwas misslingt, wird er fahrig und neigt dann auch zu Wutausbrüchen. (S. 52)*

> *Jetzt ist er da. Der Tag, vor dem ich mich immer gefürchtet habe: Das Band zwischen Vatter und mir scheint zerrissen. Morgens schon verweigert er jede Zusammenarbeit. Lässt sich nicht zur Seite drehen, zum Windeln und zur Intimpflege. Stemmt sich offensiv dagegen. Spuckt seine Neuroleptika wieder aus. Macht danach seinen Mund eisern zu. Will keine Pillen. Will nichts trinken. Will keine geputzten Zähne. Will nicht gewaschen werden. Will nichts. Als ich beruhigend auf ihn einrede, kommt eine fremde, dunkle, gurgelnde Stimme aus seinem Bauch: Ich soll das Gequatsche lassen und das Gefummel! Das sei alles Blödsinn! Quatsch, Quatsch, Quatsch! Warum ich nicht abhaue? Und dergleichen mehr. Dann verzerrt sich sein Gesicht zu einer Hassgrimasse, und er schlägt nach mir, mit aller Kraft. [...] Habe seine Wahnphasen erlebt: Als er morgens mit dem Kopf am Fußende lag und sagte, er sei in Warschau gewesen. Als er mit seiner abwesenden Schwester sprach, als stünde sie neben mir. Als er aus dem Bett wollte, um mit meiner verstorbenen Mutter zu frühstücken. (S. 153 f.)*

Dass Persönlichkeitsveränderungen auch den Partner in eine zunehmende Isolierung und Vereinsamung treiben können, wird deutlich am Beispiel von Uta und Peter van Deun. Uta verlor durch die Demenz nicht nur ihren Mann, sondern auch Freunde, zumindest vermeintliche Freunde *(vgl. S. 144)*. Zudem zeigt ihr Ehemann eine bisher unbekannte, nahezu aggressive Eifersucht anderen Männern gegenüber (S. 60). Auch hier scheint eine kontrollierende Schranke gefallen zu sein. Verfolgungs- und Bestehlungs-, aber auch Verarmungs- und Eifersuchtsvorstellungen gehören ja bekanntlich zum Krankheitsbild der Demenz. Van Deun und viele andere vergessen, wo sie bestimmte Gegenstände hingelegt haben und beschuldigen dann andere, diese gestohlen zu haben.

In der mittleren und späten Krankheitsphase kann es bei demenziell Erkrankten zu unkontrollierten, aggressiven Ausbrüchen bis hin zu tätlichen Angriffen kommen, die ein Zusammenleben nicht nur schwierig, sondern sogar gefährlich machen können. Die Ursachen für die Gewaltmanifestationen sind vielfältig. So geht im Krankheitsverlauf der im Sozialisationsprozess erlernte und internalisierte Steuerungsmechanismus verloren, der dem Betroffenen ein Leben gemäß den Regeln und Konventionen für gesellschaftlich und kulturell anerkanntes Verhalten ermöglicht. So kann es zu tabu- und schambesetzten, deutlich grenzüberschreitenden Verhaltensweisen kommen, die begleitenden Angehörigen peinlich sind und die daher den Rückzug in die Häuslichkeit befördern (Wadenpohl, 2008).

Aggressionen können allerdings auch auf unangenehme Reize (z. B. Dunkelheit, laute, nicht identifizierbare Geräusche), auf aus mangelnder Durchschaubarkeit der Umweltsituation resultierende Ängste oder situative Verkennungen zurückzuführen sein. Da Patienten selbst ihre Pflegeperson nicht mehr erkennen, Tätigkeiten nicht mehr in einen Sinnzusammenhang einordnen und zudem Gefühle und Ängste nicht mehr artikulieren können, glauben sie z. B., dass eine wildfremde Person in ihr Zimmer eindringt, ihre Intimsphäre grob verletzt oder dass sie zum Essen gezwungen werden, obwohl sie, wie sie glauben, gerade erst gegessen haben. De-

menzkranke können auch konfliktträchtige Situationen und daraus resultierende Aggressionen anderer Menschen, z. B. von Mitbewohnern, nicht mehr richtig einschätzen und deeskalierend darauf reagieren. Stattdessen antworten sie ihrerseits mit Wut und verbalen oder gar tätlichen Attacken (Steurenthaler, 2013).
Auch im häuslichen Kontext kommt es nicht selten zu Gewalt und Gegengewalt. So wird Witt (2008) von seiner demenzkranken Frau attackiert, glaubt allerdings, dass die Angriffe nicht ihm, sondern seinem vermeintlichen Doppelgänger gelten.

> *Janine: "Wer bist du?" - Ich: "Du wirst es mir nicht glauben, wenn ich es dir sage." - Janine: "Sag schon, die Wahrheit ist gut." - Ich: "Ich bin Jean, dein Mann." Daraufhin versuchst du[28] mich zu schlagen. Ich halte deine Arme fest. Du willst mich hinausschieben. Wir bewegen uns auf die Haustür zu. Du bist außer dir. Da beginne ich zu schreien. Ich: "Hör auf! Das nützt überhaupt nichts! Ich bin stärker als du."*
>
> *Du lässt mich los und gehst in die Küche, wo du zum zweiten Mal alles umstellst, was ich gerade wieder geordnet hatte. Janine: "Ich könnte dir dieses Messer ins Gesicht werfen." Das tust du dann. Ich kann dem Geschoss gerade noch ausweichen und beschließe, das Haus zu verlassen, denn meine Anwesenheit ist für dich eine Quelle der Angst und Gewalttätigkeit. Als ich im Hof bin, schreist du noch dreimal "Schwein!" hinter dem her, über den du eine Maske gelegt hast. [...] Janine hat den verjagt, den sie für Jeans Doppelgänger hielt, den "Lügner", das "Schwein". Als sie einmal über Jean sprach, sagte sie zu mir: "Sie haben sich sogar seine Stimme angeeignet!" (S. 140 f.)*

Kruse (2013) sieht auch in der schwindenden klaren und differenzierten Selbstwahrnehmung und der daraus resultierenden zurückgehenden Selbstkontrolle durch das Ich eine Ursache für unkontrolliertes, unstetes und sprunghaftes Verhalten der Betroffenen. Insgesamt gilt, dass Wesensveränderungen nur zum Teil krankheitsimmanent sind, zum anderen Teil psychisch-reaktiv gedeutet werden können (Schmidtke & Otto, 2012). Ein Pionier auf dem Gebiet einer psychisch-reaktiven Deutung ist der Sozialpsychologe Kitwood. Er ist davon überzeugt, dass Aggressionen, Apathie und andere Veränderungen von Stimmungs- und Verhaltensmustern durchaus auch darauf zurückzuführen sein können, dass ein Demenzkranker den Verlust von Ressourcen, sein inneres Chaos und seine Ängste nicht mehr anders artikulieren kann. Bei der von Kitwood propagierten neuen Pflegekultur sind problematische Verhaltensweisen primär als Versuch zu werten, Bedürfnisse zu kommunizieren. Folgerichtig muss das Bemühen vorrangig darauf gerichtet sein, die verborgene Botschaft zu entschlüsseln und dem unbefriedigten Bedürfnis gerecht zu werden, anstatt lediglich in technischer Weise effizient mit dem Problemverhalten umzugehen (Kitwood, 2008).
Das bleibende Verdienst Kitwoods besteht darin, dass er eine komplexere, neben der Neuropathologie auch Persönlichkeit, Wohlbefinden, Biographie und Sozialpsychologie einbeziehende Sicht der Demenz konzeptualisiert, die Heterogenität und Individualität des Krankheitsgeschehens betont und den Betroffenen mit seinem unmittelbaren Familiensystem sowie das Konstrukt Lebensqualität in den Fokus der Betrachtung gerückt hat. Durch diesen Theorieansatz setzte er wichtige Impulse, den Erkrankten stärker als Subjekt denn als Objekt wahrzunehmen und eine person-zentrierte Personal- und Einrichtungspolitik zu betreiben (Müller-Hergl, 2008). Kitwood (†1998) hat als einer der ersten versucht, sich in die Welt eines Demenzkranken hineinzuversetzen. Wie gut ihm dies gelungen ist, ist daran ablesbar, dass noch heute die an zwei Stellen seines Buches *Demenz* fiktiv dargestellte Innenwelt eines Demenzkranken vielerorts zitiert wird. (Kitwood, 2008, S. 116 f. und 126 f.)

---

28 Der Gebrauch der 2. Pers. Sgl. außerhalb der wörtlichen Rede erklärt sich aus dem Umstand, dass Witt seine Empfindungen häufig in an seine Frau Janine gerichteten Briefen niederschreibt.

Silvia Hess, gelernte Pflegefachfrau, schildert, wie sie die Entfremdung, Teilnahmslosigkeit und fehlende Krankheitseinsicht ihres Mannes, der 78-jährig an einer Lewy-Body-Demenz leidet, belastet:

> *Wir können nichts mehr teilen. Ich sage manchmal, es kommt mir vor, wie wenn mein Mann eine Öljacke tragen würde. Das läuft einfach alles runter. Wir können weder Freud noch Leid noch Probleme miteinander mehr besprechen. Er findet es zwar nicht, er sagt, nein, das ist nicht so, aber er kann gar nicht mehr Anteil nehmen.*[29]

Van Neer läuft in einem Alten- und Pflegeheim Amok, da er nicht weiß, wo er sich befindet . Er bedroht das Personal, wirft mit Besteck nach der Schwester. Er glaubt, in die Hand von Kriminellen geraten oder einer mysteriösen Organisation ausgeliefert zu sein. Eine wesentliche Ursache für seine Aggressivität dürfte darin liegen, dass er sich den Pflegekräften ohnmächtig ausgeliefert sieht *(vgl. S. 148)*. Er fürchtet, vergiftet zu werden, sucht fremde Zimmer auf, langweilt sich schrecklich, grübelt unablässig. Er sehnt sich nach einer vertrauten Person, einem Freund *(vgl. S. 153)*. In eine geschlossene Abteilung verlegt, bedroht und beschimpft er ebenfalls das Personal und versetzt der Stationsleiterin einen Schlag. Oft rüttelt er an Fenstern und Türen, glaubt eingesperrt, im Gefängnis zu sein, hält die Pfleger für Wärter und wirft in Panik einen Tisch nach einem vermeintlichen Eindringling *(vgl. S. 149)*. Auch Dohmen wird grundlos aggressiv, schlägt eine Bewohnerin ins Gesicht, schwingt drohend einen Feuerhaken über dem Kopf; seine Inkontinenz dagegen ist ihm in keiner Weise peinlich *(vgl. S. 175)*.
Markante Persönlichkeitsveränderungen treten auch bei Holger Rehm* auf, bei dem 2004 im Alter von 64 Jahren eine Alzheimer-Demenz diagnostiziert wurde. Bereits vor der Diagnosestellung veränderte sich sein Verhalten seiner Frau Marianne (*Mary*) gegenüber spürbar. Im weiteren Krankheitsverlauf folgten auf unergründliche Gewaltausbrüche immer wieder auch außerordentlich liebevolle Szenen. Bode (2014), die das Paar porträtiert, schreibt:

> *Im Jahr 2008 griff Holger Rehm seine Frau zum ersten Mal an. Es geschah aus heiterem Himmel. Zum Glück hielt sich zu diesem Zeitpunkt ihr Sohn im Haus auf. Sie erzählt: "Holger ist plötzlich ungeheuer wütend geworden, er kommt oben vom Bad herunter ins Erdgeschoss - noch vor dem Frühstück - und schlägt im Wohnzimmer auf mich ein. Ich habe laut um Hilfe gerufen. Mein Sohn hat dann ganz ruhig auf Holger eingeredet. Da hat der gesagt: Was ist los? Ich mach doch gar nichts. (S. 87f.) - Die Gewaltausbrüche wiederholten sich. (S. 88) - Einmal entkam sie ihm und schloss sich im Badezimmer ein. [...] Ein anderes Mal flüchtete Mary ins Auto, das sie verriegelte. Ihr Mann stand mit einem Stein in der Hand daneben. (S. 89) - Allerdings, die meiste Zeit - dieser Hinweis ist ihr wichtig - verhielt Holger sich ausgesprochen friedlich, manchmal auch liebevoll. Einmal kam er aus dem Garten und schenkte ihr ein Gänseblümchen. Sie hat es, zwischen Buchseiten gepresst, aufbewahrt. (S. 88)*

Pfauth-Fassl, die mit Hingabe ihre über 90-jährige an Morbus Alzheimer erkrankte Mutter pflegt, durchlebt dabei eine Achterbahn der Gefühle: *Sie meinte, wir bringen sie um, und schlug mir die Tabletten aus den Händen.*[...] *Sie hat mich manchmal beschimpft - es war eine Phase, in der ich mich gefragt habe: Schaffe ich das?* Inzwischen hat sie es schon fünf Jahre geschafft[30].
Bode (2014) stieß bei ihren Recherchen sowohl auf eine pflegende Tochter, die an der enormen körperlichen und psychischen Belastung, mangelnder Anerkennung und dem Zerplatzen angedachter Lebensplanungen zu zerbrechen droht, als auch auf eine Ehefrau, die in geradezu unglaublicher Selbstverständlichkeit und Klaglosigkeit größte Herausforderungen schultert.

---

29 vgl. den Filmtext "Demenz: Verlorene Erinnerung - Leben mit der Diagnose"; verfügbar unter: http://www.nzzformat.ch/109+M540c66f5d4c.html; [10.04.2014]

30 vgl. Interview mit Heidi Pfauth-Fassl. Alzheimer. Wenn die Mutter zum schwierigen Kind wird. Focus Online vom 21.09.2012. Verfügbar unter: http://www.focus.de/gesundheit/diverses/gesundheit-alzheimer-wenn-die-mutter-zum-schwierigen-kind-wird_aid_824544.html; [27.03.2014]

Die pflegende Tochter, 65 Jahre alt, ehemalige Versicherungsangestellte, geschieden, drei Kinder, ein Enkelkind, berichtet:

> *"Mein Leben dreht sich seit drei Jahren um nichts anderes mehr, täglich 12 Stunden bin ich im Muttereinsatz." Die Tochter ist erschöpft. (S. 138) [...] Resigniert schaut sie auf die vergangenen Jahre. Für sie sind es verlorene Jahre. Was sie in der Pflege für ihre Mutter geleistet hat, macht sie nicht stolz, sondern bitter, weil ihre Anstrengungen nicht gewürdigt werden. In ihrer Umgebung scheint man alles für selbstverständlich zu halten. Es fehlt die Anerkennung für ihren Einsatz und ihr ständiges Verzichtenmüssen. Ursprünglich hatte sie geplant, vorzeitig in Rente zu gehen, um dann endlich ihr Leben zu genießen. (S. 139) [...] Sie kann nicht anders, sie muss von der Mutter reden. Von ihrem inneren Kampf, und warum sie befürchtet, eine schlechte Tochter zu sein. "Das ist nicht mehr die Frau, die ich kannte. Das ist irgendjemand", bricht es aus ihr heraus. "Ich tue meine Pflicht, das schon. Aber wenn ich ehrlich bin: die fremde Person bedeutet mir nichts. Manchmal wünschte ich, sie wäre tot." (S. 142)*

Auf eine ganz andere Situation und Atmosphäre trifft Bode bei dem Ehepaar Maria und Peter Scholz*.

> *Ihren Peter in ein Heim zu geben, käme für sie [Maria Scholz*] nicht in Frage. (S. 101) - Ihre Ruhe und Unbefangenheit verblüffen mich. Maria Scholz ist 62, ihr Mann 68 Jahre alt. Sie hadert nicht mit ihrer Lebenssituation. Sie ist mit sich im Reinen. Seine Demenz hat sie schon vor Jahren erkannt. Sie machte sich keine Illusionen, von Anfang an nicht. "Es war wie bei meinem Schwiegervater. Bei ihm ging es auch so früh los. Damals nannte man es noch Altersverkalkung." [...] Sie wirkt wie jemand, der sich mit seinem Schicksal abgefunden hat und auch glaubt, die Stärke zu haben, damit fertig zu werden. Ihre Einstellung als Katholikin: Niemand außer Gott kann mir wirklich helfen - Gott wird dafür sorgen, dass meine Kraft reicht. (S. 103 f.)*
>
> *"Ich bin eben die Altenpflegerin der Familie", sagt sie. "Erst bei meinen Eltern, dann beim Schwiegervater und jetzt bei meinem Mann. Ich mache es gern." (S. 104) - Man muss lernen, mit Peinlichkeiten zurechtzukommen. Zeitweise hat er sich entblößt und mitten auf der Straße gepinkelt. [...] Peter hat immer gern und viel geredet. [...] Nie ist er ausfallend geworden. Aber was jetzt in der Krankheit manchmal rauskommt, ist schlimm: Ich schlag dich kaputt! Oder: Du Dreckshaufen! (S. 106) - Natürlich ist man manchmal verzweifelt. Wenn man bedenkt, was man sich alles vorgenommen hat für die Zeit, wenn der Mann in Rente ist. Diese Träume sind zerplatzt. Aber im Moment sehe ich uns eigentlich noch voll im Leben, nur einfach anders. Das sind für mich alles Phasen. Wie früher, als unser Sohn heranwuchs. (S. 110)*

Stem Owens' demenzkranke Mutter fühlte sich im Pflegeheim erkennbar nicht wohl. Dennoch zeigte sie dies in offenkundiger Form nur ein einziges Mal. Von diesem Vorkommnis erfuhr die Tochter durch die Stationsschwester:

> *"Ich weiß nicht, was heute Morgen in Ihre Mutter gefahren ist", sagte sie, die Augen rund vor wieder einsetzendem Befremden. "Sie war beim Frühstück sehr verärgert. Sie hat ihr Milchpäckchen quer über den Tisch geworfen. Und dann nahm sie ihren Teller und kippte ihr Essen auf den Boden. [...] Das sieht Ihrer Mutter gar nicht ähnlich, sich so zu verhalten." [...] Ich stand einen Augenblick da und versuchte mir die Szene vorzustellen. Meine Mutter, die meines Wissens in ihrem gesamten Leben noch nie in der Öffentlichkeit eine Szene gemacht hatte und jetzt den Trotzanfall einer Zweijährigen bekam. (S. 145)*

Mutter und Tochter litten gleichermaßen unter den sich häufenden Halluzinationen und anderen paranoiden Verhaltensweisen. Die Tochter berichtet:

> *In jenem ersten Jahr hatte mein Vater eine Bypass-Operation. [...] Als er aus dem Krankenhaus zurückkam, musste er einige Tage ein leichtes Schmerzmittel nehmen. Meine Mutter fing an, ihn zu beschuldigen, er sei drogensüchtig. "Er trifft sie im Wald", meinte sie eines Tages zu mir. "Trifft wen, Mutter?" - "Seine Drogen-Kumpel. Einer von denen hat einen kleinen Hund. Ein Mann kam letzte Nacht ans Fenster auf seiner Seite des Bettes - der mit dem Hund. Er hat versucht, deinen Vater dazu zu bringen, eine Flasche Gift zu trinken. Aber ich habe ihn gerettet. Ich habe es ihm weggenommen." Mein Vater beschrieb den Vorfall folgendermaßen: Er hat immer eine Flasche Wasser neben seinem*

> *Bett stehen, damit er nachts nicht extra aufstehen muss."Sie weinte und versuchte mir die Flasche aus der Hand zu nehmen. Also habe ich sie ihr gegeben. Ich hatte keine Ahnung, was sie da geredet hat." (S. 40)*

> *Meine Mutter hatte Halluzinationen, meistens visuelle. Sie sah Menschen, die nachts auf der Straße um Feuer tanzten, einen Mann, der bedrohlich vor ihrem Schlafzimmerfenster kauerte, und schwarze Löcher, die sich vor ihr im Badezimmerboden auftaten. Ein kleiner Hund schlief auf ihrem Bett. Teer wurde auf mysteriöse Weise im Haus verteilt. Schlamm sickerte durch den Teppich. Die Welt, die sie sah, war voller Dreck, Dunkelheit und Gefahren. Ihre Erinnerung war nicht beeinträchtigt. Es sei denn, man zählt mit, dass sie sich an Ereignisse erinnerte, die niemals stattgefunden hatten. [...] Meine Mutter hatte, wie man so schön sagt, gute und schlechte Tage. [...] Vor allem bei Besuch konnte sie ihre alten geselligen Umgangsformen aufrechterhalten. Niemand, der sie und meinen Vater auf ihrem Stammplatz in der Kirche sah, wäre auf die Idee gekommen, dass etwas nicht stimmte. Ihre Freunde bemerkten ihre langsamen, vorsichtigen Bewegungen. Aber sie hatten keine Vorstellung von den wilden, schlaflosen Nächten, den Halluzinationen und den irrationalen Ängsten, die in diesem Haus ausgestanden wurden. (S. 58 f.)*

Stem Owens beschreibt, wie sie und ihr Vater unterschiedliche Strategien entwickeln, um mit diesen Halluzinationen umzugehen. Während der Vater den Weg des geringsten Widerstands geht, ihr das Gefühl gibt, die irrationalen Ängste ernstzunehmen in der Hoffnung, sie dadurch auch zu lindern, schlägt die Tochter den entgegensetzen Kurs ein, indem sie versucht der Mutter die Irrationalität ihrer Phantasien aufzuzeigen. In der Bilanz zieht sie den Schluss, dass beide Strategien keinen sichtbaren Erfolg zeigten.

Rohra sieht in einer Halluzination Dinge, die sie bewusst so gar nicht erlebt hat.

> *Ich sehe unseren Garten von früher, mein Gott, da war ich zwei Jahre. Ich schiebe den Puppenwagen. Ich habe ein Kleidchen an. Mit Karos in Grün und Weiß und habe so Flaschenlocken. Und da schiebe ich diesen Wagen - und schiebe und schiebe. Daneben stehe ich jetzt mit meinem Sohn bei der Einschulung. Der hat eine Jeans an mit bunten Flecken drauf und eine Riesentüte in der Hand. Ich stehe auf einer Seite und rechts steht mein Mann in einem Trachtenjanker. (Schwab, 2012).*

Wahrnehmungsstörungen, multiple Orientierungsstörungen und diffuse, aus der Unüberschaubarkeit und Unbeherrschbarkeit der Umwelt resultierende Ängste begünstigen das Entstehen von Wahnvorstellungen. Nicht mehr in einen adäquaten Sinnzusammenhang einzuordnende Menschen, Gegenstände, Situationen und Handlungsabläufe führen zu einem permanenten Unsicherheitsgefühl und werden als bedrohlich empfunden. Vor allem in der Spätphase der Erkrankung kommt es nicht selten zu Halluzinationen oder illusionären Verkennungen. Bei Halluzinationen handelt es sich um visuelle oder auditorische Fehlwahrnehmungen nicht vorhandener Gegenstände oder Personen, bei illusionären Verkennungen werden tatsächlich vorhandene Gegenstände, Personen oder Umweltreize infolge von Wahrnehmungsstörungen fehlgedeutet und falsch zugeordnet. So kann es sein, dass sich ein Demenzkranker durch keine noch so einleuchtende Erklärung davon überzeugen lässt, dass es sich beim Schatten an der Wand um keine reale Person handelt (Steurenthaler, 2013). Dohmen beispielsweise ist nicht von der Überzeugung abzubringen, dass sich fremde Männer im Schlafzimmer befinden *(vgl. S. 172)*.

An der Grenze zwischen Persönlichkeitsveränderungen und halluzinatorischen Phänomenen einzuordnen ist ein besonders dramatischer Fall von personaler Verkennung, den Susanne Bauer *(vgl. S. 178)* schildert. Ihr Mann Arthur, mit dem sie seit über 40 Jahren verheiratet ist und der bis 2004 als selbständiger Antiquar arbeitete, begann wenige Monate nach der 2005 erfolgten Diagnose Morbus Alzheimer in seiner Vorstellung mit zwei Frauen namens Susanne zu leben, einer sympathischen, die bleiben durfte, und einer problematischen, die er des Hauses verwies. Auf keinerlei Weise konnte Susanne ihren Mann davon überzeugen, dass sie und nur sie allein seine Frau war. Sie musste zu einem Trick greifen, um des Problems Herr zu werden.

Veränderungen der emotionalen Kontrolle, des Sozialverhaltens und der Motivation sowie eine heterogene Mischung aus psychischen Reaktionen und psychiatrischen Symptomen führen dazu, dass das Verhalten des Betroffenen von der sozial akzeptierten Norm abweicht. Auch beeinträchtigen zufällige Impulse, momentane Stimmung und Fehlinterpretationen des Geschehens mehr und mehr eine realistische Beurteilung der aktuellen Situation, eine sinnvolle Planung und ein gezieltes Handeln (BMFSFJ, 2002).

Auch Ria (Ahr, 2011) hat immer häufiger Halluzinationen, verändert sich dramatisch, leidet unter personalen Verkennungen und Bestehlungswahn, erlebt eine Trauma-Reaktivierung, als sie aus den Gewaltattacken ihres ersten Ehemannes herrührende Ängste nicht mehr kontrollieren kann *(vgl. S. 90)* und daher neu durchleben muss. Sie schreit und flucht *(vgl. S. 255)*.

Linthe schildert in einem Anfang 2013 in der Süddeutschen Zeitung veröffentlichten längeren Artikel ihre Erfahrungen mit ihrer demenzkranken Mutter. Die Autorin ist betroffen darüber, dass ihre Mutter sie nicht mehr erkennt. Sie registriert, dass diese ständig auf der Suche ist, mit den Augen den Raum durchforscht nach etwas, *das es schon lange nicht mehr gibt, vielleicht nie gegeben hat*, dass sie nun *ein Mensch jenseits jeglicher Verantwortlichkeit und jenseits aller gesellschaftlichen Konventionen, ein Mensch hinter einer unsichtbaren Wand* ist. Dies schließt auch Aggressivität ein:

> *Manchmal ist sie auch auf mich wütend geworden, trat beim Duschen nach mir, holte mit der Hand aus. Ich fing ihre Hand ab in der Luft und zischte sie an: "Du schlägst mich nicht!" Und es war mehr als mein Recht auf körperliche Unversehrtheit, auf dem ich beharrte. In solchen Momenten war sie wieder meine Mutter, die mich schlagen wollte. Das unterschied mich von den Pflegerinnen, gegen die sie auch aggressiv war. [...] In solchen Momenten setzte ich sie in meiner Vorstellung wieder an ihren Platz und sagte: "Du bist meine Mutter und du schlägst mich verdammt noch mal nicht!" [...] Ich habe sie von da an nur noch selten geduscht, habe es den Pflegerinnen überlassen, weil es mir zu schwer wurde. Nicht das Duschen an sich, sondern die Angst, dass sie in dem Moment, in dem sie mich schlagen wollte, wieder zu meiner Mutter würde, ich sie verantwortlich machte dafür. Nicht, dass ich zurückgeschlagen hätte, aber ich hätte sie gehasst, und hätte doch kein Recht, sie zu hassen. (Linthe, 2013)*

Dieses Beispiel zeigt, wie Aggressionen seitens der Patienten verständliche Abwehrreaktionen der pflegenden Angehörigen *(vgl. S. 57)* und doch auch zugleich Schuldgefühle dem dementiell Erkrankten gegenüber hervorrufen.

Besonders ausgeprägt und früh treten Persönlichkeitsveränderungen bei einer FTD *(vgl. S. 17)* auf, an der z. B. Dohmen und Fuls leiden. Dohmen ist erst Anfang fünfzig, als seiner Ehefrau Hilda merkwürdige, unerklärliche Verhaltensweisen auffallen. Er findet sich auch in vertrauter Umgebung immer wieder nicht zurecht, lässt zunächst teilnahmslos den Kauf eines Anzugs über sich ergehen, wird dann plötzlich ohne ersichtlichen Grund wütend und verlässt schließlich wortlos das Geschäft *(vgl. S. 174)*. Einige Zeit später sitzt er, der gestandene Unternehmer, vor einem Neurologen wie ein *Häufchen Elend* und sieht ununterbrochen seine Frau hilfesuchend an *(vgl. S. 174)*.

Drei Jahre nach Auftreten dieser ersten Irritationen, sechs Monate nach der Diagnosestellung FTD, muss Hilda, die mit Hans schon mehr als 30 Jahre glücklich verheiratet ist, feststellen, dass eine Partnerschaft schon lange nicht mehr besteht und dass ihr Mann, mit dem sie sich so gut verstanden hatte und mit dem sie stets eng verbunden war, ihr nun immer fremder wurde und die Kluft zwischen ihnen sich permanent verbreiterte. Dennoch kann Hilda kurz vor seinem Tod sagen, dass sie ihn immer noch liebt *(vgl. S. 177)*.

Im Verlauf des Krankheitsprozesses verliert Hans immer mehr Fähigkeiten und Fertigkeiten, nahezu jeden Tag verlernt er etwas anderes *(vgl. S. 175)*. Seine Sprache zerfällt, er hat Probleme mit dem Gehen, wird aggressiv gegenüber Bekannten, die ihn besuchen *(vgl. S. 175)*, leidet unter Halluzinationen *(vgl. S. 172)*, bleibt längere Zeit grundlos auf der gleichen Stelle stehen, weigert sich wiederholt, in ein Auto zu steigen, und, wenn es doch einmal geht, wieder auszusteigen. Emotionslos nimmt er die Nachricht vom Tod seiner Schwiegermutter auf. Es berührt ihn nicht, ob seine Frau da ist oder nicht, was sie kocht oder ihm zeigt; er bleibt apathisch und regungslos. Schließlich verirrt er sich im eigenen Haus; geschlossene Türen sind für ihn ein unüberwindliches Hindernis. Hilflos muss Hilda seinem Verfall zusehen *(vgl. S. 176)*.
Bei Fuls, einem Diplomingenieur mit eigenem Architekturbüro, wurde 2005 im Alter von 57 Jahren eine FTD diagnostiziert. Bei ihm waren die für diese Demenzart typischen Verhaltensänderungen besonders markant. Räumliche und zeitliche Orientierungs- und wachsende Konzentrationsstörungen führten dazu, dass er Termine vergaß, sich zurückzog, antriebslos wurde und Aufträge abbrach. Doch weder die daraus resultierende Berufsunfähigkeit noch der dadurch bedingte Verkauf des Hauses berührten ihn. In scharfem Kontrast zu dieser Emotionslosigkeit kämpfte er verbissen um den Erhalt seiner Fahrerlaubnis. Alle Appelle fruchteten nichts, jeder Hinweis auf unkalkulierbare Risiken prallte an ihm ab, sodass nur der Ausweg blieb, den Führerschein einziehen zu lassen (Matter & Matoff, 2009, S. 52). Das apathische Syndrom trat also bei Fuls nicht in Reinkultur auf. Zwar zeigte er eine prägnante Antriebsstörung, jedoch war diese nicht umfassend, da ihn selektive Einschränkungen durchaus erkennbar schmerzhaft berührten (Reischies, 2012).
Eine Frau, die Fuls bekannt sein musste - Noel Matoff - , erkennt er nicht wieder, kommentiert aber ungeniert ihr Aussehen: *Du siehst echt gut aus, super, supergut. Aber: Deine Haare . . . Du musst dich mal etwas kämmen. Deine Haare sehen furchtbar aus. (Matter & Matoff, 2009, S. 55).* Ihm fehlte jegliche Krankheitseinsicht. Bereitwillig nahm er seine Medikamente, in der Hoffnung, bald wieder gesund zu werden. Allerdings besorgte er sich in Apotheken zahllose zusätzliche Tabletten, die er alle auf einmal einnahm. Diese Praxis, die seine Gesundheit gefährdete und das Familienbudget arg strapazierte, war nur abzustellen durch Absprache mit sieben umliegenden Apotheken, bei denen er nun jeweils Placebos bekam. Problematisch war auch, dass er den ganzen Tag Schlaf- und Badezimmerfenster geöffnet hielt, weil er glaubte, nur so genug von dem für die Durchblutung des Gehirns so wichtigen Sauerstoff einatmen zu können.
Seine Frau beschreibt, wie er nach und nach für sie zu einem fremden Menschen wurde. Früher eher wortkarg, kannte sein Redefluss jetzt keine Grenze mehr. Früher eher arztscheu, wurde er jetzt zum Stammgast bei unterschiedlichen Ärzten. Er hielt Autos an, regelte an belebten Kreuzungen den Verkehr, stieg in fremde Autos ein. Erst eine durch richterliche Verfügung erfolgte Einweisung in die Psychiatrie setzte diesem *Treiben* ein Ende (ibd., S. 53).
Auch wenn der Verdacht naheliegt, dass nicht nur ein Informationsbedürfnis befriedigt werden soll, ist es doch zu begrüßen, dass auch seltene Demenzformen den Weg in die Tageszeitungen finden. So schilderte 2010 der TAZ-Redakteur W. Schmidt in einer Reportage den Erkrankungs- und Leidensweg eines unter dem Pseudonym Micha Stiegler porträtierten 31-jährigen Mannes, bei dem 2006 die ersten markanten Verhaltensauffälligkeiten auftraten und drei Jahre später eine FTD diagnostiziert wurde[31].

> *Es fing mit einer panischen Angst vor Schimmel an. Immer wenn er einen schwarzen Punkt sieht oder etwas Weißes, vermutet Micha Stiegler Schimmel. Auf dem Brot. Im Joghurt. An den Äpfeln.*

31 vgl. Schmidt, W. (2010). Plötzlich war da dieser Schimmel. TAZ online vom 06.01.2010. Verfügbar unter: http://www.taz.de/!46333/; [15.06.2011]

> *Ständig spült er Becher aus, Müll trägt er sofort nach draußen. Er wäscht sich zigmal die Hände, duscht endlos. [...] Irgendwann fängt Micha an, Frauen mit sexuellen Sprüchen zu belästigen. Ob er sie nicht mal besamen soll, fragt er eine Kollegin auf der Arbeit. Er wird abgemahnt. Und tut es wieder. Was ist nur mit ihm los? Im Sommer 2008 landet Micha Stiegler in der Psychiatrie. Der Verdacht: Schizophrenie. [...] Erst weitere Aufnahmen von Michas Hirn im Frühjahr 2009 bringen Gewissheit. Die Bilder der Tomografen zeigen: das Stirnhirn schrumpft. Diagnose: FTD.* [...] *Micha Stiegler hat verlernt, was angemessen ist und was nicht, was richtig ist oder falsch, gut oder böse. Er pinkelt bei offener Toilettentür. In Restaurants schnappt er sich einfach eine Pommes von einem anderen Teller. Er fängt plötzlich mitten in einem Laden mit Schuhplatteln an. Und wenn Geld herumliegt, steckt er es ein. "Er ist wie ein unerzogenes Kind", sagt der Vater.*

Stieglers Lieblingsplatz ist eine Bank vor dem Haus. Auf sie legt er sich, ohne Decke, auch im Winter. Nach ein paar Minuten steht er auf, will Salat essen. Sofort. Ohne Zutaten *stopft* er ihn in sich hinein und geht zur Hausbank. Immer wieder. Typisch an dem Fall Stiegler ist, dass sein Gedächtnis lange intakt bleibt, jedoch die Persönlichkeit sich spürbar verändert *(vgl. S. 17)*, das Ich gleichsam abstirbt. Typisch ist auch, dass die Krankheit von Medizinern oft sehr spät erkannt wird. Dies ist nicht zuletzt darauf zurückzuführen, dass sie präsenil auftritt. Gelegentlich können bereits 40-Jährige erkranken, Stiegler war jedoch bei Erkrankungsbeginn erst Ende 20. Dies wiederum ist untypisch.

12.1.4 Veränderungen im sozialen Umfeld

Viele Betroffene nehmen im Frühstadium der Erkrankung erhöhte Hilfs- und Versorgungsaktivitäten ihrer Angehörigen wahr und tolerieren diese meist auch. Dies zeigt, dass sie sich ihrer Probleme und der Notwendigkeit einer externalen Kompensation sehr wohl bewusst sind, auch wenn sie dies nicht aussprechen und sich vielleicht sogar als kompetent beschreiben, und dass sie noch über ein differenziertes Wahrnehmungs- und ein adäquates soziales Urteilsvermögen verfügen (Stechl, 2006). Dies gilt auch für die, die wie Bryden davor warnen, sich von der Angst lähmen zu lassen, die Bemühungen um den Erhalt der eigenen Funktionsfähigkeit weitgehend einzustellen und damit das soziale Umfeld gleichsam aufzufordern, in die Betreuerrolle zu schlüpfen und die Kontrolle über den Alltag zu übernehmen (Bryden, 2011). Nicht wenige Demenzkranke machen sich Gedanken darüber, dass sie zu einer erheblichen und möglicherweise untragbaren Belastung für ihre Angehörigen werden könnten (z. B. Witt *(vgl. S. 196)* und McGowin *(vgl. S. 232)*).
Eine Demenzerkrankung führt zu markanten Rollenveränderungen in einer Partnerschaft *(vgl. S. 59)*, wobei, wie Untersuchungen belegen, insbesondere die Übernahme nicht statusgerechter und zum tradierten Rollenverständnis konträrer Aufgaben problembehaftet ist (Wadenpohl, 2008). Sieveking (2013) schildert, wie er dies bei seinen Eltern, Malte und Gretel, beobachtete *(vgl. S. 59)*.

> *Während mein Vater komplizierte mathematische Modelle durchdachte und sich über Raum und Zeit Gedanken machte, koordinierte Gretel Familie und Haushalt. Irgendwann sagte mir Gretel, dass sie sich sehr wundere, dass Malte nie seine Briefe öffne. Er konnte sich eben darauf verlassen, dass seine Frau das für ihn erledigt. [...] Es ließ sich damals niemand träumen, dass sich nur ein paar Jahre später alles komplett auf den Kopf gestellt haben würde: Jetzt war Malte der Herr im Haushalt, musste den ganzen Papierkram erledigen und sogar dafür sorgen, dass seine Frau sich richtig anzog und die Zähne putzte. Plötzlich stand er komplett in der Verantwortung. Der Rollentausch ging natürlich nicht so ohne Weiteres über die Bühne. Beide Persönlichkeiten wehrten sich mit Händen und Füßen gegen die Umwälzungen. (S. 74 f.) -*

Von einem bestimmten Krankheitsgrad an *kippt* die verwirrende Gleichzeitigkeit von Paar- und Pflegebeziehung *(vgl. S. 61)* eindeutig und endgültig in Richtung Pflegebeziehung, wobei Anosognosie, z. B. bei der Frage, ob noch Raum ist, eine sexuelle Beziehung als Paar zu leben, zu konträren Sichtweisen führen kann. Degnæs schildert eine für sie und ihren Lebenspartner Richardt gleichermaßen schmerzhafte Begebenheit:

> *Manchmal schlug mein Herz ganz stark für Richardt, doch in einem Punkt war es anders: Später Abend. Ich hatte Richardt bei der Abendtoilette geholfen, ihn nach oben ins Schlafzimmer begleitet und ihm [...] eine gute Nacht gewünscht. [...] Überraschend kam Richardt wieder herunter ins Wohnzimmer[...]. "Soll das jetzt künftig unser Leben sein?" - Ich verstand sofort, was er meinte, entschied mich aber abzulenken.[...] "Du weißt genau, was ich meine. Gibt es keinen Sex mehr?" Das war eine klare Frage, die eine ehrliche Antwort forderte. Wie konnte ich ihm diese geben?*
>
> *[...] Die Liebe, die ich empfand, war nicht mehr die gleiche wie früher. Sie war genauso tief, aber sie war anders, beruhte auf anderen Dingen. [...] Ich schaffte es nicht, mir den körperlichen Kontakt zu wünschen, den sich Richardt wünschte und sicherlich brauchte, wenn ich gleichzeitig die Mutterrolle einnehmen sollte. [...] Ich konnte alles für ihn tun, nur das nicht. Doch Richardt sah sich selbst als meinen Mann. Ich brauchte nichts zu sagen. Er verstand ohne Worte. Sein Gesicht, seine Augen, die mich nur ansahen, sagten alles -, bevor er sich umdrehte und wieder die Treppe hinaufging. Mit noch krummerem Rücken, noch schwereren Schritten. Es wurde ein Abend voller Schmerz und Tränen. (S. 59 f.)*

Auffällig ist dabei, dass Richardts sexuelles Verlangen auf ein exklusives Gegenüber gerichtet ist, was nicht bei allen in fortgeschrittenen befindlichen Demenzkranken der Fall ist (vgl. van Neer *(vgl. S. 149)* und Stiegler *(vgl. S. 212)*). Andererseits ist die Beziehung zwischen ihm und Degnæs auch nicht komplett von Asexualität geprägt, was bei manchen Paaren der Fall ist und in Bildern wie Mutter-Kind- oder Geschwisterbeziehung zum Ausdruck gebracht wird. So findet sich bei Wadenpohl (2008) folgende, von ihr nicht als atypisch eingeordnete Aussage: *Wir leben wie Bruder und Schwester zusammen. Es sind keine Gefühlsregungen, von seiner Seite schon gar nicht mehr da. (S. 157)*
Auch Witt (2008) beschäftigt die Frage, welches Verhältnis er zu seiner Frau Janine hat.

> *Heute stellt Janine keine Fragen mehr über sich und über mich, denn sie hat vergessen, wer sie war. Dennoch macht mich ihre Frage "Liebst du mich oder erträgst du mich?" immer noch betroffen [...]. Blieb mir nun, nachdem ich um die Frau geweint hatte, die ich verloren hatte, nur noch übrig, die andere zu ertragen, die aus ihr geworden war? Seit Beginn ihrer Krankheit war mir klar, dass ich zwischen der Krankheit und Janine unterscheiden musste: Janine lieben und ihre Krankheit ertragen. Eine Unterscheidung, die leicht in der Theorie, aber schwer zu leben war. (S. 278)*

Bei einer intergenerationellen Pflege verändert sich in Etappen, unter Ambivalenzen und nicht selten auch unter Turbulenzen das Verhältnis zwischen Gepflegtem und Pflegenden. Symptomatisch, wenn auch nicht dramatisch vollzieht sich dieser Prozess nach dem Auftreten erster Irritationen bei Eichmann *(vgl. S. 327)* und seinem an Morbus Alzheimer erkrankten Vater. Der Sohn schildert zwei bezeichnende Beobachtungen, eine aus der Zeit, in der sein Vater noch allein lebte, und eine nach der Übersiedlung zu ihm und seiner Lebensgefährtin.

> *Dieses Mal habe ich Vatter zum Frühstück ins Hotel eingeladen. Ich mache mir Sorgen um ihn: Er wirkt inzwischen etwas unsortiert, ist ständig auf der Suche nach Schlüsseln oder Bargeld. Eine erboste Nachbarin beschwert sich über nächtliche Duschexzesse. Und überall in der Wohnung stehen halb ausgepackte Warensendungen herum, mit Dingen, die er nicht brauchen kann: Billiguhren, Kitschporzellane, sogar Computerlehrbücher. Deshalb frage ich ihn, ob er nicht zu mir ziehen will, damit ich nach ihm sehen kann. [...] Vatter druckst etwas herum. Dann wird er energisch: Sein Leben sei hier! Er habe Verpflichtungen! Er wolle es nicht anders haben! Ich weiche der väterlichen Autorität. (S. 14 f.)*
>
> *Er kommt nicht mehr zurecht. Die Haushälterin hatte einen Notruf an mich abgesetzt, und ich mache mich sofort auf den Weg. Was ich dann vorfinde, ist so unerwartet wie erschreckend: ein ab-*

> *gemagerter, verstörter Vatter. Eine verstaubte, verwahrloste Wohnung mit seltsamen Flecken auf den Teppichböden. Eine verkrustete Dusche. Kaum brauchbare Kleidung. Ein ausgereiztes Konto. Es muss sofort etwas geschehen! (S. 16 f.) - Ich stecke in der Sohnesklemme. Vatter ist nach wie vor eine Respektsperson und reklamiert das auch für sich. Ich will ihn vor der Erkenntnis schützen, dass er langsam seinen Verstand verliert, und ihm so lange wie möglich die Illusion der Willensfreiheit bewahren. [...] Diese Komplizenschaft kann auf die Dauer nur schiefgehen. Ich bin schon nach den ersten Tagen auf dem besten Wege in eine reaktive Depression. Ursache: Selbstverleugnung. (S. 36)*

Auch Riedls demenzkranker Vater kann die Rollenumkehr nicht akzeptieren. Riedl steckt gleichsam in der *Tochterklemme*.

> *Viele Situationen erschwerten die Begleitung zu Hause. Er wollte sich auch keine Regeln von mir und den Begleitern aufstellen lassen, er war schließlich unser Chef, wie er es nannte. Ich als seine Tochter hatte besondere Probleme, ihm Empfehlungen zu geben. Er sagte mir oft: "Schämst du dich nicht, wie du mit deinem Vater umgehst. Ich hätte mir nie gedacht, dass du so bist." [...] Oft sagte er, wenn ich ihn wieder einmal belehren wollte: "Am besten ist, du bleibst in deiner Wohnung und ich in meiner, dann haben wir beide keinen Ärger." (S. 38)*

Durch Rollenverschiebungen ausgelöste Empfindungen belasten auch Halmschlager (2012) und ihre Schwester Andrea bei der Begleitung ihrer Mutter Ilse.

> *Töchter sehen ihre Mütter lange als Frau, von der sie Schutz erwarten dürfen. Sie sehen sie als Frau, die man immer fragen kann und die stark ist. Jede Tochter hat nur eine Mutter. Dass eine Mutter nicht mehr die Mutterrolle übernimmt, ist undenkbar. Ilse hat Andrea und mich bis zu diesem Zeitpunkt immer geschützt, nicht wir mussten sie schützen. Der Abschied von dieser starken Mutter ist schwierig. Es gibt innere Widerstände. Die Veränderungen fordern uns. Wir müssen uns um unsere Mutter jetzt sehr viel kümmern. Das nimmt auch uns die eigene Freiheit. Wir fühlen uns für Ilse verantwortlich. Wir haben keine Chance. Wir werden nicht gefragt. (S. 50)*

Die mit der Demenzerkrankung einhergehenden Beeinträchtigungen im sozialen Netzwerk stellen ein gravierendes Problem dar. Sowohl Pflegende als auch Gepflegte büßen mehr und mehr die Möglichkeit ein, freundschaftliche Beziehungen zu unterhalten und gewohnten Freizeitaktivitäten nachzugehen. Abnehmende Reziprozität und die Wahrnehmung, dass ein Leben mit Demenz nur schwer vereinbar ist mit der gesellschaftlichen Normalität, erschweren die Beziehungsgestaltung. In der Partnerpflege nimmt die ohnehin durch das Alter und einsetzende "Lichtungsprozesse" innerhalb der gleichen Kohorte reduzierte Beziehungsdichte krankheitsbedingt weiter ab (Wadenpohl, 2008).

Unwissend und daher unsicher im Umgang mit Demenzkranken und irritiert durch deren ungewohntes, unkontrolliertes und z.T. unfreundliches Verhalten, ziehen sich zudem Bekannte und manchmal sogar Verwandte zurück. So beklagt z. B. van Deun, dass ihr Ehemann mit seinem unberechenbaren, undisziplinierten, oft provozierenden Verhalten Freunde und Fremde vor den Kopf stößt und dass so ihr soziales Umfeld immer weiter schrumpft und schließlich fast ganz verloren geht. Van Deun interpretiert dies als Trennung der "Spreu vom Weizen". Verunsichert und verwirrt durch merkwürdige Verhaltensweisen der Patientin ziehen sich auch Ute Matoffs Bekannte mehr und mehr zurück. In Unkenntnis über ihre Krankheit gelassen, unterstellen sie ihr übermäßigen Alkoholkonsum oder vermuten psychische Probleme. Häufig wird die Einschränkung der Besuche damit begründet, dass Kommunikation und echte Begegnung kaum mehr möglich sind und die Konfrontation mit der zunehmenden Hilflosigkeit des dementiell Erkrankten nur schwer zu ertragen ist (Wadenpohl, 2008).

Auch Offermans thematisiert das Verhalten des sozialen Umfelds. Auf die Frage, ob Freunde und Bekannte in schwerer Zeit eine Hilfe gewesen seien, sagt er in einem Interview:

> *Manche, ja. Aber im Allgemeinen wird viel zu rosig berichtet über Demenz. Die meisten Außenstehenden sind Schönfärber. "Schmerzen im eigentlichen Sinne haben Demente ja nicht", denken sich*

wohl die Anderen, "und wahrscheinlich merken Demenzkranke gar nichts mehr, deshalb brauchen wir auch keinen Krankenbesuch zu machen." Dieses Gefühl hatten wir jedenfalls oft. Aber vielleicht rationalisiert man damit auch die eigenen Ängste. Ich glaube, es ist wichtig, das einmal ganz unverblümt zu sagen: Demenz ist eine tragische, fast unerträgliche Krankheit.[32]

Gelegentlich äußern sich auch Betroffene selbst zum Rückzug enger Bezugspersonen, von denen sie sich im Stich gelassen bzw. abgeschoben fühlen. Taylor schildert, was er bei den Reaktionen von Freunden und Nachbarn empfunden hat und wie er damit umgegangen ist.

Da sie dachten, es wäre der Beginn eines langsamen Abschieds, kamen sie seltener bei mir vorbei. Wenn sie da waren, spürte ich ihre Angespanntheit. Ich fragte, was los sei. Sie sagten: "Wir wissen nicht, worüber wir noch mit dir sprechen sollen. Wenn wir dich etwas fragen, weißt du vielleicht keine Antwort." Schließlich fragte ich: "Wieso kommt ihr nicht einfach, um Hallo zu sagen?" Und wenn sie mich beim Gehen zum Abschied umarmten, fühlte sich das an wie die letzte Umarmung. (Neumann, 2012, S. 76)

In der Frühphase der Erkrankung können alle drei Pole eines Beziehungsnetzes zum Verlust von Kontakten beitragen: Erkrankte wollen Defizitkonfrontationen vermeiden, Angehörige den Patienten - nicht selten aus falsch verstandener Fürsorge - vor peinlichen Situationen bewahren und sich selbst dagegen schützen, den Erkrankten in der Öffentlichkeit präsentieren und sich seiner möglicherweise schämen zu müssen. Verwandte, Freunde und Bekannte ziehen sich, verunsichert und konsterniert über manche Begegnung, zurück. Die Ausdünnung und letztendliche Aufgabe sozialer Kontakte ist jedoch der falsche Weg. Aufgrund des hohen Stellenwerts von Emotionalität für die Lebensqualität Demenzkranker ist der Erhalt von sozialen Kontakten und Beziehungen von elementarer Bedeutung und entspricht auch den Normen einer aktivierenden, die Teilnahme am öffentlichen Leben einschließenden Pflege (Wadenpohl, 2008). Nicht selten kann ein Ausbrechen aus der beschriebenen Abwärtsspirale am ehesten durch den Patienten selbst erfolgen. Dies ist Zimmermann gelungen, indem er seine Situation in seinem sozialen Umfeld offenlegte:

Ich bin von Beginn an recht offensiv mit meiner neuen Lebenssituation umgegangen. Ich habe nichts verschwiegen. In der Familie wurden die Karten sofort offen auf den Tisch gelegt. Das ging natürlich nicht ohne Aufregung und Tränen ab. Aber das Ergebnis war, dass wir gemeinsam daran gehen konnten, uns auf die neue Situation einzustellen und die nächsten Schritte zu planen. (Wißmann & Zimmermann, 2011, S. 58 f.)

Ich habe damals auch meine Freunde und meine Bekannten darüber informiert und gesagt: Hört her, ich habe Alzheimer! Das habe ich nicht nur bei Freunden, sondern auch überall dort getan, wo ich regelmäßiger hingehe oder mit zu tun habe. Also beispielsweise in den Geschäften hier bei mir im Stadtteil. Jeder sollte wissen: Es kann sein, dass ich gelegentlich mal etwas vergessen oder scheinbar Merkwürdiges tun werde, also richtet euch drauf ein. Und das hat auch geklappt. Ich leide nicht unter dem Druck, ständig etwas verbergen zu müssen, sondern bewege mich in einem Umfeld, das Bescheid weiß und das mich stützt. Meine Erfahrung lautet: Wenn ich offen bin, dann erfahre ich auch Anteilnahme. Bei fast allen Menschen bin ich auf eine große Aufgeschlossenheit gestoßen. Es nimmt mir eine Last ab, wenn es die anderen wissen und ich nicht Versteckspielen muss. (ibd., S. 59)

Ich habe mir von Anfang an gesagt, dass ich auch nach der Diagnose mein altes Leben weiterführen will, und dazu gehört für mich auch, dass ich im Kontakt mit meinen Freunden und Bekannten bleibe. Wir unternehmen immer noch viel gemeinsam, verreisen zusammen, feiern Geburtstag, treffen uns zum Essen. Niemand hat sich zurückgezogen. (ibd., S. 92)

32 zu Klampen, C. (2007). Und plötzlich war sie im Krieg. Die Welt vom 27.10.2007. Verfügbar unter: http://www.welt.de/welt_print/article1303087/Und-auf-einmal-war-sie-im-Krieg.html; [08.02.2014]

Zimmermann greift auch eine Initiative von Taylor auf: Er lädt andere Alzheimerbetroffene gegebenenfalls mit ihrem Partner zu sich nach Hause zum Essen und zum Austausch ein.
Die von einem bestimmten Krankheitsgrad unabdingbare 24-Stunden-Pflege führt dann allerdings Pflegende und Gepflegte in die zunehmende soziale Isolation und Vereinsamung. Erschwerend kommt hinzu, dass der Erkrankte kein rechter Gesprächspartner mehr sein kann und nur selten Dank und Anerkennung für die aufopferungsvolle Pflege zum Ausdruck bringt (Kirchner, 2011).
Zu den Veränderungen im weiteren Sinn zählt die Art und Weise, wie mit dem Erkrankten umgegangen wird. Was Taylor als Betroffener nachdrücklich für sich einfordert *(vgl. S. 158)*, versucht Stem Owens für ihre demenzkranke Mutter zu erreichen: Die Zuerkennung des Personstatus. Ziel, Vorgehensweise und Erfahrungen fasst sie so zusammen:

> *Ich will, dass ihre Ärzte sie direkt ansprechen. [...] Ich möchte, dass sie als Person behandelt wird und nicht nur als Objekt einer wissenschaftlichen Fragestellung. Stattdessen ignorieren die Ärzte sie in den meisten Fällen und richten ihre Fragen und Kommentare an mich. Ich habe versucht, das zu verhindern, indem ich darauf achte, dass meine Mutter genau vor der Nase des Arztes sitzt, und wenn er mir eine Frage stellt, bin ich bemüht, sie an sie weiterzugeben. [...] Aber es dauert nicht lange, bis er frustriert ist. Manchmal fällt es meiner Mutter schwer, die Frage zu verstehen, und sie braucht lange, um zu antworten. Manchmal schaut sie mich nur hilflos an und ist nicht in der Lage, eine Antwort zu formulieren. Einmal zuckte sie nur mit den Achseln und sagte mit unmissverständlicher Bitterkeit, indem sie zu mir rübernickte: "Fragen Sie sie." Und manchmal scheinen ihre Antworten schlicht irrelevant. Dann runzelt der Arzt die Stirn und wendet sich wieder mir zu. Und so werde ich zur Komplizin dieser Ärzte, die meine Mutter zum Objekt machen. (S. 54 f.)*

Im weitesten Sinn kann zu den Veränderungen im sozialen Umfeld auch die in der Spätphase der Erkrankung oft sinnvolle Einbindung eines Stofftieres in die Pflegebeziehung gezählt werden. Exemplarisch kann dies im Umgang Eichmanns (2013) mit seinem Vater verdeutlicht werden. Der Sohn geht ganz und gar auf seinen Vater ein: Als dessen verbale Kommunikation erlischt, bemüht er sich, die symbolhafte Sprache des Vaters zu entschlüsseln. Das Klammern an eine leeren Tasse und das *Flirten* mit einem Waschlappen interpretiert er als Wunsch nach einer stets verfügbaren Bezugsperson und präsentiert ihm einen Teddy als *gefundenen Kindheitsgefährten*. Welche Funktion ein solches Tier haben kann, schildert Eichmann anschaulich und detailliert, wobei er sorgsam darauf achtet, seinen Vater nicht zum spielenden Kind zu degradieren.

> *Vatter braucht ein Kuscheltier! Das wird mir klar, als er die leere Tasse nicht mehr loslässt und sie bei sich behalten will. Auch mit dem Waschlappen fängt er schon an zu flirten. Ob er nur etwas für die Hände braucht oder etwas zum Liebhaben, kann ich nicht auseinanderhalten. Ist vielleicht auch nicht wichtig. Wichtig ist, dass ich mich mit einem Spielzeug für Vatter befassen muss! Da habe ich Hemmungen. Denn Vatter sieht nicht aus wie ein Kind. Und er spricht, wenn er spricht, mit erwachsenen Worten. Deshalb scheue ich davor zurück, ihm ein Kuscheltier anzubieten. Ich will ihn nicht demütigen. Ein Trick muss her, um den Spielzeugcharakter auszublenden. Ich beschließe, Vatter eine fassbare Erinnerung anzubieten. Ich werde ihm einen passenden Teddy als verschollenen und wieder aufgefundenen Kindheitsgefährten verkaufen. Ein sorgsam ausgewählter Retro-Teddy scheint mir für die Rolle besonders geeignet (S. 126)*
>
> *Dann kommt die Probe aufs Exempel: "Na, Vatter, kennst du den noch?", frage ich und stelle ihm den Retro-Teddy vor: "Den habe ich vorhin im Schrank gefunden. Ich dachte, du vermisst ihn schon!" Vatter grinst wissend: "Natürlich kenne ich den!", sagt er und schaut dem Bären mit Interesse in seine dunklen Glasaugen. "Und wie heißt er?", frage ich etwas ungläubig. "Na, Bärli!", sagt Vatter und streckt die Arme nach dem Teddy aus: "Gib ihn her. Der ist hier richtig!" (S. 127)*
>
> *Es hat geklappt: Er hat den Köder geschluckt, ihn sich gleich zu eigen gemacht. [...] Seit dieser subtilen Übereignung bereichert der Teddy Vatters Leben ungemein: Als Spielgefährte und Streitgenosse.*

> *Als Projektionsfigur und Aggressionsobjekt. Als Trostspender und Herzensfreund. Vor allem aber als Weggefährte zurück in Vatters Kindheit: Seit Vatter Bärli hat, spricht und tagträumt er von seinem Kindermädchen Ninette und anderen Akteuren der entferntesten Vergangenheit. Und seit Vatter Bärli hat, haben wir beide Gesprächsstoff. Denn mit seinem Teddy erlebt Vatter tagtäglich Neues. Und das teilt er mir gerne mit. (S. 127 f.) - Auch für mich hat der Teddy eine wichtige Funktion. Als Medium. Denn was Vatter dem Bären in den Mund legt, sagt viel über seine eigene Stimmung aus. Das ist wichtig für mich, weil Vatter längst nicht mehr formulieren kann und will, wie es ihm geht. (S. 129)*
>
> *...ich war nicht da, um seine Hand zu halten. Aber sein Teddy war bei ihm, in seiner letzten Stunde. Ich werde dafür sorgen, dass man sie gemeinsam beerdigt. (S. 188)*

Den Abschluss dieses Kapitels und zugleich den Übergang zum nächsten Kapitel soll eine umfangreiche aus einem der frühesten Selbstzeugnisse entnommene, chronologisch geordnete Darstellung von demenzbedingten Persönlichkeitsveränderungen bilden. Die Zitate sollen zeigen, wie sehr eine extrem früh auftretende Demenz eine Paarbeziehung und noch in der Familie lebende Teenager belasten kann und in welch bewundernswerter Weise dennoch starke, belastbare Personen das, was sie selbst als *Hölle* (S. 307) empfinden, über erstaunlich lange Strecken meistern können. Anifantakis & Tyler (1993) zeichnen eine eindrucksvolle Chronologie einer präsenilen, durchaus nicht untypisch verlaufenden Demenzerkrankung mit den damit einhergehenden familiären Implikationen.
Manley Tyler ist wie seine Ehefrau Jean, mit der er 20 Jahre verheiratet ist, erst Anfang 40, als er an einer AD erkrankt. 15 Jahre dauert der erkennbare Teil des Krankheitsprozesses: erste Symptome 1971, Diagnose 1978, Übersiedlung in eine Institution 1981, Tod 1986. Im Zeitraum zwischen 1975 und 1981 sehen sich Jean und ihre beiden Kinder Steven und Laurie wachsenden und z.T. dramatischen Herausforderungen gegenüber. Markante Stationen bei den Persönlichkeitsveränderungen ihres Ehemanns und Vaters sind Verlust der Kommunikationsbereitschaft, teilnahmsloses Hinnehmen des beruflichen Abstiegs, ungewohntes und meist unbegründetes Herumkritisieren am Verhalten Stevens, ausgeprägte Stimmungsschwankungen und Unruhezustände, Suizidversuche, unvorhersehbare und unkontrollierte Wut- und Gewaltausbrüche, gerichtet auf Gegenstände, Steven und schließlich Jean.

> *Er ist so verändert. [...] Radikal verändert. [...] Er hat immer gesagt, dass miteinander reden das Wichtigste auf der Welt sei. Aber es ist schon so lange her, dass Manley und ich richtig miteinander geredet haben. [...] Wir sind jetzt dreiundzwanzig Jahre verheiratet, wir haben immer über alles gesprochen. Jetzt wird er einfach nur wild, wenn ich ihn auf seine Probleme anspreche. Wenn ich vorschlage, dass er mal zu einem Psychologen geht, springt er an die Decke. Er ist vollkommen unberechenbar (S. 107-109) [...] Den einen Tag ist er der Mann, den ich geheiratet habe, am nächsten ist er ein launischer und gelegentlich auch teilnahmsloser Fremder. Ich weiß nie, womit ich zu rechnen habe. (S. 118)*

Als Jean Manley wieder einmal vorsichtig auf die Möglichkeit einer Therapie ansprach, reagierte er äußerst gereizt: *"Nein! [...] Ich brauche keinen Psychiater. Mir geht es blendend!" (S. 134)* Auch ein Pfarrer, Freund der Familie, konnte ihn nicht dazu bewegen, Hilfe zu suchen.

> *"Es fing harmlos genug an", sagte der Geistliche, "aber als ich auf die verschiedenen Probleme zu sprechen kam, die ihr habt, und meinte, dass es ihm vielleicht helfen würde, mit einem Psychiater zu reden, nun, da wurde er wirklich böse. Er sprang auf, sagte, ich solle mich um meinen eigenen Kram kümmern, und stürmte nach draußen." (S. 135)*

Tyler fehlte nicht nur jegliche Krankheitseinsicht, auch seinen durch den Verlust basaler kognitiver und funktioneller Tätigkeiten bedingten beruflichen Abstieg und die Tatsache, dass er damit seine Familie in große finanzielle Schwierigkeiten brachte, nahm er scheinbar unbeeindruckt hin. Er war Rektor gewesen, dann Lehrer an verschiedenen Schulen, schließlich mischte er Farben, strich Zelte an, sollte Kabel aufrollen. Doch nicht einmal diese einfachen Tätigkeiten konnte er zufriedenstellend erledigen und so wurde er immer wieder nach kurzer Zeit entlassen. Jean: *Er hatte vier Jobs in drei Jahren. (S. 107)* Auch seine beiden letzten Bemühungen, als Lehrer zu unterrichten, scheiterten.

> *Manley verlor überraschend seine Stelle an der Schule für behinderte Erwachsene. Zum Ärger der Schulleitung war er ebenso unkonzentriert wie die, die er unterrichten sollte. Er war nicht in der Lage, Aktivitäten zu leiten, und war vergesslich bis zur Peinlichkeit. Also musste er gehen. Jean hatte erneut finanzielle Sorgen. Sie wusste nicht genau, warum man Manley gefeuert hatte. [...] Sie konnte es sich jedoch sehr gut vorstellen. Sein Gedächtnis war in den letzten Jahren immer schlechter geworden. Er vergaß ständig etwas [...] Jean konnte sich nur zu gut vorstellen, dass es ihm schwerfiel, die Aktivitäten behinderter Erwachsener zu leiten. (S. 129 f.)*

Weitere Persönlichkeitsveränderungen wirkten sich innerfamiliär aus.

> *Manley war begeistert über die sportlichen Erfolge seines Sohnes. Ihr einst so enges Verhältnis jedoch bestand nicht mehr. [...] Manley kritisierte den Jungen oft hart wegen irgendwelcher Kleinigkeiten. Steven gab sich größte Mühe, nicht anzuecken, aber die Wut seines Vaters schien aus dem Nichts zu kommen. (S. 110 f.) [...] [Jean] war zwischen ihrem Mann und ihrem Sohn hin- und hergerissen und wusste nicht mehr, was sie tun sollte. Mit Manley war etwas nicht in Ordnung, und sie hatte das Gefühl, dass sie ihn um jeden Preis schützen musste. Aber das bedeutete, Steven zu vernachlässigen. (S. 116)*

Im Frühjahr 1979 nahmen Manleys Stimmungsschwankungen zu. Ging es ihm schlecht, lief er durchs Haus und schlug mit der flachen Hand auf Wände und Möbel. Mehrfach warf er sich voller Wucht gegen das Fenster im Obergeschoss. Dabei stieß er verzweifelte Laute aus oder sagte schluchzend: *Ich halt das nicht mehr aus.* Oder: *Sterben.* Einmal stürzte er sich vor den Augen seiner Frau und seines Sohnes die Treppe hinunter.Im Sommer desselben Jahres entwickelte Manley seine eigenen Ordnungsvorstellungen und eine geradezu kindliche Anhänglichkeit *(vgl. S. 58)*, zugleich aber häuften sich die Übergriffe auf Steven.

> *Manley funktionierte allein zu Hause ziemlich gut, während seine Frau bei der Arbeit war und sein Sohn zur Schule ging. Jede kleine Hausarbeit, die er bewältigen konnte, gab seinem Selbstwertgefühl enormen Auftrieb. Er wollte sich nützlich machen. Er saugte die Teppiche, allerdings nur in der Mitte. Weil er so gern abtrocknete, begann Jean mit der Hand zu spülen, statt die Spülmaschine zu benutzen. Mit der Zeit bemerkte Jean jedoch, dass Manley das Geschirr nicht in den Schrank zurückstellte. Sie fand Haushaltsgegenstände an den unwahrscheinlichsten Plätzen, Konserven im Wohnzimmer oder im Kleiderschrank, Teller im Keller, während Zeitschriften und Bücher im Kühlschrank lagen.*
>
> *Manchmal bemerkte Jean, wenn sie von der Arbeit nach Hause kam, dass Möbelstücke vollkommen unsinnig umgestellt waren. Stühle, Lampen, Vasen, Bücher und andere Dinge fanden sich alle in der Mitte des Zimmers oder auf einem Haufen in einer Ecke. Jean konnte keine Logik in dieser seltsamen Umverteilung erkennen. Möbel zurückzustellen, wurde Teil ihrer täglichen Routine, aber sie klagte nie oder gab Manley die Schuld. (S. 204 f.)*
>
> *Je mehr Manley abbaute, umso größer wurden Jeans Sorgen um Steven. Immer häufiger musste er als unschuldige Zielscheibe für Manleys Übergriffe herhalten, die am Ende des Sommers 1979 fast immer körperlicher Art waren. Manley bekam wegen jeder Kleinigkeit mit ihm einen horrenden Streit. Anfänglich waren Manleys Beschimpfungen einmal in der Woche aufgetreten, jetzt geschah es fast täglich. Steven musste gar nichts tun, um einen Angriff zu provozieren. (S. 217)*
>
> [Während ihres Urlaubs zu Weihnachten 1979] *konnte sie Manleys Verhalten rund um die Uhr beobachten. Er hatte stärker abgebaut, als sie gedacht hatte. Er machte fast nichts mehr allein. Wenn sie in der Küche saß, saß er ebenfalls in der Küche. Wenn sie aufstand, ins Arbeitszimmer, nach oben oder nach draußen ging, folgte er ihr. Wenn sie nur vom Küchentisch aufstand und sich zu den*

Schränken auf der anderen Seite des Raumes bewegte, konnte sie sich sicher sein, dass er direkt hinter ihr war, sie fast berührte. Sie bemühte sich, ihn an allem teilnehmen zu lassen. Beim Wäschewaschen legte er die Wäsche in die Trommel der Waschmaschine. (S. 247)

Ab Sommer 1981 folgte eine weitere Eskalationsstufe, die schließlich zur Übersiedlung in eine stationäre Einrichtung führte *(vgl. S. 252)*.

Manleys schlechte Verfassung äußerte sich zunehmend bedrohlich. Er wurde Jean gegenüber physisch aggressiv. [...] An einem Abend war sie eingeschlafen, der Fernseher lief und Manley lag neben ihr. Sie wachte davon auf, dass sie plötzlich auf den Boden neben das Bett fiel. Sie rieb sich die Seite und schaute Manley an. "Warum hast du mich aus dem Bett gestoßen, Manley?" Er starrte sie nur an, und sein Gesichtsausdruck war so gemein, dass es ihr kalt den Rücken herunterlief. Sie verließ das Zimmer und legte sich auf das Sofa im Wohnzimmer, schlief jedoch kaum. Eine Woche später wachte sie wieder neben dem Bett auf. Es gab Zeiten, da hätte sie fast ihre beständige Zuneigung zu Manley verloren. (S. 276 f.)

Eines Morgens nach einer typischen Nacht mit unruhigem Schlaf ging Jean in die Küche und begrüßte Manley. [...] Sie ging zur Spüle und bemerkte ein metallisches Blinken in seinem weiten Ärmel. Plötzlich, ganz vorsichtig, drehte sie sich um und lächelte ihn an. Ihre eigene Ruhe erstaunte sie. "Was hast du da, Manley?" Sie streckte sanft die Hand nach ihm aus und fand ein langes Küchenmesser im Ärmel versteckt. Ohne eine Sekunde zu verlieren, sagte sie: "Was machst du damit?" Sie lachte, als hätte sie gerade ein Stück Seife oder einen Schwamm gefunden. "Das gehört da nicht hin, du Dummkopf. Das weiß du doch. Damit schneidet man Brot." Sie nahm ihm das Messer weg; er sah verlegen aus und hinderte sie nicht daran. Sie legte den scharfen Gegenstand weg und ignorierte ihr starkes Herzklopfen. (S. 278)

In ihrer Phantasie sah sie sich schon mit einem Messer im Rücken, während Manley völlig konfus hin- und herlief. War das seine Absicht gewesen? Hatte er sie erstechen wollen? Wollte er sich für den "Liebhaber" rächen, den sie seiner Meinung nach hatte? Wollte er sich vor einem eingebildeten Feind schützen? Vielleicht hatte er das Messer auch gegen sich benutzen wollen. Sie wusste es nicht. Sie holte tief Atem und schauderte. O Gott, o Gott, o Gott, betete sie. Die Last, die sie auf sich zu nehmen gelobt hatte, war schwerer geworden, als sie in ihren schlimmsten Träumen gefürchtet hatte. Wie hätte sie sich vorstellen können, dass alles so grauenvoll werden würde? Sie hatte gewusst, das Manley krank war, dass es Probleme geben würde, aber sie hatte sich nicht träumen lassen, wie das tägliche Überleben aussah. (S. 279)

Jean wusste, dass ihr Sohn sich vernachlässigt fühlen musste, und sie verabscheute den Gedanken, dass sie sich zwischen ihm und Manley entscheiden musste. Aber sie konnte sich nicht um alles kümmern. Sie kannte Steven kaum noch. Es tat ihr weh, mitansehen zu müssen, wie er immer härter und distanzierter wurde. Der Umstand, dass er sein Examen nicht schaffen würde, schien ihm vollkommen gleichgültig zu sein, und sie konnte nichts daran ändern. Sie hatte nicht die Kraft, ihm ihre Wünsche aufzuzwingen. (S. 281)

Plötzlich bekam [Manley] einen Wutausbruch. Jean stand angespannt in der Küche und hörte, wie ihr Mann herumtobte. Er schlug mit der Faust auf die Regale und stieß unverständliche Schreie aus. Sie hatte versucht, ihn zu beruhigen, und ihm ein Sandwich und Cookies angeboten. Er hatte mit dem Essen nach ihr geworfen, und sein Wutausbruch ging weiter. Als sie ihm näher kam, schlug er nach ihr. Sie versuchte, ihm auszuweichen, aber er versetzte ihr einen so harten Stoß, dass sie auf dem Küchenfußboden in sich zusammenfiel. Die Wut ihres Mannes machte ihr nicht so viel aus, solange er sie noch zu kennen schien. Immer häufiger schien er sie jedoch überhaupt nicht zu erkennen, das erschreckte sie zutiefst. (S. 284)

Nur wenige Tage später kam es zu einem neuen Vorkommnis:

"Manley, Lieber, lass mich dir was zu essen machen. Komm mit nach unten in die Küche. Wir können . . . " Sie konnte den Satz nicht beenden. Manley schlug zu. Sie fiel gegen die Wand und blieb liegen, sie weinte leise und sah ihren Mann aus den Augenwinkeln an. Wieder schien er sie nicht

zu erkennen. Er kam auf sie zu und stampfte mit dem Fuß auf. "Weg!" schrie er. "Weg!" - "Manley, bitte!" Er war einen Moment unsicher. Sie dachte, er würde sie schlagen, aber er drehte sich und lief hin und her. Als er wieder auf sie zukam, zog sie den Kopf ein. Er schwang die Faust in ihre Richtung. Die tierischen Laute, die er ausstieß, zeugten von irrationaler Wut. (S. 286 f.) [Die zu Hilfe gerufene Laurie] *verstand [...] mit schmerzhafter Klarheit, dass ihre Mutter am Rand eines Nervenzusammenbruchs stand. Ihre scheinbar unerschöpflichen Kraftreserven waren aufgebraucht. Es musste etwas geschehen. (S. 294)*

Und es geschah etwas. Manley wurde in eine stationäre Einrichtung aufgenommen.

12.1.5 Defizitkonfrontationen und Bewältigungsstrategien

Kognitive und funktionelle Beeinträchtigungen führen zu multiplen Defizitkonfrontationen und einer daraus resultierenden Selbstwertdestabilisierung. Darauf reagieren Demenzkranke mit unterschiedlichen Handlungsstrategien, die auf der kognitiven (Neubewertung der belastenden Situation) oder auf der aktionalen (Notizen, Bezugspersonen als externe Gedächtnishilfe, Vermeiden überfordernder ADL-Tätigkeiten und Sozialkontakte) Ebene liegen, problem- oder emotionszentriert sein können. Die Wahl der Bewältigungsstrategie ist abhängig von psychologischen (z. B. Kontrollüberzeugungen, Widerstandsfähigkeit) und sozialen Faktoren (z. B. Umfang der sozialen Unterstützung) sowie dem spezifischen Kontext der Belastung. Vorzugsweise erfolgt ein Rückgriff auf Handlungsmuster, die das Individuum im Laufe seiner Lebensgeschichte in der Auseinandersetzung mit Herausforderungen entwickelt hat und die sich bewährt haben.

Die kognitive Auseinandersetzung erfolgt nicht selten über soziale, aber auch intraindividuelle bzw. temporale Vergleichsprozesse. Bei sozialen Abwärtsvergleichen relativieren Betroffene ihre zunehmenden Funktionseinschränkungen, indem sie den Blick auf Personen richten, die an einer vermeintlich noch schlimmeren Krankheit leiden. Bei intraindividuellen Abwärtsvergleichen werden fortgeschrittene Krankheitsstadien als Referenzpunkte herangezogen. Internalisierte Stereotype über Demenzkranke, die vorwiegend späte Stadien repräsentieren, fördern Normalisierungstendenzen, da in frühen Phasen des Krankheitsprozesses befindliche Personen im öffentlichen Bewusstsein kaum präsent sind und Erkrankte daher Einbußen ihrer geistigen Leistungsfähigkeit einem normalen Alterungsprozess zuordnen, fehlgeleitet durch die Feststellung, dass das internalisierte Bild weder subjektiv noch objektiv ihrem eigenen kognitiven und funktionellen Zustand entspricht (Stechl, 2006).

Die Auseinandersetzung mit einer Demenzerkrankung erzeugt nicht nur Probleme, sondern löst auch unweigerlich negative Emotionen aus. Diese werden gespeist sowohl aus aktuellen Verlusterfahrungen (beunruhigende Schlüsselerlebnisse, Lebensstilunterbrechungen, permanente Defizitkonfrontationen) als auch aus der Antizipation von Verlusten. Mittlerweile gibt es, wie bereits ausführt, eine ganze Reihe von Autobiographien, in denen Erkrankte berichten, wie sie die Demenz erleben und wie sie sie zu bewältigen versuchen. Zu bedenken ist jedoch, dass diese Informationsquellen, so wichtig sie auch sind, doch eine systematische Erforschung des Problemkomplexes Demenz nicht ersetzen können und zudem alle Autobiographen (McGowin, Rose, DeBaggio, Taylor, Bryden) an einer präsenilen Form der Demenz leiden.

Die verschiedenen Krankheitsgeschichten bilden zwar die Individualität der jeweiligen Krankheitsverläufe ab, zeigen aber doch einige Gemeinsamkeiten. So sehen alle Betroffenen in der Demenz eine existenzielle Bedrohung und durchlaufen die charakteristischen Phasen von Verunsicherung, Verdrängung, sozialem Rückzug, Angst vor Identitätsverlust, Zukunftsangst und Hilflosigkeit. Die Autoren beschreiben die ersten Anzeichen wie Vergesslichkeit, örtliche Desorientierung, verlangsamte Informationsverarbeitung und die von ihnen angewandten Bewältigungsstrategien. Häufig zu beobachten sind Vertuschungs-, Abwehr- und Kompensationsstrategien, Bagatellisierung und Verleugnung von Defiziten. Aus einer solchen Haltung heraus erklärt sich die Abneigung aller Betroffenen psychologischen, zwangsläufig mit Defizitkonfrontationen einhergehenden Testverfahren gegenüber.

Die Coping-Forschung beschäftigt sich seit Jahren mit Begriffen wie Vermeidung, Abwehr oder Leugnung. Baer (2007) stieß bei der Auswertung der von ihm durchgeführten Interviews und der erhobenen Erfahrungsberichte auf folgende fünf Hauptcopings, die auch bei den von Stechl interviewten und den im Rahmen der vorliegenden Arbeit porträtierten Demenzkranken zu beobachten waren: Verbergen, Flucht und Rückzug, Erstarren, Vorwärtsverteidigung, Besinnen auf verbliebene Stärken. Copings treten meist nicht in Reinform auf, vielmehr steht lediglich eine bestimmte Bewältigungsstrategie im Vordergrund der Bemühungen. Häufig finden sich Mischformen oder es kommt im Krankheitsverlauf zu einem Copingwechsel. So wird die Vertuschungsstrategie in der Regel zu Beginn der Erkrankung angewandt, während die Besinnung auf eigene Stärken später auftritt und häufig von Bezugspersonen angewandt wird, um den Patienten aus der Erstarrungsstrategie herauszulösen.

Die häufigste, nahezu von allen Probanden praktizierte Bewältigungsstrategie ist die des Verbergens und Vermeidens (z. B. bei Matoff *(vgl. S. 179)*). Gravierende Abweichungen von den normativen Erwartungen der Gesellschaft führen zur Stigmatisierung. Stigmatisierte Individuen bemühen sich, Fehlleistungen zu verbergen, zu vertuschen oder zu beschönigen (*Heute ist nicht mein Tag - Das geht vielen so in meinem Alter*) und Gedächtnisprobleme mit Euphemismen (*unklar, verschwunden*) zu normalisieren, um die soziale Akzeptanz nicht zu verlieren. Die Betroffenen spüren intuitiv, dass mit ihnen irgendetwas nicht stimmt; dies löst bei ihnen Unsicherheit, Sorge, Erschrecken, Scham, Angst und Trauer aus. Die Ausfälle sind ihnen peinlich, daher meiden sie in aller Regel den Austausch darüber (Stechl, 2006; Baer, 2007). Häufig führen Schlüsselerlebnisse wie Verwirrtheitsphasen beim Einkauf oder im Verkehr zu einer ausgeprägten Vermeidungshaltung, gepaart mit sozialem Rückzug (z. B. Fuhrmann *(vgl. S. 223)*). Dieser kann sowohl physisch (generelle Kontaktvermeidung) als auch mental (Reduzierung der Beteiligung an Unterhaltungen) erfolgen.

Eng verwandt mit diesen Tarnungsstrategien sind Flucht und Rückzug. Bei den einen äußert sich dieses Coping in einem buchstäblichen Weglaufen, einem unruhigen Umherlaufen oder dem permanenten Bestreben, *woanders* hin zu wollen. Bei anderen erfolgt der Rückzug nach innen, sie ziehen sich in ihr Bett, in die Isolation und das Verstummen *(vgl. S. 74)*zurück (Koch-Straube, 1997a), werden misstrauisch und introvertiert (Baer, 2007).

Bei Vermeidung und Rückzug handelt es sich um einen Schutzmechanismus, der allerdings auch zu einer Reduzierung sozialer Rollen und einem Verlust von Autonomie und Unabhängigkeit führt *(vgl. S. 223)* und der, da er sich im Innern des Betroffenen abspielt, häufig Konfliktsituationen mit nahestehenden Menschen zur Folge hat, da diese die Verhaltensänderungen nicht verstehen können. Auch verhindern diese Copings eine frühzeitige Behandlung und beschleunigen in einer verhängnisvollen Kettenreaktionen aus sozialem Rückzug und sensorischer Deprivation den demenziellen Abbauprozess. Zudem sind Verbergungs- und Täuschungsversuche stets mit dem Risiko verbunden, durchschaut und ertappt zu werden. Daher müssen ständig neue Pläne und Geheimhaltungsstrategien bereitgehalten werden. Die bei Ausreden, Versteckspiel und Täuschungsmanövern erforderliche enorme Kraftaufwendung und der durch dieses Doppelleben verursachte psychische Druck können schließlich zur Offenlegung der Defizite führen (Stechl, 2006; Baer, 2007).

Vermeidungsstrategie und Versteckspiel sind die bevorzugten Bewältigungsstrategien von McGowin (1994):

> *Bei jedem zusätzlichen Problem mit meinem Gedächtnis oder meiner Konzentration schreckte ich alarmiert hoch. Aber ich sprach mit niemandem aus der Familie darüber. Stattdessen spielte ich munter mein Versteckspiel, obwohl alle schon lange Bescheid wussten. Jeder weitere Verlust meiner geistigen Fähigkeiten ging einher mit zusätzlichem Kummer und Angst, aber ich setzte meine albernen Täuschungsmanöver unbeirrt fort. (S. 121) - [...] bei neuen Freundschaften war ich besonders vorsichtig geworden, was daran lag, dass ich Angst hatte, man könnte mir auf die Schliche kommen und entdecken, welche Probleme ich mit meinem Orientierungssinn und meinem Gedächtnis hatte. Ich machte jedem, einschließlich mir selbst, etwas vor. (S. 65)*

Auch die Mutter von Zander-Schneider hält erfindungsreich die Fassade aufrecht, flüchtet sich in Ausreden und Tricks, versucht der Gutachterin des MDK Kompetenz vorzuspielen *(vgl. S. 162)*, erkennt aber im Tiefsten ihre Defizite. Sie behauptet, ihre Brille nicht dabei zu haben, eine neue zu benötigen, weigert sich aber, zum Optiker zu gehen. Sie überfordernde Unternehmungen lehnt sie mit fadenscheinigen Begründungen ab (*blöde Kegelschwestern*), Fragen beantwortet sie mit Allgemeinplätzen oder Gegenfragen (*Wissen Sie es denn nicht? (vgl. S. 162)*). Als sie im fortgeschrittenen Stadium die Toilette nicht mehr richtig benutzen kann, beschuldigt sie, darauf angesprochen, andere *(vgl. S. 165)*.
Dies zeigt, dass Betroffene mit hoher Kreativität Verhaltensweisen entwickeln, mit denen sie Defizite und Probleme im Alltag vertuschen können. Sie verbergen sorgfältig jeden Hinweis auf Erinnerungslücken oder Probleme mit der räumlichen Orientierung. Viele geben vor, ihre Brille vergessen zu haben, oder, wenn Lesen zu anstrengend für sie ist, am Lesen nicht mehr interessiert zu sein *(vgl. S. 193)* oder keine Zeit dafür zu haben *(vgl. S. 223)*. Van Neer überspielt seine Defizite mit Ausreden (*keinen Hunger, habe schon gegessen*) und auch Taylor greift zum Mittel des Theaterspielens und der Tarnung, um nicht als alzheimerkranker Hochschullehrer erkannt zu werden *(vgl. S. 155)*. Van Deun behauptet, als er in die falsche Richtung fährt, er habe eine andere Strecke ausprobieren wollen *(vgl. S. 143)*. Auch sonst greift er zur Bewältigung seiner Defizite vorzugsweise auf Bagatellisierung, Schuldzuweisungen und Ausreden zurück. Bauer *(vgl. S. 178)* bagatellisiert ebenfalls seine zunehmende Vergesslichkeit, normalisiert sie und weigert sich, zum Arzt zu gehen (Matter & Matoff, 2009, S. 61).
Viele Betroffene versuchen also die Fassade aufrechtzuerhalten. Sie gleichen, wie Bryden bekennt, einem Schwan, der ruhig über das Wasser gleitet, aber unter Wasser verzweifelt paddelt, der, oberflächlich betrachtet, normale Funktionstüchtigkeit vorgaukelt, sich in Wirklichkeit aber jeden Tag mehr anstrengen muss *(vgl. S. 171)*. Dies erlebt auch Fuhrmann (2000) bei ihrer demenzkranken Mutter.

> *Am Anfang der Krankheit können die Betroffenen noch deutlich sagen, dass sie darunter leiden, so viel zu vergessen, seien es Namen, Begriffe oder ganz praktische Handhabungen. Aber die Wenigsten sprechen über diese Störungen ihres Gedächtnisses, sondern versuchen, mit all ihren Möglichkeiten zu verbergen, was ihnen da widerfährt. Für mich als Tochter schien die Welt meiner Mutter weiterhin in Ordnung zu sein, und erst später - rückblickend - konnte ich erkennen, wie sie versucht hat, ihr Leben weiterhin bewältigen zu können. (S. 25)*

Rosenberger schildert die von ihrem 72-jährigen Vater bevorzugte Vermeidungsstrategie mit den Worten: *Du bist auf Nummer sicher gegangen. Keine Wagnisse mehr eingegangen. Nichts Ungewohntes mehr. Auflehnung? Fügung. (vgl. S. 179)*. Die Tochter beschäftigt die Frage, mit welchen Gefühlen und Empfindungen ihr Vater wohl den Verlust von Fähigkeiten und Fertigkeiten wahrgenommen haben mag. Sie fragt sich, ob er gelitten hat, ratlos war, verzweifelt und wie lange ihm die schleichenden Verluste überhaupt noch bewusst waren.

Matoff geht bereits zwei Jahre vor der Diagnosestellung Anforderungen aus dem Weg *(vgl. S. 38)*. Wurde sie gebeten, etwas zu nähen, kochen oder organisieren, sagte sie lachend: *Ach, das habe ich vollkommen verlernt. Ich hab' das aber auch gar nicht mehr nötig, so was könnt ihr viel besser. (Matoff, 2009, S. 107)*. So überließ sie z. B. bei ihrem 50. Geburtstag die ganze Arbeit und Organisation anderen, obwohl sie vor ihrer Erkrankung neben ihrer Berufstätigkeit noch drei Kinder allein großgezogen hatte. Trotz ständiger Schuldgefühle wegen irgendwelcher Vergesslichkeiten lehnte Matoff es kategorisch ab, die Krankheit zur Kenntnis zu nehmen. Es fehlte ihr also jegliche Krankheitseinsicht. Dies hat sie mit Bauer *(vgl. S. 178)* gemeinsam, der sich allerdings zu keiner Zeit seines Schicksals bewusst war.
Fuhrmann verdeutlicht an vier alltäglichen Situationen, wie die Welt ihrer Mutter immer kleiner, enger, geistig ärmer, aber für sie überschaubarer wurde und welche Sätze sie als Stützen benutzte, um in der Welt der Orientierten und Kompetenten bestehen zu können.

> *Auf der Straße: Jemand begrüßt sie freudig. Sie hat den Namen vergessen und ihre Beziehung zu der Person. Das ist ihr peinlich. Als sich der Vorgang wiederholt und häuft, beschließt sie, in dieser Situation folgenden Satz zu sagen: "Ach guten Tag, aber ich bin sehr in Eile." Auf die Dauer reagieren die Bekannten mit Kopfschütteln und sind verärgert. Die Welt der Mutter wurde immer einsamer.*
>
> *In der Bahn: Sie fährt eine vertraute Strecke und weiß nicht mehr, wo sie umsteigen muss. Panik steigt auf. Sie hat die gute Idee zu sagen: "Ach, bitte helfen Sie mir, ich habe leider meine Brille vergessen und kann nicht mehr erkennen, wo ich bin und wo ich weiterfahren muss." Nach diesem Erlebnis stellt sie ihre Fahrten mit Bahn und Bus ein. Die Welt der Mutter wurde enger und kleiner.*
>
> *Beim Einkaufen: Sie hat mehrere Einkaufszettel, den gelungensten nimmt sie mit. Sie versucht, die Lebensmittel in den Einkaufswagen zu legen. Die Regale werden unüberschaubar, Menschen schieben gefüllte Wagen in alle Richtungen, das Geschäft wird zu einem Ort chaotischen Geschehens, jede Orientierung geht ihr verloren. Sie nimmt irgendeine Ware, bezahlt mit einem Geldschein, da sie unfähig ist, Münzen zu addieren. Sie beschließt, nie mehr allein einkaufen zu gehen, und der Satz zur Begründung heißt: "Bei mir gibt es die Dinge nicht, die ich brauche, die muss ich bei dir einkaufen, ich komme mit dir mit." Die Welt wurde unübersichtlich, und sie verlor ihre Selbständigkeit.*
>
> *Zu Hause: Bücher lesen und fernsehen. Sie liest die Wörter, die Sätze, aber nichts fügt sich mehr zu einem sinnvollen Ganzen zusammen. Der Inhalt bleibt ihr verschlossen. Sie schämt sich und ist verzweifelt. Beim Fernsehen stellt sie fest, dass auch das Gehörte keinen bleibenden Eindruck hinterlässt. Der schnelle Wechsel der Bilder übersteigt ihre Wahrnehmungsfähigkeit. Sie sagt dann: "Ich komme zurzeit einfach nicht dazu zu lesen, ich habe so viel zu tun, und abends beim Fernsehen bin ich zu müde." Die Welt der Mutter wurde geistig arm. (Hofmann, 1999, S. 32)*

Fuhrmann, die ihre Mutter 15 Jahre lang auf dem Weg durch die Demenz begleitet, sie nahezu täglich gesehen und dabei etwas von der Welt verstanden hat, in die ihre Mutter hineingeglitten ist, resümiert:

> *Noch erkennt sie sehr genau, dass ihre Welt beginnt, die Gemeinsamkeit mit der Welt der anderen zu verlieren. [...] In dieser für sie einsamen, engen, kleinen, immer verwirrender werdenden Welt lebte nun meine Mutter. Sie erkannte noch, dass sie ohne Hilfestellung orientierungslos in allen Bereichen des Lebens wurde und setzte ihre ganze Kraft ein, diese Orientierungslosigkeit zu verbergen und gleichzeitig mich, ihre Tochter, als ein Hilfsmittel zur Lebensbewältigung einzusetzen. (Fuhrmann, 2000, S. 27)*

Die gleiche Bewältigungsstrategie wie die Mutter von Fuhrmann wählt Klares Mutter:

> *Nachdem sie sich ein paarmal verlaufen hatte, verließ sie das Haus immer seltener und irgendwann gar nicht mehr allein. Die Einkäufe übernahm die Haushaltshilfe. Das Mittagessen wurde fertig angeliefert. (Klare, 2012, S. 19 f.)*

Hofmann (1999) beurteilt die Dyade Mutter-Tochter so:

> *Die Tochter wurde wie ein "best girl" für die Lebensbewältigung eingesetzt. Das Mädchen-für-alles für die Diva am Filmset regelt einfach alles. Genauso die Tochter. Sie musste immer da sein, dann brauchte die Mutter nur noch zu lächeln, und zu sagen: "Ja, ja, das denke ich auch." (S. 32)*

Das Verhalten von Fuhrmanns Mutter zeigt deutlich, dass Defizitkonfrontationen mit Scham verbunden sind. Die demenzkranke alte Dame bemühte sich, Scham implizierende Situationen zu vermeiden, um sich nicht *psychisch entblößen zu müssen* (Koch-Straube, 1997 a, S. 71). Auch McGowin schämt sich des Verlusts ihrer geistigen Fähigkeiten und spricht mit niemandem darüber. Der dabei ablaufende Prozess verläuft in der Regel über drei Stufen: Zunächst sind die Situationen oft noch mit Findigkeit und Schlagfertigkeit zu überspielen, dann erfolgt der Rückgriff auf vertraute Personen als externe Stützen und schließlich unterbleibt jeglicher Gang in die Öffentlichkeit; Einsamkeit und soziale Isolation machen sich breit. Gespeist wird das Schamgefühl aus dem inneren Vergleich, wobei der Erkrankte sich seinen eigenen früheren und jetzigen Zustand vor Augen führt (Baer, 2007).
Mit der Reduktion und letztendlichen Kappung sozialer Kontakte gehen auch Möglichkeiten, Trost und Halt zu finden, verloren. In gleichem Maße wächst die Angst, allein gelassen zu werden (*Bleib bei mir.*). Dies kann Kontaktpersonen überfordern und deren Rückzug begünstigen, wodurch eine Abwärtsspirale in Gang gesetzt wird.
Interessanterweise stellen sich Scham- und Schuldgefühle auch ein, wenn keine andere Person zugegen ist. Dies zeigt das Aufgeben von Lesen und Fernsehen bei Fuhrmanns Mutter *(vgl. S. 223)*. Zimmermann geht offensiv gegen aufkommende Schamgefühle vor und besiegt sie damit:

> *Ich schäme mich nicht - einfach deshalb, weil ich nicht weiß, wofür ich mich schämen sollte. Kennen Sie jemanden, der sich für sein Rheuma oder einen erlittenen Herzinfarkt schämt? Ich kann nichts dafür, dass ich Alzheimer habe [...] Warum sollte ich mich für etwas schämen, was ich mit weltweit vielen Millionen anderen Menschen teile? [...] Schämen Sie sich dafür, alt zu werden? Vielleicht sind Sie nicht sehr glücklich damit, aber schämen werden Sie sich dafür doch wohl kaum. Ich bin über meinen Begleiter "Dr. Alzheimer" auch nicht glücklich. Aber mich für ihn schämen? Nein, danke! (Wißmann & Zimmermann, 2011, S. 57 f.)*

Eine Form des Rückzugs ist das Erstarren, das allerdings von anderen Phänomenen begleitet wird. Dieses Coping findet seinen Ausdruck nach außen in einer erstarrten Körperhaltung, einer starren Gangart, stereotypen Bewegungen und Äußerungen. Betroffene scheinen durch ihr Gegenüber hindurchzuschauen und ins Leere zu blicken. Innere Erstarrung zeigt sich in einer emotionalen Betäubung und einer bisher unbekannten Teilnahmslosigkeit und Gefühllosigkeit, z. B. beim Tod eines nahen Angehörigen (Baer, 2007). So beschreibt Schoene (1998) die Erstarrung ihrer Mutter beim Empfang der Nachricht vom Tod ihrer Schwester Helga:

> *Einige Tage vor Mamis 75. Geburtstag, dem 16. April, starb überraschend ihre jüngere Schwester. Wie sollten wir es ihr beibringen? [...] "Es ist etwas passiert, Mami." - "So, was denn?" - "Gestern bin ich vom Krankenhaus angerufen worden." - "Und was wollten die?" - "Helga ist vorletzte Nacht gestorben." - "So, gestorben ist sie. Naja, sie sah ja auch nicht gut aus, als ich sie damals im Krankenhaus besucht habe." Ich war verwirrt. Hatte sie einen Schock? Ihre einzige Schwester, die sie behütet und aufgezogen hatte! Mami trank ihren Kaffee, verspeiste genüsslich ihren Käsekuchen. Löschte die zerstörerische Kraft dieser Krankheit auch Mitgefühl, Anteilnahme, Trauer? Was ging in ihr vor? Verursachte die verminderte Hirnleistung ein derartiges Abstumpfen, dass ihr Ereignisse, die sie früher in tiefe Trauer hätten fallen lassen, nun nichts mehr bedeuteten? [...] Nie war sie gefühlskrank anderen Menschen gegenüber. Mitfühlen - mitleiden, Eigenschaften, die tief in ihr verwurzelt waren. Und nun? Hatte sie die Fähigkeit verloren zu trauern, oder konnte sie es nicht mehr ausdrücken, nicht mehr zeigen? (S. 75 f.)*

Eine vergleichbare Teilnahmslosigkeit und Gefühlskälte beobachtet Zander-Schneider bei ihrer demenzkranken Mutter *(vgl. S. 165)*.

Weit verbreitet sind Strategien zur Kompensation unwiederbringlicher Verluste unter Einsatz von internalen (z. B. Notizzettel; vgl. van Neer, Zander-Schneider) oder externalen Hilfsmitteln (Angehörige als Erinnerungshilfe). Zimmermann hat sich, um weiter einkaufen gehen zu können, ein Handy mit GPS-Ortung angeschafft, das seiner Frau anzeigt, wo er sich gerade aufhält. Mit Handy und Einkaufszettel gelingt ihm dann auch der Einkauf. Und wenn er, was immer wieder geschieht, sein Portemonnaie oder die gekauften Waren im Laden liegen lässt, macht man ihn darauf aufmerksam oder der Verkäufer trägt sie ihm nach, schließlich hat er im Vorfeld alle wissen lassen, worunter er leidet. Seinen Bericht darüber schließt er mit folgender von dem ihm eigenen Humor geprägten Feststellung: *So habe ich mir bestimmt schon zig Kilometer Fußweg in meinem Leben erspart. (Wißmann & Zimmermann, 2011, S. 107).*

Eine Kombination aus Aggression und Verteidigung ist das, was man Vorwärtsverteidigung nennen könnte. Nicht wenige wählen diese konfrontative Bewältigungsstrategie nach dem Motto *Angriff ist die beste Verteidigung.* Zu beobachten ist dieses Coping bei Zander-Schneider (*Wissen Sie es denn nicht? (vgl. S. 162)*). Auch Davis, McGowin, DeBaggio, Taylor und Bryden verfolgen diese Strategie, indem sie ihr Krankheitserleben publizieren. Über die Demenz zu schreiben oder zu sprechen, kann eine psychische Entlastung darstellen; Taylor leitet aus dem Schreiben sogar einen neuen Sinn des Lebens ab[33]. Zudem dient Schreiben oder Reden dem Selbstschutz, indem die Ursache für die kognitiven Defizite offengelegt und peinliche und entwürdigende Situationen vermieden werden (Stechl, 2006; Baer, 2007).

Taylor sagte auf die Frage, ob er sich nicht mehr schonen müsse, anstatt auf Vortragsreise zu gehen:

> *Nein. Mit Menschen zu reden und zu wissen, dass das Ganze einen Sinn macht, gab mir jede Menge Selbstbestätigung. Es war für mich ein gutes Gefühl, über Erfahrungen zu sprechen, die ich mit anderen teilte. Ihnen eine Stimme zu geben. Und genau das ist mein neues Lebensziel. (Neumann, 2012, S. 77)*

Eine Ausprägung der Vorwärtsstrategie besteht darin, andere nicht zu Wort kommen zu lassen, sie zu beschimpfen, zu beschuldigen, eine ausgestreckte Hand auszuschlagen. Ein angemessener Umgang mit diesem Coping setzt die Erkenntnis voraus, dass sich hinter der Aggression Hilflosigkeit und das ohnmächtige Ausgeliefertsein an die als existenzielle Bedrohung erlebte Demenz verbergen und dass der Angriff nicht auf das Gegenüber gerichtet ist, sondern dem Selbstschutz dient.

Ein externaler Attributionsstil bei Fehlern und Problemen im Alltag dient der Abwehr einer Defizitkonfrontation. So mündet das Verlegen von Gegenständen bei Demenzkranken häufig in eine Diebstahlbeschuldigung *(vgl. S. 39)*. Ria bezichtigt ihren Ehemann Edwin nicht nur des Diebstahls, sondern auch des Ehebruchs (Ahr, 2011). Van Deun begründet seine Probleme beim Skat *(vgl. S. 143)* damit, dass seine Frau ihm das Spielen nicht richtig beigebracht habe. Geiger beschreibt den Umgang seines Vaters mit Fehlleistungen so: *Und natürlich waren es immer die anderen, die etwas weggenommen oder geklaut hatten (S. 15).*

Ein solches Verhalten wird nach dem Standardparadigma der Demenz als wahnhafte Vorstellung (Bestehlungswahn) eingeordnet, vom psychosozialen Modell aus gesehen und aus der Innenperspektive betrachtet, kann es aber durchaus auch als Selbstschutzmechanismus interpretiert werden. Da an einer Demenz Erkrankte aufgrund ihrer Gedächtnisstörungen nicht

---

33 I have Alzheimer's. verfügbar unter: http://www.youtube.com/watch?v=lHQfc3KJ9qE&noredirect=1; [29.01.2014]

überblicken können, wie oft sie die Schuld auf andere schieben, kann ihnen die Irrationalität ihrer Schuldzuweisungen auch nicht bewusst werden.
Die Bewertung des Bewältigungsgeschehens differiert markant in Abhängigkeit davon, ob das Standardparadigma der Demenz zugrundegelegt wird oder nicht bzw. ob die Reaktion aus der Innen- oder Außenperspektive betrachtet wird. Eine Internalisierung des biologisch-medizinischen Modells führt dazu, dass den Erkrankten jeglicher Leidensdruck abgesprochen, jegliches Versagen auf die Krankheit attribuiert und Defiziten zu viel Beachtung geschenkt wird, dass Bewältigungsstrategien wie Verleugnung, Bagatellisierung und Kompetenzüberschätzung auf die krankheitsbedingte Anosognosie zurückgeführt und problematische Verhaltensweisen und Persönlichkeitsveränderungen als Sekundärsymptome der Demenz eingeordnet werden.
Aus der psychosozialen Perspektive ergibt sich ein ganz anderes Bild. Ein und dasselbe kann einmal allein auf hirnorganische Abbauprozesse und fehlende Krankheitseinsicht zurückgeführt und als unverständlich und irrational eingestuft, zum anderen aber auch als Selbstschutz zur Bewältigung einer chronisch fortschreitenden Erkrankung und als Strategie zur Emotionsregulation und Selbstwertstabilisierung, zur Abwehr von Positionierung und Stigmatisierung sowie zur Verteidigung von Autonomie und selbständiger Lebensführung interpretiert werden *(vgl. S. 13)*. Die Außenperspektive birgt die Gefahr in sich, dass nicht nur die Reaktionen der Betroffenen falsch eingeschätzt, sondern auch die auf Seiten der Pflegenden liegenden Auslöser für diese Reaktionen weder kritisch reflektiert noch gegebenenfalls unterlassen werden (Stechl, 2006).
Zur Verdeutlichung dieser unterschiedlichen Einschätzungen dokumentiert Stechl (2006) einen Fall, bei dem eine Frau ihren demenzkranken Mann auf die Vernachlässigung seines äußeren Erscheinungsbildes anspricht und darauf besteht, dass er seine Wäsche wechseln muss. Dies lehnt er ab, widerspricht entschieden *(vgl. S. 228)*. Statt dieses Verhalten als Beleg für eine Anosognosie und als Begleitsymptom einer Demenz aufzufassen, kann darin sehr wohl auch eine Abwehrreaktion gegen die Bevormundung durch seine Frau und eine durchaus nachvollziehbare Reaktion auf die zunehmende Reduzierung seiner Autonomie gesehen werden. Im konkreten Fall hatte der Demenzkranke bereits zahlreiche andere Kompetenzen und soziale Rollen (Berufstätigkeit, Autofahren, Familienvorstand, Entscheidungsträger) eingebüßt. Den verbleibenden Teil seiner Selbstbestimmung, allein über das Wechseln seiner Kleidung entscheiden und damit eine wichtige und vielleicht letzte Domäne in seinem immer stärker fremdbestimmten Leben erhalten zu können, verteidigt er mit aller Kraft.
Unbestreitbar stellt die Betreuung Demenzkranker in fortgeschrittenen Krankheitsstadien eine enorme Belastung für die Angehörigen dar. Dennoch darf die Ursache für problematische Verhaltensweisen nicht allein bei den Patienten gesucht werden. In Wirklichkeit handelt es sich nämlich um einen dynamischen Prozess, an dem beide Seiten beteiligt sind. Gestressten Angehörigen fehlt es häufig an adaptiven Copingstrategien. Dadurch ausgelöste Überreaktionen können Angst, Unruhe und Aggressivität bei den Erkrankten zur Folge haben. Ein circulus vitiosus kommt in Gang. Die Verantwortung für diesen Teufelskreis allein bei den Patienten zu sehen und lediglich den Pflegenden eine nachvollziehbare Belastung zu attestieren, bedeutet, einen fundamentalen Attributionsfehler zu begehen. Eine Unterschätzung der situativen Einflüsse führt zwangsläufig zu einer verzerrten Ursacheneinschätzung. Problematische Verhaltensweisen wie aggressives oder sozial unangemessenes Verhalten dürfen nicht einseitig und allein mit demenzbedingten Persönlichkeitsveränderungen erklärt werden. Dieser deterministische Erklärungsansatz greift zu kurz und ist daher abzulehnen. Zudem darf nicht übersehen werden, dass sich interpersonale Beziehungsmuster (z. B. konflikthafte Eltern-Kind-Beziehungen), die bereits vor der Manifestation der Demenz das zwischenmenschliche Klima negativ beeinflussten, krankheitsbedingt konfliktverschärfend auswirken können. (Stechl, 2006)

Noch immer werden psychologische und soziale Aspekte bei der Demenzwahrnehmung und -bewältigung viel zu wenig beachtet, obwohl bei ihrer Berücksichtigung ein viel umfassenderer Einblick in das Krankheitsgeschehen möglich wäre. Fakt ist, dass individuelle Krankheitsverläufe generell durch die Interaktion biologischer, psychologischer und sozialer Faktoren bestimmt sind. Ein breiter gefasstes Krankheitsverständnis vergrößert den Handlungsspielraum der Pflegenden und schärft den Blick für die Bedeutung selbstwertunterstützender und emotionsstabilisierender Umgangsstrategien. Hierzu zählen das Recht auf Krankheitsverleugnung, der gelassene Umgang mit Fehlern, die Vermeidung unnötiger Defizitkonfrontationen, die Förderung verbliebener Fähigkeiten und die damit verbundene Vermittlung von Erfolgs- und Kompetenzerlebnissen, die Stärkung zentraler Aspekte des Selbst, z. B. *gebraucht zu werden* und noch ein *wertvolles Mitglied der Gesellschaft bzw. Familie zu sein*, sowie die Betonung der Reziprozität der Beziehung. (Stechl, 2006)
Nicht unterschätzt werden darf daher bei der Auseinandersetzung mit Defizitkonfrontationen der soziale Kontext, insbesondere Art und Qualität der Beziehung sowie Persönlichkeitseigenschaften. Eine dauerhaft gute Beziehung stellt eine wertvolle Ressource dar. War die prämorbide Beziehung von Vertrauen und Reziprozität geprägt, ist die Wahrscheinlichkeit groß, dass auch bei wachsender Pflegebelastung Zuneigung, Verständnis und warmherzige Fürsorge erhalten bleiben. Bestand dagegen schon längere Zeit eine gewisse emotionale Distanz und gab es bereits prämorbid größere Konfliktherde, erhöht dies die Vulnerabilität für die mit der Pflege eines Demenzkranken verbundenen Belastungen und kann bei dem im Krankheitsverlauf zunehmenden Konfliktpotenzial zu einer Eskalation, zum Rückzug oder gar zum Abbruch der Beziehung führen.
Neben der Qualität der Beziehung können noch zahlreiche andere Faktoren (Persönlichkeitseigenschaften, familiäre Konstellationen, Anzahl und Bedeutung sozialer Rollen) und deren dynamische Wechselwirkungen, insbesondere Einfühlungsvermögen und Selbstreflexion seitens der Pflegenden und die Bereitschaft der Patienten, soziale Unterstützung anzunehmen oder einzufordern, die Bewältigung einer Demenz beeinflussen. Diese Bereitschaft ist nicht zuletzt abhängig vom Ausmaß der Beeinträchtigungen und den zur Verfügung stehenden Bewältigungsstrategien. Dominanzverhalten, Egozentrik, mangelndes Einfühlungsvermögen und fehlende kritische Selbstreflexion bei den Pflegenden provozieren ein Abwehrverhalten gegen Bevormundung und vollständigen Autonomieverlust. Verstärkt wird die Problematik durch eine nicht selten auf schwer zu ertragende Verhaltensweisen des Erkrankten zurückzuführende hohe subjektive Pflegebelastung und durch das Vorhandensein funktioneller Einschränkungen und körperlicher Erkrankungen auf Seiten der Bezugspersonen. Bei seniler Demenz dürften viele pflegende Angehörige bereits im fortgeschrittenen Alter sein, was ihre Belastungsfähigkeit naturgemäß reduziert. Nicht auszuschließen ist dabei, dass sie auch demenzunabhängige, durch eigene körperliche Erkrankungen oder Behinderungen ausgelöste Einschränkungen dem Patienten anlasten (Stechl, 2006).
Erschwert wird die Leistung adäquater emotionaler und davon nicht zu trennender instrumenteller Unterstützung dadurch, dass die Einschätzung von Hilfebedarf und Bedürfnisstruktur bei Pflegenden und Gepflegten nicht selten differiert. Hilfestellungen, die notwendig sind, um Gesundheitsgefahren abzuwehren, gravierende Fehler bei der Handhabung von geschäftlichen oder finanziellen Angelegenheiten zu vermeiden und bei der Bewältigung des Alltags zu helfen, können, in Abhängigkeit von der prämorbiden Aufgabenteilung und der individuellen Bedürfnisstruktur, durchaus auf Widerstand stoßen und Ärger und Frustrationen auslösen. Nicht alle Bezugspersonen verfügen über das nötige Einfühlungsvermögen und den unabdingbaren reflektierten Kenntnisstand, um den durch die Demenz ausgelösten und durch unangemessenes Verhalten des sozialen Umfelds noch verstärkten psychischen Phänomenen verständnis-

voll zu begegnen und durch Gespräche und Austausch die Psyche des Kranken zu stabilisieren. Besonders problematisch sind Konfrontationen mit Defiziten, Unzulänglichkeiten und Fehlern in Verbindung mit bestimmten Bedrohungsszenarien. Von besonderer Relevanz sind Verteidigungsstrategien gegen Bevormundung und zum Erhalt der Autonomie. Van Deun *(vgl. S. 143)*, van Neer *(vgl. S. 151)* und andere reagieren trotz offensichtlich vorhandener Krankheitseinsicht heftig auf Zurechtweisungen und Bevormundungen. Werden ständig in Bereichen des täglichen Lebens tatsächliche oder vermeintliche Unzulänglichkeiten bemängelt, erzeugt dies beim Erkrankten ein Gefühl der Inkompetenz, löst in der Regel Abwehrreaktionen aus und kann auch die Verwirrung steigern *(vgl. S. 191)*. Mit verstärktem Widerstand ist zu rechnen, wenn die Defizitkonfrontation sich auf sehr basale ADL-Bereiche wie Körperpflege oder äußeres Erscheinungsbild beziehen wie bei folgendem, von Stechl (2006) aufgezeichneten Dialog zwischen einem demenzkranken Mann und seiner Frau.

> *"Würdest du mal deine Sachen wechseln. Ich will jetzt die Waschmaschine ... fehlt noch ein bisschen was. Wir tun das mit rein." [...] Guckt er mich so an ... steht vor mir und sagt: "Nein." ... Sag ich: ..."Wieso jetzt... wieso nein ... ist doch nicht schlimm. Zieh..." - "Nein, das ist alles nicht schmutzig." Ich sag: ... "Also ich bitte dich. ... Guck in den Spiegel. Dann siehst du, wie schmutzig das alles ist." [...] "Nein, und das ist nicht schmutzig." ... Und dann wurde er richtig ... böse. Er kann selbst entscheiden, was er anzieht ... und wann. [...] Und dann hab ich gesagt: "Weißt du, T., [...] die Waschmaschine ... und ein bisschen Körperpflege ... gehört auch dazu. [...] Du würdest mir eine Freude machen, wenn du jetzt diese ... Ist das nicht möglich? Kannst du nicht?" - "Nein", hat er dann gesagt. (S. 319 f.)*

Vergleichbare Defizitkonfrontationen und daraus resultierende Hilfsangebote untergraben, mögen sie noch so berechtigt sein und aus *edlen* Motiven erfolgen, das Selbstwertgefühl und Autonomiestreben des Erkrankten. Eine solche dysfunktionale soziale Unterstützung widerspricht dem Selbstverständnis des Erwachsenen und ist in seinen Augen unerträglich und nicht hinnehmbar.

Angriffe auf die Autonomie als zentralen Bestandteil des Selbst werden - unabhängig vom Grad ihrer Berechtigung - in Abhängigkeit von Persönlichkeitsfaktoren sowie situativen und sozialen Rollen von vielen Demenzkranken entschlossen und teilweise rigoros abgewehrt. Unter dem Einfluss des traditionellen Rollenverständnisses können nicht wenige Männer eine zunehmende Abhängigkeit von ihrer Ehefrau nur sehr schwer in ihr Selbstbild integrieren. Dies gilt natürlich auch für die Frauen, die das traditionelle Rollenverständnis nicht übernommen haben. Im Übrigen ist das Bedürfnis nach Autonomie und Selbständigkeit in Abhängigkeit von den prämorbid besetzten Rollen (z. B. Hausfrau, selbständiger Unternehmer) in verschiedenen Lebensbereichen unterschiedlich stark ausgeprägt.

Die Domäne Autofahren ist für viele eine wichtige Ressource und eine bedeutende Kompensationsmöglichkeit für altersbedingte Einschränkungen, scheint unverzichtbar zur Aufrechterhaltung von Autonomie und Selbstwertgefühl und wird daher von vielen mit allen Mitteln verteidigt *(vgl. S. 159)*. Auch in diesem Punkt ist dem Erhalt von Autonomie und Selbständigkeit höchste Priorität einzuräumen - allerdings in Abwägung des Risikos einer Selbst- und Fremdgefährdung. Die tatsächliche Fahreignung ist nur sehr schwer zu beurteilen; die üblichen Screeninginstrumente sind dazu nicht geeignet. Grundsätzlich sollte Demenzkranken im Frühstadium nicht generell die Fahrtauglichkeit abgesprochen werden. Angemessener ist es, prozessual aufzuklären und das Problem immer wieder einmal aufzugreifen.

Die Nichtbeachtung der Schwankungsbreite kognitiver und funktioneller Beeinträchtigungen (*gute* und *schlechte* Tage) führt nicht selten zu einer ungerechtfertigten Beschneidung der Autonomie und zu einer frühzeitigen und unnötigen Einschränkung des Handlungsspielraums. Tragischerweise nimmt das soziale Umfeld häufig einen einzigen schlechten Tag zum Anlass, dem Erkrankten eine bestimme Aktivität zu entziehen und sie vollständig von ihm zu übernehmen. Dies kann Widerstand und Aggressivität, aber auch Resignation und depressives Verhalten auslösen und ein beschleunigtes Voranschreiten der Demenzerkrankung zur Folge haben. Besonders zurückhaltend sollte vorgegangen werden in Bezug auf antizipierte Fehlleistungen. Betroffene schildern eindrucksvoll ihre ausgeprägte Angst vor Fehlern und Versagen und einer daraus resultierenden Einschränkung ihrer Selbständigkeit. So schreibt z. B. Davis: *Mistakes are not easily forgiven or forgotten. They often produce great loss of freedom and sense of a person. I find myself becoming much more careful and timid, not from paranoia alone but as a result of these very real fears of failure. (Donley & Buckley, 2000, S. 315).* Die Antizipation möglicher Fehlleistungen zur Vermeidung von Selbst- und Fremdgefährdung erscheint auf den ersten Blick vernünftig und nachvollziehbar, kann aber bei Überfürsorglichkeit auch zu einer unangemessenen Einschränkung der Autonomie des Erkrankten führen. Keinesfalls darf den Patienten vorschnell und pauschal Inkompetenz bescheinigt werden.

Besondere Vorsicht ist auch geboten bei Defizitkonfrontationen in Verbindung mit antizipierter Pflegebedürftigkeit. Viele Demenzkranke tragen eine unterschwellige Angst vor zukünftiger Pflegebedürftigkeit und einer früher oder später unumgänglichen Heimunterbringung in sich. Eine wenig einfühlsame Thematisierung der Antizipation durch Angehörige verstärkt diese Angst noch.

Betroffene wehren sich gegen die Positionierung als Demenzkranke und damit gegen eine Stigmatisierung, die nicht nur die Zuschreibung bestimmter negativer Eigenschaften und Verhaltensweisen, sondern auch die Unterschätzung der tatsächlichen kognitiven und funktionellen Leistungsfähigkeit und eine Eignungsminderung in Bezug auf verschiedene positiv besetzte Rollen zur Folge haben. Die Reduzierung auf die Rolle des Demenzkranken wirkt sich außerordentlich negativ auf Selbstbild und Selbstwert aus. Ist jemand erst einmal mit dem Label *dement* belegt, hat dies häufig eine Überschätzung der Defizite, eine Unterschätzung der noch vorhandenen Kompetenzen und daraus resultierend eine Einschränkung der Autonomie und im Extremfall den Verlust sozialer und politischer Rechte (z. B. Einleitung einer Betreuung) zur Folge. Verständlicherweise wehren sich viele Betroffene dagegen, als psychisch krank oder gar *verrückt* eingestuft zu werden. Dohmen z. B. betont einer Ärztin gegenüber nachdrücklich, er sei nicht dement *(vgl. S. 175)*.

Der Verlust prämorbider sozialer Rollen und sozialer Kompetenz birgt ein erhebliches intra- und interindividuelles Konfliktpotenzial in sich. Verhaltensweisen des sozialen Umfelds (Bezugspersonen, Professionelle), die sich nach Kitwood als *maligne Sozialpsychologie* zusammenfassen lassen, greifen den Selbstwert des Betroffenen an und rufen nicht selten heftigen Widerstand hervor, der seinerseits mehr oder weniger ausgeprägte Reaktionen der Betreuenden auslösen kann. Die für das soziale Umfeld bei weitem angenehmste Bewältigungsstrategie ist die Besinnung auf individuelle Ressourcen und noch vorhandenen Stärken. Solche Menschen erinnern sich an früher erworbene Fähigkeiten und eigene Stärken, versuchen sie weiter zu praktizieren oder zumindest in eine Gruppenarbeit einzubringen; wenn die Fähigkeit schwindet, die Stärken zu leben, erweist sich bereits die Erinnerung an persönliche *Kompetenzinseln* als probates Mittel gegen die fortschreitende Erosion der persönlichen Identität (Baer, 2007). Ein oft anzutreffendes Beispiel hierfür ist das Lesen (z. B. Jens *(vgl. S. 112)*). Schoene (1998) schreibt über ihre Mutter:

> *Fast jeden Tag kaufte sie sich eine Tageszeitung, und sie las Bücher, die wir in der Bücherei für sie ausliehen, bevorzugt Biographien von Schauspielern ihrer Zeit. Als der Verlust ihrer intellektuellen Fähigkeiten immer weiter fortschritt und sie so vieles, was sie gekonnt hatte, vergaß, gelesen hat sie immer noch. Sie ermüdete schneller, las die Bücher nicht mehr zu Ende, von der Zeitung nur noch das Deckblatt, und sie wusste auch oft nicht (bedingt durch die gestörte Merkfähigkeit), was sie gerade gelesen hatte. Aber sie las, oder sie wünschte zu lesen, als sei gerade das von größter Wichtigkeit. So vieles andere bedeutete ihr nichts mehr. (S. 54).*

Auch die positive Selbstdarstellung (Verweis auf frühere gute Leistungen, bedeutsame soziale Rollen) verfolgt das Ziel der Selbstwertstabilisierung. Darin spiegelt sich das menschliche Bedürfnis nach Respekt und Achtung bzw. nach sozialer Akzeptanz. Hilfreich kann dabei auch die eigene Familie sein (Stechl, 2006). So stellt McGowin eines Tages fest, dass ihre Familie, während sie selbst gebannt auf ihre Schwächen und Verluste starrte, einen ganz anderen Fokus hatte. Sie schreibt:

> *Sie beobachteten mich zwar, konzentrierten sich dabei aber auf das, was ich noch hatte, und nicht darauf, was mir fehlte [...] Erleichterung erfasste mich. Die Erkenntnis über das Verhalten meiner Familie war ein geistiger Durchbruch für mich! Von jetzt an musste ich mich auf das konzentrieren, was ich noch hatte, nicht auf das, was mir fehlte. (S. 121 f.)*

Taylor (2013) verordnet sich selbst einen Perspektivenwechsel:

> *Vielleicht sollte ich mein Leben nicht unter dem Aspekt sehen, nach den Wänden eines rutschigen Trichters zu greifen. Statt mich auf den Trichter und vor allem auf dessen Abgrund zu konzentrieren, habe ich beschlossen mich weniger darauf zu konzentrieren, wo ich bin, als vielmehr darauf, wer ich bin. Ich kann die Situation, in der ich bin, nicht verändern, und diese Situation braucht mich nicht zu definieren. Zum Teufel mit dem Trichter! Mein Leben zu beschreiben, als hinge ich gefährlich an der Wand eines Trichters, führt zur Verzweiflung. Da ist noch so vieles mehr dran an meinem Leben. Demenz muss nicht jeden Augenblick bestimmen. Ich habe eine Familie, ich habe Freunde und ich habe Musik. Ich habe eine Welt, aus der ich noch Freude ziehe. Nochmal: Zum Teufel mit dem Trichter! (S. 163)*

Zur Strategie der Informationssuche greifen offenbar nur wenige Betroffene. Dies scheint darin begründet zu sein, dass das Wissen um die Krankheit und ihre Progression nicht nur die subjektiven Kontrollmöglichkeiten fördert, sondern auch eine beträchtliche zusätzliche Belastung darstellt. Daher nehmen auch die, die sich informieren, häufig selektiv nur positive Informationen auf. Etwas häufiger finden sich selbstinitiierte (Lesen, Kreuzworträtsel, Yoga, Spazierengehen) oder professionell angeleitete Aktivitäten zwecks Erhaltung der geistigen und funktionellen Leistungsfähigkeit. Können Erkrankte durch Bezugspersonen zu sportlichen oder künstlerischen Freizeitaktivitäten, zur Nutzung kultureller Angebote oder ganz allgemein zur Pflege sozialer Kontakte außerhalb des Familienkreises animiert werden, mindert dies die Gefahr sozialer Isolierung und weiterer Reizdeprivation und fördert Wohlbefinden und Lebensqualität der Betroffenen.
Zusammenfassend lässt sich sagen, dass die Minimierung von Defizitkonfrontationen, die gezielte und angemessene Unterstützung in bestimmten Bereichen des täglichen Lebens, der Verzicht auf eine generelle Einschränkung der Autonomie und die Möglichkeit der Bedürfnis- und Gefühlsäußerung einen positiven Einfluss auf Wahrnehmung und Bewältigung einer Demenzerkrankung haben und dass bei der Beurteilung der Reaktion auf Defizitkonfrontationen eine sorgfältige Analyse der Interaktionen zwischen allen Beteiligten (Patienten, Angehörige, professionelle Pflegekräfte, Ärzte) unumgänglich ist.

12.1.6 Gefühle und Stimmungen

Familiär und professionell Pflegende berichten und Betroffene bezeugen, dass Demenzkranke über eine tiefe Erlebnis- und Gefühlsqualität verfügen. Sie sind nach dem Wegfall der Schranke der Moral, der nun all das freigibt, was man nicht tut, was man nicht darf, geradezu hemmungslos emotional. Dies wird beim Standardparadigma der Demenz als emotionaler Kontrollverlust eingestuft. Dabei wird übersehen, dass nicht nur die Fähigkeit zur Gefühlskontrolle, sondern auch die Gefühle selbst sich verändern, dass Demenz eine Krise auslöst und Menschen auf Krisen mit Gefühlen reagieren. Dass bei Demenzkranken emotionale Reaktionen besonders

häufig sind, ist nicht nur auf die mangelnde Kontrolle, sondern auch auf die Tiefe der Krise und die damit einhergehende Angst, Hilflosigkeit und Verzweiflung zurückzuführen. Tröstende Erinnerungen sind nicht mehr erreichbar, gegen Angst einsetzbare Ressourcen gehen mehr und mehr verloren (Baer, 2007).
Die markante Diskrepanz zwischen dem, was sich einem oberflächlichen Beobachter darbietet, und dem, was echte Zuwendung zutage fördert, fasst R. Maier treffend in folgende Worte: *Äußerlich gesehen sind diese Menschen auf einem "Verfallsweg". Genauer betrachtet kommunizieren sie häufig sehr viel innere Not, und wenn ich mich einlasse, begegne ich der dem Vulkan ähnlichen, im Tiefen verborgenen Leuchtkraft und Lebenskraft dieser scheinbar erloschenen Seelen.* (Maier, 2009, S. 11).
Viele Alzheimerpatienten leiden in der Frühphase der Erkrankung unter Depressionen. In diesem Stadium nehmen sie noch den wachsenden Verlust ihrer geistigen Fähigkeiten wahr, ihr zunehmendes Unvermögen, sich räumlich, zeitlich und situativ orientieren, Unterhaltungen folgen, ADL ausüben, beruflichen Anforderungen standhalten und Hobbys nachgehen zu können (Steurenthaler, 2013).
Matoff *(vgl. S. 179)* beispielsweise registrierte sehr genau, *was sie alles nicht mehr konnte und was sie alles vergaß* (Matter & Matoff, 2009, S. 100). Oft verlief sie sich, wusste nicht, wo sie war und was sie gerade tun wollte, wiederholt ging sie verloren, wurde nachts im Bademantel auf der Straße angetroffen, war orientierungslos. Sie war über ihren Zustand sehr unglücklich, ja verzweifelt und weinte oft. Ihre Frühpensionierung als Lehrerin erlebte sie einerseits als Erleichterung, andererseits verfiel sie zunehmend in Depressionen. Ihr psychischer Zustand - und der ihrer Töchter - verbesserte sich erst, als sie mit fortschreitender Krankheit das Schwinden ihrer Fähigkeiten nicht mehr realisieren konnte. Nun wirkte sie deutlich entspannter, glücklicher und zufriedener (ibd., S. 100-103).
Der Verlauf des Belastungserlebens von Matoff kann geradezu als idealtypisch eingestuft werden, da eine depressive Begleitsymptomatik häufig als Reaktion auf zunehmende kognitive Beeinträchtigungen, wachsenden Leistungs- und Kompetenzverlust sowie die daraus resultierenden sozialen Konsequenzen zu deuten ist. Interindividuelle Varianzen sind auf Persönlichkeitsmerkmale (z. B. Stellenwert der Autonomie) und habituelle Coping-Strategien zurückzuführen. Die im Krankheitsverlauf rückläufige Tendenz zu Depressivität lässt sich aus der schwindenden Wahrnehmung von Defiziten und Fehlleistungen erklären (Reischies, 2012).
Bei einer von Baer (2007) durchgeführten Befragung von 32 professionell Pflegenden über die Gefühlswelt der von ihnen begleiteten Demenzkranken wurden Angst, Verzweiflung und Hilflosigkeit am häufigsten genannt, gefolgt von Wut und Scham und schließlich Trauer und Einsamkeit. Dabei durchzogen Angst, Verzweiflung und Hilflosigkeit alle Demenzstadien, während Scham vor allem in der ersten und Trauer zumeist in der zweiten Phase beobachtet wurden.
Demenzkranke sind geradezu ein Spielball ihrer Emotionen. Insbesondere von Angst werden sie beherrscht, ja getrieben (Kumrow, 2009). Demenzkranke haben, davon ist Bryden als Betroffene überzeugt, auch allen Grund Angst zu haben *(vgl. S. 172)*. Ständig orientierungslos zu sein, nicht zu wissen, wo man ist, wer die Menschen um einen herum sind, was sie wollen und was man selbst tun soll, dies erzeugt eine Atmosphäre der Verunsicherung und ein permanentes Angstgefühl. Angst ist ein ständiger Begleiter. Durch den Verlust des topographischen Gedächtnisses ist jeder Ort, den sie betreten, fremd und unbekannt, nichts ist vertraut. Daher erschrecken sie leicht und sind ängstlich. Und so wie sie Orte vergessen, können sie auch Gesichter und Objekte immer weniger einordnen (Haight & Haight, 2013, S. 149).
Bei August Geiger wirkte wie bei vielen anderen im weiteren Krankheitsverlauf vor allem die Dunkelheit angstverstärkend: *Wenn es dunkel wird, kommt die Angst. Dann irrt mein Vater rat- und rastlos umher, wie ein alter König in seinem Exil. Dann ist alles, was er sieht, beängstigend,*

alles schwankend, instabil, davon bedroht, sich im nächsten Moment aufzulösen. (S. 12) McGowin treibt vor allem die Angst vor der Reaktion ihrer Familie um. Sie weiß nicht, wie ihr Mann Jack, der *einen Hang zu kalten, verletzenden Kommentaren* hat *(S. 88)* und *als moralische Stütze ungefähr so effektiv wie eine Schaumgummikrücke für ein gebrochenes Bein* ist (S. 64), reagieren würde. Ihr Arzt hat ihr geraten, die Familie über ihre Lage aufzuklären, doch sie schiebt es immer wieder hinaus. Dies begründet sie so:

> *Ich brachte es einfach nicht über mich, mich meinen Kindern anzuvertrauen. Ich konnte meine Lage ja nicht einmal selbst akzeptieren. Mein Verstand sagte mir zwar, dass mein Zustand kein Grund war, mich zu schämen, aber vom Gefühl her stellte das eine Demütigung für mich dar. Ich büßte Schritt für Schritt meine Intelligenz, mein Gedächtnis ein, und mit meinem Orientierungssinn ging es ebenfalls rapide bergab. Es war dieses Gefühl der Verlegenheit, das mich davon abhielt, mich meiner Familie und meinen Freunden anzuvertrauen. Ich wusste auch nicht, wie sie mein Geständnis aufnehmen würden. Falls sie nämlich zu gönnerhaft reagieren und in mir ein Gefühl der totalen Wertlosigkeit auslösen sollten, würde ich mich sehr darüber ärgern, würden sie andererseits aber nur achselzuckend gleich wieder zur Tagesordnung übergehen, würde mich das schrecklich verletzen. Es würde mir einfach das Herz brechen. Dabei wünschte ich mir so sehr, ich könnte meine Last irgendwo loswerden, meine Gedanken irgend jemandem enthüllen, meinen innersten Ängsten und Sorgen Ausdruck verleihen und liebevolle Unterstützung und Verständnis empfangen. (S. 70 f.)*

Als sie schließlich dem Rat des Arztes folgt und eine Familienkonferenz abhält, löst diese in ihr zwiespältige Gefühle aus:

> *Die Reaktionen meiner Familienangehörigen waren, wie vorhersehbar, überwiegend ruhig. Und doch war ich überrascht von ihrer stoischen Gelassenheit, mit der sie meine Neuigkeit aufnahmen. [...] Nachdem ich früher immer der extrovertierte Dreh- und Angelpunkt sowohl meiner Familie als auch meines Freundeskreises gewesen war, der nie mit seiner Meinung hinter dem Berg gehalten hatte, war ich nun unfreiwillig in die Vorhölle abgeschoben worden. So kam ich mir als Frühdiagnostizierte vor. Die stoischen Reaktionen meiner Familienangehörigen hatten mich verunsichert. Vielleicht war ich ja doch nicht der unentbehrliche Mittelpunkt gewesen, für den ich mich egoistischerweise immer gehalten hatte! (S. 86 f.)*

Am meisten kränkten sie grobe Bemerkungen ihres Mannes. So fragte er sie beispielsweise einmal: *Hat dein Arzt dir gesagt, dass du dich in ein brabbelndes Baby zurückverwandeln wirst?* Jack entschuldigte sich zwar dafür, *aber die Narbe blieb. (S. 88).*

> *Die schlimmsten meiner Befürchtungen kreisten alle um dasselbe Thema. Würde mein Mann, mit dem ich seit über zwanzig Jahren verheiratet war, auch weiter für mich da sein und mich pflegen, wenn es mir noch schlechter ging? Er ist ein robuster, stoischer Mensch, und wir hatten nach vielen problematischen Jahren erst vor kurzem wieder einen ausgeglichenen Zustand in unserer Ehe erreicht. Was, wenn er einer Frau überdrüssig würde, die ihre Sinne nicht mehr beisammen hatte (falls so meine Zukunft aussehen sollte)?*
>
> *Was würde aus mir werden? Ich konnte nicht leben ohne seine moralische Unterstützung und ließ ihn immer wieder schwören, dass er sich für den Rest meines Lebens um mich kümmern würde. Kaum hatte er mir das versichert, bohrte ich schon weiter und wollte wissen, ob ihm denn überhaupt klar sei, wie schwer das in Zukunft für ihn werden könnte. Es war, als wollte ich seinen Schwur unterminieren und ihn in seiner Entschlossenheit erschüttern, indem ich ihm bis ins kleinste Detail schilderte, was alles Schreckliches passieren könnte, falls es weiter mit mir so bergab ging. Ich war voller Verzweiflung auf seinen bedingungslosen Rückhalt angewiesen. (S. 128) [...] Was würde aus mir werden, wenn mein Zustand sich verschlechterte? Würde man mich pflegen, mich liebevoll und mit Anteilnahme behandeln? Oder würde ich zu einer unwillkommenen und ungeliebten Last werden, einer Quelle von Zank und Hader? Oder schlimmer noch, würde man mich wie Luft behandeln? Würde man mir noch erlauben, ein Minimum an Würde und Lebensqualität aufrechtzuerhalten? Oder würde man in mir nur menschlichen Abfall sehen, ohne Wert und Gefühle? (S. 130)*

McGowin gründet eine Selbsthilfegruppe für früh-diagnostizierte Alzheimerpatienten mit der Begründung:

> *WIR BRAUCHEN EINANDER - Wir brauchen Menschen, die im selben Nebel herumtappen wie wir selbst. (S. 141) [...] Sich gemeinsame Perspektiven zu erarbeiten, Ängste, Zuneigung, moralische Unterstützung miteinander zu teilen und ab und zu auch herzhaft miteinander zu lachen - das alles ist von unschätzbarem Wert. Andere Menschen, die nicht mit uns durch dieses Labyrinth wandern, können unsere missliche Lage nicht verstehen. Da wir nach außen hin "normal" aussehen, sind andere oft überrascht, wenn wir uns auf vertrautem Gelände verirren. Da wir "nicht krank" erscheinen, rümpfen die Leute die Nase, wenn wir nicht mehr wissen, wie alt unsere Kinder sind oder wie sie heißen. Weil wir "normal" aussehen, reagieren Verkäufer gereizt auf uns, wenn wir in unseren Taschen wühlen und versuchen, das Geld für unseren Einkauf zusammenzukratzen. Weil wir "normal" aussehen, werden neugierige Blicke getauscht, wenn wir ein unpassendes oder eben erst erfundenes Wort in einen Satz einfügen. (S. 143)*

Als sie eines Tages ihr Notizbuch mit den täglichen Gedächtnisstützen in die Hand nimmt, schießt es ihr plötzlich durch den Kopf, dass sie und ihre Geschwister sich immer über die *Gedächtnislücken* ihrer Mutter lustig gemacht hatten, und sie muss betroffen feststellen, dass sie die Frage nach möglichen erblichen Belastungen vermutlich vorschnell mit Nein beantwortet hatte. Daher beschleicht sie nun noch eine weitere Angst:

> *[...] das Wissen um die Tatsache, dass die Alzheimer-Krankheit eine familiäre, offensichtlich auch genetisch bedingte neurologische Störung ist, ließ mir das Herz schwer werden. Ohne es zu wissen, konnte ich meinen Kindern - und Enkelkindern - dieses entsetzliche Erbe bereits weitergegeben haben, so wie ich es unschuldig geerbt hatte. (S. 129)*

Taylor versucht zwar, seine Zukunftsängste zu verdrängen, muss sich aber dennoch eingestehen, dass er eigentlich doch Angst hat vor dem Verlust seiner Würde und seines Ich, der Angst, sich nicht mehr steuern zu können und seine Angehörigen massiv zu belasten, und er unterstreicht, dass er mit der Liste seiner Ängste sicherlich ein *Gigabyte seiner Festplatte (S. 292)* füllen könnte. Die Angst, die soziale Zugehörigkeit und die eigene Würde zu verlieren und als "menschlicher Abfall" angesehen zu werden, ist verbreitet - und auch nicht einmal ganz unberechtigt, denn nicht wenige Situationen in der Pflege sind tatsächlich entwürdigend.
Fix, die ihre Mutter pflegt, beschreibt anschaulich, dass nicht nur Erkrankte, sondern auch Pflegende mit Ängsten zu kämpfen haben:

> *Mama hat mir einen Zettel präsentiert, auf dem sie "ffrr" notiert hat. "Da hat jemand angerufen." Ich versuche, ruhig zu bleiben, und bitte sie, mir vorzulesen, was auf dem Zettel steht. Sie starrt eine Weile auf die Schriftzeichen, ein verzweifelter Blick aus ihren Augen, Tränen dann, als ich sie bitte, mir das doch vorzulesen. Sie kann es nicht. Sie kann sich auch nicht erinnern, was sie ausrichten sollte. [...] ... vier Buchstaben, die keinen Sinn ergeben, geschrieben von einer Frau, die jahrzehntelang in ihrem Einzelhandelsgeschäft Tag für Tag Kunden bedient hat. [...] Manchmal vergisst sie die einfachsten Dinge, aber sie ist doch schon einundsiebzig. Etwas greift nach mir. Angst. Panik. Ein Schatten, der schwarz und drohend im Raum steht. Ich friere und mir wird heiß. Gleichzeitig. [...] Mama schaut mich an, forschend, ernst, verzweifelt. Ihr Blick ist fragend, ich verstehe die Frage nur zu gut, auch ohne Worte: "Was ist los?" Und gleichzeitig bettelt ihr Blick auf die Antwort, die sie hören will. "Es ist alles in Ordnung." (S. 14)*

Vor der Herausforderung, ihre wahren Gefühle vor dem Erkrankten nicht zeigen zu dürfen, stehen viele pflegende Angehörige. So bemüht sich die Mutter von Herrn B. *(vgl. S. 178)*, ihrem Sohn gegenüber immer *stark, ausgeglichen und heiter* zu sein, um ihn nicht in noch tiefere Verzweiflung zu stürzen (Matter & Matoff, 2009, S. 43). Auch Rosenberger *(vgl. S. 179)* bemüht sich, ihre Frustrationen und ihre Wut nicht vor ihrem Vater zu zeigen, um bei ihm keine Unruhezustände auszulösen. Sie versucht, ihre negativen Gefühle beim Joggen und in der Selbsthilfegruppe zu verarbeiten (ibd., S. 92).

Zimmermann befällt nach Erhalt der Diagnose zunächst die Angst, zum Ballast für seine Frau und seine Tochter zu werden. Doch diese Befürchtung ist unbegründet. Die Familie nimmt die Diagnose sehr gefasst auf und trägt sie in bewundernswerter Weise mit. In der Folge werden gemeinsam die zukünftige Rollen- und Aufgabenverteilung geklärt, die erwartbare und leistbare familiäre Unterstützung abgesteckt und die Gefahr einer *schleichenden Bevormundung* angesprochen und Grenzen ausgelotet. Anfänglich beschleicht auch Zimmermann, beeinflusst durch das Gerede über *leere Körperhüllen ohne Verstand* und unbedachte Äußerungen Gesunder (*Wenn ich einmal meinen Verstand verliere, will ich lieber tot sein*), die Angst, kein oder zumindest kein vollwertiger Mensch mehr zu sein. Doch dann setzt er sich gegen diese Sichtweise vehement zur Wehr. Er argumentiert:

> *Wenn Sie plötzlich blind wären - wäre das Leben dann für Sie sinn- und wertlos? Wenn Sie morgen nicht mehr alleine laufen könnten, würden Sie dann sagen, dass Sie kein Mensch mehr sind? Macht Ihre Mobilität also Ihr Menschsein aus?* [...] *Wenn mein Körperempfinden durch eine Krankheit beeinträchtigt ist, fehlt mir dieser wichtige Teil meines Lebens und Erlebens, aber alle anderen sind noch da. Ich kann dennoch ein lebenswertes Leben führen. Wenn ich mit Alzheimer lebe und mir vieles nicht mehr merken und keine hoch logischen Dialoge mehr führen kann, dann fehlt mir auch etwas, was vorher einmal da war. Aber alle anderen Fähigkeiten, an dieser Welt teilzunehmen, sie zu erleben und ein gutes Leben zu führen, sind dadurch nicht fort. (S. 69)*

Und dann verweist er auf einen bemerkenswerten Prozess, der sich im Innern von Walter Jens offenbar abgespielt haben muss:

> *Jens galt jahrzehntelang als intellektueller Heroe in Deutschland. Und er hat sich auch selbst so verstanden und definiert. Er hat sich sein Leben früher nur als denkender Kopf, logisch argumentierend und schreibend vorstellen können. Ohne das war das Leben für ihn keines und er hat stets betont, dass er sich im Falle nachlassender intellektueller Fähigkeiten den Tod wünsche. Walter Jens war ein richtiger Hardliner! Dann traten Demenz und all das, was er so gefürchtet hatte, in sein Leben. Lange Zeit litt Jens sehr stark daran. Doch dann änderte sich etwas. Heute schildern ihn seine Angehörigen als einen Menschen, der seinen Frieden gefunden hat. Er kann nicht mehr schreiben, lesen oder tiefsinnige Gespräche über Literatur und Philosophie führen. Aber er hat neue Dinge an sich und in der Welt entdeckt, die ihm Freude bereiten. Er ist viel in der Natur und genießt den Kontakt zu Tieren. Auch Essen und Trinken bereiten ihm großen sinnlichen Genuss. Diese Geschichte zeigt uns, dass es neben den Funktionen unseres Kopfes ganz viel in uns gibt, das unserem Leben Sinn, Freude und Wert schenken kann. Und das kann selbst von verkopften Menschen entdeckt und für das eigene Leben erschlossen werden. Mit und ohne Alzheimer. (S. 70)*

Angst und Trauer sind für Zimmermann *ungebetene Gäste (S. 99)* bei diesem Krankheitsprozess. Sie sind da, einfach nicht abzuschütteln. Anderen Betroffenen rät er, diese Empfindungen zuzulassen, ihnen aber nicht zu gestatten, sich breitzumachen. Er selbst geht gegen Angst, die immer zu verengten Sichtweisen und zum Rückzug führt, an, indem er liebgewordene Tätigkeiten weiter ausübt, neue Aktivitäten testet und Meditationstechniken anwendet. Auf die gleiche Weise versucht er, die aus den Verlusterfahrungen resultierende Trauer wieder *zum Gehen (S. 105)* zu bewegen. Eine wertvolle Hilfe ist für ihn dabei sein Humor. Er lebt, wie er sagt, inzwischen mit *Doktor Alzheimer in Koexistenz (S. 104)*, wohlwissend, dass ihm sein Begleiter vieles wegnimmt. Aber er bemüht sich, dies mit Humor zu überspielen. So bemerkt er: *Ich hab' versucht, meinen Alzheimer im Internet anzubieten, aber keiner hat ihn mir abgenommen. Also hab' ich mir gesagt: Er kommt jetzt mit dir, der Doktor Alzheimer. (S. 107)*

Im Übrigen geht Zimmermann in die Offensive, spricht mit Menschen, lässt sich in Printmedien interviewen, tritt in Talkshows auf, schreibt zusammen mit einem Experten ein Buch und animiert andere dazu, in Lokalblättern, Rundbriefen von Sportvereinen und anderen Organisationen das Thema anzusprechen, zu schreiben und schreiben zu lassen, Gedichte oder Lieder zu texten, zu malen. Er ist überzeugt davon, dass Demenzkranke sich damit selbst helfen und

zudem bei Nichterkrankten Verständnis wecken können. Häufig, so berichtet er, habe er positive Rückmeldungen erhalten (*Jetzt verstehe ich alles viel besser.*).
Vor allem Taylor, aber auch Zimmermann fordern nachdrücklich, dass sie nicht auf die Krankenrolle reduziert, sondern als vollwertige Gesprächspartner akzeptiert werden. Die bei den Porträts dokumentierten Momente klaren Bewusstseins selbst in der späten oder gar finalen Krankheitsphase (z. B. Geiger, van Neer, Thimm) belegen ebenfalls, dass Betroffene keineswegs *geistlos* sind und dass daher die Bezeichnung *dement* dem Sachverhalt nicht gerecht wird. Daher ist es nachvollziehbar, dass sich Zimmermann gegen diese Zuschreibung wehrt und sie nicht nur als irreführend und falsch, sondern auch als stigmatisierend und diskriminierend einstuft.
Bryden beschäftigt intensiv die Angst vor dem Ende des Seins:

> *In den ersten beiden Jahren meines Lebens, die durch die Diagnose Demenz verändert worden waren, schämte ich mich und zog mich von anderen zurück. Ich hatte große Angst vor der Zukunft, [insbesondere] vor den späteren Stadien, wenn man nicht mehr weiß, wer man ist, seine Familie und Freunde nicht mehr erkennt und vielleicht nicht einmal mehr eine Ahnung hat, wer Gott ist. Diese Angst vor dem Ende des Seins bestimmt unser Leben. Aber wir fürchten nicht nur den physischen Tod, sondern auch den schleichenden Tod auf der emotionalen und psychischen Ebene. Es ist eine Reise in Richtung Ende des Seins. Man kann sich in gewisser Weise auf den Tod vorbereiten, wenn man weiß, wer man ist, und eine Vorstellung vom Umgang mit dieser Situation hat. Aber mit einer Demenz ist das alles ganz anders. Mich schockierte der Gedanke, nicht zu wissen, wer ich bin, wer die anderen sind, völlig verloren und unfähig zu sein, mit dem Tod umzugehen. Und diese Angst befällt uns genau in einer Situation, in der wir kaum wissen, wer wir sind und schon gar nicht, wer wir waren oder wer wir sein werden. (S. 166)*

Hilflosigkeit und Unsicherheit lassen sich im ersten Krankheitsstadium meist noch verbergen. Betroffene fürchten selbstwerterniedrigende, beschämende Reaktionen ihres sozialen Umfelds und, wenn sie dann doch einmal Hilfe suchen, finden sie diese häufig nicht oder zumindest nicht in der von ihnen erwarteten Form. Als Beleg dafür mag die folgende Szene dienen, die sich zwischen McGowin und ihrem Ehemann Jack auf einem Parkplatz abspielt:

> *"Jack, wann haben die denn das neue Einkaufszentrum unten an der Kirkman Road gebaut? Komisch, dass ich mich nicht erinnern kann, wann es gebaut wurde, und dabei hat es doch schon offen." Jack runzelt besorgt die Stirn und schüttelt den Kopf. Ich fuhr fort: "Außerdem bin ich recht froh um die neue Feuerwache neben der Einfahrt. So kann ich mich besser orientieren." Jetzt lachte Jack und schüttelte erneut den Kopf. "Diana, diese Feuerwache war schon immer da", meinte er vorwurfsvoll. "Noch bevor mein Büro hier errichtet wurde!" Plötzlich wurde er richtig zornig. Ich ließ den Wagen an und startete mit einem Satz, so dass mein Mann überrascht zur Seite sprang. "Hey! Warum hast du es plötzlich so eilig?", rief er. Ich trat auf die Bremse und schaute mich verwirrt um. Wo war die Ausfahrt? "Jack", fragte ich zitternd, "wie komme ich hier wieder raus?" Jack schüttelte sich mittlerweile vor Lachen. "Diana, reiß dich doch zusammen. Du hast vielleicht Ideen! Neue Einkaufszentren, neue Feuerwachen, und jetzt weißt du nicht mehr, wie du von dem Parkplatz herunterkommst!" - Tränen der Enttäuschung traten mir in die Augen, als ich Jack anschrie: "Lach mich nicht aus! Sag mir lieber, wie ich von hier wegkomme!" Jack verbeugte sich formvollendet und deutete an meinem Wagen vorbei geradeaus auf die Straße hinaus. Ohne ein weiteres Wort gab ich Gas und fuhr vom Parkplatz (S. 20).*

Irritabilität ist ein häufiger Bestandteil der Demenzsymptomatik (Reischies, 2012). Hilflosigkeit kann sich in Wut und Trauer äußern, Wut über die eigene Befindlichkeit, Wut über das Verhalten des sozialen Umfelds, Trauer über schwindende Fähigkeiten und über das Loslassenmüssen. So stellt Rose, als er bei einem Test an seine krankheitsbedingten Grenzen stößt und eine Schere nicht mehr benennen kann, fest:

> *Ich spüre einen Zorn, eine Wut in meinem Kopf. Sie ist nicht zielgerichtet, hat keinen genauen Gegenstand - sie lässt sich nicht auf etwas Bestimmtes fixieren. Diese Wut richtet sich weithin gegen mich selbst. (S. 60)*

Nicht selten ist Wut eine natürliche Reaktion auf Ignoranz und flapsige Bemerkungen anderer. Gelegentlich kann sie sich unkontrolliert und überschießend zu Hassgefühlen steigern. Dies muss Rose bei sich selbst feststellen:

> *Eines Abends erhielt ich den Anruf eines Bekannten, der wusste, dass ich in meiner Hütte war. Er erzählte mir, wie anstrengend für ihn dieser Tag im Geschäft gewesen sei; es war ein umtriebiger Tag gewesen, und er hatte mehrere Fehler gemacht. "Wenn du Alzheimer hast, muss ich sie zweimal haben", sagte er.*
>
> *Ich spürte, wie in mir die Wut hochstieg. "Vergisst du etwa die einfachsten Wörter oder gebrauchst ganz falsche, die deine Sätze unverständlich machen? Machst du dir etwas zum Essen und vergisst nicht bloß, dass du es gemacht hast, sondern auch, dass du es essen wolltest? Stellst du deine Pfanne in den Kühlschrank oder legst deinen Geldbeutel in die Zuckerdose, um sie erst viel später wieder zu finden und dich zu fragen, was in der Welt eigentlich mit dir los ist? Verirrst du dich in deiner eigenen Straße oder im Einkaufszentrum und weißt plötzlich nicht mehr, wo du bist und wie du heimfinden sollst? Vergisst du, wie man sich anzieht, und trägst manchmal drei oder vier Hemden auf einmal? Mähst du deinen Rasen drei- oder viermal am Tag? Und wenn du in deinem Telefonverzeichnis blätterst, kennst du dann plötzlich überhaupt nicht mehr die Zahlen und weißt nicht mehr, was du mit ihnen anfangen sollst? Befällt dich zehnmal am Tag grundlos plötzlich Verwirrung oder Angst? Und vor allem: Kriegst du eine Wut, wenn jemand so dumm daherschwätzt wie du gerade?" - "Nein, das nicht." - "Dann hast du nicht Alzheimer", sagte ich und hängte auf. Ich wurde hasserfüllt und widerwärtig (S. 79 f.).*

Im mittleren Krankheitsstadium äußert sich Hilflosigkeit meist nicht mehr in aggressiven Gefühlsausbrüchen, sondern in Trauer. Betroffene weinen still vor sich hin, schluchzen, seufzen. Was Rose empfindet, als ihn eine dumpfe Ahnung von dem beschleicht, was auf ihn zukommt, fasst er in folgende Worte:

> *Ich kann spüren, wie ich diesen rutschigen Abhang hinuntergleite. Ich empfinde eine Traurigkeit und Angst, die ich nie zuvor erfahren habe. (S. 45)*

Affektlabilität und -inkontinenz können sich allerdings auch in häufigem, durch nichtige Anlässe ausgelöstem oder gar grundlosem Weinen äußern (Reischies, 2012).
Verzweiflung ist eine Intensivierung der Angst und elementarer Ausdruck existenziellen Krisenerlebens. Angst und Verzweiflung nehmen im Krankheitsverlauf meist zu - , bis sie an einem Kulminationspunkt in Leere und Resignation umschlagen. Ein Betroffener schildert diesen Prozess so: *Zunächst hatte ich es mit der Angst zu tun bekommen. Aber dann trat an ihre Stelle eine kalte, Furcht erregende Leere. (Rose, S. 17).* Nicht selten drückt sich dies auch im Äußeren aus, in einem müden, resignierten Gesichtsausdruck und hängenden Schultern (Baer, 2007).
McGowin brach in Tränen aus, als ihr Antrag auf Erwerbsunfähigkeitsrente bewilligt wurde, sie damit ihre berufliche Identität einbüßte, ihre soziale Zugehörigkeit und ihr Selbstwertgefühl bedroht sah. Sie konnte nicht glauben, dass sie so krank war, und forderte ein aktuelles Gutachten über ihren Gesundheitszustand. Als die Laborwerte ihre Erwerbsunfähigkeit voll und ganz bestätigten, übermannte sie unter dem Eindruck einer wachsenden Kluft zwischen innerer und äußerer Selbstwahrnehmung die Verzweiflung *(vgl. S. 199)*.
Mit Schuldgefühlen gepaarte Scham, die Fuhrmanns Mutter dazu veranlasst, die Öffentlichkeit zu meiden *(vgl. S. 223)*, und die McGowin über den Verlust ihrer geistigen Fähigkeiten empfindet, begünstigt den Prozess der Vereinsamung.

> *Ich empfinde meinen mangelnden Selbstwert immer dann am stärksten, wenn ich in größeren Gruppen bin. Es macht mich völlig fertig, mich in einer Menschenmenge oder selbst auf einer geschäftigen Durchgangsstraße zu bewegen. Alle diese "verdienstvollen" Menschen, die ein Ziel haben - , die wissen, wohin sie gehen. Trotzdem hocke ich immer noch freiwillig allein zu Hause und leide schrecklich unter meiner Einsamkeit. (McGowin, S. 139)*

Ein sozialer Rückzug erschwert aber den Prozess der Selbstaktualisierung, da nur die gezielte Aktivation, die auch Teilhabe und soziale Integration impliziert, den Erhalt der verbliebenen Selbst-Inseln ermöglicht (Kruse, 2013). Der Verlust sozialer Kontakte beraubt Betroffene zugleich der Möglichkeit, Trost und Halt zu finden. Die Angst davor, allein gelassen zu werden, kann Verhaltensweisen erzeugen, die Begleitende erschrecken und überfordern. Ständige Anklammerungsbemühungen begünstigen tragischerweise den Rückzug derer, die sie so hartnäckig festhalten wollen.
In späten Krankheitsstadien äußert sich Scham in einer anderen Form. Das Verstummen vieler Demenzkranker kann als Scham darüber gedeutet werden, dass Intimes entblößt wird (Baer, 2007; Koch-Straube, 1997 *(vgl. S. 74)*).
Allerdings sind manche Demenzkranke bis in späte Phasen durchaus in der Lage, auf unterschiedliche Situationen angemessen und differenziert zu reagieren und selbst eine Begegnung zu konstituieren. Einen Beleg dafür liefert Kruse (2008). Als eine seiner Kolleginnen, die gerade eine Verwandte verloren hatte, mithilfe des Heidelberger Instruments in einer Einrichtung die Lebensqualität Demenzkranker ermitteln wollte, erlebte sie etwas Erstaunliches und zutiefst Beeindruckendes. Sie berichtet:

> *Ich näherte mich einer demenzkranken Frau, die im Mini-Mental, der durchgeführt worden war, fast gar keine Punkte hatte. Von der viele Menschen aus dem Bereich der Pflege gerne sagten: Diese Frau ist kaum erreichbar, sie wirkt geradezu apathisch. Ich spreche diese Frau an und sie antwortet in einem sehr gebrochenen Fluss: "Was sind Sie aber heute traurig. Was muss Ihnen denn Schlimmes passiert sein?"*[34]

12.1.7 Trauma-Reaktivierung

Die Psychoanalyse unterscheidet zwischen Trauma-Reaktivierung, bei der durch einen bestimmten Trigger - einen Film, ein Lied, ein Flugzeug oder eine Sirene - traumatische Erinnerungen wachgerufen werden, und einer Retraumatisierung, bei der durch ein neues Trauma das erste Trauma zurückkehrt (Radebold, 2013). Eine Demenzerkrankung kann, wie bereits oben ausgeführt *(vgl. S. 93)*, einer Trauma-Reaktivierung die Tür öffnen. Unter den bisher vorgestellten Personen trifft dies auf van Deun, Sachtleben und Thimm zu. Van Deun glaubt bei einem betreuten Urlaub für Alzheimer-Kranke eines Tages im Reiseleiter einen Stasi-Mitarbeiter wiedererkannt zu haben und lehnt ihn völlig ab *(vgl. S. 145)*. In Wirklichkeit erinnert ihn dieser Mann, wie seine Frau Uta erkennt, an einen Russen, der ihn mehrfach auf traumatisierende Weise verhört hat. Anders ist die Situation beim Ehepaar Sachtleben. Vera Sachtleben führt den Ausbruch der Alzheimer-Erkrankung ihres Mannes auf das Aufbrechen nicht verarbeiteter Traumata zurück. Sie begründet dies so: Der Tod seiner Schwiegermutter stürzte ihn in tiefere Verzweiflung als sie selbst. Zu sehr scheint ihn dieser Tod an den frühen Verlust seiner eigenen Mutter zu erinnern. Dem Zusammenleben mit seinem trunksüchtigen Vater hatte er sich damals durch eine Heimaufnahme entzogen. Die traumatischen Kindheitserlebnisse ließen aus ihm einen Menschen werden, der allen Anforderungen gerecht wurde, sich aber selbst seiner Ehefrau gegenüber distanziert verhielt und nicht selten irgendwie abwesend wirkte (Matter & Matoff, 2009).

---

34 verfügbar unter: http://www.familie.sachsen.de/download/familienportal/Fachvortrag_Kruse.pdf; [14.06.2013]

Es muss dahingestellt bleiben, ob die Vermutung Veras begründet ist, dass es einen kausalen Zusammenhang zwischen der Demenzerkrankung ihres Mannes und den Traumata aus seiner Kindheit und Jugend gibt.

Bei den heutigen Kohorten der Alten und Hochaltrigen treten Trauma-Reaktivierungen zumeist im Zusammenhang mit dramatischen Kriegserlebnissen auf. Einen Beleg dafür liefert Thimm. Ihr Vater *funktionierte* immer, wollte ähnlich wie Sachtleben nie mehr jemandem oder etwas ausgeliefert sein. Als er jedoch dement wird, holen ihn die Schreckensbilder aus seiner Kindheit ein, steigen, durch die Krankheit befördert, unvermittelt und unwiderstehlich Bilder von Krieg und Flucht in ihm auf.

> *[...] mein Vater ringt nicht allein mit jenem Tod, mit dem sein septischer Körper gerade ringt. Er sucht auch jenem Tod zu entkommen, dem er als Kind entkam. Das Krankenbett, der Schlauch, die Kanüle schließen die Erinnerungen auf. Nun, da der Körper schwach ist und der Geist erschöpft, da er sich ausgeliefert fühlt wie der heranwachsende Junge im Flüchtlingstreck, ist er den vergessen geglaubten Empfindungen preisgegeben, die er in sich trägt. Die alten bösen Bilder erwachen. Mein Vater ist der Wagenlenker, ein Kind noch, das um das Leben der ihm Anvertrauten bangt. "Sie haben nicht mehr viel Zeit", sagt er. "Ich habe nicht mehr viel Zeit." Dann sieht er mich. Er legt die Hand auf meinen Unterarm. "Lange ist dies hier nicht mehr zu halten. Erkennst du die Demarkationslinie?" [...] Seine Finger umklammern meinen Arm. "Da drüben. Nicht bewegen. Leise. Gefahr." Er sei im Krankenhaus, "in Sicherheit!", sage ich. [...] "Gift!", schreit mein Vater und reißt an dem Infusionsschlauch. "Papa, gib mir die Hand!" "Nein!" Das Krankenhausbett eine Kampfzone. Um uns herum der Tod. Ich auf seiner Bettkante. "Du brauchst die Infusion zum Überleben." "Weißt alles besser! Meinst, du habest alles im Griff. Doch das hier hat niemand im Griff." Seine Stimme überschlägt sich, als er schreit, ich solle nicht weitergehen, nicht über diese Linie; Männer! Plünderer! Vergewaltiger! Und flüsternd fragt er, wo der Sohn bleibe und die Frau. (S. 59 f.)*

Dieses dramatische Geschehen am Krankenbett, die vorausgehenden somatischen und psychischen Ereignisse und seltsam erscheinende Rituale interpretiert die Tochter so:

> *Ihn hatte wenige Wochen vor seiner Pensionierung ein Schlag im Gehirn getroffen und alles durcheinandergewirbelt, was er sorgsam und mühevoll in sich verschlossen hatte: die Erinnerungen an die Flucht, die Erinnerungen an die Haft, die Heimatlosigkeit. (S. 15 f.)*
>
> *Die Erinnerung an die Flucht, das verstehe ich in dieser Nacht, ist ein Dämon, der meinen Vater beherrscht. All die Jahre hat er ihn bezähmt, hat alle Hilfe abgelehnt, alle Krankheit abgewehrt. Unbewusst muss er gefürchtet haben, jedes Eingeständnis von Hilflosigkeit, jede erkennbare Abhängigkeit, zerstöre die Schutzschicht auf seinen Erinnerungen. So brachte er seine Ressourcen in Stellung - die Robustheit seines Körpers, das Andenken an seine Kindheit - und erfand merkwürdige Rituale der Versicherung.*
>
> *Verreisten wir, lud er am Abend zuvor die leeren Koffer und Taschen ins Auto, und in die Zwischenräume stopfte er Decken und Schuhe. "Probepacken" nannte er die Prozedur und wir scherzten müde, "Papa, wir gehen nicht auf die Flucht". Hatte alles, was wir mitnehmen wollten, theoretisch Platz gefunden, entspannten sich seine Gesichtszüge. [...] Ausweise, Geld, Impfpass, Adressbuch, alles trug er stets bei sich, als müsse er im nächsten Augenblick aufbrechen. Die braune Umhängetasche begleitete ihn in den Skiurlaub und an die See; sie baumelte an seinem Hals, als er die Studentenzimmer seiner Kinder besuchte, er trug sie unter dem Anorak oder dem Polohemd, sie schien seinen Brustkorb auszubeulen, ich fand sie peinlich. Er hütet es immer noch, dieses abgegriffene Leder. "Papas Täschchen" nennen es mein Bruder und ich. [...] An manchen Tagen finden sich jetzt Butterbrote darin, die mein Vater für den Notfall hortete. [...] Hängt das Täschchen nicht um seinen Hals, liegt es nicht greifbar neben dem Bett, wird er unruhig. Auch ins Krankenhaus hat er es mitgenommen. Es liegt unter den Taschentüchern in der Nachttischschublade. Dort hat er es verborgen, vor den Männern, Plünderern, Vergewaltigern. (S. 60-62)*

Bode (2014) trägt in ihrem Buch *Frieden schließen mit Demenz* je ein Beispiel für das bei Thimm zu beobachtende *Programm des Funktionierens* (S. 179), das Ritual des Vorsorgepackens, die von Offermans berichtete Methode der Selbstberuhigung *(vgl. S. 254)* sowie für die Verdrängung einer frauenspezifischen traumatischen Kriegserfahrung zusammen:

> *Als im Jahr 2009 das Kölner Stadtarchiv einstürzte, war Notfallseelsorger Albrecht Roebke vor Ort im Einsatz. "Das sah aus wie im Krieg: ein eingestürztes Gebäude, Bauschutt überall, Staub auf den Straßen", berichtet er, "und da brauchte es überhaupt keine Phantasie, sich vorzustellen, so sah es in Köln nach einem Luftangriff aus." Ein Altenheim musste evakuiert werden. Was den Seelsorger dabei überraschte, war, dass einige Bewohner nicht wie desorientierte Alte reagierten, sondern wie Kinder, die mit einer Bombennacht zurechtkommen müssen. Sie sangen Kinderlieder zur eigenen Beruhigung. Interessant ist, dass in den Schilderungen Roebkes nicht als erstes die Defizite auftauchen, sondern Fähigkeiten des Überlebens. Dazu gehörte ein verblüffendes Funktionieren von alten Menschen, die sehr akkurat, sehr diszipliniert den Bus bestiegen, was vor allem die Pfleger zum Staunen brachte: "Sie können doch sonst nicht mehr soviel, wie kommt es, dass es ihnen ausgerechnet heute gelingt?" Antwort: Weil sie es als Kriegskinder eingeübt haben. Doch bei einigen Heimbewohnern, so der Seelsorger, habe die Katastrophe das Gegenteil von Selbstkontrolle ausgelöst, sie hätten geweint und geschrieen und seien nicht zu beruhigen gewesen. (S. 180)*
>
> *Auch Hilde Gombert, heute 77 Jahre alt, wird, wie ihre Tochter Susanne berichtet, von traumatischen Kindheitsereignissen heimgesucht. Seit einiger Zeit hat sie eine neue Gewohnheit entwickelt und die schildert mir Susanne Hahn so: Nachdem meine Mutter mittags die Küche aufgeräumt hat, packt sie den Rollator voll. Sie packt Unterhosen ein, Zahnbürste, Brot, Bananen, Schuhe, Schal, Mütze. Es sind vor allem Anziehsachen und Lebensmittel, als wäre sie auf der Flucht. Sie will dann nach Hause gehen. Und wenn mein Vater das mitbekommt, sagt er: "Nein, wir bleiben heute hier." Dann ist es auch gut für sie, und sie packt alles wieder aus.*
>
> *Ihre Mutter war ein Fluchtkind und stammt aus Pommern. Mit sieben Jahren verlor sie ihre vertraute Umgebung. Ihre früheren Schilderungen von der Flucht klangen so, als sei sie für das kleine Mädchen ein großes Abenteuer gewesen. Im Mittelpunkt der Erzählungen stand Lotte, Omas Pferd. Lotte zog den Karren mit dem Letzten, was die Frauen noch besaßen. Nur Lotte war es zu verdanken, dass die Flüchtlinge immer weiter nach Westen gelangten, bis sie schließlich in Sicherheit waren. Aber Tochter Susanne vermutete eine Lücke in den Erzählungen ihrer Mutter: "Ich habe sie vor ein paar Jahren gefragt: Ja, ist euch denn unterwegs nichts passiert, zwei Frauen und ein Kind alleine... - Nein, wir waren immer sicher. - Aber ich habe irgendwo immer gespürt, dass da noch etwas ist."*
>
> *Hilde Gombert war 75 Jahre alt, als sie, begleitet von ihrer Tochter, einen Neurologen aufsuchte. Seit einiger Zeit klagte sie über Konzentrationsschwächen, die sich manchmal zu Verwirrtheitszuständen steigerten. Der Arzt nahm eine Reihe von Untersuchungen vor und nannte schließlich als Ergebnis die Alzheimerkrankheit. (...) Eines Tages traf Susanne Hahn ihre Mutter in Tränen aufgelöst an. Sie wollte nicht sagen, was los sei, aber schließlich, als ihr Mann sich zum Mittagsschlaf hingelegt hatte, erfuhr die Tochter den Grund - ihre Mutter war wieder auf der Flucht: "Sie sagte, dass die Männer so schlimm sind, und dass die Mutti viel, viel weint. Und dann sagte sie noch: Die Männer haben die Mutti ein paar Mal am Tag geholt." (S. 166 f.)*
>
> *Die Vergewaltigung der Frauen am Ende des Zweiten Weltkriegs ist nach wie vor ein Geheimnis in vielen deutschen Familien. Nach Jahrzehnten des Schweigens brachte Hilde Gombert es endlich ans Licht. Ihre Tochter ist davon überzeugt: "Dabei hat meiner Mutter die Alzheimerkrankheit geholfen. Sie ist viel emotionaler als früher. Sie kann sich jetzt öffnen." Die Tochter fühlte sich nicht hilflos, als ihre Mutter in kindlichen Worten ihr Trauma offenbarte, sondern erleichtert: "Es hat ihr gut getan, davon zu erzählen, und damit ging es auch mir gut", berichtet Susanne Hahn. "Es hat ihr gut getan zu weinen. Zwar schämt sie sich deswegen auch, sie sagt: Erzähl das nicht dem Papa. Aber insgesamt entlastet es sie. Und wenn ich sehe, mein Zuhören, also mein Dasein - mehr ist es ja nicht - verschafft meiner Mutter Erleichterung, dann bin auch ich erleichtert." (S. 168)*

Radebold charakterisiert seine Generation, die der Kriegskinder, so:

> *Äußerlich sind wir freundlich und zuvorkommend, aber tatsächlich - das zeigen Untersuchungen - sind wir viel skeptischer, vorsichtiger und misstrauischer. Es ist die Haltung: Vorsicht! Wer weiß,was*

> *da wieder auf mich zukommt [...] Viele von uns sind ein bisschen zwanghaft, sehr geordnet und strukturiert. Wichtig ist, unsere geordnete, sichere und überschaubare Welt zu haben, in der wir uns zurechtfinden. (Bode, 2014, S. 178)*

Auch weist er darauf hin, dass Kriegskinder noch andere Gemeinsamkeiten haben. Viele leiden seiner Überzeugung nach unter einer subdiagnostischen, unerkannten und daher unbehandelten Depression und kümmern sich zu wenig um die eigene Gesundheit. Beides kann die Entstehung einer Demenz begünstigen (Bode, 2014).

> *Freimütig hat Hartmut Radebold, geboren 1935, in den vergangenen Jahren öffentlich über seine eigene Depression gesprochen. Es gab eine Phase in seinem Leben, in der der Psychoanalytiker sich nicht erklären konnte, warum die Sitzungen mit Gleichaltrigen ihn bleischwer und in großer Traurigkeit zurückließen. Spät erst hat Radebold erkannt, dass die Kriegserlebnisse, die seine Patienten belasteten, zu großen Teilen auch ihn selbst betrafen: das vaterlose Kind, das Flüchtlingskind, das hungernde Kind. In seiner Generation war es normal, in der Kindheit Verheerendes erlebt zu haben. (Bode, 2014, S. 177)*

Eine weitere Gemeinsamkeit von Kriegskindern besteht darin, dass sie ein spürbar reduziertes Leben führen. So ist der Vater von Geiger, nachdem er als junger Mann von 19 Jahren aus dem Krieg zurückgekommen war, nie mehr verreist. Das Thema Urlaub löste bei ihm lebenslang heftige Abwehrreaktionen aus und blieb ein Reizwort in der Familie. *Erst viel später entwickelte ich ein Verständnis dafür, dass den Weigerungen des Vaters ein Trauma zugrunde lag,* bekennt sein Sohn. Erst nach und nach verstand er *all die Vorkehrungen, die ihm* [*seinem Vater*] *helfen sollten, sich nie wieder gefährden zu müssen. (Geiger, 2011, S. 45)*
Im Magazin DER WESTEN wurde im Dezember 2011 ein Artikel mit dem Titel *Wenn die Erinnerung erlischt, ist der Krieg wieder da* publiziert[35], in dem anhand von fünf Fallbeispielen geschildert wird, wie demenziell Erkrankte von ihrer Vergangenheit eingeholt werden und unter dem Einfluss der Demenz traumatische Erlebnisse aus der Jugendzeit wieder aufleben können. Die Schilderungen werden kommentiert von Nehen, dem langjährigen Chefarzt des Geriatriezentrums Haus Berge in Essen.

> *Walter F. wird bald 92. Er lebt mit seiner Frau bei den Kindern auf einem Bauernhof. Enkel sind im Haus, Tiere im Stall, eigentlich ein schöner Platz für die letzte Zeit. Walter F. hat viele Jahre als Polizist seinen Mann gestanden, später als Rentner kräftig zugepackt, wenn es was zu tun gab. Ein langes Leben, ein erfülltes, von dem Walter F. aber nichts mehr weiß. Demenz. Die Krankheit hat wie ein Radiergummi die Bilder erst verwischt und dann verschwinden lassen. Zwei sind geblieben, Bilder aus dem Krieg. Wie er im Winter 44 auf dem Hilfskreuzer "Ill" vor der norwegischen Küste um sein Leben zittert, als ein Torpedo das Schiff trifft und fast versenkt, oder wie er später im Emsland dem Tod entkommt, weil die Pferde vor seiner Kutsche die Gefahr wittern und durchgehen, kurz bevor eine Granate den Trupp trifft und alle tötet. Kriegserlebnisse. Über Jahrzehnte vergessen, verdrängt oder verschwiegen. Jetzt im Alter drängen sie mit Macht ins Bewusstsein der alten Menschen, erst recht, wenn eine Demenz ihnen die Tür geöffnet hat.*

Nehen erklärt:

> *"Für die meisten Menschen, die den Krieg als Kinder oder junge Leute erlebt und erlitten haben, kamen danach die Ausbildung, Beruf, Ehe, Kinder. Da wirkt dann ein biologisches Prinzip. Der stärkere Reiz löscht den schwächeren aus. Wenn dann aber der Beruf vorbei ist und die Kinder weggezogen sind, dann kommen diese Erinnerungen massiv zurück." [...] Nicht jeder, der den Krieg erlebt hat, leidet später. "Etwa ein Drittel hat Probleme. Wir wissen nicht, was die anderen so stabilisiert. Wir haben aber den Eindruck, dass das Milieu eine Rolle spielt. Stabile Beziehungen über die Jahrzehnte helfen. Ich habe mit einer Patientin gesprochen, die Grauenhaftes im Krieg erlebt hat, aber kein Belastungssyndrom zeigte. Auf die Frage nach dem schlimmsten Erlebnis ihres Lebens sagte sie: Als mein Mann vor drei Jahren starb. Vertraute Personen geben dem Menschen Geborgenheit."*

35 Maruhn, M. (2011). Wenn die Erinnerung erlischt ist der Krieg wieder da. Verfügbar unter: http://www.derwesten.de/gesundheit/wenn-die-erinnerung-erlischt-ist-der-krieg-wieder-da-id6161766.html; [21.01.2012]

Jede Nacht kommt das Grauen zurück. Eine Frau Anfang 80 sucht jeden Tag ihre Puppe. Die Puppe ihrer Kindheit. In einer Bombennacht hat sie sie verloren. Ganz allein hat sie im Bunker gesessen, als die Welt explodierte. Die Mutter war noch mal zurückgelaufen. Um die Puppe zu holen, denkt sich das Kind. Doch die Mutter rettet stattdessen das Tafelsilber. Die Puppe verbrennt. Und wird 77 Jahre später zum Symbol dieser Minuten des Alptraums. Allein im Dunkeln, voller Angst. Niemand hilft. Wäre doch nur die Puppe da.

"Die Patientin empfindet die Emotion in diesem Moment des Erinnerns genauso stark wie im Moment des Erlebens." Nehen schildert noch einen ähnlichen Fall. "Ein Mann schrie jede Nacht ,Feuer'. Niemand und nichts konnte ihn beruhigen. Das Entsetzen war ihm ins Gesicht geschrieben." Es stellt sich heraus, dass der Mann eine Szene aus dem Jahr 1945 immer wieder erlebt. Als Hitlerjunge soll er das "letzte Aufgebot" verstärken. Er steht am Ende einer Schlange mit seinen Schulkumpels, als die Granate einschlägt. Er sieht, wie die Freunde zerfetzt werden. Die Netzhaut spielt Bilder ins Gehirn, die er fast ein Leben lang in den Hintergrund schieben konnte. Jetzt träumt er sie jede Nacht. Und schreit. Nehen: *"Dem Mann muss man helfen. Und das geht nur mit Schlafmitteln. Schlafmittel nehmen Träume weg."*

Der Krieg kennt nicht nur Opfer. "Und die Demenz trifft nicht nur nette Menschen." Auch alte Nazis und Rassisten. "Ein Mann ließ sich partout nicht von einer Schwester aus Südindien pflegen. Er sprach nur von dem 'schwarzen Schwein, das darf mich nicht anfassen'." Die Schwester, vom Professor darauf angesprochen, blieb gelassen. "Ach ja, ich weiß doch, dass er krank ist." Auch Pflegepersonal, das aus Osteuropa stammt und mit Akzent spricht, hat's bei den alten Herren menschlich nicht immer leicht.

Täter und Opfer: Und es kommt zu Begegnungen, die kaum zu ertragen sind. Immer zu den Mahlzeiten treffen sich zwei Männer einer Station. Der eine wiederholt unentwegt den Satz. "Was habe ich getan, was habe ich getan...". Der zweite Mann ist auch in einer Gedankenschleife gefangen: "Morgen kommen sie mich holen." Es stellt sich heraus, dass der eine SS-Mann im Konzentrationslager war, der andere Mann Häftling. "Sie haben aber beide bis zu ihrem Tod nichts vom anderen erfahren. Es hat mich berührt, wie stark Opfer und auch Täter am Ende ihrer Tage unter dem Erlebten gelitten haben."

Ein ähnliches Erklärungsmuster wie bei Nehen findet sich auch bei dem von Bode interviewten Hirnforscher Hüther.

"Es scheint wohl möglich zu sein, schwere kriegstraumatisierte Erfahrungen ein ganzes Leben lang einigermaßen gut zu verdrängen", sagt Hirnforscher Gerald Hüther, "doch im Alter gelingt es immer weniger." Und er führt aus, wann das Problem anfängt, nämlich dann, wenn die Stützen, die halfen, die Kriegstraumata auf Abstand zu halten, nicht mehr existieren: Wenn die Kinder aus dem Haus sind, wenn mit Ende des Berufslebens Tagesstruktur und Abwechslungen fehlen und vor allem dann, wenn der Lebenspartner gestorben ist. Dann findet sich der Mensch plötzlich allein mit sich und seinen traumatischen Erfahrungen wieder, und es stellt sich heraus: Die Kriegserlebnisse wurden nicht verarbeitet, sondern lediglich zugedeckt. Sie sind noch immer im Hirn gespeichert. "Albtraumkino" nennt der Pflegeexperte Siegfried Charlier die Dramen der Vergangenheit, die nachts Heimbewohnern zu schaffen machen. Da wird das Unerledigte des Zweiten Weltkriegs wieder virulent - Vertreibung, Vergewaltigung, Bombenterror, aber auch Täter und Mörder gewesen zu sein. (Bode, 2014, S. 164 f.)

12.2 Markante Einschnitte im Erlebnisprozess

12.2.1 Diagnoseeröffnung

Mit der Diagnose Demenz bricht das ganze Lebenshaus zusammen. Sie stürzt nicht nur den Betroffenen, sondern sein ganzes Beziehungsspektrum in ungeahnte und für Außenstehende kaum vorstellbare Turbulenzen. Angedachte Lebensperspektiven gehen verloren oder werden zumindest einem einschneidenden Wandel unterworfen. An die Stelle der geplanten, aktiven Ruhestandszeit treten Krankheit und Pflege, verbunden mit vielfältigen sozialen, psychischen und finanziellen Belastungen (Kirchner, 2011). Die Diagnose Alzheimer trifft den einzelnen *wie ein plötzlicher Autounfall mit überwältigender Stärke. Sie erscheint unwirklich und ungerecht. (Shenk, 2005, S. 44)*. Der bekannte Ausspruch *Es gibt Momente im Leben, da bleibt die Welt einen Augenblick stehen, und wenn sie sich weiterdreht, ist nichts mehr, wie es war* beschreibt exakt das, was viele Erkrankte und Angehörige im Augenblick der Diagnoseeröffnung erleben. Von erheblicher Bedeutung ist, ob die Diagnose als on-time- oder off-time-Erfahrung wahrgenommen wird. Bei einer präsenilen Demenz sehen sich Betroffene - und ihre Familien - oft schon in der Lebensmitte mit einer chronisch-progredienten Gesundheitsbelastung konfrontiert, die ein vorzeitiges, nicht selten abruptes Ausscheiden aus dem Berufsleben, damit einhergehende finanzielle Probleme sowie gravierende Einschnitte in den bisherigen Lebensstil (z. B. Hobbys, Autofahren) und das soziale Rollengefüge (Beruf, Familienoberhaupt) zur Folge haben. Somit stellt die Diagnose eine fundamentale Bedrohung vieler Lebensbereiche dar. Möglicherweise ist dies der Grund dafür, dass bei präsenil Erkrankten verstärkt selektive Wahrnehmungsprozesse (positive Aspekte der Diagnosemitteilung und der Aufklärung) sowie Bagatellisierungs-, Verdrängungs- und Verleugnungsstrategien zu beobachten sind (Stechl, 2006).

Alte bzw. hochaltrige Patienten finden sich leichter mit einer Demenzerkrankung ab und arrangieren sich eher mit deren Folgen als jüngere Betroffene. Offenbar schätzen sie, wofür ja auch das Zufriedenheitsparadox spricht, Verluste nicht mehr so gravierend ein, weil sie ohnehin nicht mehr so viel vom Leben erwarten. Zuweilen empfinden sie ihr fortgeschrittenes Alter sogar als hilfreich, weil sie glauben, spätere Krankheitsstadien nicht mehr erleben zu müssen. Einem alten Menschen, der Krankheiten ganz allgemein mit zunehmendem Alter assoziiert, fällt es verständlicherweise leichter, eine Demenz in sein Selbstbild zu integrieren als einem verhältnismäßig jungen Menschen, der sich mit zukünftiger Hilfs- und Pflegebedürftigkeit auseinandersetzen und ständig neue, z.T. dramatische Erfahrungen und Veränderungen seines Lebensstils verarbeiten muss (Stechl, 2006).

Als Rose mit seiner Lebensgefährtin Stella nach einer gründlichen ärztlichen Untersuchung nach Hause fährt und unterwegs den Arztbrief liest, fällt der Blick des damals 54-Jährigen auf die Diagnose *Demenz vom Typ Alzheimer*. Darauf reagiert er folgendermaßen:

> *Das muss ein Fehler sein, dachte ich. Das kann nicht wahr sein. Dafür bin ich viel zu jung. Ich kenne ja überhaupt niemanden, der die Alzheimerkrankheit hat. Ist das nicht unheilbar? Das kann nicht wahr sein. Es kann doch auch etwas anderes sein. Etwas, das ich kenne. Etwas, was sich behandeln lässt. Ich wandte mich an Stella. "Glaubst du wirklich, dass ich das habe?" - "Ich weiß es nicht, Larry. Ich kenne mich da nicht besonders aus. Aber versuch, dir keine Sorgen zu machen. Wir werden schon eine Lösung finden ... wie wir das behandeln können, was du essen musst, welche Vitamine du brauchst. Ich informiere mich gleich gründlich darüber. Wenn es irgendeine Lösung gibt, finden wir die. Mach dir keine Sorgen." Richtig. Mach dir keine Sorgen. Das ist, wie wenn man einem Gefangenen auf dem Weg in die Gaskammer einen schönen Tag wünscht. Meine Welt um mich herum zerbröselte in Stücke. Ich spürte keinen Boden mehr unter den Füßen. Ich war endgültig an meine Grenzen gekommen. Ich war im Begriff, verrückt zu werden. Ein Irrer. Das war ich schon. (S. 29 f.)*

Später denkt Rose über den nahenden Tod nach, wie der folgende Dialog mit Stella zeigt:

> *"Was wünschst du dir zu Weihnachten?" fragte sie mich. "Einen Grabstein", gab ich unverzüglich zur Antwort. "Was? Was für dummes Zeugs sagst du denn da? Einen Grabstein brauchst du noch lange nicht." "Doch, ich brauche bald einen. Es gibt nur noch eine Möglichkeit, diesem Defekt in meinem Kopf beizukommen, und die ist, dass ich sterbe. Ich möchte nicht mit offenem, sabberndem Mund in einem Pflegeheim liegen, wie ich schon im Fernsehen Alzheimer-Patienten gesehen habe." (S. 32)*

Offenbar äußert Rose hier aus Angst vor völliger Hilfs- und Pflegebedürftigkeit *prospektive* Suizidgedanken, die er aber im weiteren Verlauf nicht umsetzt. Ohnehin scheint die tatsächliche Suizidrate eher gering zu sein (Stechl, 2006).
Taylor ist sich nicht sicher, ob die Frühdiagnose für ihn tatsächlich ein Segen ist. Nach der Diagnosestellung kann er seinen Tränenfluss gar nicht mehr stoppen.

> *Drei Wochen lang weinte ich, drei Wochen lang. Ich bin ein ziemlich guter Psychologe, aber ich fand nie heraus, warum ich so lange geweint habe. War es die Angst, ich werde die Kontrolle über mich selbst verlieren? Oder war es die Idee, ich könnte zweimal sterben? Das sagen doch alle: Jetzt stirbst du zweimal. Das erste Mal, wenn du die Diagnose erhältst - das zweite Mal, wenn du tatsächlich stirbst. Zum Teufel, niemand kann zweimal sterben! (Schneider & Wiget, 2011)*

DeBaggio, ein autobiographisch Berichtender, nimmt die Diagnose zunächst wie ein Todesurteil wahr und sieht den schleichenden Tod vor sich. Er weint unkontrolliert, fällt in eine tiefe Depression und versucht dann doch in einem Prozess, dem Schrecklichen noch etwas Positives abzugewinnen. Dies trübt allerdings nicht den Blick auf die grausame Realität.

> *At first I viewed the diagnosis as a death sentence. Tears welled up in my eyes uncontrollably; spams of depression grabbed me by throat. I was nearer to death than I anticipated. A few days later I realized good might come of this. After forty years of pussyfooting with words, I finally had a story of hell to tell. (S. 1).*

Er erkennt den Bruch, den die Krankheit in seinem Leben bewirkt, Selbstmord lehnt er allerdings ab:

> *One part of my life is over. A new unknown life begins today, a kind of death march, although one we all take at one time or another. (...) I am now a man under an indeterminate death sentence. (S. 45) - The style of the disease is slow motion. A malady of slow, writhing death. (S. 94) - I do not think about suicide and dying, though Alzheimer's distracts me. This is no friend, this disease, but it has taught me much about time and the world. (S. 201)*

In bemerkenswerter Offenheit und mit zum Teil drastischen Begriffen beschreibt er in seinem Buch die erschreckende Progredienz der Demenz. Er ist sich voll bewusst, welche schwierige Wegstrecke vor ihm liegt. Mit seiner Familie vereinbart er, dass sein Gehirn posthum der Alzheimer-Forschung zur Verfügung gestellt werden soll. Im Februar 2011 stirbt DeBaggio im Alter von 69 Jahren.
Helga Fix kann die Diagnose Alzheimer bei ihrer Mutter lange Zeit nicht akzeptieren. Als der Arzt sagt: *Wir müssen an ALZHEIMER denken*, denkt Fix: *ALZHEIMER, . . . nein. Nicht meine Mutter und nicht mit einundsiebzig. (S. 19) . . . . DIESES WORT schwebt über uns, dunkel und bedrohlich, ich glaube das nicht, ich kann es nicht glauben, und ich will es nicht glauben. Und ich will DIESES WORT nie wieder hören. (S. 21)*
Einige Tage später erklärt ihr der Arzt behutsam das Wesen der Krankheit. Fix fasst dies zusammen in den Worten: *Mama würde immer mehr vergessen, ihre Orientierung verlieren und bald auch ihre Umgebung und selbst ihr vertraute Menschen nicht mehr erkennen. Immer mehr würde sie sich in eine eigene Welt zurückziehen, zu der bald niemand mehr Zugang habe. Aggressiv könne sie werden, gegen uns und andere, ja, es sei sogar möglich, dass sie nach uns schlage, wenn wir ihr helfen wollen. (S. 23)*

Es ist, *als ob ein großes Ungeheuer auf uns zukommt, unaufhaltsam und gnadenlos und dieses Ungeheuer sagt nur ein Wort: ALZHEIMER.* Der Arzt beruhigt: *Sie wird es gar nicht merken, sie wird einfach hinübergleiten in ihre eigene Welt.* Sie denkt: *Ich werde das nicht zulassen. Ich werde kämpfen mit meinem Mann und meinem Sohn und wir werden gewinnen. (S. 25)*
DIESES WORT habe ich aus meinem Kopf verbannt. Ich will es nicht hören. Ich will es nicht einmal denken [...] Nie wieder. (S. 30) - MORBUS ALZHEIMER, unbarmherzig und erbarmungslos frisst sich dieser Name, diese furchtbare Wortschöpfung in meine Gedanken und lässt mich nicht mehr los (S. 60). - Ich will es nicht hören, auch dann nicht, wenn die Stimme in meinem Kopf höhnisch sagt: "Mach dir nichts vor." (S. 81)
Vielfach erleben sowohl Betroffene als auch ihre Angehörigen die Diagnosestellung aber auch als Erleichterung. So ist z. B. Sachtleben erleichtert, als bei ihrem Mann endlich die lange verschleppte Diagnose gestellt wird, zumal sie selbst schon zuvor die Symptome in diese Richtung gedeutet hat. Ihr Mann aber ist verstört und verzweifelt. Allerdings vergisst er die Diagnose rasch wieder - , sie dagegen keinen einzigen Augenblick *(vgl. S. 179)*. Unabhängig davon beteiligt er sich bereits zum zweiten Mal an einer Doppel-Blind-Studie der Charité und nimmt ein anerkanntes Medikament gegen Alzheimer in der Hoffnung auf Besserung seiner Symptome. Auch bei Familie Geiger schuf die Diagnose Klarheit und brachte Erleichterung.

> *Die Einsicht in den wahren Sachverhalt bedeutete für alle eine Erleichterung. Jetzt gab es für das Chaos der zurückliegenden Jahre eine Erklärung, die wir akzeptieren konnten, wir fühlten uns nicht mehr so am Boden zerstört. Nur die Einsicht, dass wir viel zu viel Zeit damit vergeudet hatten, gegen ein Phantom anzukämpfen, war bitter – Zeit, die wir tausendmal sinnvoller hätten nutzen sollen. Wenn wir klüger, aufmerksamer und interessierter gewesen wären, hätten wir nicht nur dem Vater, sondern auch uns selber vieles erspart, und vor allem hätten wir besser auf ihn aufpassen und noch rasch einige Fragen stellen können. (S. 26 f.)*

Rückblickend versucht Geiger sich in das Gefühlsleben seines Vaters zu Beginn der Erkrankung hineinzuversetzen.

> *Während wir Kinder die Zeichen missdeuteten, muss das Gefühl, mit dem er selber die Veränderungen an sich wahrnahm, qualvoll gewesen sein, die bohrende Angst, dass etwas Feindliches sich seiner bemächtigte, gegen das er sich nicht wehren konnte. (S. 20 f.)*

Jean Tyler *(vgl. S. 309)* und ihre im Teenageralter befindlichen Kinder Steven und Laurie waren ebenfalls eher erleichtert als traurig, als schließlich die Diagnose AD die Stimmungsschwankungen und Persönlichkeitsveränderungen ihres noch nicht einmal 50 Jahre alten Ehemanns und Vaters Manley in einem neuen Licht erscheinen ließ. Und Jean machte sich - wie Geiger - Selbstvorwürfe über ihre eigenes, dem Zustand Manleys nicht angemessenes Verhalten in der Vergangenheit. Anifantakis schreibt:

> *Manley reagierte kaum auf diese Eröffnung. Er wusste, dass er krank war. Wie ein Kind verließ er sich immer mehr auf Jean, was seine eigenen Gefühle anging. Jean fühlte sich eher erleichtert als traurig. Endlich gab es eine Sicherheit, um die herum sie ihr Leben organisieren konnte. Sie konnte darangehen, eine Strategie für die Zukunft zu entwerfen. Manley wurde offensichtlich doch nicht verrückt. Sie hatten es nicht länger mit etwas Unbekanntem zu tun. Ihr Feind war nicht länger eine schemenhafte Bedrohung. Er hatte einen Namen: Alzheimer Krankheit. [...] Steven war ebenso erleichtert wie seine Mutter und Laurie, dass die Unsicherheit jetzt endlich vorbei war. Sein Vater hasste ihn nicht. Er war nur krank. "Wir packen das schon", sagte der Junge. "Wenn wir alle mithelfen, kommt Dad da schon durch. Er wird bestimmt wieder gesund." (S. 162) - Jean sah nun auch die Vergangenheit mit anderen Augen. Sie konnte sich endlich vorstellen, was Manley durchgemacht haben musste, wie er bis zum Schluss gekämpft hatte, um seine Familie zu versorgen. Sie hatte ein schlechtes Gewissen, dass sie ihn gelegentlich angeschrieen oder ihn für ihre Schwierigkeiten verantwortlich gemacht hatte. (Anifantakis & Tyler, 1993, S. 164 f.)*

Auch Marianne Rehm* erlebte es als Erleichterung, als bei ihrem 64-jährigen Ehemann Holger Morbus Alzheimer diagnostiziert wurde.

> *Der Befund Alzheimer brachte wieder Frieden in die Beziehung. "Verzweifelt war ich vor der Diagnose", sagt die Ehefrau. Ihr Mann, früher zugewandt und rücksichtsvoll, jemand, den nichts aus der Ruhe bringen konnte, hatte sich völlig verändert. Er behandelte sie oft ungerecht. Es gab viel Streit. Seine Frau dachte an Trennung. Als sie 2004 erfuhr, er leide unter Alzheimer, zog es ihr den Boden unter den Füßen weg - doch gleichzeitig kam wieder etwas ins Gleichgewicht. Sie fand ihre Liebe wieder. (Bode, 2014, S. 77)*

Bei Ute Matoff wird beispielhaft deutlich, wie außerordentlich problembehaftet eine gründlich misslungene Diagnoseeröffnung sein kann. Ihre Tochter Noel berichtet:

> *Bei einem meiner Besuche während der Zeit der Untersuchungen fand ich sie irritiert, unglücklich und weinend auf ihrem Bett sitzend. Neben ihr lag ein großes Kuvert mit den Untersuchungsergebnissen [...] Ich war von dem Befund schockiert - und entsetzt, dass man ihn meiner Mutter persönlich geschickt hatte. Ich wusste kaum, wie ich sie trösten sollte. Und ich hatte keine Vorstellung davon, was die Diagnose langfristig bedeuten würde. (Matter & Matoff, 2009, S. 99)*

Darauf, dass dies kein Einzelfall ist, weisen Wißmann und Zimmermann hin:

> *Die Diagnoseeröffnung stellt einen sehr sensiblen Punkt dar, der aber leider oft unsensibel abgehandelt wird. Es gibt unzählige Berichte von Betroffenen darüber, dass ihnen ohne Vorwarnung und Erläuterungen die Diagnose mitgeteilt und sie dann mit ihren Fragen, Ängsten und dem Schock nach Hause entlassen wurden. (Wißmann & Zimmermann, 2011, S. 23 f.)*

Genau dies widerfuhr der von Snyder (2011) porträtierten Bea *(vgl. S. 180)*:

> *Die Ärzte haben alle möglichen Tests mit mir gemacht und die Diagnose Alzheimer-Krankheit gestellt. So etwas möchte ich nicht noch einmal erleben. Der Neurologe befragte mich zuletzt. Er war nicht besonders einfühlsam und sagte nur, dass es immer schlimmer werden würde. Ich fand das nicht sehr professionell. Er hätte etwas mehr Mitgefühl zeigen können. Er war lediglich dafür da, mein Problem zu diagnostizieren und nicht, um auf meine Gefühle einzugehen. Ich war ihm völlig egal. Seitdem hasse ich ihn. Gesundheitsfachleute müssen einfühlsam sein. Mehr gibt es dazu nicht zu sagen. Bea fühlte sich durch die Einschätzung ihres Arztes entwürdigt. Sie war auf gewisse Symptome reduziert worden, die sie einer bestimmten diagnostischen Kategorie zuordneten. Aber die Alzheimer-Krankheit wirkt sich nicht nur auf das Gehirn aus, sondern auch auf die sozialen, familiären und psychischen Gegebenheiten, die ausschlaggebend für das Wohlbefinden sind. (S. 43 f.)*

Mangelnde Erkenntnis bzw. Offenheit bei Ärzten und fehlendes Nachfragen bei Angehörigen können zu einer massiven Verschleppung der Diagnosestellung führen. So wird bei Schulz ebenso wie bei Sachtleben *(vgl. beide S. 179)* die Demenz erst mit einer Verzögerung von vier Jahren diagnostiziert. Bereits vor (!) dem Erhalt einer klaren ärztlichen Diagnose konnte Schulz seinen Namen nicht mehr schreiben und hatte Probleme beim Lesen. Geradezu tragisch verlief die Suche nach Diagnose und Therapie bei Gretel Sieveking *(vgl. S. 326)*. Ihr Sohn schildert die Ärzte-Odyssee:

> *Nach ein paar Tagen zu Hause hatte ich keine Zweifel daran, dass ein Arzt bei meiner Mutter eine schwerwiegende neuronale Krankheit feststellen würde. Gewappnet mit Gretels ärztlichen Befunden gingen mein Vater und ich zum Vorgespräch mit dem Neuropsychologen. Wir schilderten ihm die Situation zu Hause, setzten ihm Gretels medizinische Vorgeschichte auseinander, erwähnten ihre Erinnerungslücken, den fehlenden Geschmackssinn, ihre Orientierungslosigkeit und ihre Wortfindungsschwierigkeiten. Der Neuropsychologe hörte unserem Bericht aufmerksam zu und vermutete eine Demenz im weitesten Sinne. Er riet uns, Gretel nicht zu überfordern und sie bei ihm zur Untersuchung vorzustellen. Zufrieden gingen Malte und ich nach Hause. Endlich hatte uns jemand zugehört und den Ernst der Lage erkannt. Gretel ließ sich dann auch breitschlagen, einen Termin zu vereinbaren, und ich fuhr guten Gewissens wieder zurück nach Berlin. Doch dann passierte es wieder. Gretel schaffte das Unvorstellbare. Malte brachte sie zur Untersuchung in die Gedächtnisambulanz, die üb-*

liche Demenz-Test-Batterie wurde durchgeführt - und wieder wurde sie als ihrem Alter entsprechend geistig auf der Höhe befunden. Demenz schloss der Arzt als Ursache für ihren Gedächtnisschwund aus und vermutete eher eine Depression als Quelle ihrer Verwirrung. [...]

Ich konnte es nicht glauben. Wie hatte Gretel das bloß wieder geschafft? Offenbar gelang es ihr, durch die verbliebenen intellektuellen Fähigkeiten und ihre soziale Kompetenz ihr Unvermögen zu überspielen und geistige Schwäche zu kompensieren. In meinen Augen war sie schon längst zu einem Schatten ihrer alten Persönlichkeit geschrumpft. Die geistreiche, bestens informierte Frau, die scharfzüngig über Politik und Wirtschaft diskutierte, war nicht mehr da. Ihr fiel es schon schwer, einfache Zusammenhänge zu erfassen, geschweige denn, einen abstrakten Standpunkt zu vertreten. Bei Radiosendungen oder Fernsehnachrichten, die sie noch vor einem Jahr kritisch kommentiert hatte, blieb sie jetzt teilnahmslos, hatte oft einen leeren Blick und wohnte Gesprächen als Außenstehende bei. (S. 66-68)

[Schließlich] *gelang es meinem Vater, Gretel zu bewegen, noch einmal zum Arzt zu gehen. Diesmal sollte eine Koryphäe der deutschen Alzheimerforschung aufgesucht werden. Ein Professor-Doktor, Chefarzt der Neurologie am Uniklinikum Frankfurt, der an dem Institut wirkte, in dessen Vorgängereinrichtung vor gut 100 Jahren Alois Alzheimer den Morbus Alzheimer entdeckt hatte. Eine bessere Adresse konnte man also gar nicht finden. Aber auch bei dem renommierten Alzheimer-Experten wurde bei Gretel keine Demenz festgestellt. [...] Das Bild von Gretels Gehirn bestätigte den Eindruck des Professors, der abschließend zu meinem Vater sagte: "Das mit der Demenz schlagen Sie sich mal aus dem Kopf, Herr Sieveking! Kommen Sie in einem Jahr wieder." Da war der Alzheimerforscher jedoch bereits pensioniert. [...] Immerhin gab es jetzt eine Diagnose, auch wenn sie sich lächerlich anhörte: "Leichte kognitive Beeinträchtigung" (LKB). [...] Wichtig für die Abgrenzung von einer Demenz sei, dass keine wesentliche Einschränkung der Alltagsaktivitäten bestünde. Aber davon konnte ja bei uns nicht die Rede sein! Gretel konnte nicht mehr alleine einkaufen gehen, sie wusste ihr Geburtsdatum nicht mehr und hatte keine Ahnung mehr, wie man eine Salatsoße macht. Konnte da noch von "intakten Alltagsaktivitäten" die Rede sein? (S. 70 f.)*

Nach einigen weiteren Stationen des Leidensweges nähert sich die Odyssee schließlich ihrem Ende:

Immerhin nannten die Ärzte jetzt endlich das Kind beim Namen und sprachen von einer Demenz bei Gretel. (S. 90) - Insgesamt war der Besuch in der Spezialklinik damals aber sehr frustrierend gewesen. Eigentlich war die stationäre Behandlung darauf ausgerichtet gewesen, für die Demenzkranken eine Beschäftigung zu finden, die man zu Hause in den Alltag einbinden konnte. Doch man befand, dass Gretels Demenz schon zu weit fortgeschritten war, als dass man noch eine förderliche Tätigkeit für sie hätte ausfindig machen können, und sie wurde frühzeitig wieder aus der Klinik entlassen. Es war wie verhext: Jahrelang hatten die Ärzte behauptet, Gretel habe gar keine Demenz, und nun war sie plötzlich "zu dement", um noch etwas für sie zu tun. (S. 160)

Dohmen verliert, als bei ihrem Mann die eindeutige Diagnose FTD gestellt wird, den Boden unter den Füßen, sieht darin aber zugleich einen klaren Auftrag und eine Anleitung zum Kampf gegen die Krankheit.

Diese Beispiele zeigen, wie schwer es ist, die Diagnose Demenz zu akzeptieren. Nicht nur Erkrankte, sondern auch pflegende Angehörige, Verwandte und Freunde, die sich damit auseinandersetzen müssen, Zeugen des Dahinschwindens eines geliebten Menschen zu werden, bedürfen der Unterstützung bei den charakteristischen, der Diagnosestellung folgenden Schritten - Erfahren, Begreifen und Akzeptieren der Diagnose, Suche nach Handlungsmöglichkeiten.

Potenziell Pflegende werden aufgrund der gravierenden Veränderungen in der Alltagsgestaltung und -bewältigung, im Familiensystem und der Familiendynamik, in der emotionalen Beziehung zum Patienten und der tiefgreifenden Persönlichkeitsveränderungen des Erkrankten zu einer Risikogruppe für physische und psychische Erkrankungen. Daher bedürfen sie selbst der Hilfe und Unterstützung. Hilfreich sind dabei Informationen über das Krankheitsbild und vorhandene Hilfsmöglichkeiten, Anleitungen für einen konfliktfreien Umgang mit dem Er-

krankten sowie ein Entspannungs- und Problemlösetraining. Bewährt haben sich insbesondere Interventionsangebote, die psychoedukative Unterstützung und psychotherapeutische Hilfe kombinieren (Wilz & Gunzelmann, 2012)
Zimmermann trifft die Diagnose wie ein Blitzschlag:

> *Ich weiß noch, wie ich damals aus der Arztpraxis herausging. Meine Frau war an meiner Seite. Sie war auch dabei gewesen, als die Ärztin mir verkündet hatte, was nun bestimmend für mein Leben sein würde: "Es ist Alzheimer!" Am Anfang war ich entsetzt, wie erstarrt. Als Erleichterung habe ich die Diagnose nicht erlebt. Andere Betroffene schildern ähnliche Gefühle - Helga Rohra, Demenzbetroffene aus München, nachdem sie ihre Diagnose mitgeteilt bekommen hat: "In diesem Moment hatte ich das Gefühl, ich würde in ein Loch rutschen. Ich konnte überhaupt nicht mehr zuhören."*
>
> *Der Schock trifft! Trifft hart! Manch einer hat es wohl schon geahnt und erwartet. Den anderen trifft es ganz unvorbereitet - so, wie mich damals. Wie auch immer, nun steht es scheinbar schwarz auf weiß im Raum: Alzheimer! (Wißmann & Zimmermann, 2011, S. 26)*

Nach einigen Tagen entschließt er sich, sich der Diagnose zu stellen und nach Verbündeten zu suchen in dem nun unausweichlichen Kampf, nach Menschen, die weder in ihrer eigenen Hilflosigkeit seine Situation verharmlosen ("Wird schon alles nicht so schlimm sein") noch ihn durch ihre eigene Ängste weiter belasten, Menschen, denen er sich anvertrauen kann, weil sie ihm seelische Unterstützung und den notwendigen Halt geben können, Menschen, die ihre Betroffenheit nicht leugnen und doch so stark sind, dass sie ihm Trost spenden und gemeinsam mit ihm überlegen können, wie es weitergehen kann. Und er rät allen Betroffenen, keinesfalls mit ihren Gedanken, Sorgen und Ängsten allein bleiben zu wollen. Bereits vor der Diagnosestellung hatte er zur Abklärung seiner Erkrankung nach einem geeigneten Arzt gesucht, nach einem Arzt, der sich wirklich für ihn interessierte und ihm zuhörte und ihn nicht sofort mit Expertenwissen überschüttete.
Nach Erhalt der Diagnose, nach anfänglichem Erschrecken und Schock steht der Betroffene vor einer die kommenden Jahre bestimmenden Entscheidung: Er kann die Krankheit als etwas fortan zum Leben Dazugehöriges annehmen oder er kann gegen das Unvermeidliche ankämpfen, dunklen Gedanken nachhängen und zulassen, dass sich aus der allzu verständlichen depressiven Phase am Anfang des Krankheitsprozesses eine chronische Depression entwickelt. Zimmermann entscheidet sich dafür, Angst und Schrecken nicht zu viel Raum zu gewähren und seine Sprachlosigkeit zu überwinden. Er ist überzeugt: *Es gibt ein Leben nach der Diagnose! Und dieses Leben bietet sowohl Momente des Lichts als auch Momente des Schattens. So, wie jedes andere Leben auch. (Wißmann & Zimmermann, 2011, S. 90)* Seine Einstellung verdeutlicht er mit folgendem Vergleich:

> *Ich habe Alzheimer, das ist eine Tatsache, ob ich es wahrhaben will oder nicht. Ein Mensch, der altert, kann dagegen anrennen und immer wieder rufen: "Ich will nicht alt werden, ich will es nicht!" Nützen wird es ihm aber nichts. Er kann sich entweder durch sein Ignorieren unglücklich machen oder aber sein Altern akzeptieren und sich darauf konzentrieren, gut zu leben. (ibd., S. 45)*

Manche Erkrankte haben bereits in der Familie Betroffene und gehen dadurch anders, gefestigt durch eine Ahnung davon, was auf sie zukommen wird, in die Zukunft. Als Beispiel für diese Umgangsform soll der Erfahrungsbericht *My life with dementia*[36] von Jennifer Bute dienen, den Taylor auf seiner privaten Internetseite verlinkt[37] hat und der mit folgenden Sätzen beginnt: *I am not lost - I know where I am going. Even if at times the way is unfamiliar or unclear.* Bute greift dabei zurück auf Erfahrungen, die sie mit ihrem ebenfalls an Demenz erkrankten Vater gemacht hat und kann der Krankheit sogar noch etwas Positives abgewinnen:

36 vgl. http://vimeo.com/40513833; [27.01.2013]
37 vgl. http://www.richardtaylorphd.com/free-stuff/2012-05-21-15-57-49.html; [13.02.2013]

> *My father had it. And I do not fear the future. My father once said: Death is but the turnstyle that we christians once passage. It doesn't alter the splendor of one's destination. Because for me my faith is central [...] The spiritual never dies. And no rainbows without rain. And they can be beauty and colour and shape even if the content is obscure. I see dementia as a gift. Even the same way as pain can be a useful gift in the right context. It's a privilege to learn so much more from the inside and a glorious opportunity to explain, educate and inspire.*

Art und Ausmaß der beobachtbaren Reaktionen auf die Diagnoseeröffnung sind abhängig von äußeren Umständen (Art und Weise der Diagnosepräsentation, Multimorbidität, soziale Unterstützung), Persönlichkeitsstruktur (z. B. psychische Vulnerabilität, hohe Verhaltenssteuerung, Kontrollüberzeugungen), Geschlechtsspezifität (*Männer weinen nicht*), Bewältigungspotenzialen und -strategien (z. B. Verdrängung, Verleugnung) sowie Vorerfahrungen der Betroffenen. Stechl (2006) traf bei ihren Interviewpartnern auf folgende Reaktionsweisen: Assoziierung mit normalem Altersabbau, Bestreitung der Relevanz, Umdeutung der Diagnose, Bagatellisierung oder Verleugnung (vgl. Fix, Matoff), Behandelbarkeit der Krankheit (vgl. Rose, Fuls), emotionale Indifferenz. Die primäre Reaktion auf die Diagnosemitteilung besteht häufig in der Defizit- bzw. Krankheitsleugnung oder der Umdeutung der Defizite. Bevorzugtes Muster ist dabei die Attribution auf einen altersbedingten, normalen Abbauprozess.
In den letzten Jahren ist eine zunehmende Diskussion über das Für und Wider der Diagnosemitteilung und der Aufklärung über das Krankheitsbild der Demenz entbrannt. Diskutiert wird auch die Frage, auf welche Art und Weise und welchen Beteiligten gegenüber dies geschieht bzw. geschehen soll. Befürworter einer offenen Diagnosemitteilung argumentieren, von der ethischen Perspektive ausgehend, eine umfassende und wahrheitsgemäße Aufklärung der Betroffenen stelle eine moralische Verpflichtung dar. Nur so sei das Recht auf Autonomie und Kontrolle über das eigene Leben (z. B. Einnahme von Antidementiva) gewährleistet, nur so seien eigenständige Entscheidungen über Behandlungsverfahren, Informationssuche, Prognosendiskussion und Zukunftsplanung (Heimunterbringung, Betreuungsverfügung usw.) möglich und wahrgenommene Defizite erklärbar und verstehbar. Werde Erkrankten und ihren Angehörigen von Hausärzten und Spezialisten die Wahrheit längere Zeit vorenthalten, seien krankheitsbedingte Veränderungen nicht richtig einzuordnen; dies führe zu Beziehungskonflikten und einer zusätzlichen psychischen Belastung (Stechl, 2006). In der Tat empfinden viele die Diagnose als Erleichterung (z. B. Sachtleben, Geiger, Rehm*), können sie doch nun die Veränderungen in ein Erklärungsschema einordnen und mit problematischen Verhaltensweisen Erkrankter eher und besser umgehen (Wißmann, 2008; Moniz-Cook & Manthorpe, 2010).
Gegner diese Sichtweise begründen ihre Ablehnung mit dem Fehlen basaler Behandlungsmethoden und der Unsicherheit von Diagnose und Prognose und weisen darauf hin, dass die Diagnoseeröffnung auch Gefahren in sich berge. So könne die Zuordnung des Alzheimer-Labels Mut rauben und Hoffnungslosigkeit erzeugen (vgl. Taylor, DeBaggio, Bill) sowie Angst und Depressionen bis hin zu Suizidgedanken auslösen (Stechl, 2006). Auch könne sie über ein mit der Diagnose in Gang gesetztes Ablaufprogramm zu einer professionellen Fremdbestimmung führen (Wißmann, 2008). Manche halten es für einen Vorteil, dass Betroffene in der Vergangenheit oft über Jahre nicht wussten, worunter sie leiden und was dies für sie bedeutet. Heute erfahren es viele schon zum frühestmöglichen Zeitpunkt. Zu fragen ist allerdings: Wie geht die Mehrzahl von ihnen damit um? Regeln sie wirklich ihre Angelegenheiten oder werden sie nun auch noch in eine psychologische Abwärtsspirale hineingezogen (Shenk, 2005)?
Bei der Integration der Diagnose in den Lebenslauf und damit in das Selbstbild finden sich zwei Grundmuster: Diagnoseverarbeitungsphase mit Schwanken zwischen Verleugnung und Akzeptanz und stabile Verleugnung bzw. Akzeptanz. Häufig bemerken Betroffene bereits vor

der Diagnosestellung Defizite. Doch selbst wenn sie diese auf eine Demenz attribuieren und bereits Bewältigungsstrategien einsetzen, kann für sie die erfolgte Diagnose, bei der sich ihre Befürchtungen bestätigen, ein traumatisches Erlebnis sein.
Viele, die die Diagnose akzeptieren und keine Verdrängungsmechanismen einsetzen, äußern bei Fortschreiten der Erkrankung dennoch Suizidgedanken (Rose, Jens), ohne diese umzusetzen. Jens beispielsweise sagt eines Tages: *Ihr Lieben, es reicht. Mein Leben war lang und erfüllt, aber jetzt will ich gehen. (Jens, 2009, S. 132).* Da seine Familie aufgrund seiner prämorbiden Einstellung zu dieser Frage davon überzeugt ist, dass er seinen jetzigen Zustand nicht mehr als lebenswert empfände, wenn er ihn bewusst erleben würde, und dass er um Sterbehilfe bäte, wenn er dazu noch in der Lage wäre, wollen Inge und Tilman Jens Schritte einleiten, um seinem Todeswunsch zu entsprechen -, bis ihnen eine unerwartete Äußerung aus Walters Mund (*Aber schön ist es doch.* - ibd.. S. 133) jegliches Mandat für eine Sterbehilfe entzieht *(vgl. S. 114)*. Die bewusste Wahrnehmung der wachsenden Defizite lassen auch Herrn B. *(vgl. S. 178)* oft verzweifeln und lebensmüde werden.
Allerdings gibt es auch Hinweise darauf, dass anfänglich auftretende negative Reaktionen (Schock, Angst, Wut, Depression) nicht über einen längeren Zeitraum bestehen bleiben, sondern nach einer Schockphase von einer Anpassungshaltung abgelöst werden (vgl. Taylor, Dohmen). Dies zeigt, dass es sich nicht nur bei der Demenz, sondern auch bei deren Bewältigung um einen fortschreitenden Prozess handelt. Zu Beginn dieses Prozesses übernehmen die Angehörigen oft eine Schutzfunktion. In Gegenwart der Patienten vermeiden sie Krankheitsbegriffe wie Alzheimer oder Demenz, sprechen bevorzugt von Gedächtnisstörungen, halten bedrohlich wirkende Informationen zurück und normalisieren Defizite. Nicht selten handelt es sich dabei um eine - zuweilen unausgesprochen ausgehandelte - von beiden Seiten getragene Sichtweise, die dem Betroffenen das Recht auf Verleugnung einräumt. Ein allmählich sich vollziehender Prozess der Wahrnehmung und Realisation kann eine adaptive Funktion erfüllen und dabei helfen, die krankheitsbedingten Veränderungen ohne große Brüche und emotionale Krisen zu bewältigen (Stechl, 2006).
Zu bedenken ist bei dieser Diskussion, dass durch die Medienpräsenz das Bewusstsein für die Erkrankung in der Bevölkerung gewachsen ist und die in den Medien präferierte selektive Darstellung finaler, mit absolutem Kontrollverlust verbundener Krankheitsstadien Stigmatisierung und Hoffnungslosigkeit generiert. Daher ist zu fragen, ob nicht eine umfassende, nicht nur die zu erwartenden Beeinträchtigungen, sondern auch denkbare therapeutische Interventionen umfassende Aufklärung durch die Ärzte angebrachter ist. Ein Aufklärungsgespräch muss freilich in einer patientengerechten Sprache und mit einem hohen Maß an Sensibilität, Flexibilität und Diskretion geführt werden (Stechl, 2006). Untersuchungen belegen allerdings, dass viele Ärzte bei der Diagnosestellung verunsichert wirken, Informationen zurückhalten und gern zu Umschreibungen (z. B. Gedächtnisstörungen) greifen (z. B. Sachtleben *(vgl. S. 179)* und Schulz *(vgl. S. 178)*). Gründe dafür scheinen in der eigenen Hilflosigkeit angesichts mangelnder medizinischer Handlungsoptionen sowie in der Unsicherheit darüber zu liegen, ob die Betroffenen und ihre Angehörigen die Diagnose wirklich kennen wollen und welche Auswirkungen von der Diagnoseeröffnung im konkreten Fall vermutlich ausgehen werden.
In der Tat wollen nicht wenige Angehörige den Begriff Alzheimer-Demenz vermieden wissen und lehnen auch die Mitteilung einer Prognose und die genaue Beschreibung der Symptome ab. Mit ihrer Zurückhaltung wollen sowohl Angehörige als auch Professionelle den Betroffenen vor der Wahrheit schützen. Allerdings muss vor übertriebenem Paternalismus gewarnt werden. In jedem Fall muss dem Wunsch des Erkrankten, die Diagnose zu erfahren, entsprochen werden, und zwar unabhängig vom Schweregrad der Demenz. Dabei muss aber einfühlsam vorgegangen und Offenheit darf nicht mit gefühllos-grausamer Sachlichkeit verwechselt

werden. Zudem muss die Diagnoseeröffnung als prozessuales Geschehen angelegt sein, da Betroffene Zeit benötigen, um die Diagnose zu verarbeiten und aufkommende Fragestellungen zu thematisieren. Daher sind mehrere Treffen in angemessenem Zeitrahmen einzuplanen, bei denen auch Informationsmaterial über das Krankheitsbild und existierende Hilfestrukturen angeboten werden sollten.

Betroffene und Angehörige dürfen keinesfalls mit ihren Ängsten und Bedürfnissen allein gelassen werden (Stechl, 2006) und sie sollten ermutigt werden, dem engeren sozialen Umfeld gegenüber die Diagnose offenzulegen, so wie dies Angelika Fuls *(vgl. S. 317)* tat. Als die Verhaltensänderungen ihres Mannes für Freunde und Geschäftspartner unübersehbar wurden, sprach sie offen seine Erkrankung an, was ihr aller Leben einfacher machte, da nun für alle Beteiligten merkwürdige Verhaltensweisen und Ausfälle verstehbar waren.

Degnæs und ihr Lebensgefährte Richardt erlebten die Diagnose als Schock, sahen sich alleingelassen und entschieden sich nach einer Phase des Schweigens und Verschweigens zur Einweihung des Umfelds.

> *Alzheimer - eine Krankheit ohne Hoffnung. Ich hatte bereits mehrmals mit dem Arzt gesprochen, bevor uns die endgültige Diagnose mitgeteilt wurde. Schon nach den ersten Untersuchungen hatte er einen Verdacht und setzte mich davon in Kenntnis, um mich auf die mögliche Diagnose vorzubereiten. Ich hätte eigentlich nicht überrascht oder geschockt sein dürfen. [...] Wie ging es Richardt? Verstand er, was dies bedeutete? Wusste er etwas über diese Krankheit? Ja - und nein, glaube ich. Genau diese Krankheit hatten wir nie beim Namen genannt, nie darüber gesprochen, dass sie die Ursache sein könnte. [...] Als ich ins Wohnzimmer kam, saß er auf dem Sofa, nicht im alten Sessel, und Tränen liefen ihm über das Gesicht. Lautlose Tränen, lautloses Weinen. "Jetzt werde ich nur noch dahinvegetieren." Nichts anderes, nichts weiter - nur dies. Dann trank er seinen Kaffee. Er erwähnte es nie wieder. (S. 52 f.)*

> *Obwohl ich großes Mitleid mit ihm hatte, muss ich eingestehen, dass mein Selbstmitleid genauso groß war, vielleicht sogar noch größer: Ich war im Begriff, meinen Liebsten zu verlieren. Ich verlor meine gesellschaftlichen Kontakte. Ich verlor die Zukunft. Geblieben waren ein Leben und eine Fürsorgefunktion, die ich nicht haben wollte, jedenfalls noch nicht so früh. Doch dies öffnete mir die Augen. Was verlor er nicht alles? Die gleichen Dinge wie ich, und obendrein verlor er sich selbst, er verlor seine Würde. Er verlor sein Leben. [...] Wir waren so allein. Allein mit den Fragen. Allein mit den Sorgen - allein mit der Angst. (S. 39 f.)*

> *So konnte es nicht weitergehen, weder für Richardt noch für mich. Sogar Spaziergänge konnte er nicht mehr machen, weil er Angst hatte, nicht mehr zurückzufinden. Und so musste ich Anlauf nehmen, tief einatmen und im Laden um die Ecke erzählen, dass Richardt krank war und manchmal Probleme hatte, sich verständlich zu machen. Es war schwer für mich, es zu erzählen, doch die Verkäuferinnen waren froh darüber. Richardt war dort gewesen und hatte Dinge gesagt und getan, die ihnen etwas fremd gewesen waren, wie sie sagten. Nachdem ich mit ihnen Kontakt aufgenommen hatte, begleiteten sie ihn auch einige Male nach Hause. (S. 46)*

Eine besondere Problemkonstellation liegt vor bei einer genetisch bedingten Alzheimer-Erkrankung, bei der die Kinder oft mit einer Wahrscheinlichkeit von 50% diese Mutation in sich tragen und diese wiederum zu 100% die Krankheit verursachen wird. Welche Imponderabilien hier mit einer Diagnosestellung verbunden sind, lässt sich am Beispiel von Herrn B. *(vgl. S. 178)* veranschaulichen. Er und sein Bruder tragen das gefährliche Gen in sich, die Schwester nicht. Offenbar ist hier eine präsymptomatische Untersuchung erfolgt. Zu fragen ist aber, in welchem Alter geschah dies? Hat die Mutter die Untersuchung vornehmen lassen? Waren die Kinder damit einverstanden? Wollten sie überhaupt mit diesem Wissen leben? Wie veränderte die Diagnose die Beziehung zwischen den Söhnen und der Tochter? Und was wäre, wenn die drei Kinder von Frau B. bereits wieder eigene Kinder hätten oder nicht auf die Realisierung eines Kinderwunsches verzichten wollten?

Nach der Diagnoseeröffnung sehen sich Angehörige - nicht selten, ohne dass sie tatsächlich darauf vorbereitet sind - mit der Frage konfrontiert, ob sie den Betroffenen zu Hause pflegen können und welche Auswirkungen eine solche Entscheidung auf ihr eigenes Leben haben wird. Stem Owens (2009) schildert anschaulich, was ihre Bereitschaft für sie als Tochter bedeutete:

> *Meine eigene Entscheidung, zu meinen Eltern zu ziehen, um meinen 80-jährigen Vater bei der Pflege meiner Mutter zu unterstützen, war eher ein Reflex als eine Entscheidung. So kommen die meisten erwachsenen Kinder, die selbst auch nicht mehr jung sind, zu ihrer Rolle als Sorgetragender. Und das, obwohl kaum ein anderes Ereignis im Leben, eine Heirat oder Inhaftierung ausgenommen, das Leben so drastisch verändern kann. Für mich bedeutet der Umzug eine räumliche Entwurzelung und einen Karriereknick. Aber, was noch schlimmer war: Ich musste den langsamen und schmerzhaften Persönlichkeitsverfall der Frau mitansehen, die mein Leben lang mein Vorbild und meine Mentorin gewesen war. Kein anderes Ereignis in den sechzig Jahren meines Lebens hat meinen Glauben so tief erschüttert. (S. 5) - Ich empfinde meine Erfahrung als relativ typisch; sie war weder der Super-Gau noch ein Sonntagsspaziergang. (S. 6)*

Die Prozesse, die nicht selten nach der Diagnoseeröffnung ablaufen, und die Empfindungen, die sie auslösen können, schildert Stem Owens an anderer Stelle so:

> *Im ersten Jahr, in dem ich für meine Mutter sorgte, schlug die Zurechnungsfähigkeit meiner Mutter leck wie ein Schiff, das gegen zerklüftete Untiefen prallt. Ich konnte nur dabei zusehen, wie es zersplitterte und sich auflöste. Die Rettungsleinen, die ich für sie auswarf, reichten nicht. In manchen Momenten hatte ich Angst, selbst unterzugehen. Ich lag stundenlang auf dem Boden in meinem Schlafzimmer flach auf dem Rücken. Ich hatte das Gefühl, das Universum sei aus den Angeln gehoben. Wir konnte dies dem Menschen passieren, von dem ich alle wesentlichen Dinge im Leben gelernt hatte? Der Frau, die mir beigebracht hatte, Wahrheit, Liebe und Schönheit zu suchen, der Gerechtigkeit nachzujagen. Gefangen in diesem Wirbelsturm, spürte ich wie mein Anker in den Tiefen eines kalten Meers in meinem Inneren nachgab. (S. 57 f.)*
>
> *Meine Mutter hatte Halluzinationen, meistens visuelle. Sie sah Menschen, die nachts auf der Straße um Feuer tanzten, einen Mann, der bedrohlich vor ihrem Schlafzimmerfenster kauerte, und schwarze Löcher, die sich vor ihr im Badezimmerboden auftaten. Ein kleiner Hund schlief auf ihrem Bett. Teer wurde auf mysteriöse Weise im Haus verteilt. Schlamm sickerte durch den Teppich. Die Welt, die sie sah, war voller Dreck, Dunkelheit und Gefahren. Ihre Erinnerung war zu diesem Zeitpunkt nicht beeinträchtigt. Es sei denn, man zählt mit, dass sie sich an Ereignisse erinnerte, die niemals stattgefunden hatten. (S. 58 f.)*

Geradezu vorbildlich sind der Umgang mit Gedächtnis- und Orientierungsproblemen und die Reaktion auf die Diagnose Demenz bei Herbert Löffler, einem früheren Sozialarbeiter.

> *Es war auf dem Weg vom Büro zum Kopierer an einem Februartag des Jahres 2011. Für einen Moment verlor Herbert Löffler völlig die Orientierung. Der heute 68-Jährige stand damals kurz vor seiner Pensionierung und hatte bereits immer wieder einmal Gedächtnisprobleme mit Namen und Daten gehabt. (Oschmann, 2011)*

Aus diesem Vorkommnis zog Löffler umgehend die richtigen Schlüsse:

> *Ich habe den Hausarzt konsultiert, der mich direkt an die Gedächtnisambulanz überwies. Nach dem ersten Mini-Mental-Test erfuhr ich: Verdacht auf Alzheimer. Ich wollte es genau wissen. Nach einer Lumbal-Punktion hatte ich das "amtliche" Ergebnis: Alzheimer im Frühstadium. [Ein Schock war das] weniger. Ich hatte Vorerfahrungen durch ein Praktikum in der Psychiatrie in Basel und später in der Sozialberatung. Unsere Familie hat meine altersdemente Mutter die letzten eineinhalb Jahre vor ihrem Tod bei uns gepflegt. Wir haben dabei viele gute Erfahrungen miteinander und auch mit der Hilfe von außen gemacht. [...] Ich habe zuerst meine Kollegen informiert. Von allen erfuhr ich eine sehr positive Akzeptanz und habe bis zur Altersrente wie gewohnt weiter gearbeitet (Oschmann, 2011).*

12.2.2 Heimübersiedlung

Als signifikante Prädiktoren und Auslöser für eine Heimübersiedlung belegt sind zunehmende nächtliche Unruhezustände, Inkontinenz, der Verlust des Wissens um die eigene Identität und die der Angehörigen auf der Patientenseite und ein dadurch verursachtes starkes Belastungserleben, gepaart mit Depressionen und Schlafmangel, sowie mangelnde informelle Unterstützung auf Seiten der pflegenden Angehörigen (Wilz & Gunzelmann, 2012; Schmidtke & Otto, 2012).
Für Demenzkranke ist die Herausnahme aus der vertrauten Umgebung und eine Änderung von gewohnten Abläufen mit einer tiefen Verunsicherung verbunden, die nicht selten auch dann noch fortbesteht, wenn sich die Erkrankten im kognitiven Sinn nicht mehr an die vorhergehende Situation erinnern können.
Die Frage der Heimübersiedlung stellt, wie oben bereits ausgeführt *(vgl. S. 138)*, pflegende Angehörige in eine zwiespältige Entscheidungssituation. Der einer Abgabe der Pflegeverantwortung vorausgehende und mit der realen vollstationären Unterbringung vollzogene lange, vielschichtige Prozess ist begleitet von Schuld- und Versagensgefühlen, Selbstvorwürfen, Furcht vor negativer gesellschaftlicher Wertung und zugleich der Erkenntnis, eine angemessene Pflege nicht mehr schultern zu können, sich die eigene Schwäche einzugestehen und vor der Krankheit kapitulieren zu müssen. In aller Regel werden Angehörige nicht ins Heim *abgeschoben*, vielmehr machen eine objektive oder subjektive Überlastung, Erschöpfungszustände und Überforderungssymptome schließlich die Übersiedlung erforderlich *(vgl. S. 168)* (Steurenthaler, 2013).
Bei Jean Tyler *(vgl. S. 309)* sind es nicht zuletzt die Gewalttätigkeiten ihr gegenüber, die sie trotz ihrer *scheinbar unerschöpflichen Kraftreserven (S. 294)* an den Rand eines Nervenzusammenbruchs brachten und sie schließlich dazu veranlassten, dem Drängen des behandelnden Neurologen nachzugeben und ihren Ehemann Manley in eine stationäre Einrichtung zu bringen. In der Folge durchlief Jean einen schwierigen psychischen und somatischen Anpassungsprozess, den Anifantakis anschaulich beschreibt.

> *Allein in einem leeren Haus zu sein, ohne den ständigen Druck, sich um Manley kümmern zu müssen, war für sie wie ein Schock. Als die Spannung nachließ, empfand sie körperliche Schmerzen. Sie hatte in einem Zustand ständiger Erschöpfung gelebt. Ihr Körper hatte sich lange nicht ausruhen können. Als der Druck nachließ, schmerzte es sie überall. Das dauerte tagelang, während die Anspannung, unter der sie völlig verkrampft war, langsam nachließ. Zur Abwechslung konnte sie einmal schlafen, wenn auch nicht sehr tief und nur mit Unterbrechungen. Gleichmäßig und tief zu schlafen, war etwas, was sie ebenfalls erst wieder lernen musste. Während Freunde und Familie den vierten Juli feierten, saß sie allein zu Hause. Erschöpfung, Anspannung und Furcht hatten noch kaum nachgelassen. Ihre Gefühle waren sehr widersprüchlich. Erleichterung, dass Manley gut untergebracht war, wechselte mit Schuldgefühlen, dass sie ihn nicht länger hatte bei sich behalten können. (Anifantakis & Tyler, 1993, S. 298)*

Geiger kleidet seine mit der Heimunterbringung seines Vaters einhergehenden Gefühle nüchtern, kühl und etwas distanziert in folgende Worte: *Die Konvention verlangt, dass man ein schlechtes Gewissen bekommt, wenn man beschließt, ein enges Familienmitglied ins Heim zu geben. Und natürlich verunsichert eine solche Entscheidung. Gleichzeitig schadet es nicht, Konventionen in Frage zu stellen.* Dann hebt er die Vorzüge einer stationären, ganzheitlich ausgerichteten Pflege hervor und stellt klar, dass *zu Hause [...] eine Betreuung auf diesem Niveau trotz intensiver Unterstützung durch die Familie nicht mehr möglich gewesen sei. Auch das Eingestehen einer Niederlage kann ein Erfolg sein. [...] Zu allem Überfluss fühlte sich der Vater ja auch zu Hause nicht mehr daheim. (S. 133 f.)*

Insgesamt geht es dem Vater im Heim gut. Er scheint sich dort wohl zu fühlen, zeigte Witz, *war aufmerksam und entgegenkommend. Seine Regungen kamen spontan und schnell, er wirkte in keiner Weise durch Medikamente hinuntergedimmt. (S. 143)*
Van Deun lebt in Sonnweid regelrecht auf *(vgl. S. 146)*, ebenso die Mutter von Zander-Schneider, in dem ihr von einer Kurzzeitpflege bekannten Heim im Bergischen Land *(vgl. S. 168)*. Auch bei Bauer *(vgl. S. 178)* ist die Heimübersiedlung gelungen. Er machte seiner Frau Komplimente und wurde unverändert von klassischer Musik angesprochen. Der Vater von Rosenberger *(vgl. S. 179)* lebte ebenfalls bis zuletzt zufrieden in seiner kleinen Welt, hörte Musik und war gern draußen, mitten im Leben.
Die Erfahrungen waren aber durchaus nicht durchgängig positiv. Van Neer fühlte sich im Pflegeheim sichtlich unwohl, deplatziert, langweilte sich zu Tode, wurde aggressiv *(vgl. S. 148)*. Als ausgesprochen problematisch erwies sich die Heimübersiedlung bei Matoff. Im ständigen Spagat, sich um ihre Mutter kümmern zu müssen und zu wollen, und den Anforderungen, die die eigene Familie, die eigenen Kinder und die Berufstätigkeit an die drei Töchter stellten, wurde schließlich eine Übersiedlung in eine stationäre Einrichtung unumgänglich. Die Mutter realisierte sofort, wo sie sich befand und was das für sie bedeutete. Sowohl beim ersten Heimeintritt als auch bei der Aufnahme in eine andere Einrichtung äußerte sie Selbstmordgedanken. Immer wieder bat sie bei Besuchen, wieder nach Hause zu dürfen. Ihr Zustand verschlechterte sich rapide. Schlagartig wurde sie inkontinent, verlernte das selbständige Essen, weil man ihr die Zeit dazu nicht ließ, kümmerte sich um gar nichts mehr, regredierte auf der ganzen Linie, schien sich aufgegeben zu haben (Matter & Matoff, 2009, S. 102f.).
Auch Offermans' Mutter fand im Heim kein Zuhause. Auf ihre Übersiedlung reagierte sie geradezu panisch. Ihr Sohn schildert und interpretiert:

> *Noch bevor ich die Tür geöffnet hatte, sah ich meine Mutter dort herumlaufen, allein, sehr erregt, mit verstörtem Blick. Sie klammert sich sogleich an mich. "Endlich", sagte sie, "ich renne schon den ganzen Tag herum, um dich zu suchen, wo sind die anderen, wir müssen fort von hier." Ich fasste sie am Arm und versuchte, sie Schritt um Schritt in den Wohnraum zurückzuziehen und zu beruhigen. Sie glaubte, es sei Krieg, nicht im übertragenen, sondern im blutig-ernsten Sinn des Wortes. Man habe sie gestern oder vorgestern gefangen genommen. Wie ich denn ungeschoren durch die feindlichen Linien gelangt sei, fragte sie aufgeregt, wie ich sie denn in Gottes Namen hier aufgespürt habe. Sie war davon überzeugt, sie habe etwas verbrochen, aber sie wusste nicht mehr, was; sie sei schuldig gesprochen und werde nun unablässig bewacht. Als ich mich bei einem Mitarbeiter erkundigen wollte, was denn passiert sei, zog sie mich an sich, ich solle doch nicht mit dem Feind paktieren. (S. 85) Redete meine Mutter wirres Zeug? Natürlich, bis zu einem gewissen Grade sicherlich. (S. 86)*

> *Ich glaube nicht, dass meine Mutter traumatisierend Erinnerungen an den Zweiten Weltkrieg hatte, die sie jetzt noch bedrängten. [...] Schließlich hat meine Mutter vom Krieg kaum etwas mitgekriegt. Verfolgung und Widerstand, Verrat und Hinrichtungen - das alles musste ihr vor allem durch Berichte aus zweiter Hand bekannt geworden sein, nicht viel anders als mir auch. Doch wer wollte es wagen zu behaupten, dass sie jetzt* nicht *gefangen war, dass in ihrem Kopf* kein *Krieg war? Ihr so ohne weiteres zu widersprechen, war unmöglich, denn meine Mutter befand sich ja in einem schwindelerregenden Piranesischen Labyrinth aus verschachtelten Räumen, Gängen und Portalen mit Türen und Aufzügen, die geheimen Codes gehorchten, und da, überall um sie herum waren fremde Menschen, gehetzt, beschäftigt mit rätselhaften Dingen, ohne sich um ihr Stöhnen und Flehen auch nur einen Deut zu kümmern. (S. 86 f.)*

> *Alle Wahnvorstellungen meiner Mutter waren verständliche Reaktionen auf die neuen Verhältnisse seit der Aufnahme ins Heim. Es war Krieg, in der Tat, man hatte ihr doch alles genommen, ihre Tasche, ihre Sachen und obendrein die letzten Reste von gefühlvoller Familiarität, die sie noch kannte. Auf keines ihrer Worte oder Gesten erfolgte noch eine Erwiderung, die ihr vertraut war, ein Echo, das ihre prekäre Stellung gefestigt hätte. Meistens gab es überhaupt keine Reaktionen. (S. 92 f.)*

"Sie haben mir meine Tasche weggenommen", sagte meine Mutter. "Ach, das alte Ding", sagte ich, "du kriegst eine neue." "Da sind alle meine Sachen drin." Ich wusste genau, was da drin war [...]: ein Rätselheft [...], [ein] Rosenkranz, [...], ein oder zwei Taschentücher aus Stoff und ein Päckchen Watte, [...] und ein kleines schwarz-weiß Passfoto meines Vaters. Aber es ging gar nicht um den Inhalt. Meine Mutter konnte nicht ohne diese Tasche sein. Es war ihr einziger Halt und, abgesehen von ihren Kleidern, der einzige Gegenstand, der sie noch mit der Zeit vor ihrem Krieg verband. Doch nun hatten sie alles in Beschlag genommen, ihre Tasche und überhaupt alles. (S. 91 f.)

Die Bedeutung, die die Handtasche für Demenzkranke besitzt, wird vielfach beschrieben, z. B. bei Koch-Straube *(vgl. S. 74)* und bei Thimm *(vgl. S. 238)*. Offermans fährt fort.

Ich will noch eines ihrer Lieblingslieder nennen: Lili Marleen. Ich konnte mich nicht daran erinnern, dass sie dieses Lied früher jemals gesungen hatte, und ich fand auch, ehrlich gesagt, dass dieser gefühlvolle Schlager nicht zu meiner nüchternen Mutter passte. Aber an einem der ersten Tage im Pflegeheim schallte er aus dem Lautsprecher, und zu meiner Verwunderung begann sie mitzusingen. [...] Sie schien den deutschen Text zu kennen, sogar mehrere Strophen. Sollte meine Mutter dieses Lied damals gesungen haben, in den erwartungsvollen Wochen von 1944? Jetzt waren es wie auch immer Augenblicke höchsten Glücks. Lili Marleen wurde zu unserer eigenen kleinen Nachtmusik. Wenn wir es sangen, blieb aller Kriegslärm weit entfernt, und auf geheimnisvolle Weise war meine Mutter gleichzeitig weit weg und daheim. (S. 89 f.)

Meine Mutter saß festgebunden auf ihrem Stuhl, was seit einigen Monaten, seit der Einführung der sogenannten Nicht-Fixierungs-Politik, nicht mehr häufig, aber notgedrungen manchmal doch geschah. Sie hatte sich wieder einmal mühsam mit den Füßen scharrend und den Stuhl hinter sich her schleppend, zu einem blinden, entlegenen Winkel des Raums vorgearbeitet, wo sie verwirrt und ängstlich um sich blickte. Glücklich erkannte sie sofort meine Stimme. Sie war auf der Flucht, sie war verhört worden, sie hatte keine Rechte. Wie ich sie denn hier gefunden hätte? Ich fasste ihre Hand und setzte mich ganz nah neben sie. Leise sangen wir Lili Marleen, das Lieblingslied aller geistigen Deserteure. Ein paar Minuten darauf war sie wieder ganz ruhig. "Komm", sagte sie, "wir gehen nach Hause." (S. 123 f.)

Langer (2012) schreibt in Bezug auf Klare und seine demenzkranke Mutter:

Schuldgefühle der Angehörigen spielen eine große Rolle. [...] Zu wenig Zeit, zu wenig Raum glaubt der berufstätige Vater seiner Mutter einzuräumen, in ein Heim habe er sie verfrachtet, wo sie ganz allein herumsitzt. Das drängende, wiederholte "Ich will nach Hause" bereitet dem Sohn Kummer. Dabei ist dieser Wunsch Experten zufolge eher selten Ausdruck einer Sehnsucht nach der alten, vertrauten Wohnung, sondern nach einer heilen Welt, dem Gleichgewicht der mentalen und physischen Kräfte.

Studien belegen, dass besonders demenzkranke Frauen immer wieder den Wunsch äußern, *nach Hause gehen* zu dürfen, zu ihrer Mutter, ihrem Ehemann, der gleich von der Arbeit kommt, und den Kindern, für die sie Essen zubereiten müssen. Dieser Wunsch kann sehr wohl resultieren aus der Suche nach Vertrautem, nach dem Ort, an dem sie sozialisiert wurden und den Großteil ihres Lebens verbracht haben. Nicht entsprechend geschulte und über die notwendige Interaktionskompetenz verfügende Pflegekräfte stehen dann in der Gefahr, das Ansinnen der Bewohnerinnen negativ zu werten, auf sich zu beziehen, Versagens- und Machtlosigkeitsgefühle aufkommen zu lassen und dem herausfordernden Verhalten mit ROT oder Psychopharmaka zu begegnen, statt ihr eigenes Verhalten infrage zu stellen und Institutionalisierungseffekte in Betracht zu ziehen (Höwler, 2007).

Der Einzug in eine Pflegeeinrichtung stellt ebenso wie ein Krankenhausaufenthalt *(vgl. S. 32)* für einen demenzkranken alten Menschen ein krisenhaftes Ereignis dar. Es gibt Hinweise auf eine - allerdings bisher wissenschaftlich noch nicht ausreichend untersuchte - komplexe Wechselwirkung zwischen einer Demenz und krisenhaften Ereignissen. Ortswechsel scheinen die Demenz abrupt und schubweise verstärken zu können. Diese These wird gestützt z. B. durch den Bericht von Schoene (1998) über die Entwicklung des Gesundheitszustands ihrer Mutter:

> *Die Belastungssituation, durch den Krankenhausaufenthalt verursacht, verstärkte die ersten Symptome der Alzheimer-Krankheit, die "vergessliche Phase" (S. 26).* Ein weiterer Krankenhausaufenthalt verschärfte die Situation: *Von diesem Zeitpunkt an baute Mami ab, unaufhaltsam und erschreckend. (S. 108)*

Ähnliche Erfahrungen machte Beyer (2007). Über das, was er nach einem erneuten, dreitägigen Krankenhausaufenthalt mit seiner Mutter erlebt, schreibt er:

> *Als ich sie jedoch nach ein paar Tagen aus dem Krankenhaus abholte, erschien mir die Demenz verschlimmert, so als ob Jahre vergangen wären. Auch in diesem Fall erholte sich meine Mutter in den folgenden Tagen und Wochen, als sie zu Hause wieder die gewohnte Zuwendung bekam. (S. 25)*

In welche Turbulenzen und in welch innere Zerreißprobe die Pflege eines demenzkranken Partners und eine schließlich doch unausweichliche Übersiedlung in eine stationäre Einrichtung ein unzertrennliches Paar stürzen kann, schildert Nadine Ahr, Enkelin von Ria und Edwin, in *Das Versprechen*. Ria war Edwins Jugendliebe. Aber durch den Krieg verloren sie sich aus den Augen. Beide heirateten anderweitig. Edwins Frau verließ ihn nach 24-jähriger, unglücklicher Ehe, Rias gewalttätiger Ehemann war bereits lange tot, als Ria und Edwin sich wieder trafen: er seit einigen Monaten geschieden, sie seit vielen Jahren Witwe, er 50, sie 47 Jahre alt. Von nun an waren sie unzertrennlich. 1971 heirateten die beiden und Edwin versprach Ria, sie niemals mehr allein zu lassen.

Die Enkelin, die diese Geschichte erzählt, kennt ihre Großeltern nur als eine verschworene und verschmolzene Einheit, die ihr, dem Scheidungskind, Halt und Geborgenheit gab. Doch dann wird Ria dement. Die Krankheit nagt in zunehmendem Maß an der *ewigen Liebe*. Ria hat immer häufiger Halluzinationen, verändert sich dramatisch, kann die aus ihrer früheren Ehe erwachsenen Ängste nicht mehr länger unter Kontrolle halten und verdrängen. Sie durchlebt noch einmal die Schläge und Tritte ihres ersten Ehemanns, sie schreit und flucht; verletzt flieht Edwin in die glückliche Vergangenheit. Und doch bedrängen ihn die Fragen: Was wird sein, wenn sie mich nicht mehr erkennt, sich immer weiter von der Person entfernt, die sie einmal war, und in ihm nicht mehr den sieht, der er einmal war?

Als Ria sich immer dramatischer verändert und die Verletzungen immer größer werden, entschließt er sich schweren Herzens, sie in ein Pflegeheim zu bringen. Bald aber vermisst er sie und beschließt, mit 89 Jahren alles zurückzulassen und zu ihr ins Heim zu ziehen - nicht zuletzt, um das Versprechen zu erfüllen, das er ihr vor 39 Jahren gegeben hatte. Da die Besuche bei ihr immer unproblematisch waren, glaubt er, das Leben mit ihr könne wieder schön werden.

Doch das Projekt wird zum Albtraum. Sie beschuldigt ihn, ihr Geld gestohlen zu haben, ständig andere Frauen zu haben. Zuerst rechtfertigt er sich, dann schreit er und schließlich verstummt er, findet keine Worte mehr für den Menschen, der einmal seine Frau war. Als er die fortwährenden Vorwürfe und die vorwurfsvollen Blicke der Mitbewohner nicht mehr aushält, fasst er den Entschluss zu gehen, in ein anderes Pflegeheim umzuziehen, ohne Ria. Er weiß, er wird sie ein zweites Mal in seinem Leben verlieren, und diesmal endgültig. Aber er spürt auch: Aus der Ferne ist sie ihm näher und in der Nähe ist sie ihm ferner und fremder.

Die Geschichte von Ria und Edwin ist ein Beleg dafür, dass Sekundärsymptome einer Demenz wie Halluzinationen, personale Verkennungen, Bestehlungswahn und aus dem Langzeitgedächtnis aufsteigende, nicht mehr zu beherrschende traumatische Erinnerungen eine noch so glückliche Beziehung überfordern und eine noch so große Liebe überrollen können. Die Autorin Nadine Ahr bekam 2011 für ihre eindrucksvolle Reportage den Reporterpreis verliehen.

Nachvollziehbar ist, dass Angehörige, die einen solch langen, schwierigen Weg mit einem demenzkranken Patienten zurückgelegt haben, nach dessen Tod, häufig nicht unmittelbar wieder in ihren Alltag zurückkehren können, sondern zunächst eine Phase der psychischen Rekonvaleszenz erleben (Steurenthaler, 2013).

12.3 Spätes und finales Stadium

Dem Tod eines demenzkranken Angehörigen geht ein langes, langsames Abschiednehmen voraus. Dies wird schon daran deutlich, dass es gleich zwei einschlägige Erfahrungsberichte mit dem Titel *Abschied zu Lebzeiten* gibt (Tönnies / Engelbrecht-Schnür & Nagel). Der Verlauf des späten Krankheitsstadium ist in erheblichem Maße abhängig von der Qualität der Betreuung. Dies zeigt das Beispiel van Deun. Geschockt durch die Äußerung eines Arztes, der ihr rät, ihren Mann, eine *nutzlose Hülle*, sterben zu lassen, bringt seine Frau ihn zur Sonnweid in die Schweiz *(vgl. S. 146)*. Dort lebt er spürbar auf. Bis in die letzten Tage hinein erleben die beiden nicht nur Leid und Kummer, sondern auch späte Glücksmomente, wenn er z. B. etwas sagt oder nach ihrem Arm greift, wenn er lacht oder von einem Musikstück besonders berührt ist.
Diese Ambivalenzen finden sich auch bei van Neer und Geiger. Zusammenhanglos und bedeutungslos aus dem Nichts auftauchende und sich sekundenschnell wieder auflösende Gedankenfetzen, das alles überwältigende Chaos stürzen van Neer in tiefe innere Verzweiflung. Dennoch kann auch er in der Spätphase seiner Erkrankung immer wieder die kleinen Dinge intensiv genießen: *Eine Tasse überzuckerten Kaffee. Kuchen mit Sahne. Und eines Mittags liegt er ausgestreckt auf dem Bett und hört Bachs Matthäuspassion. (Braam, 2011, S. 154)*
Geiger scheint seinen 80. Geburtstag zu genießen, auch wenn er jedem seiner Gäste gratuliert und den Anlass der Feier nicht wirklich versteht. *Er wirkte nicht wie ein auf das bloße Pflichtteil des Glücks gesetzter Mensch (S. 70 f.),* resümiert sein Sohn. Als dann Erinnerungen an frühere Zeiten ausgetauscht werden, verstummt der Vater.

> *Mein Vater hatte all dies vergessen, und es schmerzte ihn nicht mehr. Er hatte seine Erinnerungen in Charakter umgemünzt, und der Charakter war ihm geblieben. Die Erfahrungen, die ihn geprägt hatten, taten weiterhin ihre Wirkung. (S. 73)*

Die Beziehung zwischen Vater und Sohn bessert sich im Krankheitsverlauf, da das Vergessen die Zeit der vielen Konflikte gleichsam verschluckte und sich so die Möglichkeit bot, dass sich beide nochmals anfreunden konnten *mit einer Unbefangenheit, die wir der Krankheit und dem Vergessen zu verdanken hatten*, so Geiger (S. 73). Diese *Gnade der Demenz* widerfuhr auch Astrid Wörn*, Erzieherin und Sozialpädagogin, Jahrgang 1954. Das prämorbide Verhältnis zu ihrer Mutter, Marga Belz*, charakterisiert sie als hochkompliziert. Wie diese zu dem Menschen wurde, der nach Astrids Ansicht mit sich und anderen überhaupt nicht zurechtkam, verstand die Tochter erst sehr viel später:

> *Marga Belz hatte ihr Leben unabhängig und souverän gemeistert: allein ihre Tochter groß gezogen und als Juristin immer gut verdient. Haltung bewahren - Contenance, wie sie es nannte, - war ihr wichtig gewesen. Das Leben geht weiter, so hatte ihre Devise gelautet. (Bode, 2014, S. 182)*
>
> *Der Krieg hatte Marga Belz eine Hemmung eingepflanzt. Sie konnte nicht trauern, als die Menschen, die sie liebte, der Reihe nach starben: erst ihr Vater, dann ihre Schwester, beide im Krieg, und schließlich ihr Ehemann. Ihn verlor sie in den sechziger Jahren, als Astrid in der Pubertät war. Sie trauerte auch nicht, als ihre Mutter starb. Dafür bekam sie eine Schuppenflechte an den Händen, die über Monate nicht heilen wollte. Damals sah Tochter Astrid darin nichts Auffälliges. Sie konnte die Hintergründe nicht erkennen. Sie fand, ihre Mutter verhalte sich normal. Es war die Zeit, als in Deutschland die Langzeitfolgen des Zweiten Weltkriegs noch nicht im Bewusstsein waren. Obwohl die "Unfähigkeit zu trauern" nach der Herausgabe des gleichnamigen Buches der Analytiker Alexander und Margarete Mitscherlich in den sechziger Jahren sich zum Schlagwort entwickelte, wurde der Mangel an Trauer nach dem Verlust eines engen Angehörigen nicht wahrgenommen und schon gar nicht einem Trauma aus der unheilvollen Vergangenheit zugeordnet.*

> *Marga Belz war für die heranwachsende Tochter ein Rätsel. Von einem Moment zum nächsten, und das ohne erkennbaren Grund, konnte sie sich in eine völlig andere Person verwandeln; sie war abweisend, eiskalt und fast stumm. (ibd., S. 184)*

> *In den neunziger Jahren wurde bei Marga Belz eine Demenz diagnostiziert. Nach und nach veränderte sich ihr Wesen, sie konnte ihre Gefühle nicht mehr kontrollieren. "Wir saßen beim Mittagessen, da fing sie plötzlich an zu weinen", erzählt die Tochter. Sie hat immer wieder Phasen in der Demenz gehabt, in denen sie getrauert hat. [...] Marga Belz holte in der Altersverwirrung ihre Trauer nach, hier hätte sie Beistand gebraucht. "Mit dem Wissen, das ich heute habe, hätte ich sie in ihrer Trauer ganz anders begleiten können", sagt die Tochter. (ibd., S. 183) - Astrid Wörn lernte in den 12 Jahren der Begleitung ihrer Mutter, was es für diese bedeutete, in ihrer Demenz das Unerledigte aufzuarbeiten. Sie erlebte deren Verzweiflung, die Trauer bis hin zur Untröstlichkeit. (ibd., S. 185)*

> *Wie man es inzwischen häufig von Töchtern und Söhnen hört, die eine schwierige Beziehung zu ihren Eltern hatten, wurde auch für Astrid Wörn der Kontakt zu ihrer Mutter in der Demenz ständig besser - eine unerwartete späte Ernte. Es verband sie ein gemeinsamer Humor, sie konnten herzhaft miteinander lachen. "Wir konnten uns auch in den Arm nehmen, was früher nie ging", erzählt die Tochter. Die Beziehung wurde liebevoller, und sie wurde ehrlicher. (ibd., S. 186)*

Eine ähnliche Erfahrung macht Zander-Schneider. Sie betont, dass kurz vor dem Tod ihrer Mutter alle früheren Differenzen, Konflikte und Verletzungen bei ihr und ihrer Mutter einer tiefen inneren Verbundenheit gewichen sind *(vgl. S. 169)*.
Ihre Mutter kann sich in der letzten Krankheitsphase nicht mehr ankleiden und vergisst, wie man isst und trinkt. Sie leidet unter einer Handlungsstörung, die die räumliche Vorstellungskraft und das Denken betrifft. Eine Sonderform dieser konstruktiven Apraxie umfasst das Unvermögen, Kleidungsstücke den entsprechenden Körperteilen zuzuordnen und beim Ankleiden die richtige Reihenfolge einzuhalten (Steurenthaler, 2013). Erschreckender für Zander-Schneider ist allerdings die Prosopagnosie, d. h. die Unfähigkeit der Mutter, das Gesicht ihrer Tochter zu erkennen und richtig einzuordnen *(vgl. S. 167)*.
Auch bei Bea *(vgl. S. 180)*, prägen funktionelle Beeinträchtigungen die späte Krankheitsphase:

> *Beas nachlassende Funktionsfähigkeit war typisch für die späteren Stadien der Alzheimer-Krankheit. Sie brauchte Hilfe beim Baden, bei der Körperpflege, beim Toilettengang und beim Essen. Aufgrund ihrer körperlichen Schwäche brauchte sie einen Rollstuhl. In den meisten Fällen sind auch das Sprachverständnis und das Sprechvermögen stark beeinträchtigt. Doch Bea besaß diese Fähigkeit noch, und ihr unverwüstlicher Humor half ihr über ihre Verzweiflung über die anderen Verluste hinweg. (Snyder, 2011, S. 54)*

Friedman (2011) erinnert sich an die im späten Krankheitsstadium seiner verstorbenen Großmutter aufgetretenen umfassenden demenzbedingten Beeinträchtigungen sowie die verbliebenen Ressourcen und verknüpft seine Beobachtungen mit einer prägenden Phase ihrer Lebensgeschichte:

> *Ich muss an meine verstorbene Großmutter denken. Auch sie verlor mit 90 Jahren das Gedächtnis, wurde zusehends hilflos. Auch für sie spielte der Krieg eine große Rolle. Als Jüdin wurde sie von den Nazis verfolgt, sie lebte mit der ständigen Bedrohung, ermordet zu werden. Meine Eltern pflegten sie drei Jahre zu Hause. 24 Stunden. Sieben Tage in der Woche. Diese wunderbare, gebildete, selbständige Frau konnte nicht mehr ohne Windeln leben. Sie konnte nicht mehr allein gehen, weil ihr Gehirn nicht mehr die richtigen Befehle gab. Sie konnte nicht mehr selbständig essen, weil sie sich nicht mehr daran erinnerte, wie sie Messer und Gabel halten sollte. Wir fütterten sie abwechselnd. Sie hatte ihre Sprache verloren, die erlernten Wörter vergessen. Tag und Nacht schrie sie. Sie hatte Ängste, die sie nicht mehr kontrollieren und formulieren konnte. Also schrie sie. Und trotzdem leuchteten ihre Augen, wenn wir mit ihr sprachen, ihr Musik vorspielten oder sie streichelten. Ich saß oft nachts neben ihr und weinte. Sie erkannte mich nicht mehr als ihr Enkelkind, und doch spürte sie*

meine Liebe. Manchmal ohne offensichtlichen Grund und ganz ohne Zusammenhang lächelte sie - und fing kurz danach zu weinen an. Dann gab es wieder diese klaren Momente, in denen sie mich "Michel" nannte. Die ganze Familie klammerte sich dann an diese wenigen Augenblicke.

Dieser Bericht kann als Hinweis darauf gewertet werden, dass eine einfühlsame, tröstende Grundhaltung durchaus positive Emotionen, luzide Momente und spontane Remissionen befördern kann (Müller-Hergl, 2008). Der Fall von Friedmans Großmutter (Berührung, Musik) zeigt zudem ebenso wie der von van Deun und Offermans (Berührung, Musik) und van Neer (Lieblingsessen und -getränk, Musikstück), dass bis in sehr späte Phasen einer Demenz Reste des Selbst erkennbar bleiben. Betroffene reagieren auf gezielt gesetzte positive Reize (Musik, bestimmte Aktivitäten, Kontakt mit bestimmten Personen, Düfte, Farben) auffallend konstant mit positivem Affekt, was auf ein Wiedererkennen der spezifischen Situation schließen lässt (Kruse, 2013).
Störungen beim Schluckvorgang können zum Verschlucken oder gar Ersticken führen (Steurenthaler, 2013). Doch auch wenn das Essen noch gelingt, ist es mit einem erheblichen Aufwand verbunden, einem Aufwand, der den Rahmen einer stationären Versorgung oft sprengt. Womit Essen in der Demenz verbunden sein kann, verdeutlich Rosenberger *(vgl. S. 179)*:

Du bist richtig pflegebedürftig geworden. Pflegefall, wie das klingt. Stufe III. Nicht alle Windelmarken hast du vertragen. Pflaster erst recht nicht. Alternativen finden. An manchen Tagen ging einfach nichts. Schlechter als schlecht. Zum Beispiel schlucken: vormachen, animieren, mit kleinen Tricks, Bananenscheibe reinschieben, und dann - ucks, prima! Na, komm, noch mal, trinken und ucks, bisschen Käsekuchen, mmh, kauen und schlucken. Geduld, warten, Zeit . . . Ucks. Und dann ging es auf einmal wieder. Wunderbar. Und dann schautest du mich plötzlich so verschmitzt und lächelnd an. Hast du gesehen, manchmal traten mir Tränen in die Augen, vor Rührung, vor Erschöpfung. (Matter & Matoff, 2009, S. 95)

McGowin legt erschöpften Angehörigen einen Perspektivenwechsel nahe:

Wann immer die Last, die die Krankheit des Patienten für Sie beide bedeutet, Sie allzu erschöpft oder in Verlegenheit bringt, versuchen Sie bitte zu verstehen (Sie sind schließlich der, der noch "denken" kann), wie groß die Demütigung für denjenigen sein muss, der diesen ungewollten und unverdienten Weg entlanggeht. (S. 176)

Eichmann (2013) schildert eindrucksvoll die letzten Wochen seines demenzkranken Vaters. Er beschreibt, wie dieser gleichsam eine dunkle Kellertreppe hinabsteigt, von welchen Albträumen und Wahnvorstellungen er dabei heimgesucht wird und wie die AD allmählich alle Körperfunktionen ausschaltet, bis - geradezu idealtypisch - eine Lungenentzündung das Ende einleitet.

Das schwarze Loch des Vergessens wächst in Vatters Kopf. Es bedroht inzwischen auch seine Physis. Denn die tödlichen Eiweißklumpen des Alzheimersyndroms fangen an, seine Körperfunktionen abzuschalten: Er verliert den Geschmack. Er verlernt das Essen. Das Trinken. Das Schlucken. Hustenanfälle begleiten jeden Versuch, Vatters Hunger oder Durst zu stillen. Auch sein Umfeld wird ihm fremd, ja bedrohlich: Er kennt es oft nicht mehr. Zuckt vor dem Waschlappen zurück, vor einer Tasse oder vor meiner Hand. [...] Einmal beschwört er ein stereotypes Angstbild seiner Kindheit, mit jener fremden, hohlen Stimme, die nicht die seine ist: Zigeuner hätten ihn entführt, ihn seinem Vater und seiner Mutter entrissen! Und ich sei ein Lügner, der nur vorgebe, sein Sohn zu sein. Er habe keinen Sohn: Schließlich sei er selbst der Sohn! [...] Vor allem das Morgengrauen macht ihn fertig: Es ist die Zeit der Albtraumstunden im Zwielicht, in denen ihn Dämonen durchs Bett treiben, ihn um und um werfen. In denen er sich die Kleidung und die Windel vom Leib reißt, bis sein Bett ein Ort der Verwüstung ist. Die ihn so erschöpfen, dass er sofort einschläft, wenn ich mich um ihn gekümmert habe. (S. 162-164)

Vatter steigt seit langer Zeit eine Kellertreppe hinab, deren letzte Stufen im Dunkel liegen. Jeder Schritt hinunter ist endgültig und nicht zurückzuholen. [...] Der dunkle Kellergrund rückt immer nä-

> *her, Schritt für Schritt. Heute freue ich mich schon, wenn Vatter von den Dämonen über Tage verschont wird. Wenn er mich erkennt. Wenn er versteht, was ich ihm sage, und mir eine passende Antwort gibt. Heute sagt mir Vatter in einem wachen, klaren Moment, er habe "das Land des Todes gesehen". Alles hat sich verändert: Die Dämonen sind nicht mehr wiedergekommen. Die fremde Stimme ist verstummt. Vatter bäumt sich nicht mehr auf. Er schläft vierzehn bis sechzehn Stunden am Stück. In die knappe Restzeit packe ich alles Nötige hinein: Ernährung. Medikamentierung. Körperpflege. Rasur. Mund- und Prothesenpflege. Windeln. Wäschewechsel. Zimmerreinigung. Und kurze Gespräche mit Vatter. (S. 166)*

In den letzten Tagen sind für den Vater, der sich wegen einer Lungenentzündung nunmehr im Krankenhaus befindet, eine Ärztin, Eichmann selbst und - Bärli *(vgl. S. 216)* - die wichtigsten Akteure. Das weitere Procedere bespricht Eichmann mit der Ärztin:

> *In zwei Fällen soll sie ihn nach Hause schicken: zum Leben, wenn die Lungenentzündung abgeklungen ist. Und zum Sterben, wenn die Therapie nicht mehr greift. "Nur dann wird unsere Geschichte rund!", füge ich hinzu. "Ein guter Plan", antwortet die Ärztin und schaut mich offen an. Anerkennung liegt in ihrem Blick, und Respekt. Das tut gut. Es ist alles gesagt. (S. 185)*
>
> *Am Freitag soll Vatter nach Hause entlassen werden. So ist es verabredet. Doch am Dienstagabend hat Vatter in seinem Klinikbett furchtbaren Durchfall. Er lässt alles unter sich. Der wässrige Kot stinkt nach Chemie. Ich bin bei ihm und helfe dem blutjungen Pfleger beim Wäschewechsel. Flöße Vatter mit der Schnabeltasse warmen Kakao ein. Putze seine Zahnprothese, befreie sie von anhaftenden Pillenresten und wische ihm den Mund mit verdünntem Mundwasser aus. Als ich mich für die Nacht verabschiede, schaut Vatter mich aus überweiten, auffallend rot umränderten Augen an. Sein klarer Blick hat nichts von Demenz, in diesem Moment. "Du kannst ruhig gehen!", sagt er sanft und gibt mir die Hand. Das hat er lange nicht getan.*
>
> *Die Nacht, so sagt man mir später, verläuft störungsfrei. Vatter schläft durch. Doch am Mittwochmorgen will er sich nicht mehr waschen lassen, winkt nur müde ab. Er verweigert auch das Frühstück. Kurze Zeit später fällt er in einen komatösen Zustand. Er stirbt gegen zehn Uhr. Um halb elf finden sie ihn. Um elf ruft mich die Ärztin an: "Ich hätte Ihnen Bescheid gegeben", sagt sie mir entschuldigend, "aber sein Tod war für uns nicht absehbar!" [...] Vatter hat es nicht mehr nach Hause geschafft. Nicht zum Leben und nicht zum Sterben. Und ich war nicht da, um seine Hand zu halten. Aber sein Teddy war bei ihm, in seiner letzten Stunde. Ich werde dafür sorgen, dass man sie gemeinsam beerdigt. (S. 187 f.)*

Geiger hatte, wie viele andere, auch im späten Krankheitsstadium noch lichte Momente, in denen er *aus seiner Krankheit heraustrat* und z. B. fragte: *Was ist mit meinem Kopf los?* Dabei klopfte er sich gegen die Stirn mit den Worten: *Da stimmt etwas nicht. Kannst du mir sagen, wie wir das reparieren können? (S. 129).*
Ähnlich Erstaunliches erlebt auch Thimm bei ihrem demenzkranken Vater - gelegentlich sogar im Umfeld einer ausgeprägten Verwirrtheitsphase:

> *[...] das Versprechen, so lange wie möglich Hilfe in seinen Zimmern zu erhalten, nimmt er mir ab. "Vielleicht haben die Leute vom MDK ja eine Idee", meint er. "Das müsste ja zu deren Aufgaben gehören." An die zunehmende Unordnung seiner Gedanken gewöhnt, verwirren mich solche passgenauen Kommentare geradezu. (S. 166)*
>
> *Mit [...] Ernsthaftigkeit beobachtet er Scharfschützen auf den Zinnen am Haus gegenüber. Dann kann es geschehen, dass er weint, wenn ich ihn besuche, weil er mich eben noch tot hat da liegen sehen, erwürgt von Partisanenkämpfern, und im Sessel, unter der rotweiß gestreiften Decke, zerschossen meinen Bruder. Ich reiche ihm in solchen Augenblicken seine Brille. Nicht immer lässt er sich davon ablenken. Aber manchmal sagt er doch, er müsse wohl dringend mal einen Optiker aufsuchen. (S. 285)*

Das Hören als psychogenetisch früh angelegte, bereits pränatal aktive Sinneserfahrung ist in späten Krankheitsphasen nicht selten wichtiger als das Sehen, vertraute Stimmen werden oft eher erkannt als Gesichter. Dies beobachtet Offermans und beschreibt zugleich das Auftauchen versunken geglaubter Gedächtnisinhalte und - ähnlich wie Geiger - Momente klaren Bewusstseins bei seiner Mutter.

> *Meine Mutter erblickte nun in irgendeiner fremden Frau ohne weiteres eine ihrer Schwestern oder Töchter, auf Fotografien erkannte sie niemanden, auch sich selbst nicht, doch die Stimmen ihrer Kinder und Verwandten identifizierte sie unverzüglich. Auffallend waren auch noch immer die verbliebenen Reste ihrer sprachlichen Kompetenz. Zu sinnvollen Aussagen war sie, ansonsten reaktionsfähig, nicht mehr imstande - im Satzbau, in der Logik, im Urteil -, aber reflexartig verfügte sie noch immer über einen großen Wortschatz und andere Laute. Die entlegensten Rätselwörter fielen ihr noch häufig auf Abruf ein, buchstäblich: Ich las ihr die Beschreibungen vor, und sie reagierte darauf. Sie führte auch von mir intonierte Sprichwörter, Kinderverse, gesummte Melodien oder alte Liedchen stolz zu Ende. (S. 88)*
>
> *[...] Tatsache ist, dass meine Mutter dann zuweilen, in einer schonungslosen Klarheit, Dinge sagte, die von einem herzzerreißenden Bewusstsein ihrer Situation zeugten, einem Bewusstsein, das ich absolut nicht mehr für möglich gehalten hatte. Für uns müsse es doch eine schwere Aufgabe sein, sagte sie dann, eine solche Mutter zu haben. Sie könne aber nichts dafür, dass sie nichts mehr wisse und nichts mehr könne, das müsse ich ihr schon glauben Und auch, dass sie dankbar sei, dass sie uns habe, alle sechs. Dann fasste sie meine Hand und begann aufzuzählen, wer denn alles zu "uns" gehörte. (S. 77)*

Auch van Neer kann seine Situation sehr klar einschätzen. Er resümiert, in einem Kampf zu stehen, den er verlieren wird, den er aber dennoch weiterführen will, und kurz vor seinem Tod stellt er fest: *Es gibt nichts mehr, das einem Halt gibt [...] Es ist, als existiere man immer weniger. Ein Mensch allein kann das nicht ertragen. (S. 175 f.) Ich leide so an meinem Leiden [...] Ich weiß nichts mehr, absolut nichts mehr. (S. 183).* Dann stirbt er. Seine Frau und seine Schwägerin halten seine Hände.

Betroffene sterben in der Regel nicht unmittelbar an Morbus Alzheimer, sondern an demenzbedingten Komplikationen, vor allem an durch das geschwächte Immunsystem nicht mehr zu bewältigenden Lungen- und Harnwegsentzündungen. Vorausgegangen ist oft eine zur Immobilität führende Fraktur (Hüfte bei van Deun, Oberschenkelhals bei der Mutter von Zander-Schneider). Die häufigen Stürze sind nicht zuletzt auf den im Spätstadium sich entwickelnden schleppenden, vornübergebeugten Gang und die winzigen, mit eng voreinander gesetzten Füßen gemachten Schritte. In dieser Phase werden Demenzkranke nahezu ausnahmslos inkontinent, wobei physische Ursachen und Gedächtnis- und Orientierungsstörungen Hand in Hand gehen können (Steurenthaler, 2013).

Rosentreter beschreibt, wie ihre *Omi*, die ihr Leben lang gern und mit Genuss gegessen hat, in den letzten paar Monaten immer häufiger Mahlzeiten ablehnte, und resümiert: *Wenn der Mensch bereit ist zu gehen, braucht der Körper keine Nahrung mehr. (S. 109)*

Van Deun und Braam sind dankbar dafür, dass sie ihrem Ehemann bzw. Vater in der Sterbestunde beistehen konnten. Rosenberger *(vgl. S. 179)* ist einerseits unendlich traurig darüber, dass ihr Vater gestorben ist, und andererseits doch auch froh, dass er zu Hause schmerzfrei eingeschlafen ist. Diese Ambivalenz antizipiert die Mutter von Herrn B. *(vgl. S. 178)*, wenn sie schreibt: *Ich habe Angst vor einem langen Leiden, aber auch vor dem endgültigen Ende.* (Matter & Matoff, 2009, S. 43)

Hilser (2008) findet, am frischen Grab seines Vaters stehend, berührende Worte über die schwere und doch auch so kostbare Pflegezeit und macht Mut, diese Bürde, die nicht nur Belastungen, sondern auch wertvolle und beglückende Erfahrungen *(vgl. S. 51)* mit sich bringt, zu schultern:

Ich stehe hier an meines Vaters Grab und die ganzen letzten Jahre laufen an mir nochmals wie in einem Film vorüber. Meine Gedanken schweifen umher. Ich sage leise vor mich hin: "Papa, es waren mit die schönsten und erfahrungsreichsten Jahre meines Lebens. Ich hätte dich noch viele weitere Jahre gepflegt. Diese Pflegejahre haben mich in unglaublicher Weise reifen und klein werden lassen. Leb wohl und vergiss uns nicht. Wir vermissen dich schon jetzt, aber wir werden dich ewig in unserem Herzen bewahren. Du bist nun am Ziel. Wir lieben dich! Ruhe in Frieden"

Dieses Buch soll allen Menschen Mut machen, Mut machen zur bedingungslosen Pflege. Gewiss, diese ist nicht leicht und oft stößt man an seine menschlichen Grenzen, glaubt man. Dennoch bleibt diese Pflege von unbezahlbarem Wert, ein ganzes Lebens lang. Es sind Eindrücke von unbeschreibbarer Qualität. Ich kann nur empfehlen: Versuchen Sie es. Gehen Sie dieses Wagnis ein. Eines Tages werden Sie mir zustimmen.

Ich wünsche jedem Menschen, der einen Angehörigen pflegen darf, viel Kraft und diese unbezahlbare glückselige Erfüllung. Eines Tages werden dann auch Sie am Grab stehen. Sie lassen die Vergangenheit Revue passieren und Sie werden sagen, dass es gut war, die richtige Entscheidung getroffen zu haben.

Mein Vater starb am 28. Dezember 2005 um 18.28 Uhr. Er wurde am 3. Januar 2006 beigesetzt. Er ist nun am Ziel angelangt. In unseren Herzen wird er stets lebendig bleiben und somit für uns weiterleben. Wir werden dich immer lieben. Danke, dass es dich gegeben hat. Danke! (S. 169-171)

12.4 Bedürfnisse, Wünsche und Forderungen Demenzkranker

Obwohl die Maslowsche Bedürfnispyramide zunächst einmal grundsätzlich auch für Demenzkranke gilt und deren Bedürfnisstrukturen in Abhängigkeit von Persönlichkeitsfaktoren und dem jeweiligen individuellen sozialen Kontext naturgemäß sehr unterschiedlich sind, lassen sich, wie Stechl (2006) in ihrer qualitativen Interviewstudie mit Betroffenen und ihren Angehörigen herausfand, doch einige spezifische Bedürfnisse ermitteln, die für im Frühstadium befindliche Personen von besonderer Relevanz sind: Bedürfnis nach Autonomie, Lebensstilkontinuität, Sicherheit und Achtung bzw. sozialer Kompetenz. Diese Bedürfnisse überlappen sich zum Teil oder treten in unterschiedlichen Ausprägungen auf. So kommt in dem Wunsch, weiter Auto fahren oder frei über finanzielle Mittel verfügen zu können, sowohl das Bedürfnis nach Autonomie als auch nach Lebensstilkontinuität zum Ausdruck. Das Sicherheitsbedürfnis tritt in unterschiedlichen Facetten auf. Die einen wählen eine weitgehende soziale Isolation zur Vermeidung von Defizitkonfrontationen und Stigmatisierung (z. B. Fuhrmann), andere (z. B. DeBaggio, Rose, McGowin) suchen in erster Linie emotionale Sicherheit und Halt im Rahmen stabiler, familiärer Beziehungen. So bekennt McGowin: *Mein Bedürfnis nach Aufmerksamkeit, Loyalität und Zuneigung stieg sprunghaft an. (S. 125)*
Welche Wünsche und Forderungen in der vorliegenden Arbeit Porträtierte zur Erfüllung dieser Bedürfnisse vorbringen und wie eindringlich sie dabei auf der Priorisierung ihrer Sichtweise und ihres Erlebens bestehen, wird aus folgenden Zitaten deutlich: Zimmermann, selbst dementiell erkrankt, zitiert zwei *Alzheimer-Aktivisten*:

Richard Taylor hat auf einer Veranstaltung in Frankfurt gesagt: "Und es gibt eine Tatsache, die auf alle Pflegenden, Profis und Organisationen zutrifft, die für sich reklamieren, die Bedürfnisse und die Wünsche derjenigen zu vertreten, die mit den Symptomen von Demenz leben: Keiner von ihnen verfügt wirklich über die Erfahrung, wie es ist, damit zu leben und zurechtzukommen." Uns am direktesten Betroffenen hat man bis vor kurzer Zeit nicht recht ernst genommen - und viele Menschen tun es immer noch nicht. Dabei sind wir es doch, die am besten Auskunft darüber geben können, wie

> *es sich anfühlt mit Alzheimer "auf dem Weg zu sein". "Wenn wir nicht darüber sprechen, werden andere es über unsere Köpfe hinweg tun", hat es James McKillop einmal formuliert. James lebt seit über zehn Jahren mit einer Demenz. (Wißmann & Zimmermann, 2011, S. 113)*

Zwei andere Betroffene bringen ihre Forderung, als aktive Partner im Forschungsprozess akzeptiert zu werden, sinngemäß in prägnanter Weise so zum Ausdruck: Wir wollen und müssen gehört werden, denn nur wir kennen beide Welten, eure Welt, die wir vor kurzem erst verlassen haben, und unsere Welt, zu der ihr keinen Zutritt habt (Stechl, 2006, S. 44). Rohra, bei der im Alter von 54 Jahren eine LBD diagnostiziert wurde, formuliert ihre Erwartungen so:

> *Wir sind keine Kinder [...] Wir blicken auf ein langes Leben mit Erfahrungen und Erinnerungen zurück, in dem wir Werte und Haltungen entwickelt haben. Neben einfachen Vorlieben und Abneigungen, die auch Kinder unzweifelhaft besitzen, haben wir uns im Laufe der Zeit einen Lebensstil angeeignet, der weit komplexer ist als der eines Kindes. (Rohra, 2011, S. 99)*

Unter denen, die sich Gehör verschaffen, sind insbesondere Taylor und van Neer hervorzuheben. Beide betonen nachdrücklich, dass sie als Personen wahr- und ernstgenommen und keinesfalls als Kind behandelt oder als kommunikationsunfähig angesehen werden wollen. Beide kritisieren, dass man sich an ihnen vorbei an ihre Begleitperson wendet und teilweise auch noch in der dritten Person über sie spricht *(vgl. S. 158)*. Bei Snyder (2011) formuliert es eine Betroffene so: *Behandelt mich nicht wie ein Baby und tut nicht so, als gäbe es die Krankheit nicht. (S. 101)*. Taylor schildert zudem ausführlich, welch eine Sternstunde auf seinem Leidensweg er erlebt hat, als er als Begleiter seiner schmerzgeplagten Frau in einem medizinischen Zentrum als kompetenter Gesprächspartner anerkannt wird *(vgl. S. 158)*. Unter den Ratschlägen, die Taylor zur Rubrik *Wenn ich ein Dr. med. wäre...* weitergibt, finden sich folgende:

> *Ich würde Betreuungspersonen nie in Hörweite des Patienten oder der Patientin um ein separates Gespräch bitten. Wenn ich ein solches Gespräch für nötig erachte, würde ich sie eigens anrufen. Ich würde meine Äußerungen immer direkt an den Patienten oder die Patientin richten. Ich würde mich nie verhalten, als wäre er oder sie nicht mit im Raum. Ich würde immer versuchen, den Kranken das Gefühl zu vermitteln, dass es bei diesem Termin um sie geht, nicht um ihre Betreuungsperson, von der sie lediglich mitgebracht wurden, weil man sie nicht mehr alleine zu Hause lassen kann. (S. 202)*

In einem Interview fordert Taylor einen Umgangsstil, der weniger defizit- und mehr kompetenzorientiert ist und auf voreilige, unnötige Autonomieeinschränkungen und Täuschungen verzichtet.

> *Menschen nennen Alzheimer "einen langen Abschied", aber es ist kein Abschied. Jeden Tag stehe ich auf und sage "Hallo". Aber jede Person, die ich treffe, scheint sich verabschieden zu wollen. Selbst die Pflegenden wollen dich dabei erwischen, dass etwas fehlt oder vergessen wurde, anstatt zu fragen, was noch vorhanden ist und geht. Es braucht die Unterstützung anderer Menschen, um sich komplett zu fühlen. Aber die sind allzu sehr damit beschäftigt, herauszufinden, was nicht mehr geht. Wenn sie das feststellen, nehmen sie es weg von dir und rauben dir damit - liebevoll und gut gemeint - die Möglichkeit, eine Lücke aufzufüllen. Ich denke, dass Menschen mit einer Demenz ihre Angehörigen mitunter eher als Polizisten denn als Helfer sehen. Sie spüren, wie sie beobachtet werden, um zu sehen, ob sie einen Fehler machen. [...]*

> *Menschen belügen Demenzkranke die ganze Zeit, sie erzählen ihnen kleine Unwahrheiten. Sie nennen es Halbwahrheiten oder Notlügen, aber es bleiben Lügen. Sie werden ausgesprochen, um das Verhalten von Menschen mit Demenz zu manipulieren. [...] Die eigentliche ultimative Lüge, die diesen Menschen im Altenheim erzählt wurde, ist, "Wir werden in diesem Heim nur ein bis zwei Tage bleiben, damit du untersucht wirst und damit du schauen kannst, ob du es magst." Eine alte Frau in Michigan erzählte mir, dass es ihr bewusst geworden sei, dass sie diesen Ort nie mehr verlassen werde, als ihr Sohn mit einer großen Kiste mit all ihren Kleidern ins Heim gekommen sei. Sie sagte zu*

> *mir: "Richard, ich vergesse eine Menge, aber jeden Morgen, an dem ich aufwache, denke ich daran, weil es so eine schreckliche Sache war, die meine Kinder mir angetan haben." Menschen lügen, um Auseinandersetzungen und Streit zu vermeiden. (pro Alter, 1/2009, S. 413)*

Den beiden erstgenannten Wünschen und Forderungen Taylors ist uneingeschränkt zuzustimmen, bei der Forderung nach absoluter Offenheit verkennt er allerdings die mannigfachen Ambivalenzen und Dilemmata, in denen sich pflegende Angehörige befinden, insbesondere bei einer unabwendbar erscheinenden Heimübersiedlung. Dies zeigt sich bei Degnæs und ihrem Lebenspartner Richardt:

> *Als ich davon zu reden begann, dass sich unsere Wege eines Tages trennen würden, sah er mich zuerst vollkommen verständnislos an. Aufgrund seiner Krankheit würde er mehr Hilfe benötigen, als ich selbst ihm geben konnte. Durch das Gespräch hatte ich versucht, ihm deutlich zu machen, dass ich immer für ihn da sein würde, auch wenn wir nicht immer zusammen wohnen könnten. (...) Für ihn wurde es ein Schockerlebnis. In seinem Gesicht spiegelte sich zuerst Unglaube und dann Schrecken wider. Dann kam die Verzweiflung. Und am Ende - vollkommene Leere. (S. 72)*

Als Richardt eine zuvor nie beobachtete Aggressivität zeigt und die Leiterin eines Pflegedienstes ihr rät, einen Antrag auf einen Pflegeheimplatz zu stellen, plagt Degnæs das schlechte Gewissen. Sie lässt sich die Papiere ins Büro schicken, nicht nach Hause, aus Angst, Richardt könnte sie finden und erahnen, welch *schreckliches Ende* sie für sein Leben plante (S. 83).

> *Einerseits war ich mir darüber im Klaren, dass ich bald nicht mehr weiterkonnte. Ich schlief nachts selten mehr als eine Stunde ohne Unterbrechung. Er brachte den Tagesrhythmus völlig durcheinander und brauchte für alles Hilfe: beim Baden, Toilettengang, Rasieren, Füttern. Und dies waren nur die praktischen Dinge, die noch am einfachsten waren. Hinzu kamen die psychischen Belastungen. Seine Furcht, die Angst, die ich bald nicht mehr bekämpfen konnte. Die Anfälle von Aggressivität, die ich zwar noch immer dämpfen konnte, doch wie lange noch? Ich merkte schließlich, was jeder einzelne Kampf mit ihm auch mit mir machte. Wie er an meinen Kräften zehrte. Das Mitleid mit ihm gab mir den Rest. Denn wie konnte ich mir selbst gegenüber verantworten, dass ich ihn zu einem Leben in einer Institution verurteilte? Und die Sorge . . . Die Sorge, mit ansehen zu müssen, dass mein Liebster starb, während er noch am Leben war. Andererseits - welche Wahl hatte ich eigentlich? Welche Alternativen gab es? (S. 83 f.)*

Als Richardt aus der Tagesstätte wegläuft, sieht Degnæs ein, dass eine stationäre Versorgung nötig ist. *Eine Wahl treffen zu müssen, durch die er sich vom Leben entfernte - im Alter von 53 Jahren (S. 84),* dies fällt ihr unglaublich schwer. Entgegen dem Rat der Betreuerin aus der Tagesstätte entscheidet sich Degnæs für ein offenes Gespräch. Sie sagt Richardt, dass sie mit der Pflege zu Hause überfordert ist, dass sie aber immer noch ein Paar sind. Sein Blick bleibt leer. Doch dann, als hätte der Schock die gesunden Bereiche in seinem Gehirn aktiviert, kommt es zu einem konstruktiven, bilanzierenden Gespräch, an dessen Ende beide zu dem Schluss kommen, dass sie nichts von dem, was sie gemeinsam entschieden haben, heute anders machen würden. Nach einem ausgiebigen Frühstück bringt sie ihn in sein neues Zuhause, das aber, wie sich herausstellt, nicht zu einem *Zuhause* für ihn werden wird.
Nach ein paar Stunden der Unbefangenheit im Pflegeheim verabschiedet sich Degnæs für zwei Stunden, um ihm etwas Zeit mit seinen neuen Weggefährten zu geben. Dies erweist sich als fataler Fehler.

> *Zwei Stunden später war ich zurück - und hatte den letzten Rest meines Liebsten verloren. Er hatte sich vom Leben losgesagt. Innerhalb von zwei Stunden war die Krankheit rasend fortgeschritten - um Jahre. Die Angst hatte überhand genommen. Was war geschehen? Wieso war es geschehen? Hätte es verhindert werden können? Wieder viele Fragen ohne eine Antwort. Auf einige von ihnen fand ich eine Antwort, glaubte ich jedenfalls. Aus Erfahrung wusste ich, dass Schockerlebnisse den Krankheitsverlauf beschleunigen. (...) Hatte meine unbedachte Handlung, ihn für kurze Zeit allein zu lassen, zu dieser Schockreaktion geführt, als ihm plötzlich bewusst wurde, dass dies von nun an sein Leben sein*

sollte? (...) jetzt sah ich es: Richardt hätte in dieser Situation nicht allein gelassen werden dürfen. Er hatte nicht die Möglichkeit, dies als sein "Zuhause" anzusehen. Warum sollte er auch? (S. 90)

Mit der Übersiedlung ins Pflegeheim kommt es zu einer verschärften Progredienz der Demenz. Immer wieder schreibt Degnæs, dass Richardt rasend schnell altert und die Krankheit in grausamem Tempo voranschreitet. Sie konstatiert:

> *Gleichzeitig sah ich aber auch, dass es Richardt nicht gut ging. Ich sah, dass sich seine Lebensqualität verschlechterte, obgleich er jetzt von Menschen umgeben war, die sehr viel mehr hätten wissen müssen als ich. Schließlich war es ihr Beruf. Wieder einmal ging ich weinend nach Hause [...]Ich weinte, weil Richardt seine Individualität und Integrität verlor, weil sich niemand mehr um seine Persönlichkeit kümmerte und sie achtete. Sein gesamtes Leben gestand nur noch aus Füttern und Windeln. Doch es gab noch sehr viel mehr in ihm, wenn sich nur jemand die Mühe gemacht hätte, es aufzuspüren. Ich selbst konnte es nicht mehr tun. (S. 131)*

Zu einer der Forderungen Taylors gibt Zimmermann noch eine konkrete Empfehlung weiter. Er rät Betroffenen, der *schleichenden Entmachtung* entgegenzuwirken und ihr Recht auf Autonomie und soziale Akzeptanz zu behaupten.

> *Wenn Sie bemerken, dass der andere Ihnen Dinge abnimmt, wo es nicht nötig wäre, sprechen Sie es an! Wenn Sie die Erfahrung machen, dass Ihr Familienmitglied wie selbstverständlich beginnt, für Sie zu sprechen, obwohl Sie das sehr gut selbst können, melden Sie freundlich, aber bestimmt Widerspruch an! Scheuen Sie sich nicht vor einem Gespräch über dieses Thema, weil Sie denken: "Nun bin ich aber undankbar!" oder "der andere meint es doch nicht bös." Ihr Gegenüber wird vielleicht froh sein, auf ein Verhalten hingewiesen zu werden, das gar nicht in seiner Absicht liegt. Und für Sie geht es darum, sich Ihre Handlungsspielräume zu erhalten. Das sollte ein Gespräch wert sein. (Wißmann & Zimmermann, 2011, S. 55)*

Van Neer erstellt geradezu einen Forderungskatalog, den er verwirklichen würde, wenn er die Verantwortung für die Betreuung und Pflege Demenzkranker hätte. Wenn er *das Sagen hätte* würde er sich u. a. einsetzen für das *Recht auf Freiheit, Privatsphäre, freiwillige Euthanasie* und Verbot der *Ruhe-Medikation*. Braam liest ihm seine *Forderliste* noch einmal vor:

> *René hört angespannt zu. Die Einzelheiten entgehen ihm, aber: "Du liest es mit solch einer Begeisterung vor", sagt er strahlend, "dass ich denke: Das ist es." [...] Auf Renés Wunsch lese ich die "Forderliste" noch einmal vor. Er reibt sich die Hände. "Endlich gute Nachrichten! Sollen wir gleich anfangen? Und wann ist es so weit?" "Das kann noch einige Zeit dauern", dämpfe ich seine Begeisterung. Das hatte René bereits befürchtet. Vor ihm und seinen Schicksalsgenossen liegt noch ein weiter Weg. (Braam, 2011, S. 180 f.)*

Ein fundamentales Bedürfnis Demenzkranker besteht darin, dass man sie, soweit vertretbar, in ihrer eigenen subjektiven Realität belässt, etwa so, wie Geiger dies praktizierte:

> *Wenn der Vater nach Hause wollte, sagte ich, mal sehen, was ich für dich tun kann, ich glaube, ich kann dir helfen. Und wenn er sich nach seiner Mutter erkundigte, tat ich, als glaubte ich ebenfalls, dass sie noch lebte, und versicherte ihm, sie wisse über alles Bescheid und passe auf ihn auf. Das freute ihn. Er strahlte und nickte. Das Nicken und das Strahlen waren die Rückkehr zur Wirklichkeit. Die objektive Wahrheit kam oft unter die Räder, es kümmerte mich nicht, denn sie war wertlos. Gleichzeitig gewann ich zunehmend Freude daran, wenn meine Erklärungen in den Bereich der Fiktion abgleiten durften. Es gab dabei nur den einen Maßstab: Je beruhigender für den Vater, desto besser. (Geiger, 2011, S. 118)*

Taylor veröffentlichte 2011 ein aus einem Vortrag erwachsenes schmales Bändchen, dem er in Anlehnung an Kants kategorischen Imperativ den Titel *Der moralische Imperativ des Pflegens* gab. In seinem Werk untermauert er die Forderungen nach einer menschenwürdigen Pflege demenziell Erkrankte mit moralphilosophischen Argumenten. Ein Kernelement ist dabei die *goldene Regel*, nach der man andere so behandeln soll, wie man selbst von ihnen behandelt

werden will. Zentrale Zielsetzungen eines angemessenen Umgangs mit Demenzkranken sind für ihn Bedürfnisorientierung sowie Wahrung von Autonomie und Würde.
In seinem jüngsten Buch *Hallo Mister Alzheimer* (2013) geht Taylor vehement gegen das Gerede von der leeren Hülle und dem langen Abschied vor und betont, dass er auch bei nachlassenden Fähigkeiten immer noch ein vollständiges menschliches Wesen ist und bleibt.

> *Ich möchte nie als leere Hülle betrachtet oder behandelt werden. Es lebt immer noch ein Einsiedlerkrebs darin! Es ist Ihr Sohn, Ihr Vater, Ihre Mutter oder Ihr Freund, der in dieser Hülle zu leben begann. (...) Wenn wir beginnen, die Körper von Menschen, die wir liebten, als leere Hüllen zu behandeln, nur weil sie eine Krankheit haben, wird Liebe zu etwas Bedingtem: Solange Du Dich verhältst wie vor der Demenz, liebe ich dich. Ich habe Dich geliebt, solange Du voller Leben warst, aber wer kann eine leere Hülle lieben? (S. 121)*

> *Demenz, vor allem vom Alzheimer-Typ, wird gewöhnlich und offen als der "lange Abschied" bezeichnet. Es ist ebendiese Perspektive, mich schwinden zu sehen, die es für jemanden peinlich macht, mit mir zu sprechen. Das Märchen lautet, dass ich heute weniger eine Person bin als gestern und dass jeden Tag weniger von mir übrig ist, mit dem sich sprechen lässt. Ich bin ganz hier! Mehr noch, ich werde es bis zum Augenblick meines Todes sein! Ich brauche immer noch Freunde, Liebe, Gesellschaft und Anregung aus meiner Umgebung. (S. 130)*

> *Ich denke und spüre, dass ich jetzt am Übergang zwischen Stadium 1 und 2 des Drei-Stadien-Modells der Demenz (...) stehe. Wonach suche ich im Leben? (...) Im Wesentlichen möchte ich Richard sein. Descartes hatte beinahe Recht. Ich denke, und das ruft einen Teil von mir hervor, aber nur einen Teil. Und entgegen der allgemeinen Annahme bin ich, auch wenn ich nicht denke. Was ich bin, ist ein ganzes menschliches Wesen, Richard. Auch wenn sich meine geistigen Kapazitäten verändert haben, bleibe ich vollständig. Möglicherweise bin ich heute anders als gestern, aber das mindert nicht mein Sein, mein Menschsein. Ich denke und ich bin. (S. 51)*

An Psychiater richtet Taylor, selbst Psychologe, folgende Erwartung:

> *Ich will, dass die Psychiater ihre Rezeptblöcke einen Augenblick weglegen und mir zuhören. Ich will, dass sich Psychologen öffnen für Dinge, die über das, was sie studiert haben, hinausgehen. Sie sollen versuchen, mich nicht durch die Augen eines längst verstorbenen Mannes zu betrachten, vielmehr als eine Person, die nicht nur einem anderen Takt folgt, vielmehr einen anderen Weg eingeschlagen hat als die meisten ihrer anderen Klienten. Helft mir, mich zu verstehen und anzunehmen, so gut es mir eben möglich ist. Versucht herauszufinden, wie mein Befinden heute ist. Entwickelt Behandlungsmodelle, die auf den Stadien meiner Krankheit basieren, nicht auf den Stadien des Lebens, wie sie Anfang des 20. Jahrhunderts zusammengeträumt wurden. (Taylor, 2008, S. 135)*

Auch für Klare (2013) steht die Wahrung der Würde im Zentrum seiner Wünsche in Bezug auf die institutionalisierte Pflege:

> *Schön wäre da so etwas wie ein Würdometer. Es könnte an einer Schmuckkette um den Hals meiner Mutter hängen. Ein Würdometer (von mir aus auch eine App), das blinkt und piept, wenn die Würde meiner Mutter nicht beachtet wird, wenn man sie kommentarlos in einen Raum schiebt, den sie nicht kennt, wenn man sie in einer Situation, die sie nicht mehr erfasst, mit ihrer Verwirrung und ihren Schmerzen allein lässt. Sie ist ein Objekt in einer Gesundheitsmaschine, kein Mensch, dem man auf Augenhöhe zu begegnen versucht. Dass das alles ganz sicher nicht böse gemeint ist, macht es für meine Mutter nicht besser. Das Würdometer, so denke ich, würde wegen Dauerverletzung gar nicht mehr aufhören zu blinken und zu piepen, und deswegen sollte es vielleicht zusätzlich kleine Notsignal-Rettungsraketen abfeuern können. (S. 221)*

Zentrale Erwartungen Betroffener lassen sich so zusammenfassen:

> *Man müsste die Zuversicht haben können, in Ruhe den Verstand verlieren zu dürfen, und man müsste in dem Gefühl leben können, dass die "normalen" Menschen einen auch dann als Mensch behandeln werden, wenn man in eine andere Welt ver-rückt ist.*[38]

---

38 Schützendorf, E. & Wallrafen-Dreisow, H. (1991). In Ruhe verrückt werden dürfen. Stuttgart: Fischer; zitiert

Ich wünschte mir jedenfalls für die Zukunft, dass man dann nicht nur "in Ruhe", sondern auch "in Würde ver-rückt werden" dürfte, weil man rechtzeitig, d. h. im Frühstadium der Krankheit, noch über sein weiteres Schicksal mitbestimmen könnte, z. B. um durch die selbstgewählte Teilnahme an einem Forschungsprojekt dem so sinnlos wirkenden Verfall einen sinn-vollen Aspekt hinzuzufügen. (Klessmann, S. 206)

Der Pessimismus des Verstandes, nämlich unser Wissen, die Krankheit Demenz nicht heilen zu können, hat sich mit dem Optimismus der Tat zu verbinden, alles zu tun, um die Eigenständigkeit des Erkrankten so lange wie möglich zu erhalten, selbst dann, wenn das Ausmaß bescheiden bleibt[39].

Alle gesellschaftlichen Gruppen sind aufgefordert, diesen Erwartungen gerecht zu werden. Und sie sind seit der Ratifizierung der UN-Behindertenrechtskonvention (BRK) von 2009 sogar verpflichtet, Demenzkranken Würde, Achtung und Autonomie zuzugestehen, denn schließlich enthält Art.3 der UN-Konvention[40] den Handlungsauftrag, *die volle und wirksame Teilhabe an der Gesellschaft und die Einbeziehung in die Gesellschaft* von Menschen mit Behinderungen zu befördern. In Ost- und Südostasien muss dies nicht eingefordert und geradezu erzwungen werden. Dort wird Altern grundlegend anders eingeordnet und alten Menschen mehr Respekt entgegengebracht als in Europa. Woodtli (2013) schildert, wie seine demenzkranke Mutter nach einem gemeinsamen Abendessen anfängt, das Lokal nach ihren Ordnungsvorstellungen aufzuräumen, und er ihr Verhalten entschuldigte mit dem Hinweis, sie sei etwas verwirrt und leide an Alzheimer. Die Reaktion des Personals beschreibt er dann so:

Eine Serviererin lächelte zuerst meine Mutter und dann mich an. "Ach, das macht doch nichts, das ist ganz normal bei älteren Menschen." In dieser schlichten Aussage liegt viel über die Haltung und den Umgang der Thais mit demenzkranken Menschen verborgen. (...) Für die Thais liegt es in der Natur der menschlichen Entwicklung, dass ältere Leute geistig und körperlich abbauen. Demgegenüber betrachten wir in der westlichen Welt Demenzerkrankungen oft als ein pathologisches Krankheitsphänomen, welches im besten Fall in eigens dafür geschaffenen Institutionen in seinen Auswirkungen gemildert werden kann. (S. 91)

Durch alle Wunsch- und Forderungskataloge, die sich an Ärzte, Pflegekräfte, Verwandte, Freunde, Mitbürger, Kommunen und schließlich Politik und Gesellschaft richten, zieht sich als roter Faden hindurch, dass Demenzkranke als vollwertige Individuen und gleichwertige Kommunikationspartner behandelt und nicht als hilflose Pflegeobjekte betrachtet werden wollen. Dem ist uneingeschränkt zuzustimmen, allerdings ist zu bedenken, dass sich alle Betroffenen im ersten Stadium der Erkrankung befinden und daher nicht für die Bedürfnisse und Wünsche von in fortgeschrittenen Stadien Befindlichen sprechen können. Es darf nämlich nicht übersehen werden, dass die individuelle Bedürfnisstruktur nicht nur von den prämorbiden Persönlichkeitseigenschaften und dem Verhalten des sozialen Umfelds bestimmt wird, sondern sich vor allem auch in Abhängigkeit vom Ausmaß der im Krankheitsverlauf wachsenden kognitiven und funktionellen Beeinträchtigungen verändert. Sobald der Patient immer stärker in die Hilfsbedürftigkeit und schließlich die völlige Hilflosigkeit abgleitet, die Person-Umwelt-Passung weitgehend zerbrochen ist, Realitätsverluste und -verzerrungen sowie Wahnvorstellungen verschiedenster Art sich mehr und mehr breitmachen, verändert sich die Rangfolge der Bedürfnisse spürbar. Einige Betroffene übersehen bei ihren Forderungen die dyadische Struktur einer

nach Klessmann, 2006, S. 204)

39 Klingenfeld, H. & Bruder, (J.) (1997). Nichtmedikamentöse Behandlungs- und Betreuungsformen Demenzkranker. fidem aktuell 2. Speyer: Zechnersche Buchdruckerei (zitiert nach Klessmann, 2006, S. 197)

40 http://www.bmas.de/SharedDocs/Downloads/DE/PDF-Publikationen/a729-un-konvention.pdf;jsessionid=00904505EF4374F068CF5511861EAEA8?__blob=publicationFile; [21.11.2011]

Pflegebeziehung und blenden Perspektive und Bedürfnisse der Pflegenden weitgehend oder gar vollständig aus. Insbesondere Taylor ist entgegenzuhalten, dass gerade bei einem normativen Konzept dieser Aspekt nicht außer Acht gelassen werden darf (Stechl, 2006; Lind, 2011). Vor allem in späten Krankheitsstadien ist das Bedürfnis nach menschlicher Nähe von elementarer Bedeutung. Nicht umsonst wird gesagt, menschliche Nähe sei das beste Medikament für einen demenziell Erkrankten. Angesprochen ist dabei jene Qualität von Nähe, die Baer (2007) *Resonanz* nennt, eine Nähe, bei der es zu *resonare*, also einem Zurückklingen kommt, eine Nähe, bei der zwischen dem Erkrankten und seinem Gegenüber etwas hin- und wieder zurückschwingt. Auslöser kann dabei schon der Klang der Stimme sein. Aussagekräftiger als Worte sind jedoch oft zärtliche Berührungen. Es genügt schon, achtsam innezuhalten, sich neben den Erkrankten zu setzen, seine Hand zu halten oder ihm die Hand auf die Schulter zu legen, ihn in den Arm zu nehmen, um ihm zu signalisieren: *Ich bin da. Du bist geborgen. (Baer, 2007)*. Demenziell Erkrankte mögen sprachlos und hilflos geworden sein, gefühllos sind sie keineswegs. Das Verlangen nach atmosphärischem Austausch und menschlicher Nähe äußern bereits Personen, die sich im Frühstadium der Erkrankung befinden. Innerhalb dieser Gruppe gibt McGowin (1994) diesem Bedürfnis besonders viel Raum.

> *Der Alzheimer-Patient verlangt nicht mehr als eine Hand, die die seine hält, ein Herz, das für ihn schlägt, und einen Kopf, der für ihn denkt, wenn er nicht mehr dazu in der Lage ist, er braucht einen Menschen, der ihm schützend zur Seite steht während seiner Reise durch die gefährlichen Windungen und Winkel des Labyrinths dieser Krankheit. (S. 14) - Wie soll ich den Rest dieser Reise ins Ungewisse überstehen, ohne einen Menschen zu haben, der mich durch dieses Labyrinth begleitet, ohne den Händedruck eines Mitreisenden, der mein Bedürfnis, etwas wert zu sein, wirklich versteht? Heute dürste ich geradezu nach Verständnis, nach zärtlicher Berührung und unbekümmertem Lachen. (S. 141)*

Bei McGowin findet sich auch folgender Ratschlag:

> *Auch wenn es nicht immer leicht sein wird, versuchen Sie, den Patienten mit Liebe, Ablenkung und Aufmunterung zu überschütten. Für jede freundliche Geste - und sei sie noch so klein - wird man Ihnen von Herzen dankbar sein. In dem Maße, in dem ein gedankenloses oder ärgerliches Wort verletzend wirken kann, in dem Maße können Güte und Freundlichkeit eine heilsame Wirkung haben. Je stärker die Unsicherheit des Patienten zunimmt, desto sensibler und empfindlicher reagiert er auf andere, entwickelt aber auch eine immense Dankbarkeit.*

Auch Rose (1997) äußert sich ähnlich und zeigt sich dabei dankbar für die einfühlsame Art seiner Lebensgefährtin Stella:

> *Ich spüre den dringenden Wunsch, mit jemandem, irgendjemandem zu reden. Aber mit wem? (S. 45) [...] Das Berührtwerden ist so wichtig. Stella ist darin eine Meisterin geworden, sie versteht die Kunst mich zu berühren und zu führen. (S. 24)*

Braam beschreibt eine vergleichbare Erfahrung bei der Begleitung ihres Vaters van Neer:

> *Wir sitzen Arm in Arm, geborgen, unsere Gesichter berühren sich. "So schön warm", murmelt er zufrieden. "So ist das Leben lebenswert . . . gemeinsame Dinge helfen uns. Lass uns versuchen, füreinander eine sichere Zuflucht zu sein. Die Begegnung mit einem anderen ist für mich von ekstatischem Wert." Das tiefste Verlangen von Menschen mit Demenz ist die Nähe eines anderen. Jemand, der einen durch die dunkle Nacht des unbewohnten Geistes begleitet. Um mit René zu sprechen: Ein Mensch allein kann das nicht ertragen. (S. 180 f.)*

V Fazit und Ausblick

13 Zusammenfassung

Bei der Auswertung der vorgestellten Erlebnisberichte konnte gezeigt werden, dass es sich bei Demenz um einen ganzheitlichen, zutiefst subjektiv erlebten neuropathologischen und psychosozialen Veränderungsprozess handelt, der multifaktoriell bedingt ist, sich multidimensional und interaktional vollzieht und bei dem Persönlichkeitsstruktur, Lebensgeschichte und Umweltbedingungen wesentliche Einflussfaktoren darstellen.
Das Fallmaterial lässt deutlich erkennen, dass zahlreiche interagierende biologische, psychologische und soziale Faktoren die jeweilige Ausprägung und Bewältigung der Krankheit bestimmen, und es zeigt, wie komplex, facettenreich und vielschichtig subjektive Wahrnehmungs-, Bewertungs- und Bewältigungsprozesse sind und wie ausgeprägt die inter- und intraindividuelle Variabilität ist. Das Erleben von Demenz entzieht sich weitgehend allen Schematisierungs- und Kategorisierungsversuchen. Es entwickelt sich individuell und ist einzigartig, weil jede Person einzigartig ist.
Diese Ergebnisse erscheinen zunächst nicht überraschend und nicht wirklich neu. Neu ist allerdings, dass der Krankheitsprozess aus der psychosozialen Betroffenenperspektive konstruiert werden konnte. Auf diesem Weg werden beobachtbare emotionale Reaktionen und Verhaltensweisen leichter verstehbar und besser erklärbar. So können in der Außensicht unverständliche und irrational erscheinende Verhaltensweisen von der Innenperspektive aus gesehen als vor dem Hintergrund der individuellen Bedürfnisstruktur verstehbare Maßnahmen zur Selbstwertstabilisierung und Autonomieverteidigung gedeutet und akzeptiert werden (Stechl, 2006).

14 Fazit

Demenzielle Erkrankungen stellen die dunkle Kehrseite der gestiegenen Lebenserwartung dar und führen dazu, dass Experten vom *Januskopf der Moderne* oder einer *Herausforderung für das 21. Jahrhundert* sprechen. Demenz ist im Verbund mit den demographischen Eckdaten und den ökonomischen Folgen eines der am stärksten angstbesetzten Themen alternder Gesellschaften und droht die Erfolge der Medizin und der allgemeinen Gesundheitsvorsorge in einen Pyrrhus-Sieg zu verwandeln (Aldebert, 2006). Es besteht Konsens darüber, dass eine unter humanen Bedingungen erfolgende Versorgung hochaltriger, demenzkranker Menschen eine der größten medizinischen, sozialen und ökonomischen Herausforderungen der Zukunft darstellt (Schäufele, Lode, Hendlmeier, Köhler & Weyerer, 2008). Alzheimer's Disease International (2013) postuliert, dem Thema Demenz eine globale Priorität einzuräumen und den Fokus dabei auf Diagnose, aber auch auf evidenzbasierte Behandlungs- und Pflegemethoden zu legen.

Bei den meisten Demenzen führen zum Teil langjährige pathologische Gewebeveränderungen im Gehirn zur Schädigung und schließlich zum Verlust von Neuronen und Synapsen mit daraus resultierenden Gedächtnis-, Denk-, Orientierungs- und Sprachstörungen und damit einhergehenden Persönlichkeitsveränderungen und Verhaltensauffälligkeiten (Steurenthaler, 2013). Aus diesem Geschehen leiten, historisch gewachsen und medizinisch begründbar, viele Ärzte ein Deutungs- und Behandlungsmonopol ab. Diese Sicht verstellt jedoch den Blick dafür, dass es bei einer Demenzerkrankung nicht nur zu hirnorganischen Veränderungen kommt, sondern dass davon auch psychische und soziale Funktionen betroffen sind, dass die Individualität des Betreffenden, sein *Gewordensein* im organischen wie auch im seelischen und sozialen Bereich, mitbedacht werden muss und durch die Demenz verursachte Fähigkeits-, Fertigkeits- und Funktionsverluste in erheblichem Maß Wohlbefinden und Selbstwertgefühl des Erkrankten beeinflussen (Kruse, 2013). Ein einseitig biomedizinisch ausgerichtetes Demenzbild befördert Horrorszenarien, wie sie z. B. Bode (2014) skizziert:

> *Die öffentliche Debatte heute beschreibt eine Zukunft, vor der man offenbar schon jetzt kapituliert hat. Unsere Gesellschaft wird von einem Feind überrollt. Sein Name beginnt mit einem A. Er kesselt uns ein. Wir sitzen in der Falle. Egal, in welche Richtung wir schauen, überall ist die Not groß und wird immer größer. Es fehlen Pflegekräfte, es fehlen die finanziellen Mittel, die Strukturen sind verkrustet, neue Konzepte greifen nur in Einzelfällen. Zukunftsbeschreibungen bewegen sich zwischen Verzweiflung und Skandal. Muss Oma in die Slowakei? Muss Opa nach Thailand? (S. 35)*

Um dieser resignativen Sicht zu begegnen, bedarf das immer noch dominierende, ein weitgehend mechanistisches und reduktionistisches Bild der Demenz[41] vermittelnde medizinisch-biologische Standardparadigma der Korrektur und Ergänzung durch ein ganzheitliches Demenz-Modell, das die psychosoziale Komponente der Erkrankung stärker berücksichtigt und, basierend auf der Erkenntnis, dass Kompetenz, Teilhabe und Lebensqualität Demenzkranker nicht unwesentlich von der Gestaltung der räumlichen, sozialen und infrastrukturellen Umwelt mitbestimmt wird (Kruse, 2013; Wortmann & Fletcher, 2013), Milieugestaltung sowie die Art der Kommunikation und Interaktion als wesentliche Einflussgrößen anerkennt.

Es darf nicht übersehen werden, dass eine Demenzerkrankung zwar ein tiefgreifendes, lebensveränderndes prozesshaftes Geschehen ist, dass sie aber dennoch immer nur *ein* Teil des Lebenspuzzles ist. Auch in der Phase der Demenzerkrankung agieren Menschen - wie in allen anderen Lebensabschnitten auch - in verschiedenen sozialen Rollen und sind gezwungen, mit differenten Kontexten, Erwartungen und Anforderungen umzugehen.

---

41 Cofone, M. (s.d.). Neue Wege - Neue Lebenskultur in der Pflege und Betreuung von Menschen mit Demenz. Verfügbar unter: http://www.demenzservice-cofone.de/pdf/neuewege.pdf [13.02.2013]

Personsein, Identität und Autonomie verändern sich im Rahmen eines demenziellen Prozesses, werden aber nicht aufgelöst. Personsein ist ein allgemeines Menschenrecht und ist daher per se unverlierbar. Zudem bleiben demenziell Erkrankte einzigartige, sensible Persönlichkeiten, die bei einfühlsamer Begleitung weiterhin in gewissen Grenzen beziehungs- und interaktionsfähig sind. Ein relationaler Personbegriff ist dem aktualistischen, Kontinuität ausschließenden Ansatz vorzuziehen.
Die biographische Identität wird im Krankheitsverlauf fragmentiert und geht schließlich mehr und mehr verloren. Dennoch bleiben Reste des Selbst und Spuren biographischer Kontinuität erhalten. In Erinnerung gerufene Lebensgeschichte kann drohendem Identitätsverlust vorbeugen. Das adäquate Maß an Autonomie lässt sich mit Aussagen wie *immer weniger Selbst- und immer mehr Fremdbestimmung; maximale Freiheit, minimale Kontrolle und Handlungsbedarf bei Gefahr von Selbst- und Fremdgefährdung* beschreiben. In dieser Abwägungsproblematik kann der Begriff der advokatorischen Ethik einen hilfreichen Bezugsrahmen darstellen, da mit dieser Argumentationsfigur die angeschnittenen ethischen Probleme angemessen dargestellt und einer Lösung zugeführt werden können (Brumlik, 2013).
Positive Bindungserfahrungen und eine aus individuellem Lebenslauf und überindividuellem historischem Kontext gespeiste, kenntnisreiche Biographiearbeit kann positive Emotionen hervorrufen, das Selbstwertgefühl des Erkrankten stärken und die Pflegebeziehung vertiefen. Besonders wertvoll ist das Wissen um positiv besetzte Schlüsselerlebnisse und lebensgeschichtlich gewachsene Vorlieben, Abneigungen, Rituale und Bewältigungsstrategien.
Die Angehörigenpflege führt zu gravierenden Veränderungen in der Alltagsorganisation und -bewältigung, der gewachsenen Aufgaben-, Rollen-, Funktions- und Machtverteilung, im Familiensystem und in der emotionalen Beziehung. Diese Umwälzungen generieren im Verbund mit Schwankungen in der Symptomatik und daraus resultierenden Unsicherheiten im Umgang mit dem Erkrankten sowie markanten Persönlichkeitsveränderungen und Verhaltensauffälligkeiten bei familial Pflegenden ein mehrdimensionales Belastungserleben und multiple Belastungsreaktionen.
Bei der Partnerpflege wirken belastungsverschärfend neben dem Zerbruch von Lebensperspektiven und angedachter Altersgestaltung vor allem die verwirrende Gleichzeitigkeit von Paar- und Pflegebeziehung, das häufige Pendeln zwischen beiden Beziehungsformen, das Schwinden von Intimität, Nähe und Reziprozität sowie das Aufkommen von Fremdheitsgefühlen. Zudem sehen sich alte und hochaltrige Pflegende mehreren Dilemmata gegenüber: krankheitsbedingte Arbeitsvermehrung und -verdichtung vs. altersbedingte Notwendigkeit der Arbeitsverminderung und Entschleunigung, Gefahr der Inkaufnahme gesundheitlicher Gefährdungen vs. Notwendigkeit zur Schonung der Gesundheit, Rückzugsbedürfnis vs. Notwendigkeit zur Aufrechterhaltung von Beziehungen.
In der Elternpflege bergen die Parentifizierung der Kinder mit der damit verbundenen Umkehr der *Machtverhältnisse* und - ähnlich wie bei der Partnerpflege - die mit diskontinuierlichen Sprüngen einhergehende Beziehungsverwirrung ein erhebliches Konfliktpotenzial in sich.
Bei beiden familialen Pflegekonstellationen bestimmen individuelles Krankheitsbild, prämorbide Beziehung, subjektive Bewertungskriterien sowie Umfang und Qualität des sozialen Netzwerks ganz wesentlich den Grad der Belastung. Auch erzeugen sowohl der Gedanke an eine unumgänglich erscheinende Heimunterbringung als auch Loslösungsphantasien vom fremdgewordenen Partner oder Elternteil und der unwillkürlich aufkommende und sogleich als zu egoistisch eingeordnete und daher unterdrückte Wunsch nach Befreiung von der unerträglich gewordenen Belastung massive Schuldgefühle (Wilz & Gunzelmann, 2012).
Bei Erfahrungsberichten pflegender Angehöriger besteht die Gefahr, dass grenzüberschreitend Details aus Spätphasen der Erkrankung in einer Weise preisgegeben werden, die dem

mutmaßlichen Willen des Erkrankten widersprechen dürfte. Daher muss bei allem Bemühen, einen Beitrag zur Enttabuisierung zu leisten, auch darauf geachtet werden, dass die Intimsphäre der schutz- und wehrlos gewordenen Patienten nicht in unzulässiger Weise verletzt wird.
Bei einer Heimübersiedlung Demenzkranker trifft eine schwindende Adaptionsfähigkeit auf die Notwendigkeit zu umfangreichen und schwerwiegenden Anpassungsleistungen. Die fremde materielle und soziale Umwelt, Einschränkungen von Privatsphäre und Handlungsspielraum, starre, standardisierte, betriebswirtschaftlich organisierte und sich über lebensgeschichtlich gewachsene Gewohnheiten hinwegsetzende Betriebsabläufe überfordern viele Demenzkranke, werden ihnen in keiner Weise gerecht und können in ihnen das Gefühl erzeugen, hilflos einer *totalen Institution* ausgeliefert zu sein. Asymmetrische Machtverhältnisse, mangelnde Reziprozität und dadurch ausgelöste Ohnmachtsgefühle, die nicht selten zu bis zur Selbstverleugnung gehenden Anpassungsprozessen führen, sind Charakteristika einer stationären Unterbringung.
Wenn Bewohner auf ihre Krankenrolle reduziert werden, bleibt ihre Biographie unberücksichtigt und damit werden auch ihre komplexen Erfahrungen, Leistungen und Kompetenzen außer Acht gelassen oder zumindest nicht angemessen gewürdigt, werden eher als eine Ansammlung von Problemlagen wahrgenommen denn als über Jahrzehnte gereifte und nun einer schwierigen Lebensphase befindliche Persönlichkeiten. Die individuelle Biographie beeinflusst aber in erheblichem Maße die aktuelle Lebenssituation sowie die Wahrnehmung und den Umgang mit der Krankheit. Eine demenzgerechte professionelle Pflege und Begleitung ist nicht möglich ohne ausreichende Biographiekenntnisse. Hierzu zählen auch generationsspezifische Lebensumstände, denn häufig können aktuelle Verhaltens- und Handlungsweisen nur vor dem Hintergrund zeitgeschichtlicher Ereignisse und der dadurch bedingten Lebenssituation (z. B. traumatische Erfahrungen durch Krieg, Flucht und Vertreibung) verstanden werden (Piechotta, 2008). Um dies zu gewährleisten, muss bei der Heimaufnahme eine ausführliche biographische Anamnese besonders der drei ersten prägenden Lebensjahrzehnte erhoben werden (Höwler, 2011).
Als besonders problembehaftet erweist sich die Einbeziehung demenzkranker Immigranten in das deutsche Altenhilfe- und Gesundheitssystem. Die multiplen und multidimensionalen Herausforderungen lassen sich mit folgenden Stichworten umschreiben: große Heterogenität der Gesamtpopulation, differierende Altersbilder, Pflegeerwartungen und Pflegekulturen in den verschiedenen Ethnien, unterschiedlich schnell verlaufende Akkulturations-, Modernisierungs- und Pluralisierungsprozesse mit erheblichem, aus differenten Wertvorstellungen und Lebensstilen gespeistem intergenerationellem Konfliktpotenzial, mangelnde Inanspruchnahme von Hilfeleistungen infolge kaum überwindbarer sprachlicher und kultureller Zugangsbarrieren.
Punktuell wurden in jüngerer Zeit Fortschritte erzielt. So wurden kulturfaire, nonverbale Screeningverfahren zur Erfassung kognitiver Beeinträchtigungen entwickelt. Inselartig entstanden über ganz Deutschland verstreut Modellprojekte, in denen den lebensgeschichtlichen Prägungen, Einstellungen und Erwartungen sowie den kulturellen und religiösen Bedürfnissen dieser auch im pflegebedürftigen und demenzanfälligen Segment wachsenden Bevölkerungsgruppe Rechnung getragen wird.
Eher singuläre "inselartige Angebote" müssen durch strukturelle Veränderungen ersetzt werden. Barrieren [...] müssen umgehend und nachhaltig demontiert werden (Piechotta & Matter, 2008, S. 228). So ist es zwingend erforderlich, möglichst rasch migrationsspezifische Angebote im Bereich Informationsgewinnung, Nutzung von Beratungs-, Unterstützungs- und Betreuungsleistungen, Diagnostik, Therapie, Wohnen und Pflegen zu erstellen, Vernetzung, Kooperation

und Steuerung der pflegerischen Versorgung auszubauen und zu optimieren sowie quartiernahe, kulturell adaptierte, niedrigschwellige und aufsuchende Angebote und Hilfestrukturen sowie bedarfsgerechte, kleinteiligere Versorgungsformen für demenzkranke Migranten und ihre Angehörigen aufzubauen (Kaiser, 2009).

Es gilt also, den erheblichen Informations- und Aufklärungsbedarf über die Krankheit und Therapie der Demenz sowie über Betreuungs- und Hilfsangebote zu befriedigen, weitgehend sprachfreie, an Kultur- und Bildungsniveau der heutigen älteren Migrantenpopulation angepasste Diagnoseinstrumente zu entwickeln, Personal bereitzustellen, das über die notwendige fachliche und interkulturelle Kompetenz verfügt, und die psychosozialen Therapieangebote zielgruppenspezifisch zu gestalten, das heißt z. B., kulturell angepasste Beschäftigungs- und Erinnerungsmaterialien bereitzustellen (Kaiser, 2009).

Ältere Migranten werden in Zukunft durch die sich verkleinernden Familienstrukturen, die Erosion des familiären Hilfepotenzials und die zu erwartende Zunahme besonders pflegeintensiver Demenzerkrankungen vermehrt Dienste der Altenhilfe benötigen. Daher muss dringend die fehlende Kongruenz zwischen den vorhandenen Angeboten und dem spezifischen Hilfebedarf beseitigt werden. Insbesondere muss - zumindest im Blick auf die größten Migrantengruppen - das kulturelle Pflegeverhalten und -verständnis näher erforscht und es muss untersucht werden, worin der spezifische Hilfebedarf der einzelnen Migrantengruppen besteht und wie das Inanspruchnahmeverhalten verbessert werden kann. Nur auf dieser Basis lässt sich ein effizientes Altenpflegeangebot für demenzkranke Migranten etablieren (Ulusoy & Gräßel, 2010).

Das Bild einer Demenzerkrankung bleibt unvollständig, solange wesentliche Aspekte ausgeblendet bleiben: das soziale Umfeld, die Innensicht der Betroffenen, die Lebensgeschichte, in die die Erkrankung eingebettet ist und die die Krankheit zugleich so nachhaltig verändert. Was es bedeutet, mit einer Demenz zu leben, versteht man am besten, wenn man den Experten zuhört - den Erkrankten selbst. Eine wesentliche Erkenntnis, die aus den Porträts gewonnen werden konnte, ist die, dass eine Demenzerkrankung zutiefst individuell erlebt wird, dass jeder Erkrankte eine andere Geschichte erzählen kann. Das bleibende Verdienst der an die Öffentlichkeit getretenen Erkrankten ist, dass sie ihre Erfahrungen weitergegeben und damit vielen Orientierung, Hilfe und Hoffnung gegeben haben. Alle Betroffenen sind unheilbar krank, aber ihre Geschichten, die von ihnen offengelegte Innenperspektive und die darin vermittelten Botschaften sind von zeitloser Gültigkeit. In diesem Sinne wird ihre Lebensgeschichte auch posthum weiterleben, in den Menschen, die von ihren Geschichten berührt und dadurch in ihrem Verhalten verändert wurden (Snyder, 2011).

Im empirischen Teil, in dessen Zentrum anhand zahlreicher Aussagen Betroffener und primärer Bezugspersonen demenzielle Erlebnisprozesse und Umgangsweisen mit der Erkrankung sowie stadienspezifische Herausforderungen in den verschiedensten Pflegekonstellationen standen, wurde detailliert der jahrelange Krankheitsprozess geschildert, angefangen von den ersten Irritationen bis zum finalen Stadium mit den für diese Phase charakteristischen umfassenden Verlusten und Beeinträchtigungen und den fast durchgängig doch auch zu beobachtenden Momenten nicht mehr zu erwartender Klarheit und späten Glücksmomenten. Neben diesem längsschnittartigen Gang durch die Krankheitsgeschichte einzelner Betroffener enthält der empirische Teil auch ein größeres Kapitel, in dem querschnittartig relevante Symptomgruppen in ihrer interindividuellen Ausprägung näher beleuchtet werden.

Die Selbstzeugnisse Erkrankter und ihrer Angehörigen zeigen, wie unterschiedlich, vielfältig und komplex das Krankheitserleben Demenzkranker und des engeren sozialen Umfelds sein kann und wie dennoch gewisse allen gemeinsame Grundmuster erkennbar sind. Die Schilderungen belegen, in welch großer Bandbreite und wie progredient und schließlich umfassend kognitive und funktionelle Einbußen auftreten, wie Gedächtnis- und Orientierungsstörungen, Amnesien, Aphasien, Apraxien, Persönlichkeitsveränderungen und Verhaltensauffälligkeiten oft ineinandergreifen, in welch wachsendem Maße kognitive Beeinträchtigungen die Ausübung zunächst komplexer, schließlich aber auch basaler ADL-Tätigkeiten erschweren, wie sehr das Welt- und Selbstbild der Patienten dadurch durcheinandergerät, wie spürbar sich das soziale Umfeld und auch die Persönlichkeit des Erkrankten verändern, dass Gefühle bleiben, auch wenn die Kognition sich weitgehend aufgelöst hat, und wie die Angst zur dominierenden Erlebnisdimension wird, die Angst vor dem Ich-Verlust und vor dem Dahinschwinden der mühsam erworbenen Lebensorientierung und der progredienten Auflösung der Koordinaten von Raum und Zeit, die Angst, sich aufgrund zunehmender Orientierungslosigkeit in einer immer fremder und unüberschaubarer werdenden materiellen und sozialen Umwelt allein nicht mehr zurechtfinden zu können.

Die Porträtierten unterscheiden sich in Alter, Familienstand, sozioökonomischer Stellung und Demenzform voneinander. Unter ihnen finden sich sowohl senil als auch präsenil Erkrankte, Personen, die den Kampf mit der Krankheit aufnahmen, obwohl sie wussten, dass sie ihn verlieren werden, und andere, die bereits im prädemenziellen Stadium und teilweise vor Diagnosestellung den Kampf aufgaben. Analog zum statistisch gesicherten Anteil der einzelnen Demenzformen handelt es sich bei der Mehrzahl um senil an einer AD Erkrankte, daneben aber finden sich auch an FTD, VD und präseniler AD Leidende. Dass präsenile Patienten etwas überrepräsentiert sind, hängt vermutlich mit der Brisanz der Erkrankung bei dieser noch im Berufsleben stehenden Personengruppe zusammen. Innerhalb dieses Segments finden sich sowohl Personen mit der erwartbaren raschen Progredienz (z. B. Degnæs) als auch atypisch langsame Verläufe (z. B. Taylor). Unter den Desiderata in diesem Bereich ist zu denken an Porträts von alleinstehenden Demenzkranken und von Betroffenen mit Migrationshintergrund.

In den Porträts konnte gezeigt werden, dass mit intellektuellen Gaben reich ausgestattete Personen länger als andere eine *heile Fassade* aufrechterhalten und sich in späten Krankheitsstadien mit kreativen Wortschöpfungen oder mit mit Wortwitz gepaarten und belustigend wirkenden Formulierungen helfen konnten (z. B. van Neer). Dass die krankheitsbedingten Beeinträchtigungen in engem Bezug zur Lebensgeschichte stehen, wurde dort besonders deutlich, wo kognitive Einbußen verstärkt ins Gewicht fielen, weil die Betreffenden sich prämorbid sehr stark über die Kognition definierten und Intellekt, Sprachbeherrschung, Sprachverständnis, Reflexion und Kommunikation einen hohen Stellenwert einräumten und / oder in ihrer Profession auf die Beherrschung dieser Fähigkeiten angewiesen waren (z. B. Bill *(vgl. S. 190)* - und Taylor *(vgl. S. 157)*.

In der Demenzforschung spielte in der Vergangenheit die Innenperspektive nur eine sehr untergeordnete Rolle, da man davon ausging, dass demenziell Erkrankte nicht mehr über eine Selbstreflexion und über einen aktiven Handlungsspielraum verfügen (Stechl, 2006). Dass dies zumindest in frühen Stadien der Erkrankung nicht der Fall ist, zeigen insbesondere die Porträts von Taylor und Bryden. Beide vermitteln eindrücklich die Befindlichkeit von Betroffenen, ihre Ängste und Kämpfe, die gewaltigen Herausforderungen, denen sie sich ständig und überall gegenübersehen, sie konfrontieren Nichterkrankte aber auch mit ihrer Kritik an *stereotypen Versorgungspaketen* und *Denkschablonen* sowie Tendenzen zur Entpersönlichung und zur Reduktion ihrer Person auf Träger von Symptomen und Verlusten. Basierend auf einer guten Beobachtungsgabe und einer zumindest noch längere Zeit vorhandenen Fähigkeit zur Reflexion gelingt beiden eine eindrucksvolle Schilderung ihrer Wahrnehmungs- und Bewältigungsprozesse, wobei Taylor zugute kommt, dass er als Psychologe über einen geschulten Blick und das nötige Hintergrundwissen verfügt.

Vertiefte Erkenntnisse, die aus der Innenperspektive des Krankheitserlebens gewonnen werden, sind nicht nur für die Forschung, sondern auch für die Praxis von Bedeutung. Zu wünschen ist, dass dieser neue Blickwinkel Impulse setzt hin zu einer Veränderung von Verhalten und Handeln in allen Segmenten gesellschaftlichen Miteinanders, angefangen von familiär und professionell Pflegenden über Wissenschaftler bis hin zu Politikern und Medienvertretern.
Aus allen Porträts wird deutlich, dass die Demenz nur ein Teil des Lebenspuzzles ist, dass sie auf eine jahrzehntelange Lebensgeschichte aufgepfropft ist, eine Lebensgeschichte, die ihre langen Schatten auch auf die durch die demenzielle Erkrankung geprägte Lebensphase wirft.
Die authentischen Erfahrungsberichte zeigen, wie sehr lebensgeschichtlich gewachsene Prioritäten und individuelle Bedürfnispräferenzen durch die Krankheit zwar überlagert, aber nicht ausgelöscht werden, in welch hohem Maße Abwehrmechanismen und Bewältigungsstrategien lebensgeschichtlich gefärbt sind, wie stark der Umgang mit Defizitkonfrontationen von lebensgeschichtlich entstandenen Verhaltensmustern beeinflusst wird und dass die Demenz dem großen Lebensgeschichtenbuch lediglich ein weiteres und eben letztes Kapitel hinzufügt.
Auch belegen die Selbstzeugnisse, dass Prozesse der Demenzwahrnehmung und -bewältigung stets individuell, komplex und subjektiv ablaufen und dass die individuelle Bedürfnisstruktur nicht nur vom Maß der kognitiven und funktionellen Einbußen, sondern auch von prämorbiden Persönlichkeitsmerkmalen, insbesondere individuell bedeutsamen sozialen Rollen, Fähigkeiten und Kompetenzen, abhängig ist. Daher kann das allseits bekundete Bedürfnis nach Autonomie, Selbständigkeit und Lebensstilkontinuität in verschiedenen Bereichen des täglichen Lebens durchaus unterschiedlich ausgeprägt sein. Zu entscheiden, ob im konkreten Fall diesem Bedürfnis nachgegeben werden kann oder ob nicht doch, insbesondere in den Bereichen Gesundheit und Finanzen, der Schutz vor einer Eigen- und Fremdgefährdung Vorrang haben muss, gleicht in jedem einzelnen Fall dem Wandern über einen schmalen Grat.
Es konnte gezeigt werden, dass die Wahrnehmung der wachsenden kognitiven Defizite und des Leistungsverlusts insbesondere in der Frühphase der Erkrankung häufig eine depressive Symptomatik zur Folge hat, die sich mit schwindender Defizitwahrnehmung wieder zu verlieren beginnt, und dass paranoide Wahnvorstellungen (z. B. Bestehlungswahn) auf kognitive Beeinträchtigungen, aber auch auf vorbestehende und nun krankheitsbedingt akzentuierte problematische Wesenszüge zurückzuführen sein können (Schmidtke & Otto, 2012). Aus den Selbstzeugnissen Betroffener konnten zentrale, für das Frühstadium relevante Wünsche, Erwartungen und Forderungen entnommen werden.
Bei den beiden vielleicht neuralgischsten Punkten innerhalb des demenziellen Erlebnisprozesses konnten sowohl gelungene als auch missglückte oder verschleppte Diagnoseeröffnungen und Heimübersiedlungen thematisiert werden. Auch konnte gezeigt werden, welche negativen Auswirkungen inadäquate Umgangsstrategien haben, dass der Heimübersiedlung oft ein langer, vielschichtiger, von Ambivalenzen geprägter und von Selbstvorwürfen und Versagensgefühlen begleiteter Prozess vorausgeht und dass es dabei keinen Königsweg gibt.
An einigen geradezu dramatischen Beispielen konnte belegt werden, wie massiv Kriegstraumata, durch die Demenz befördert, aus der Tiefe des Bewusstseins nach oben drängen, sowohl den Erkrankten als auch sein soziales Umfeld in Angst und Schrecken versetzen und wie notwendig es daher ist, Anlässe zur Traumareaktivierung zu vermeiden und im stationären Kontext historischen Gegebenheiten und individueller Biographie einen größeren Stellenwert einzuräumen als bisher.

15 Desiderate und Ausblick

Noch immer ist das Problemfeld Demenz nahezu ausschließlich im medizinisch-pharmakologisch-pflegerischen Bereich angesiedelt (Wettstein, 2006). Dieses Sicht wird dem Demenzsyndrom nicht gerecht, da sie lediglich Beschreibungen für einen Teilbereich der Wirklichkeit liefern kann, sich zudem fast vollständig auf die erste Hälfte des Krankheitsprozesse konzentriert und auf die ein weit höheres Maß an Begleitung erfordernde zweite Hälfte kaum eingeht. Es ist an der Zeit, das historisch gewachsene biomedizinische Deutungs- und Handlungsmonopol aufzuheben (Haass, 2006; Wettstein, 2006), einen Aktionsplan zu entwickeln, bei dem neben Medizinern und Biologen auch Vertreter anderer Disziplinen, aber auch professionell oder familiär Pflegende sowie ehrenamtlich engagierte Mitbürger einzubeziehen sind, und in naher Zukunft ein nationales interdisziplinäres Forschungszentrum für Demenzkranke einzurichten (Haass, 2006).
Von den Demenzkranken werden derzeit etwa zwei Drittel zu Hause gepflegt. Dies wird in Zukunft in diesem Ausmaß nicht mehr möglich sein. Denn voraussichtlich wird sich die Zahl der pflegebedürftigen Demenzkranken innerhalb der nächsten vierzig Jahre verdoppeln (DAlzG, 2012) und gleichzeitig wird das familiale Pflegepotenzial aufgrund der in der Moderne ablaufenden sozialen Veränderungsprozesse in den Familienkonstellationen (verkleinerte, z.T. durch Scheidung fragmentierte und räumlich ausgedehnte familiäre Netze, veränderte weibliche Rollenmuster, steigende Erwerbstätigenquote bei Frauen, Zunahme von Ein-Kind-Familien) und im Erwerbsleben (zunehmende Mobilitäts- und Flexibilitätserwartungen) zurückgehen (Kaiser, 2009). Hinzu kommt, dass seit 1965 nicht unerhebliche Teile eines Jahrgangs kinderlos geblieben sind. Dies induziert die Frage, wer diese Personen pflegen könnte und wie die anfallenden Kosten möglichst sozialverträglich aufgefangen werden können (Ebbinghaus, 2012). Prognosen zufolge werden 2050 von 100 Bundesbürgern 4 dement sein. *Zu viele, um sie in Heimen von Fachpersonal versorgen zu lassen - selbst wenn es von beidem genug gäbe,* schreibt Klingholz, Direktor der Berlin-Instituts für Bevölkerung und Entwicklung, im Vorwort zum Demenz-Report 2011. Verschärft wird die Situation noch dadurch, dass, aller Voraussicht nach, zumindest mittelfristig Pharmaka auf den Markt kommen werden, die den hirnphysiologischen Verfallsprozess zwar nicht aufhalten, aber doch merklich verzögern können, sodass demenziell veränderte Menschen wesentlich länger als heute betreut und versorgt werden müssen (Wißmann & Gronemeyer, 2008).
In die Zukunft hineinprojiziert, wird das häusliche Pflegearrangement geprägt sein von Alterungs- und Ausdünnungsprozessen. Durch die demographische Entwicklung bedingt, wird das Medianalter der Bevölkerung sich weiter erhöhen (Anstieg zwischen 1950 und 2000 von 25 auf 40 Jahre, prognostizierter Anstieg bis 2050 auf 52 Jahre), werden pflegende Partner bereits in fortgeschrittenem Alter und wird die Position der Enkel und Urenkel eher dünn besetzt sein. Daraus resultieren eine Alterung der familiären Bezugssysteme und ein Ungleichgewicht zwischen Pflegebedarf und Pflegeressourcen (Wadenpohl, 2008).
Die Tatsache, dass trotz konstatierbarer Belastungen die häusliche Lebens- und Pflegesituation sich (noch) ausgesprochen stabil erweist und in der Partnerpflege der Wunsch nach einem guten Abschluss der Lebensgemeinschaft oft realisiert werden kann, darf nicht zur gesellschaftlichen Untätigkeit führen. Das mithilfe der Resilienz als theoretischem Verständniszugang erklärbare Phänomen darf von der Gesellschaft nicht dazu missbraucht werden, sich der Verantwortung für alte, demenzkranke Menschen zu entziehen. Die Besinnung auf die Belastbarkeit und die Stärke des Individuums intendiert nicht eine Entpflichtung, sondern fordert vielmehr dazu heraus, die Ressourcen und Stärken pflegender Senioren zu fördern und ihnen die

erforderliche Unterstützung, Begleitung und Versorgung zukommen zu lassen. Anzustreben ist eine *alternsfreundliche Kultur* (Wadenpohl, 2008).

Herausforderungen für die Versorgungsforschung und -gestaltung ergeben sich aus der Zunahme unterstützungs- und pflegebedürftiger Personen innerhalb eines Bezugssystems und der Notwendigkeit, aktuell pflegende, in absehbarer Zeit aber ebenfalls hilfs- und pflegebedürftige Personen finanziell abzusichern. Diesen Herausforderungen kann nur mit einem Perspektivenwechsel begegnet werden, einer Abwendung von der individuenbezogenen hin zu einer systemischen Perspektive. Es erscheint angemessen und erforderlich, das engere soziale Umfeld bei der Leistungsbemessung mitzuberücksichtigen, flankierende, haushaltsunterstützende und betreuende Angebote auszubauen und die Pflegezeit wesentlich stärker als bisher auf die Rentenansprüche anzurechnen (Wadenpohl, 2008). Es darf nicht dabei bleiben, dass Pflegende in der Gefahr stehen, wegen der Übernahme des häuslichen Pflegearrangements und trotz der verbalen Wertschätzung ihrer Leistung durch die Politik im eigenen Alter in eine äußerst prekäre wirtschaftliche Situation zu geraten.

In einer Gratwanderung zwischen Grenzen und Zwängen einerseits und den Erfordernissen einer bedürfnisorientierten, humanen Versorgung Demenzkranker andererseits muss es in einem Paradigmenwechsel gelingen, die immer noch recht verbreiteten Missstände in der stationären Versorgung zu beseitigen und die vor allem auf Zeit- und Personalmangel und eine einseitige Pflegephilosophie zurückzuführende, Regressions- und Aggressionstendenzen fördernde körper- und funktionsfixierte Minimalpflege abzulösen durch ein Versorgungskonzept, das soziale, emotionale und geistige Bedürfnisse sowie lebensgeschichtliche und persönlichkeitsspezifische Aspekte angemessen berücksichtigt und Angehörige als unentbehrliche Kooperationspartner miteinbezieht.

Dringend erforderlich sind auch eine Ausbildungsreform, bei der angehenden Pflegekräften Grundkenntnisse in der neueren deutschen Geschichte und Grundkenntnisse für den Umgang und die Kommunikation mit demenziell Erkrankten vermittelt werden, und verstärkte Schulungen der aktuell Pflegenden, die häufig, bezogen auf den historischen Kontext der heutigen Altenheimbewohner und die Grundprinzipien demenzgerechter Umgangs- und Kommunikationsweisen, nur über rudimentäre Kenntnisse verfügen. Dies sind wesentliche Voraussetzungen für den Aufbau einer tragfähigen Pflegebeziehung, die zutreffende Einordnung von Verhaltensauffälligkeiten und die Vermeidung von Trauma-Reaktivierungen. Auch erscheint es geboten, angesichts der wachsenden Zahl Pflegebedürftiger, rückläufiger Personalressourcen und trotz knapper Kassenlage die derzeit unter mangelnder Anerkennung, unzureichender Bezahlung und problematischen Arbeitsbedingungen leidende Attraktivität des Pflegeberufs spürbar zu verbessern und baulich-räumliches, organisatorisch-betriebliches sowie soziales Milieu möglichst gut den spezifischen Bedürfnissen demenzkranker Bewohner anzupassen.

Unerlässlich erscheint die Aufnahme der Vermittlung interaktiver Kompetenzen in das Curriculum für die praktische Pflegeausbildung, um so angehende Pflegekräfte zu einem personzentrierten, Vertrauen schaffenden Interaktionsstil und einer bewussten Methoden- und Handlungsreflektion zu befähigen. So ausgebildetes und kontinuierliches fort- und weitergebildetes Personal kann, indem es sich nicht nahtlos in die Routineprozesse integriert, als Multiplikator fungieren, innovative Veränderungsprojekte initiieren und dazu beitragen, eine neue Demenzpflegekultur zu generieren (Höwler, 2007; Höwler, 2011).

Viele der heute demenziell Erkrankten haben traumatische Kriegserfahrungen gemacht. Auch wächst die Zahl der Mitbürger mit Migrationshintergrund, die an einer Demenz erkranken. Es erscheint lohnend, den Einfluss signifikant von der übrigen Bevölkerung abweichender Biographien auf die Demenzerkrankung zu untersuchen und zu analysieren, inwieweit das Wissen

um die Lebensgeschichte einen besonderen und möglicherweise unverzichtbaren Schlüssel zum Menschen mit Demenz darstellen kann.
Bei der Einbeziehung demenziell Erkrankter mit Migrationshintergrund besteht auf zahlreichen Feldern und Ebenen erheblicher und drängender Forschungs- und Handlungsbedarf. Zumindest bei den großen Migrantenpopulationen wie der türkischen muss die unzureichende Datenlage über die Lebens-, Versorgungs- und Betreuungssituation sowie die Wahrnehmung der Krankheit und den Umgang mit den Folgeerscheinungen dringend verbessert werden. Dabei muss mitbedacht werden, dass ein Migrationsprojekt mit einer kulturellen, sozialen und familiären Entwurzelung und dadurch ausgelösten komplexen, psychischen Belastungen verbunden ist. Die Forschung kann am besten befördert werden durch migrationserfahrene Wissenschaftler. Eine kultursensible stationäre Versorgung wird erleichtert durch die Einstellung von Pflegekräften mit Migrationshintergrund.
Leitgedanken zukünftiger Versorgungskonzepte sollten Normalität, Alltagsnähe und Lebensweltorientierung sein. Die Umsetzung dieser Konzepte erfolgt in einer an vertraute Häuslichkeit erinnernden Umweltgestaltung und in organisatorischen Strukturen, die mehr von den individuellen Bedürfnissen der Demenzkranken als von arbeits- und personalorganisatorischen Gesichtspunkten bestimmt werden. In kleinräumigen Strukturen kann es auch eher gelingen, den Bedürfnissen präsenil Erkrankter gerecht zu werden. Derzeit finden sich diese oft in Tagesstätten oder Heimen wieder, in denen das Durchschnittsalter der Bewohner zwischen 80 und 90 Jahren liegt. Es erscheint zwingend erforderlich, wie Lützau-Hohlbein, Vorsitzende der Deutschen Alzheimer Gesellschaft, im Vorwort zu Wadenpohl (2008) betont, auch für diesen Personenkreis geeignete Hilfen und Einrichtungen zu schaffen.
Diesem Ziel dient z. B. das auf zwei Jahre angelegte Forschungsprojekt *FrühLInk* in Münster[42]. In der Studie soll eine Potenzialanalyse auf der Basis eines Mixed-Methods-Forschungsdesigns durchgeführt, Ende 2015 in einer Broschüre vorgestellt und evaluiert werden. Die Verantwortlichen - Alzheimer Gesellschaften NRW, LWL-Klinik Münster und Techniker Krankenkasse - hoffen aufgrund der Erfahrungen, Überlegungen und Vorschläge präsenil Erkrankter, Angehöriger, ehrenamtlich und professionell Tätiger auf der Suche nach tragfähigen Lösungen einen Beitrag leisten zu können zur Verbesserung der Versorgungssituation dieses in seiner individuellen Lebensgestaltung besonders betroffenen Personenkreises.
In eine ähnliche Richtung zielt das Projekt RHAPSODY (Research to Assess Policies and Strategies for Dementia in the Young), bei dem ein interdisziplinäres Forschungsteam aus Deutschland und fünf weiteren europäischen Staaten ein internetbasiertes Schulungsprogramm zur Unterstützung von präsenil Erkrankten und ihren Angehörigen entwickeln wollen. Mit dem unter Mitwirkung der DAlzG 2014 gestarteten Projekt soll dem Umstand begegnet werden, dass derzeit nur an wenigen Standorten auf diesen Personenkreis abgestimmte Angebote bestehen und die große Entfernung oft deren Nutzung verhindert[43].
Die skizzierte Problematik tangiert die unverzichtbare Kohäsion einer Gesellschaft, könnte das Gesundheits- und Sozialsystem in arge Turbulenzen stürzen und zum sozialpolitischen Sprengstoff werden. Immerhin war vom *sozialverträglichen Frühableben* hierzulande bereits die Rede und auch in der gegenwärtigen Diskussion tauchen immer wieder Begriffe wie *unnütze Kostgänger, unzumutbarer Kostenfaktor* oder *Krieg der Generationen* auf.
Die Aufgabe, die sich der Gesundheits- und Sozialpolitik stellt, ist ebenso drängend wie ungelöst. Die dabei zu beachtenden Facetten ergeben eine ganze Reihe von Problemfeldern, angefangen vom Fehlen kausaler Therapien und leichtfertig gegebenen, unerfüllbaren Hei-

42 http://www.alzheimer-muenster.de/fruehlink/; [05.11.2014]
43 vgl. http://www.deutsche-alzheimer.de/ueber-uns/projekte/europaeisches-projekt-rhapsody.html [18.01.2015]

lungsversprechen über psychische Belastungen bei Diagnoseempfang bis hin zu überforderten Angehörigen und mangelhaft qualifizierten und bezahlten Pflegekräften (Müller-Jung, 2011). Nicht übersehen werden darf bei der angeschnittenen Problematik, dass der zunehmende Anteil alter Menschen sich in Zukunft zu einem wachsenden politischen Machtfaktor entwickeln wird und die Forderungen dieser Personengruppe von der Politik kaum mehr überhört werden können.

Aus ihrem humanitären Anspruch erwächst der Gesellschaft die Verpflichtung, ihrer solidarischen Verantwortung schwachen Mitgliedern gegenüber gerecht zu werden. Eine Gesellschaft braucht Leitvorstellungen.

- Leben mit Demenz ist, auch wenn es nicht den gängigen Vorstellungen von Lebensglück und gelingendem Leben entspricht, doch lebenswert. Voraussetzung ist allerdings, dass es in adäquate Rahmenbedingungen eingebettet ist (z. B. van Deun *(vgl. S. 146)* und Jens *(vgl. S. 112)*).
- Die Pflege Demenzkranker ist nicht ausschließlich eine individuelle, sondern eine gemeinschaftliche Aufgabe. Zu oft noch wird die Bewältigung von Pflegeaufgaben als Schicksal und als von Einzelpersonen oder Familien allein zu meisternde Aufgabe interpretiert. Pflegende Angehörige dürfen aber bei den Überforderungssituationen und der drohenden gesellschaftlichen Desintegration nicht allein gelassen werden, vielmehr muss die Begleitung von Demenzkranken als gemeinschaftliche Aufgabe gesehen werden, bei der unterschiedliche Sektoren der Gesellschaft zusammenwirken und einen Pflegemix bereitstellen müssen. Jeder einzelne Sektor, sowohl der private und professionelle als auch der staatliche und zivilgesellschaftliche, kann aus eigener Kraft diese Leistung nicht erbringen. Es erscheint erforderlich, flächendeckend Pflegestützpunkte einzurichten, in denen versierte Fachkräfte neutral und objektiv Familien beraten und ihnen Hilfestellung geben.
- Die Übernahme von Solidaritätsaufgaben muss durchaus nicht das Ende eines "guten" Lebens bedeuten. Viele Beispiele (Hilser, Eichmann u. a.) zeigen, dass sie auch als eine Bereicherung des eigenen Lebens empfunden werden kann und dass es gelingen kann, in der Zusammenarbeit von Familien, Netzwerken und neuen Versorgungsformen eingelöste Verantwortungsbereitschaft in der Pflege einerseits und Belastungen andererseits auszubalancieren. Dabei zeigt sich: Gelebte Solidarität und erfülltes Leben schließen einander keineswegs aus (Klie, 2006).

Um zu verhindern, dass der Traum, sehr alt zu werden, zum Albtraum wird und in der Erfahrung endet, als Demenzkranker mangelhaft versorgt zu werden, der Traum also zum Trauma wird, scheint angesichts der Tatsache, dass die Betreuung in Familien fragiler, die Heimunterbringung zu teuer und personell nicht sicherzustellen ist und die Versorgungslücke sich dadurch verbreitert, eine Mobilisierung der Zivilgesellschaft und ein daraus erwachsendes bürgerschaftliches Engagement immer unabdingbarer. Als Akteure kommen in Frage in erster Linie junge Rentner und rüstige Ruheständler, die bereit sind, nach Beendigung des Erwerbslebens ihr umfangreiches Erfahrungswissen in die Waagschale zu werfen, die ihnen durch die gestiegene Lebenserwartung geschenkte Lebenszeit weiterzuverschenken, die selbst eine Sinn stiftende Beschäftigung suchen und zudem aufgrund ihres Alters vor Augen haben, dass auch ihnen in nicht allzu ferner Zukunft das Schicksal Demenz und Unversorgtheit drohen kann (Wißmann & Gronemeyer, 2008; Bode, 2014) und die fähig sind, kreativ und innovativ an der Unterstützung und Verbesserung der Lebensqualität Demenzkranker mitzuarbeiten (Wegner, 2012).

Dabei ist zu bedenken, dass die Formen freiwilligen Engagements in den letzten Jahrzehnten individueller geworden sind und daher auch nach neuen Strukturen Ausschau gehalten werden muss. Es gilt, die unterschiedlichen Interessen, Ideen, Begabungen und Kompetenzen von Bürgerinnen und Bürgern zu nutzen, Besuchsdienste und Betreuungsgruppen anzuregen, Besuche von Nachtcafés, Museen oder Kunstausstellungen zu organisieren oder sich als Pflegebegleiter bzw. Gastfamilie einzubringen (Wißmann & Gronemeyer, 2008).

Dazu muss das Thema Demenz auf die Ebene des Nahraums heruntergebrochen werden. Unter diesem Blickwinkel sind großinstitutionelle Versorgungseinrichtungen, die nicht selten wie abgeschlossene Burgen isoliert und ohne Verbindung zur Bevölkerung in das kommunale Gefüge eingelagert sind, obsolet und unerwünscht. Anzustreben sind vielmehr kleinräumige, wohnortnahe, in der Kommune fest verankerte und voll integrierte Einrichtungen, ambulant betreute Wohngemeinschaften, Wohngruppenprojekte o. Ä., mit denen Demenzkranke in die Gemeinschaft der Kommune zurückgeholt werden können, nicht zuletzt aus der Erkenntnis heraus, dass Menschen besonders dann zu bürgerschaftlichem Engagement bereit sind, wenn es sich um *ihre Dementen* und um *ihren Kiez* handelt (Wißmann & Gronemeyer, 2008).

Beispielhaft wirkt hier die von der Robert Bosch Stiftung geförderte bürgerschaftliche Initiative *Aktion Demenz - Gemeinsam für ein Leben mit Demenz*[44], die sich als übergreifendes Netzwerk versteht und es sich zur Aufgabe gemacht hat, Öffentlichkeitsarbeit zu betreiben, die Bevölkerung einer Kommune oder Region für das Thema Demenz und für das Anliegen, Erkrankte in die Mitte der Gesellschaft zu holen, zu sensibilisieren und Menschen dafür zu gewinnen, Demenzkranke und ihre Angehörigen vor Isolierungs- und Ausgrenzungsprozessen zu bewahren, ihnen gesellschaftliche Teilhabe zu ermöglichen und so zur Steigerung ihrer Lebensqualität beizutragen. Dem Verein *Aktion Demenz* verlieh die Robert Bosch Stiftung zusammen mit anderen europäischen Stiftungen Anfang 2012 erstmals den Preis *Living well with Dementia in the Community*[45].

Bereits gelungen ist die Transformation hin zu einer demenzfreundlichen Kommune in dem 37.000 Einwohner zählenden Ostfildern nahe Stuttgart. Zahlreiche Initiativen und Projekte haben dank des Engagements der gesamten Stadtverwaltung, einer großen Anzahl Ehrenamtlicher und der großzügigen finanziellen Unterstützung durch die Gradmann-Stiftung bewirkt, dass sich die Umgangskultur mit Demenzkranken deutlich verbessert hat und bei vielen Bürgern ein wohltuendes Klima der Offenheit und eine neue Achtsamkeit entstanden sind (Bode, 2014).

Mittlerweile existiert in Deutschland eine ganze Reihe innovativer Einrichtungen. Als Beispiel sei der Frankfurter Altenheimkomplex Aya Textor-Goethe genannt, dessen Betreuungsangebot Altenwohnungen, Langzeitpflege und ambulante Pflege umfasst und das vor einigen Jahren durch *Ayas Gartenhaus* ergänzt wurde. In diesem Erweiterungsbau, der als vorbildlich gilt und mehrfach mit Preisen ausgezeichnet wurde, wurden vier Wohngruppen eingerichtet, in denen jeweils acht überwiegend demenzkranke Bewohner familienähnlich, umsorgt von einer vor allem Präsenz und Kontinuität verkörpernden *Lebensbegleiterin*, in einer Atmosphäre von Normalität, Sicherheit und Geborgenheit zusammenleben (Bode, 2014).

---

44 www.aktion-demenz.de; [13.02.2014]

45 http://www.aktion-demenz.de/veranstaltungen/veranstaltungsnachbereitung/307-16-januar-2012-efid-awards-2012-europaeischer-preis-living-well-with-dementia-in-the-community-der-european-foundations-initiative-on-dementia-efid-inbruessel-vergeben-.html; [13.02.2014]

Erwähnenswert ist auch das Bundesmodellprogramm *Lokale Allianz für Menschen mit Demenz*, bei dem lokale Netzwerke auf- und ausgebaut werden sollen, mit dem Ziel der Verbesserung der Zusammenarbeit der einzelnen Akteure, der Koordination bestehender, zu entwickelnder oder weiterzuentwickelnder Angebote und ggf. deren regionaler Verknüpfung. In einem gezielt geförderten Wettbewerb soll die Zahl der Standorte von knapp 300 im Jahr 2014 auf ca. 500 im Jahr 2016 erhöht werden[46].

Zu den innovativen Einrichtungen zu zählen ist auch das erste, 2014 eröffnete deutsche Demenzdorf. Dem Konzept des freilich viel größeren niederländischen *De Hogeweyk* folgend, bietet das am Stadtrand von Hameln gelegene *Tönebön am See* den von qualifiziertem und hoch motiviertem Personal betreuten Bewohnern größtmögliche Normalität. Auf dem 18.000 m^2 großen, eingezäunten und daher Sicherheit bietenden Grundstück gibt es einen Mini-Supermarkt, einen Friseur und ein Café mit Blick auf den Garten. In jeder der vier Hausgemeinschaften wird täglich im dorfeigenen Laden eingekauft und anschließend gekocht. Dadurch, dass Hamelner Bürger ehrenamtlich zu Konzerten und Tanztees in die Wohnanlage kommen und umgekehrt rüstige Bewohner an Unternehmungen der örtlichen Nordic Walking-Gruppe teilnehmen können, wird einer Ghettobildung vorgebeugt.

Angesichts des Umstands, dass es sich bei der Herausforderung Demenz um eine kaum zu bewältigende Herausforderung zu handeln scheint, soll die Arbeit beschlossen werden mit einigen Mut machenden Zitaten, die signalisieren sollen, dass unmöglich erscheinende Veränderungen Wirklichkeit werden können, wenn es sich um einen großen Traum handelt und dieser hartnäckig verfolgt wird. *Um unsere Angst vor Demenz zu überwinden, brauchen wir mehr Mut - Mut, wie ihn unsere Vorfahren im 19. Jahrhundert hatten, als sie Bilder von einer freieren Gesellschaft entwarfen und trotz vieler Rückschläge an ihren Zielen festhielten*, so Bode (2012) in der am 16.09.2012 in der WDR5-Reihe *Lebenszeichen* ausgestrahlten Sendung mit dem Titel *Wenn der Kopf müde wird - Kriegstraumatisierte Menschen erkranken eher an Demenz*[47]. Oder um mit Hesse, Luther-King und Obama zu sprechen: *Man muss das Unmögliche versuchen, um das Mögliche zu erreichen. - I have a dream - Yes, we can.*

Der Pessimismus des Verstandes, nämlich das Wissen, die Krankheit Demenz nicht heilen zu können, hat sich mit dem Optimismus der Tat zu verbinden, alles zu tun, um die Eigenständigkeit des Erkrankten so lange wie möglich zu erhalten, selbst dann, wenn das Ausmaß bescheiden bleibt.[48]

Möge diese Arbeit einen kleinen Beitrag dazu leisten, die Innensicht der Demenz besser zu verstehen und den aus dem Krankheitserleben Betroffener resultierenden Bedürfnissen und Erwartungen besser gerecht zu werden.

46 vgl. http://www.lokale-allianzen.de/service/foerderung/wettbewerb-2015/; [15.01.2015]

47 vgl.: http://www.wdr5.de/fileadmin/user_upload/Sendungen/Lebenszeichen/2012/Manuskripte/120916_MS_Bode_
Kriegstrauma_und_Demenz.pdf; [12.12.2012]

48 Klingenfeld, H. & Bruder, J. (1997). Nichtmedikamentöse Behandlungs- und Betreuungsformen Demenzkranker im Überblick. Norderstedt: fidem. zitiert nach Klessmann, 2006, S. 197

Literaturverzeichnis

Bücher

Adler, G. et al. (Hg.) (2009). *Seelische Gesundheit und Lebensqualität im Alter. Depression - Demenz - Versorgung.* Schriftenreihe der Deutschen Gesellschaft für Gerontopsychiatrie und -psychotherapie (DGGPP). Stuttgart: Kohlhammer

Aldebert, H. (2006). *Demenz verändert.* Berlin: EB-Verlag

Anifantakis, H. & Tyler, J. (1993). *Manley - Das Leben einer Familie mit der Alzheimer Krankheit.* Berlin: Knaur

Baer, U. (2007). *Innenwelten der Demenz.* Neukirchen-Vluyn: Affenkönig Verlag

Bär, M. & Diakonisches Werk Württemberg (Hg.) (2004). *Demenzkranke Menschen im Pflegeheim besser begleiten. Arbeitshilfe für die Entwicklung und Umsetzung von Pflege- und Betreuungskonzepten.* Hannover: Schlütersche Verlagsgesellschaft

Bäsch, E. (2010). *Mein Partner ist mir entrückt. Mein Partner ist ver...rückt. Von der Schwierigkeit, die Einsamkeit in einer Paarbeziehung auszuhalten, in der ein Partner eine Demenz entwickelt hat.* Frankfurt am Main: Mabuse-Verlag GmbH

Bauer, J. (1994). *Die Alzheimer-Krankheit. Neurobiologie, Psychosomatik, Diagnostik und Therapie.* Stuttgart: Schattauer Verlag

Ben Jelloun, T. (2007). *Yemma - meine Mutter, mein Kind.* Berlin: Berlin Verlag

Beyer, S. (2007). *Demenz ist anders. Über den Versuch einer einfühlenden Begleitung.* Bonn: Balance buch + medienverlag

Bickel, H. (2012). Epidemiologie und Gesundheitsökonomie. In: Wallesch, C.-W. & Förstl, H. (Hg.). *Demenzen.* Stuttgart: Thieme; 18-35

Bischof, K. (2006). *Erfolgsbedingungen in der Betreuung Demenzerkrankter. Eine Untersuchung zu kritischen Erfolgsfaktoren in stationären Pflegeeinrichtungen.* Kassel: University Press

Bode, S. (2014). *Frieden schließen mit Demenz.* Stuttgart: Klett-Cotta

Böggemann, M., Kaspar, R., Bär, M., Berendonk, C., Kruse, A., & Re, S. (2008). Positive Erlebnisräume für Menschen mit Demenz: Ein Ansatz zur Förderung von Lebensqualität im Rahmen individuenzentrierter Pflege. In: D. Schaeffer, J. Behrens, & S. Görres (Eds.). *Ergebnisse der Pflegeforschung.* Weinheim: Juventa, 80-104

Borasio, G.D. (2012). Über das Sterben. Frankfurt: Beck. Zitiert bei Bode, S. (2014). *Frieden schließen mit Demenz.* Stuttgart: Klett-Cotta; 232

Boss, P. (2008). *Verlust, Trauma und Resilienz. Die therapeutische Arbeit mit dem "uneindeutigen Verlust".* Stuttgart: Cotta

Bowlby-Sifton, C. (2007). *Das Demenzbuch. Ein "Wegbegleiter" für Angehörige, Pflegende und Aktivierungstherapeuten.* Bern: Huber

Braam, S. (2011) *Ich habe Alzheimer. Wie die Krankheit sich anfühlt.* Ins Deutsche übersetzt von Verena Kiefer und Stefan Häring. 5. Aufl., Weinheim, Basel: Beltz

Brand, M. & Markowitsch, H. J. (2005). Neuropsychologische Früherkennung und Diagnostik der Demenzen. In: Martin, M. & Schelling, H. R. (Hg.). *Demenz in Schlüsselbegriffen. Grundlagen und Praxis für Praktiker, Betroffene und deren Angehörige.* (1. Aufl.,). Bern: Huber; 11-74

Bretherton, I. (2009). Die Geschichte der Bindungstheorie. In: Spangler, G. & Zimmermann, P. (Hg.). *Die Bindungstheorie: Grundlagen, Forschung und Anwendung.* Stuttgart: Klett-Cotta, 27-49

Bright, R. (1984). *Musiktherapie in der Altenhilfe.* Stuttgart: Fischer

Brumlik, M. (2004). *Advokatorische Ethik - Zur Legitimation pädagogischer Eingriffe*, 2. Auf., Berlin: Philoverlag

Bryden, C. (2011). *Mein Tanz mit der Demenz. Trotzdem positiv leben*. Ins Deutsche übersetzt von Heide Börger. Bern: Huber

Buijssen, H. (2008). *Demenz und Alzheimer verstehen. Erleben, Hilfe, Pflege. Ein praktischer Ratgeber.* Beltz: Weinheim und München

Bundesministerium für Familie, Senioren, Frauen und Jugend (2002). *Dritter Altenbericht zur Lage der älteren Generation in der Bundesrepublik Deutschland.* Berlin

Cofone, M. & Sträßer, H. (2000). *Innovativer Umgang mit Dementen. Strategien, Konzepte und Einrichtungen in Europa.* Saarlouis: Demenz-Verein Saarlouis e.V.

Damasio, A. (2002). *Ich fühle, also bin ich. Die Entschlüsselung des Bewusstseins*. München: Ullstein-Taschenbuchverlag

Danneberg, B. (2008). *Alter Vogel, flieg! Tagebuch einer pflegenden Tochter*. Wien: Promedia

Davis, R. (1989). *My Journey into Alzheimer's Disease*. Carol Stream, Illinois: Tyndale House Publishers

DeBaggio, T. (2003a). *Losing My Mind.* New York: Free Press

DeBaggio, T. (2003b). *When It Gets Dark: An Enlightened Reflection on Life with Alzheimer's.* New York: Free Press

Degnæs, B. (2006). *Ein Jahr wie tausend Tage. Ein Leben mit Alzheimer.* Düsseldorf: Patmos

Demenz Support Stuttgart (Hg. 2010). *Ich spreche für mich selbst. Menschen mit Demenz melden sich zu Wort*. Frankfurt: Mabuse

Dibelius, O. & Uzarewicz, C. (2006). *Pflege von Menschen höherer Lebensalter.* Grundriss Gerontologie. Band 18. Stuttgart: Kohlhammer

Diehl-Schmid, J. (2012). Frontotemporale lobäre Degenerationen. In: Wallesch, C.-W. & Förstl, H. (Hg.). *Demenzen*. Stuttgart: Thieme; 233-245

Donley, C. & Buckley, S. (Hg.) (2000). *What's Normal?: Narratives of Mental and Emotional Disorders*. Kent, Ohio: Univ Pr

Eichmann, B. (2013). *Vatter baut ab. Eine Geschichte von Demenz und Liebe*. Gütersloh: Gütersloher Verlagshaus

Engelbrecht-Schnür, J. & Nagel, B. (2009). *Wo bist du? Demenz - Abschied zu Lebzeiten*. Hamburg: Hoffmann und Campe

Esser, G. (2008). *Lehrbuch der Klinischen Psychologie und Psychotherapie bei Kindern und Jugendlichen*. Stuttgart: Thieme

Falk, J. (2009). *Basiswissen Demenz*. Weinheim und München: Juventa

Filipp, S. H. & Aymanns, P. (2010). *Kritische Lebensereignisse und Lebenskrisen. Vom Umgang mit den Schattenseiten des Lebens*. Stuttgart: Kohlhammer

Fix, H. (2008). . . . *Und langsam wird es dunkel - Alzheimer, Tagebuch einer Krankheit*. Frankfurt: August-von-Goethe Literaturverlag

Flynn, J.R. (2007). *What is Intelligence?: Beyond the Flynn Effect*. Cambridge University Press

Förstl, H. & Kleinschmidt, C. (2009). *Das Anti-Alzheimer-Buch*. München: Kösel-Verlag

Franke, K. (2008). *Gut leben im Heim. Unsere Alten- und Pflegeheime sind viel besser als ihr Ruf*. Piper: München.

Franke, L. (2006). *Demenz in der Ehe. Über die verwirrende Gleichzeitigkeit von Ehe- und Pflegebeziehung*. Frankfurt am Main: Mabuse-Verlag GmbH

Freiburghaus, A., Scholl, A., Hauser, A., Humbel, A., Reliquias, C., Joss, F., Stauber, K. (2011). *Sozio-emotionale Entwicklung im Kindesalter. Theorie, Diagnostik, Intervention*. Praxisforschung der Erziehungsberatung des Kantons Bern (Hg.); Bd.11

Freter, H.-J. (2008). Entwicklung im stationären Bereich. In: Deutsche Alzheimer Gesellschaft e. V. Selbsthilfe Demenz. *Stationäre Versorgung von Demenzkranken. Leitfaden für den Umgang mit demenzkranken Menschen*. Berlin: Meta Data; 17-18

Friedland, R., Smyth, K., Rowland, D., Esteban-Santillan, C., Koss, E., Cole, R., Lerner, A., Whitehouse, P., Petot, G., Debanne, S. (1996/1997). Premorbid activities are reduced in patients with Alzheimer´s disease as compared to age and sex matched controls: results of a case-control study. In: Iqbal, K., Winblad, B. & Wisniewski, H. (Hg.) *Proceedings of the Fifth International Conference on Alzheimer´s Disease and Related Disorders*. John Wiley and Sons, London, 1996/1997, übernommen aus Bauer, s.d. [28.11.2012]

Fuhrmann, I. (2000). Die Welt aus der Sicht eines Demenzkranken. In: Deutsche Alzheimergesellschaft e.V., Tagungsreihe, *Referate auf dem 2. Kongress der Deutschen Alzheimergesellschaft*, Berlin, 9.-11. September 1999; 25-31

Fuhrmann, I. (2006). Erfahrungen mit meiner demenzkranken Mutter In: Füsgen, I. & Vogel, H. R. (Hg.) (2006). *Zukunftsforum Demenz. Therapiebegrenzung im Alter*. Frankfurt a. M.: Medical Tribune Verlagsgesellschaft mbH; 47-52.

Gatterer, G. (2008). Demenz aus psychologischer Sicht. In: Oswald, W.D., Gatterer, G. & Fleischmann, U. M. (Hg.) *Gerontopsychologie. Grundlagen und klinische Aspekte zur Psychologie des Alterns*; 141-172

Gatterer, G. & Croy, A. (2005). *Leben mit Demenz. Praxisbezogener Ratgeber für Pflege und Betreuung*. Wien · New York: Springer

Geiger, A. (2011). *Der alte König in seinem Exil*. München: Deutscher Taschenbuch Verlag

Gerschlager, W. & Baumgart, G. (2006). *Alzheimer - die Krankheit des Vergessens*. Wien: Maudrich

Gohde, J., Kruse, A. & Naegele, G. (2008). Herausforderungen der Pflege in der Versorgung älterer Menschen. In: Bertelsmann Stiftung (Hg.). *Alter neu denken.* 2. Aufl., Gütersloh: Bertelsmann; 156-189

Graber-Dünow, M. (2003). *Milieutherapie in der stationären Altenhilfe. Lehr- und Arbeitsbuch für Altenpflegeberufe*. (2. Aufl.,). Hannover: Schlütersche GmbH

Grond, E. (2000). *Pflege Demenzkranker*. Hagen: Brigitte Kunz Verlag

Gronemeyer, R. (2013). *Das vierte Lebensalter. Demenz ist keine Krankheit*. München: Pattloch

Gröning, K., Kunstmann A. Ch. & Rensing, E. (2004). *In guten wie in schlechten Tagen. Konfliktfelder in der häuslichen Pflege*. Frankfurt am Main: Mabuse-Verlag GmbH

Grossmann, K.E. & Grossmann K. (2004). *Bindungen. Das Gefüge psychischer Sicherheit*. Stuttgart: Klett-Cotta

Grossmann, K.E. & Grossmann K. (2012). *Bindungen - Das Gefüge psychischer Sicherheit*. Völlig überarbeitete Auflage. Stuttgart: Klett-Cotta.

Gutzmann, H. & Zank, S. (2005). *Demenzielle Erkrankungen. Medizinische und psychosoziale Interventionen*. Grundriss Gerontologie. Band 17. Stuttgart: Kohlhammer

Haass, C. (2006). Alzheimer- das molekulare Uhrwerk einer tickenden Zeitbombe. In: Nationaler Ethikrat. *Altersdemenz und Morbus Alzheimer. Medizinische, gesellschaftliche und ethische Herausforderungen.* Vorträge der Jahrestagung des Nationalen Ethikrates. Berlin: Ethikrat; 19-26

Hafner, M. & Meier, A. (2005). *Geriatrische Krankheitslehre. Psychiatrische und neurologische Syndrome*. Bern: Huber

Haight, B.K. & Haight B.S. (2013). Strukturierter Lebensrückblick für Menschen mit Demenz. In: Maercker, A. / Forstmeier, S. (Hg.). *Der Lebensrückblick in Therapie und Beratung*. Berlin, Heidelberg: Springer; 139-157

Halmschlager, U. (2012). *Ilse, wo bist du? Unsere Mutter hat Alzheimer*. Freyung: lichtland

Hamann, G. F. (2012). Vaskuläre Demenzen. In: Wallesch, C.-W. & Förstl, H. (Hg.). *Demenzen*. Stuttgart: Thieme; 272-282

Hampel, H., Graz, C., Zetzsche, T., Rujescu, D. & Möller, H.-J. (2012). Pharmakotherapie. In: Wallesch, C.-W. & Förstl, H. (Hg.). *Demenzen*. Stuttgart: Thieme; 356-369

Heeg, S. (2008). Bau und Innenraumgestaltung. In: Deutsche Alzheimer Gesellschaft e.V. Selbsthilfe Demenz. *Stationäre Versorgung von Demenzkranken. Leitfaden für den Umgang mit demenzkranken Menschen*. Berlin: Meta Data; 97 - 122

Heimhilger, L. (2008). *Ich verliere mich*. Neckenmarkt: Novum publishing

Heinecker, P., Pohlmann, S. & Leopold, C. (2012). Ältere Migranten als Klienten. In: Pohlmann, S. (Hg.). *Altern mit Zukunft*. Wiesbaden: Springer; 93-123

Held, C. & Ermini-Fünfschilling, D. (2006). *Das demenzgerechte Heim* (2. Aufl.,). Basel: Karger

Hilden, J. (2005). *Böse Tochter. Bericht über eine kranke Mutter*. Berlin: Edition Ebersbach

Hilser, J. (2008). *Leben mit Alzheimer*. Neckenmarkt: edition nove

Hölzer, A., Olschewski, U., Haupt, C. & Löschmann, C. (2007). Türkische Altenpflegeeinrichtungen in Berlin-Kreuzberg. In: Deutsche Alzheimergesellschaft e.V.. Tagungsreihe. *Demenz - Eine Herausforderung für das 21. Jahrhundert. Hundert Jahre Alzheimer-Krankheit*. Referate auf dem 22. Internationalen Kongress von Alzheimer's Disease International, Berlin, 12.-14. Oktober 2006. Berlin: Meta Data; 347-352

Höwler, E. (2007). *Interaktionen zwischen Pflegenden und Personen mit Demenz*. Stuttgart: Kohlhammer

Höwler, E. (2011). *Biografie und Demenz. Grundlagen und Konsequenzen im Umgang mit herausforderndem Verhalten*. Stuttgart: Kohlhammer

Hummel, K. (2009). *Gute Nacht, Liebster - Demenz. Ein berührender Bericht über Liebe und Vergessen*. Köln: Bastei Lübbe

Jens, T. (2009). *Demenz. Abschied von meinem Vater*. Gütersloher Verlagshaus: Gütersloh

Jens, T. (2010). *Vatermord. Wider einen Generalverdacht*. Gütersloher Verlagshaus: Gütersloh

Jürgs, M. (2006). *Alzheimer- Spurensuche im Niemandsland*. Gütersloh: Bertelsmann

Kaiser, C. (2009). *Ältere Migranten und Demenz. Versorgungssituation, Handlungsbedarf und erste Modellprojekte*. Dudweiler: VDM-Verlag

Kastner, U. & Löbach, R. (2007). *Handbuch Demenz*. (1. Aufl.,). München: Elsevier, Urban & Fischer

Kiewitt, K. (2005). *Musikbiografie und Alzheimer-Demenz. Zur Wirkung der Rezeption biografisch relevanter Musik auf das emotionale Erleben von Alzheimer-Betroffenen*. Hamburg: Kovac

Kitwood, T. (2008): *Demenz: Der person-zentrierte Ansatz im Umgang mit verwirrten Menschen*. Ins Deutsche übersetzt von Michael Herrmann. 5. erg. Aufl., Bern: Huber

Klare, J. (2012). *Als meine Mutter ihre Küche nicht mehr fand: Vom Wert des Lebens mit Demenz*. Berlin: Suhrkamp

Klessmann, E. (2006). *Wenn Eltern Kinder werden und doch die Eltern bleiben. Die Doppelbotschaft der Alzheimerdemenz*. 6. Aufl., Bern: Huber

Klie, T. (2006). Altersdemenz als Herausforderung für die Gesellschaft. In: Nationaler Ethikrat. *Altersdemenz und Morbus Alzheimer. Medizinische, gesellschaftliche und ethische Herausforderungen*. Vorträge der Jahrestagung des Nationalen Ethikrates. Berlin: Ethikrat; 65-81

Koch-Straube, U. (1997 a). *Fremde Welt Pflegeheim. Eine ethnologische Studie*. Bern: Huber

Kondo, K., Niino, M., Shido, K. (1994). *A case-control study of Alzheimer´s disease in Japan: significance of life-styles*. Dementia 1994; 5: 314-326; übernommen aus Bauer, s.d.

Koppetsch, C. (2001). Die Pflicht zur Liebe und das Geschenk der Partnerschaft: Paradoxien von Paarbeziehungen. In: Huinink, J., Strohmeier, K. P. & Wagner, M. (Hg.) *Solidarität in*

Partnerschaft und Familie. Zum Stand familiensoziologischer Theoriebildung. Würzburg: Ergon Verlag; 219-240

Kratz, T. (2012). Nicht kognitive Symptome bei Demenz. In: Wallesch, C.-W. & Förstl, H. (Hg.). *Demenzen*. Stuttgart: Thieme; 303-315

Kruse, A. (2006). Ethische und sozialpsychologische Implikationen von Altersdemenz und Alzheimer-Erkrankung. In: Nationaler Ethikrat. *Altersdemenz und Morbus Alzheimer. Medizinische, gesellschaftliche und ethische Herausforderungen.* Vorträge der Jahrestagung des Nationalen Ethikrates. Berlin: Ethikrat; 51-62

Kruse, A. (2013). Das Individuelle in der Demenz. Zum Prozess der Selbstaktualisierung in späten Phasen der Demenz. In: Bäcker, G., Heinze, R. G. (Hg.). *Soziale Gerontologie in gesellschaftlicher Verantwortung.* Wiesbaden: Springer; 47-57

Kruse, A. & Wahl, H.-W. (1994). Entwicklungen in der stationären Altenarbeit. Zwei gegensätzliche Szenarien des künftigen Heims. In: Kruse, A. & Wahl, H.-W. (Hg.). *Altern und Wohnen im Heim. Endstation oder Lebensort?* (1. Aufl.,). Bern; Göttingen; Toronto; Seattle: Huber; 237-255

Kunzmann, P. (2006). Meine Tante ohne mich - über das unbestreitbare Person-Sein von Demenzpatienten. In: Aldebert, H. (Hg.). *Demenz verändert.* Berlin: EB-Verlag; 129-143;

Kuratorium Deutsche Altershilfe (2000). *Das Viandener Konzept zur Betreuung demenziell erkrankter Menschen.* Köln: KDA

Kurz, A. (2002). Klinik. In: Beyreuther, K., Einhäupl, K. M., Förstl, H. & Kurz, A. (Hg.). *Demenzen. Grundlagen und Klinik.* Stuttgart: Thieme, 168-186

Läsker, A. & Yortanli, P. (2012). Fremde Heimat "Pflegeheim". In: Kleiner, G. (Hg.) (2012). *Alter(n) bewegt: Perspektiven der Sozialen Arbeit auf Lebenslagen und Lebenswelten.* Wiesbaden: VS Verlag für Sozialwissenschaften; 169-192

Lenz, K. (2003). *Soziologie der Zweierbeziehung. Eine Einführung.* Wiesbaden: Westdeutscher Verlag

Lind, S. (2007). *Demenzkranke Menschen pflegen. Grundlagen – Strategien – Konzepte* (2. Aufl.,). Bern: Huber

Maercker, A. (2013). Formen des Lebensrückblicks. In: Maercker, A. / Forstmeier, S. (Hg.). *Der Lebensrückblick in Therapie und Beratung.* Berlin, Heidelberg: Springer; 25-45

Maier, R. (2009). *Ich will dich doch erreichen. Begegnungen mit demenzkranken Menschen ermöglichen - Hilfen für Angehörige und Pflegende.* München: Kösel-Verlag

Martin, M. (2005). Demenz: Perspektiven und offene Fragen. In: Martin, M. & Schelling, H. R. (Hg.). *Demenz in Schlüsselbegriffen. Grundlagen und Praxis für Praktiker, Betroffene und deren Angehörige.* (1. Aufl.,). Bern: Huber; 255-272

Martin, M. & Schelling, H. R. (2005). *Demenz in Schlüsselbegriffen. Grundlagen und Praxis für Praktiker, Betroffene und deren Angehörige* (1. Aufl.,). Bern: Huber

Matter, C. & Matoff, N. (Hg.) (2009). *Ich habe Fulsheimer.* München, Hamburg: Dölling und Galitz Verlag

McGowin, D. F. (1994). *Wie in einem Labyrinth. Leben mit der Alzheimer-Krankheit.* München: Knaur

Medizinischer Dienst des Spitzenverbandes Bund der Krankenkassen e.V. – MDS (Hg.) (2009). *Grundsatzstellungnahme Pflege und Betreuung von Menschen mit Demenz in stationären Einrichtungen.* Köln: asmuth druck + crossmedia GmbH & Co. KG.

Mietzel, G. (2012). *Entwicklung im Erwachsenenalter.* Göttingen: Hogrefe

Moniz-Cook, E. & Manthorpe, J. (2010). *Frühe Diagnose Demenz. Rechtzeitige evidenzbasierte psychosoziale Intervention bei Menschen mit Demenz.* Bern, Göttingen, Toronto & Seattle: Huber

Müller-Hergl, C. (2008). Interview mit C. Müller-Hergl. In: Kitwood, T. (2008): *Demenz: Der person-zentrierte Ansatz im Umgang mit verwirrten Menschen*. Ins Deutsche übersetzt von Michael Herrmann. 5. erg. Aufl., Bern: Huber; 222-224

Muthesius, D. (2002). *Musikerfahrungen im Lebenslauf alter Menschen: Eine Metaphorik sozialer Verortung*. Münster u. a.: Lit

Muthesius, D./Beyer-Kellermann, H. u. a. (1999): *Indikationskatalog für Musiktherapie mit chronisch und chronisch-psychisch erkrankten alten und älteren Menschen*. Hg: Deutsche Gesellschaft für Musiktherapie, Berlin, Reihe: Beiträge zur Musiktherapie, Nr. 450

Neumann, B. (2005). *Erinnerung – Identität – Narration. Gattungstypologie und Funktionen kanadischer "Fictions of memory"*. Berlin: Walter de Gruyter

Niebuhr, M. (Hg.) (2004, 2. Auflage 2010). *Interviews mit Demenzkranken. Wünsche, Bedürfnisse und Erwartungen aus Sicht der Betroffenen. Eine qualitative Untersuchung zur subjektiven Lebensqualität von Demenzkranken*. Köln: KDA

Offermans, C. (2007). *Warum ich meine demente Mutter belüge*. Ins Deutsche übersetzt von Walter Kumpmann. München: Kunstmann

Papassotiropoulos, A. (2005). Hintergrund: Genetik demenzieller Erkrankungen und Genetikberatung. In: Martin, M. & Schelling, H. R. (Hg.). *Demenz in Schlüsselbegriffen. Grundlagen und Praxis für Praktiker, Betroffene und deren Angehörige*. (1. Aufl.,). Bern: Huber; 223-253

Peters, M. (2006). Ich habe Alzheimer . . . In: Deutsche Alzheimergesellschaft e.V.. Tagungsreihe. *Demenz - Eine Herausforderung für das 21. Jahrhundert. Hundert Jahre Alzheimer-Krankheit*. Referate auf dem 22. Internationalen Kongress von Alzheimer's Disease International, Berlin, 12.-14. Oktober 2006. Berlin: Meta Data; 23-24

Piechotta, G. (Hg.) (2008, 2. Aufl., 2011). *Das Vergessen erleben: Lebensgeschichten von Menschen mit einer demenziellen Erkrankung*. Frankfurt: Mabuse

Radzey, B. (2008). Neue Versorgungskonzepte für Menschen mit Demenz: Hausgemeinschaften, Wohngruppen und Pflegeoasen. In: Deutsche Alzheimer Gesellschaft e. V. Selbsthilfe Demenz. *Stationäre Versorgung von Demenzkranken. Leitfaden für den Umgang mit demenzkranken Menschen*. Berlin: Meta Data; 87-95

Reischies, F.M. (2012). Demenz und Depression. In: Wallesch, C.-W. & Förstl, H. (Hg.). *Demenzen*. Stuttgart: Thieme; 331-338

Riedl, M. (2006). *Leben bis zuletzt. Ein Erfahrungsbericht*. Norderstedt: Books on demand

Rohra, H. (2011). *Aus dem Schatten treten. Warum ich mich für unsere Rechte als Demenzbetroffene einsetze*. Frankfurt: Mabuse

Romero, B. & Förstl, H. (2012). Nicht medikamentöse Therapie. In: Wallesch, C.-W. & Förstl, H. (Hg.). *Demenzen*. Stuttgart: Thieme; 370-381

Rose, L. (1997). *Ich habe Alzheimer. Ein Bericht*. Freiburg: Herder

Rosenberg, M. (2012). *Mutter, wann stirbst du endlich? Wenn die Pflege der kranken Eltern zur Zerreißprobe wird*. München: blanvalet

Rosentreter, S. (2012). *"Komm her, wo soll ich hin?". Warum alte und demenzkranke Menschen in die Mitte unserer Gesellschaft gehören*. Frankfurt a. M.: Westend

Ruhe, H. G. (2007). *Methoden der Biographie. Lebensspuren entdecken und verstehen*. 3. Aufl., Weinheim und München: Juventa

Schäufele, M., Köhler, L., Teufel, S., Weyerer, S. (2006). Betreuung von demenziell erkrankten Menschen in Privathaushalten: Potenziale und Grenzen. In: Schneekloth, U. & Wahl, H.-W. (Hg.). *Selbständigkeit und Hilfebedarf bei älteren Menschen in Privathaushalten*. Stuttgart: Kohlhammer; 103-145

Schäufele, M., Lode, S., Hendlmeier, I., Köhler, L., Weyerer, S. (2008). *Demenzkranke in der stationären Altenhilfe. Aktuelle Inanspruchnahme, Versorgungskonzepte und Trends am Beispiel Baden-Württembergs*. Stuttgart: Kohlhammer

Schilder, M. (2007). *Lebensgeschichtliche Erfahrungen in der stationären Altenpflege*. Bern: Huber

Schirrmacher, F. (2004). *Das Methusalem-Komplott*. München: Heyne

Schmidtke, K. & Otto, M. (2012). Alzheimer-Demenz. In: Wallesch, C.-W. & Förstl, H. (Hg.). *Demenzen*. Stuttgart: Thieme; 203-227

Schneekloth, U. & Wahl, H.-W. (Hg.) (2006). *Selbständigkeit und Hilfebedarf bei älteren Menschen in Privathaushalten*. Stuttgart: Kohlhammer

Schneekloth, U., Potthoff, P., Piekara, R. & Rosenbladt von B. (1996). *Hilfe- und Unterstützungsbedürftige in privaten Haushalten. Endbericht*. Schriftenreihe des BMFSFJ. Band 111.2. Stuttgart: Kohlhammer

Schoene, A. (1998). *Meine Mutter hat Alzheimer.* Frankfurt: R.G. Fischer

Seitz, B. & Kochem, E. (2007). Schritte zu einer optimalen Versorgung. In: Zieres, G. & Weibler, U. (Hg.). *Herausforderung Demenz. Hintergründe – Handlungsoptionen – Praxisbeispiele*. Dienheim a. Rh.: IATROS; 29-74

Seitz, B. & Weibler-Villalobos, U. (2007). Demenz. In: Zieres, G. & Weibler, U. (Hg.) *Herausforderung Demenz. Hintergründe – Handlungsoptionen – Praxisbeispiele*. Dienheim a. Rh.: IATROS; 13-28

Shenk, D. (2005). *Das Vergessen. Alzheimer - Porträt einer Epidemie*. Leipzig und andere: Europa-Verlag

Sieveking, D. (2013). *Wie meine Mutter ihr Gedächtnis verlor und ich meine Eltern neu entdeckte*. Freiburg: Herder

Skiba, A. (1997). *Altern: Biographie und Lebensgeschichte. Geschichtsdidaktische Perspektiven der Erinnerungsarbeit mit alten Menschen.* Beiträge zur Gerontologie Bd. 7, Regensburg: Roderer

Snyder, L. (2011). *Wie sich Alzheimer anfühlt.* Aus dem Amerikanischen von Heide Börger. Bern: Huber

Sowinski, C. (2008). Geleitwort des Kuratoriums Deutsche Altershilfe zu: Taylor, R.. *Alzheimer und ich*. Bern: Huber

Stechl, E. (2006). *Subjektive Wahrnehmung und Bewältigung der Demenz im Frühstadium. Eine qualitative Interviewstudie mit Betroffenen und ihren Angehörigen*. Berlin: Verlag Dr. Köster

Stem Owens, V. (2009). *Wo bist du nur hingegangen, Mama? Die letzten Jahre mit meiner demenzkranken Mutter.* Ins Deutsche übersetzt von Friederike Gralle. Gießen: Brunnen

Steurenthaler, J. (2013). *Dementagogik. Dementiell erkrankten Menschen neu und ganzheitlich begegnen*. Berlin, Heidelberg: Springer

Stolze, C. (2011b). *Vergiss Alzheimer! Die Wahrheit über eine Krankheit, die keine ist.* Köln: Kiepenheuer & Witsch

Stoppe, G. (2006). *Demenz*. Stuttgart: UTB

Stuhlmann, W. (2004). *Demenz - wie man Bindung und Biographie einsetzt*. München: Reinhardt

Sürer, F. & Danek, A. (2007). Demenz - Versorgung der Deutschland lebenden Türken. In: Deutsche Alzheimergesellschaft e.V.. Tagungsreihe. *Demenz - Eine Herausforderung für das 21. Jahrhundert. Hundert Jahre Alzheimer-Krankheit.* Referate auf dem 22. Internationalen Kongress von Alzheimer's Disease International, Berlin, 12.-14. Oktober 2006. Berlin: Meta Data; 345-346

Taylor, R. (2008). *Alzheimer und ich*. Ins Deutsche übersetzt von Elisabeth Brock. Bern: Huber

Taylor, R. (2011). *Der moralische Imperativ des Pflegens*. Bern u. a.: Huber

Taylor, R. (2013). *Hallo Mister Alzheimer. Wie kann man weiterleben mit Demenz? - Einsichten eines Betroffenen*. Berlin: Huber

Thimm, K. (2011a). *Vatertage. Eine deutsche Geschichte.* Frankfurt a. M.: Fischer

Thomae, H. (1968). *Das Individuum und seine Welt.* Göttingen: Hogrefe

Tönnies, I. (2006; 5. Aufl., 2013) *Abschied zu Lebzeiten: Wie Angehörige mit Demenzkranken leben*. Köln: Balance Buch und Medien Verlag

Uhlmann, D. (2011). *An ihrer Seite. Der lange Abschied von meiner lieben Mutter*. Dresden: editia

van Deun, U. (2006). *Alzheimer - der lange Weg des Vergessens. Tagebuch einer großen Liebe*. Freiburg: Herder

Wadenpohl, S. (2008). *Demenz und Partnerschaft.* Freiburg im Breisgau: Lambertus

Wahl, H.-W. & Heyl, V. (2004). *Gerontologie – Einführung und Geschichte*. (1. Aufl.,). Stuttgart: Kohlhammer

Wallesch, C.-W. & Förstl, H. (2012). *Demenzen*. Thieme: Stuttgart

Wegner, M. (2012). Zivilgesellschaftliche Veränderungen: Ideen vom älteren Menschen. In: Beck, G. & Kropp, C. (Hg.). *Gesellschaft innovativ.* Wiesbaden: Springer; 151-167

Weissenberger-Leduc, M. & Weiberg, A. (2011). *Gewalt und Demenz. Ursachen und Lösungsansätze für ein Tabuthema in der Pflege.* Wien: Springer

Wettstein, A. (2005). Umgang mit Demenzkranken und Angehörigen. In: Martin, M. & Schelling, H. R. (Hg.). *Demenz in Schlüsselbegriffen. Grundlagen und Praxis für Praktiker, Betroffene und deren Angehörige.* (1. Aufl.). Bern: Huber; 101-154

Wetzstein, V. (2006). Alzheimer-Demenz - Entstehung eines Krankheitsbegriffs. In: Nationaler Ethikrat. *Altersdemenz und Morbus Alzheimer. Medizinische, gesellschaftliche und ethische Herausforderungen.* Vorträge der Jahrestagung des Nationalen Ethikrates. Berlin: Ethikrat; 37-48

Weyerer, S., Schäufele, M., Hendlmeier, I. Kofahl, C., Sattel, H. (2006). *Demenzkranke Menschen in Pflegeeinrichtungen. Besondere und traditionelle Versorgung im Vergleich*. Stuttgart: Kohlhammer

Willig, S. & Kammer, S. (2012). *Mit Musik geht vieles besser. Der Königsweg in der Pflege bei Menschen mit Demenz*. Hannover: Vincentz Verlag

Wilz, G. & Gunzelmann, Th. (2012). Demenz und Angehörige. In: Wallesch, C.W. & Förstl, H. (Hg.) *Demenzen*. Stuttgart: Thieme; 382-387

Wißmann, P. (2004). *Werkstatt Demenz.* Hannover: Vincentz-Verlag

Wißmann, P. (2010). *Ich spreche für mich selbst. Menschen mit Demenz melden sich zu Wort.* Demenz-Support Stuttgart. Frankfurt: Mabuse-Verlag

Wißmann, P. & Gronemeyer, R. (2008). De*menz und Zivilgesellschaft - eine Streitschrift.* Frankfurt a. M.: Mabuse

Wißmann, P. & Zimmermann, C. (2011). *Auf dem Weg mit Alzheimer.* Frankfurt a.M.: Mabuse

Witt, J. (2008). *Feder der Stille. Der lange Abschied von meiner geliebten Frau*. Aus dem Französischen von Hanna van Laack. München: Goldmann

Wojnar, J. (2007). *Die Welt der Demenzkranken. Leben im Augenblick.* Hannover: Vincentz-Verlag

Wolff, S. (1996). Geleitwort zu Koch-Straube. *Fremde Welt Pflegeheim.* Bern: Huber

Wollschläger, P. (2006). Zur stationären Betreuung von altersdementen Patienten. In: Klessmann, E. (2006). *Wenn Eltern Kinder werden und doch die Eltern bleiben. Die Doppelbotschaft der Altersdemenz*. 6. Aufl., Bern: Huber; 175-187

Wollschläger, P. (2006). Zwölf Jahre später - Bilanz und Ausblick In: Klessmann, E. (2006). *Wenn Eltern Kinder werden und doch die Eltern bleiben. Die Doppelbotschaft der Altersdemenz.* 6. Aufl., Bern: Huber; 189-192

Woodtli, M. & Müller C. (2013). *Mit Alzheimer im Land des Lächelns. Neue Heimat für Margrit Woodtli.* Düsseldorf: Weltbild

Zander-Schneider, G. (2006). *Sind Sie meine Tochter? Leben mit meiner alzheimerkranken Mutter*. Reinbek, Berlin: Rowohlt

Zank, S. & Peters, M. & Wilz, G. (2010). *Klinische Psychologie und Psychotherapie des Alters.* Grundriss Gerontologie, Bd. 19, Stuttgart: Kohlhammer

Zank, S. & Schacke, C. (2006). *Längsschnittstudie zur Belastung pflegender Angehöriger von demenziell Erkrankten (LEANDER).* Abschlussbericht Phase 2 für das Bundesministerium für Familie, Senioren, Frauen und Jugend

Zaudig, M. & Berberich, G. (2001). *Demenzen im Alter. Aktuelle Diagnostik und Therapie für die Praxis*. Bremen: Uni-Med

Zimmermann, H.-P. (2012). Altersbilder von türkischen Migrantinnen und Migranten in Deutschland im Vergleich. Islamische Grundsätze - alltägliche Sichtweisen. In: Baykara-Krumme, H. et al. (Hg.) *Viele Welten des Alterns.* Wiesbaden: Springer; 315-337

Zirfas, J. (2010). Identität in der Moderne. In: Jörissen, B. & Zirfas, J.. *Schlüsselwerke der Identitätsforschung.* Wiesbaden: Verlag für Sozialwissenschaften; 9-15

Zeitschriften

Altun, C. & Kizilocak, G. (2007). Heime nur für Türken? Pro und Contra. *Altenpflege 02/2007*: 37

Barocka, A. (2009). Es gibt keine Flucht in die Demenz. *ideaSpektrum 24/2009:* 20

Beck, M. & Eichhorn, W. (2005). Mehr ausländische Mitarbeiter? Pro und Contra. *Altenpflege 10/2005*: 57

Berendonk, C., Stanek, S., Schönit, M., Kaspar, R., Bär, M. & Kruse, A. (2011). Biographiearbeit in der stationären Langzeitpflege von Menschen mit Demenz. *Zeitschrift für Gerontologie und Geriatrie, 44*: 13-18.

Blinkert, B. & Klie, T. (2008). Soziale Ungleichheit und Pflege. In: *Aus Politik und Zeitgeschichte, Bd. 2008*, H.12-13: 25-33

Bloch, B. & Weitzel-Polzer, E. (2001). Bewahrer der Tradition. *Altenpflege 11/2001*: 38

Bode, S. (2013). Kriegserlebnisse lasten auch heute noch auf den Familien. In: *ProAlter 5/2013*: 33-34

Böhmer, M. (2003). Schlimme Erinnerungen. *Altenpflege 6/2003*: 41 f.

Brähler, E., Decker, O. & Radebold, H. (2003). Beeinträchtigte Kindheit und Jugendzeit im Zweiten Weltkrieg. Fassbare Folgen bei den Geburtsjahrgängen 1930-1945. *psychosozial 92:* 51-59

Däbritz, S. (2007). Unterm Hakenkreuz. *Altenpflege 4/2007*: 30-33

Dietzel-Papakyriakou, M. (2005). Potenziale älterer Migranten und Migrantinnen. *Zeitschrift für Gerontologie und Geriatrie 38*: 396-406

Franke, L. (2012). Auf der Kippe - Paarbeziehungen bei einer Demenzerkrankung. *ProAlter 6/2012*: 56-61

Friedman, L. & Weitzel-Polzer, E. (2001). Die Biographie als Ballast. *Altenpflege 11/ 2001*: 45 f.

Fuchs, E. & Flügge, G. (2001). Psychosoziale Belastung hinterlässt Spuren im Gehirn. *Zeitschrift für Medizinische Psychologie, 10*: 99-105

Glaesmer, H. & Brähler, E. (2011). Die Langzeitfolgen des Zweiten Weltkriegs in der deutschen Bevölkerung. Epidemiologische Befunde und deren klinische Bedeutung. In: *Psychotherapeutenjournal 4/2011*: 346-354

Gräßel, E. (2000). Warum pflegen Angehörige? Ein Pflegemodell für die häusliche Pflege im höheren Lebensalter. *Zeitschrift für Gerontopsychologie & -psychiatrie, 13(2)*: 85-94

Grossmann, K.E. & Grossmann, K. (1995). Frühkindliche Bindung und Entwicklung individueller Psychodynamik über den Lebenslauf. *Familiendynamik, 20:* 171-192.

Grossmann, K.E., & Grossmann, K. (2007). Die Entwicklung psychischer Sicherheit in Bindungen. *Zeitschrift für Psychosomatische Medizin und Psychotherapie, 53*: 9-2

Gürtler, K. (2004). Abschied vom Ich. *Altenpflege 9/2004*: 47-48

Heine, H. (2004). Die perineurale Matrix bei Alzheimer Demenz. *Geriatrie Journal* 6: 31-36

Informations- und Kontaktstelle für die Arbeit mit älteren Migrantinnen und Migranten - IKOM (2004). *Demenz und Migration Newsletter 4/2004,* Duisburg

Jenrich, H. (2011). Ungemein prominent. *Altenpflege 9/2011*: Editorial

Jenrich, H. & Krüper, W. (2007). Neue Heimat. *Altenpflege 8/2007*: 42

Jonas, I. (2007). Demenz und Migration: Vergessen in der zweiten Heimat. *ProAlter 2/2007:* 6-9.

Jonas, I. & Helck, S. (2007). Alzheimer ist eine Strafe Allahs. *ProAlter 2/2007*: 9-13

Jonas, I. (2011). Wenn die Welt abhanden kommt. *Altenpflege 6/2011*: 36-37

Kämmer, K. (2010). Heimat im Heim. *Altenpflege 5/2010*: 36-37

Karotsch, D. (2010). Der Schrecken der Realität. *Altenpflege, 7/2010*: 24-26

Kirchner, S. (2011). Mein Partner ist dement. *Heilberufe 11/2011*: 17-21

Klie, T., Pfundstein, T., Eitenbichler, L., Szymczak, M. & Strauch, M. (2005). Konzeptionelle und rechtliche Varianten der Versorgung von Menschen mit Demenz zwischen ambulant und stationär. *Zeitschrift für Gerontologie und Geriatrie, 38 (2)*: 122-127

Kluwe-Schleberger, G. (2007). Den Teufelskreis durchbrechen. Seelische Verwundungen und Traumareaktivierungen im Alter. *Nova 3/2007*: 40-42

Koch-Straube, U. (1997 b). Fremde Welt Pflegeheim. Bericht aus einer ethnologischen Studie. *PfleGe, 2. Jahrgang, 1997 (1)*: 7-10

Kruse, A. (2000). Zeit, Biographie und Lebenslauf. *Zeitschrift für Gerontologie und Geriatrie, 33* (1): 90-97

Lechner, I. & Mielck, A. (1998). Die Verkleinerung des "Healthy-Migrant-Effects": Entwicklung der Morbidität von ausländischen und deutschen Befragten im sozioökonomischen Panel 1984–1992. *Gesundheitswesen; 60*: 715–20

Lind, S. (2011). Ich lass mich nicht waschen. Wenn Pflege abgelehnt wird. *Heilberufe 22/ 2011*: 14-16

Melton, L. (2005). Use it, don't lose it. *New Scientist. 17:* 32-35

Merkwitz, B. (2011). Das namenlose Grauen. *Altenpflege, 8/2011*: 34 f.

Neumann, B. (2012). Opa, da ist wieder dein Alzheimer. Interview mit Richard Taylor. *Gehirn & Geist 5/2012*: 76-78

Nolte, A. (2008). Die langen Schatten des Krieges. *Heilberufe 11/2008*: 48-50

o.V. (2005). Bundesweites Vorzeigeprojekt in Ludwigshafen, *Altenpflege 11/2005:* 10

o.V. (2006). Erstes Heim nur für türkische Senioren. *Altenpflege 3/2006*: 15

o.V. (2007). Start für "Zusatzmodul Türkei". Esta-Bildungswerk bietet besondere Altenpflege-Ausbildung an, *Altenpflege 04/2007*: 13

o.V. (2008). Altenpflege in Farsi und Paschtu. Hamburger Verein bietet Ausbildung speziell für Migranten an, *Altenpflege 04/2008*: 8

o.V. (2008). Ein Heim für Italiener. *Altenpflege 09/2008*: 12

o.V. (2009). Hilfe für demenzkranke Migranten. AWO in Hamburg eröffnet neue Beratungsstelle, *Altenpflege 05/2009*, 18

Piechotta, G. & Matter, C. (2008). Die Lebenssituation demenziell erkrankter türkischer Migranten/-innen und ihrer Angehörigen. Fragen, Vermutungen und Annahmen. *Zeitschrift für Gerontopsychologie & -psychiatrie, 21 (4)*: 221-230

Poll, E. & Gauggel, S. (2009). Beratung von pflegenden Angehörigen demenzkranker Patienten. *Zeitschrift für Neuropsychologie 20 (1):* 31-38

Qureshi, S. U., Kimbrell, T., Pyne J. M., Magruder, K. M., Hudson T. J., Petersen N.J., Yu H.-J., Schulz, P. E., Kunik, M. E. (2010). Greater prevalence and incidence of dementia in older veterans with posttraumatic stress disorder. *Journal of the American Geriatrics Society, Vol. 58, Issue 9*: 1627-1633

Radebold, H. (2013). Sie sind 1935 geboren. Sicherlich hat Ihr Jahrgang viel erlebt... - Interview von Helck, S. mit Radebold, H. In: *ProAlter 5/2013*, 15-25

Reischies, F. M., Geiselmann, B., Geßner, R., Kanowski, S., Wagner, M., Wernicke, F. & Helmchen, H. (1997). Demenz bei Hochbetagten. Ergebnisse der Berliner Altersstudie. *Nervenarzt, 68*: 719-729

Rothschild, D. (1937). Pathologic changes in senile psychoses and their psychobiologic significance. *American Journal of Psychiatry; 93*: 757-788, übernommen aus Bauer, s.d.

Rothschild, D., Kasanin, J. (1936). Clinicopathologic study of Alzheimer´s disease. *Archives of Neurology and Psychiatry; 36:293-321*; übernommen aus Bauer, s.d.

Schneider, M. & Wiget, G. (2011). Mein Kopf ist noch klar. Interview mit Richard Taylor. In: *Schweizer Familie, 26/2011*; 72-76

Schnepp, W. (2005). Vergessene Menschen. *Altenpflege 5/2005*, 36-38

Siverina, D. (2012). Zahlen. Pflegebedürftigkeit bei älteren MigrantInnen. *ProAlter 3/2012*, 66-67

Schneekloth, U. (2006). Entwicklungstrends und Perspektiven in der häuslichen Pflege. Zentrale Ergebnisse der Studie Möglichkeiten und Grenzen selbständiger Lebensführung (MuGIII). *Zeitschrift für Gerontologie und Geriatrie 39*:405-412

Snowdon, D., Kemper S., Mortimer J., Greiner L., Wekstein D., Markesberry W. (1996). Linguistic ability in early life and cognitive function and Alzheimers disease in late life. *Journal of the American Medical Association (JAMA); 275*: 528-532; übernommen aus Bauer, s.d.

Thimm, K. (2011b). Vaters Zeit. In: *DER SPIEGEL, 15/2011*; 132

Ulusoy, N. & Gräßel, E. (2010). Türkische Migranten in Deutschland. Wissens- und Versorgungsdefizite im Bereich häuslicher Pflege - ein Überblick. *Zeitschrift für Gerontologie und Geriatrie 43*: 330-338

Viciano, A. (2007). Sie behandeln die Kranken wie Kinder. Interview mit Stella Braam. *STERN, Nr. 49, 2007*; 161-164

Vogt, R. (2013). Wenn das Kriegstrauma zurückkommt... In: *ProAlter, 5/2013*, 11-13

Weitzel-Polzer, E. (2002). Demenz, Trauma und transkulturelle Pflege. Der komplexe Pflegebedarf in der jüdischen Altenpflege in Deutschland. *Zeitschrift für Gerontologie und Geriatrie, 35 (3)*, 190-198.

Wensauer, M. & Grossmann, K. E. (1995). Qualität der Bindungsrepräsentation, soziale Integration und Umgang mit Netzwerkressourcen im höheren Erwachsenenalter. *Zeitschrift für Gerontologie und Geriatrie 28*: 444-456

Weyerer, S. & Schäufele, M. (2004). Die Versorgung dementer Patienten in Deutschland aus epidemiologischer Sicht. *Zeitschrift für Gerontopsychologie & -psychiatrie, 17 (1)*, 41-50

Weyerer, S., Schäufele, M. & Hendlmeier, I. (2005). Besondere und traditionelle stationäre Betreuung demenzkranker Menschen im Vergleich. *Zeitschrift für Gerontologie und Geriatrie, 38 (2)*, 85-94

Wißmann, P. (2011). Der Abgrund der Begriffe. *Altenpflege 10/2011*; 26-28

Zeman, J. (2012). Puppenbesuch im Altenpflegeheim. Ein Praxisbericht über psychodramatisches Puppenspiel für demenzkranke und pflegebedürftige alte Menschen. *Zeitschrift für Psychodrama und Soziometrie, 11*:269-280

Zimmermann, P., Suess, G. J., Scheuerer-Englisch, H. & Grossmann, K.E. (1999). Bindung und Anpassung von der frühen Kindheit bis zum Jugendalter. In: *Kindheit und Entwicklung (8)*: 36-48

Internetquellen

Ahr, N. (2011). *Das Versprechen*. DIE ZEIT online Nr. 33 / 2011 vom 15.08.2011. Verfügbar unter: http://www.zeit.de/2011/33/DOS-Demenz-Ria/komplettansicht; [23.03.2014]

Alzheimer's Disease International (2010). *Weltalzheimerbericht 2010*. Verfügbar unter: http://www.alz.co.uk/sites/default/files/WorldAlzheimerReport2010-German.pdf; [13.01.2013]

Alzheimer's Disease International (2013). *The Global Impact of Dementia 2013-2050*. Verfügbar unter: http://www.alz.co.uk/research/GlobalImpactDementia2013.pdf; [20.01.2014]

Bauer, J. (s.d.). *Die Alzheimer-Krankheit. Erst eine seelische Situation, dann eine neurobiologische Erkrankung*. Verfügbar unter: http://www.psychotherapie-prof-bauer.de; [28.11.2012]

Baumgarten, J. (2011). *Keine Heime fern der Heimat*. In: Zeit Online, 20.05.2011. Verfügbar unter http://www.zeit.de/gesellschaft/zeitgeschehen/2011-05/migranten-seniorenheim-pflege; [19.02.2012]

Bickel, H. (2014). *Die Epidemiologie der Demenz*. In: Deutsche Alzheimer Gesellschaft: Selbsthilfe Demenz. Das Wichtigste - Informationsblätter. Verfügbar unter: http://www.deutsche-alzheimer.de/fileadmin/alz/pdf/factsheets/infoblatt1_haeufigkeit_demenzerkrankungen_dalzg.pdf; [20.07.2014]

Billig, S. (2012). *Man muss nicht alles wissen, sagt Mama*. Buchbesprechung von Klare, J.: Als meine Mutter ihre Küche nicht mehr fand. In: Deutschlandradio Kultur vom 12.01.2013. Verfügbar unter: http://www.deutschlandradiokultur.de/man-muss-nicht-alles-wissen-sagt-mama.950.de.html?dram:article_id=233923; [30.01.2013]

Briseño, C. (2012). *Zahl der Demenzkranken wird sich bis 2050 verdoppeln*. Spiegel online vom 22.02.2011. Verfügbar unter: http://www.spiegel.de/wissenschaft/mensch/prognose-zahl-der-demenzkranken-wird-sich-bis-2050-verdoppeln-a-746878.html; [15.07.2012]

Brand, J.-U. (2012). *Mutter muss weg*. FOCUS Magazin, Nr. 52 (2012). Verfügbar unter: http://www.focus.de/gesundheit/ratgeber/gehirn/krankheiten/tid-28868/kultur-und-leben-medien-mutter-muss-weg_aid_887122.html; [10.01.2013]

Brumlik, M. (2013). *Kindeswohl und advokatorische Ethik*. EthikJournal 2 / 2013. Zu finden unter: http://www.ethikjournal.de/fileadmin/user_upload/ethikjournal/Texte_Ausgabe_2_10-2013/Brumlik__Kindeswohl_und_advokatorische_Ethik__EthikJournal_1_2013_2.pdf; [22.02.2015]

Carstens, P. (2012). *Demographiegipfel. Abstrakte Überlegungen zugunsten der Alten*. Frankfurter Allgemeine vom 04.10.2012. Verfügbar unter: http://www.faz.net/aktuell/politik/inland/demographie-gipfel-abstrakte-ueberlegungen-zugunsten-der-alten-11913414.html; [28.10.2012]

Cieslarczyk, C. (2011). *Ursula von der Leyen: "Die Diagnose Alzheimer-Demenz war ein Schock" - Exklusiv-Interview*. Verfügbar unter: http://www.presseanzeiger.de/pm/Ursula-von-der-Leyen-Die-Diagnose-Alzheimer-Demenz-war-ein-Schock-503441; [26.06.2012]

Deutsche Alzheimer Gesellschaft (2012). *Pressemitteilung* vom 19.09.2012. Verfügbar unter: http://www.deutsche-alzheimer.de/index.php?id=49&news=135; [26.10.2012]

Dohms, D. (2010). Rezension vom 22.03.2010 zu: Taylor, L. (2008). Alzheimer und ich. Leben mit Dr. Alzheimer im Kopf. Bern: Huber. Verfügbar unter: http://www.socialnet.de/rezensionen/8884.php; [11.06.2012]

Ebbinghaus, U. (2012). *Demenzszenario 2030 - Odyssee in eine gealterte Gesellschaft*. FAZ Feuilleton. Verfügbar unter: http://www.faz.net/aktuell/feuilleton/debatten/demenzszenario-2030-odyssee-in-eine-gealterte-gesellschaft-11678155.html; [26.10.2012]

Fooken, I. (2007). *NS-Verfolgte in der Altenhilfe - Wo ist das Problem?*. Informationsveranstaltung in Siegen am 24.Januar 2007. Verfügbar unter: http://www.nsberatung.de/download/Siegen_ProfFooken_Trauma.pdf; [31.05.2012]

Friedman, M. (2011). Vom Lohn des Lächelns. Die Welt vom 26.06.2011. Verfügbar unter: http://www.welt.de/print/wams/politik/article13450560/Vom-Lohn-des-Laechelns.html; [05.12.2013]

Grass-Kapanke, B., Kunczik, T. & Gutzmann, H. (2008). *Studie zur Demenzversorgung im ambulanten Sektor - DIAS*. Deutsche Gesellschaft für Gerontopsychiatrie und -psychotherapie: Nümbrecht. Verfügbar unter: http://www.dggpp.de/documents/DIAS.pdf; [11.07.2012]

Gronemeyer, R. (2009). *Vorwort zu Aktion Demenz e.V.*: Aufbruch in unserer Kommune. Gemeinsam für ein besseres Leben mit Demenz. Verfügbar unter: http://www.aktion-demenz.de/images/stories/aktion_demenz_screen.pdf; [13.02.2014]

Gronemeyer, R. (2011). *Leben mit Demenz - Ein Überblick zur Situation in Deutschland oder Warum die Verwirrtheit ein Schlüssel zum Verständnis unserer verstörenden Gegenwart ist*. In: transferplus Nr.5, 2011. Wege aus der Isolation. Teilhabe von Menschen mit Demenz; 4-8

Hofmann, U. (1999). *Briefe aus dem freien Fall. Sehnsucht nach dir: Die Welt, gesehen mit den Augen einer Alzheimer-Kranken*. Tagesspiegel, 19.09.1999. Verfügbar unter: http://www.zukunftswerkstatt-demenz.de/bilder/Briefe_aus_dem_freien_Fall.PDF; [30.06.2010]

Jens, T. (2008). *Vaters Vergessen*. In FAZ NET vom 04.03.2008. Verfügbar unter: http://www.faz.net/aktuell/feuilleton/walter-jens-vaters-vergessen-1513397.html; [01.03.2012]

Jonas, I. (2007). Vergessen in der zweiten Heimat. Kuratorium Deutsche Altershilfe (KDA) (Hg.), *Demenz und Migration*. ProAlter e-Paper 2/07. Verfügbar unter http://www.kda.de/downloads.html#download233; [15.12.2011]

Kahlmeier, A. & Neumann, S. (2011). Geistiger Verfall ist ein Tabu-Thema. In der Berliner Morgenpost vom 09.05.2011. Verfügbar unter: http://www.berliner-kurier.de/gesundheit/deutsche-fuerchten-alzheimer-geistiger-verfall-ist-ein-tabu-thema,7168818,8427778.html; [27.02.2012]

Kuratorium Deutsche Altershilfe (2007). *Demenz und Migration*. ProAlter e-Paper 2/07. Verfügbar unter http://www.kda.de/downloads.html#download233; [15.12.2011]

Klingholz, R. (2011). *Demenz ist ein Teil des Lebens. Demenz-Report 2011*. Berlin-Institut. Verfügbar unter: http://www.berlin-institut.org/fileadmin/user_upload/Demenz/Demenz_online.pdf; [28.10.2011]

Kohls, M. (2008). *Healthy-Migrant-Effect, Erfassungsfehler und andere Schwierigkeiten bei der Analyse der Mortalität von Migranten. Eine Bestandsaufnahme*. Verfügbar unter: http://www.deutsche-islam-konferenz.de/SharedDocs/Anlagen/EN/Migration/Publikationen/Forschung/WorkingPapers/wp15-healthy-migrant-effekt,templateId=raw,property=publicationFile.pdf/wp15-healthy-migrant-effekt.pdf; [23.02.2012]

Kropiunigg U. (1999). *Kompensation und ephemer-fragiles Selbst: Eine individualpsychologische Analyse der Alzheimer-Krankheit*. Zeitschrift für Individualpsychologie; 24: 186-202. Verfügbar unter: http://www.alzheimer-alternativ-therapie.de/Analyse%20kropiunigg.htm; [22.12.2011]

Kropiunigg, U., Sebek, K., Leonardsberger, A., Schemper, M. & Dal Blanco, P. (1999). *Psychosoziale Risikofaktoren für die Alzheimer-Krankheit.* Sonderdruck in der Zeitschrift Psychotherapie, Psychosomatik, medizinische Psychologie (PPmP), Heft 49, Thieme. Verfügbar unter: http://www.alzheimer-alternativ-therapie.de/Risikofaktoren%20kropiunigg.htm; [22.12.2011]

Kumrow, D. (2009). *Demenz und die Macht des Ausgeblendeten*. Info3, 11/09, Antroposophie im Dialog: 13-22. Verfügbar unter: http://www.nikodemuswerk.de/fileadmin/websites/nikodemuswerk.de/download/Artikel_Dietrich_Kumrow_Info3_2009-11.pdf; [31.05.2012]

Kuratorium Deutsche Altershilfe (2002). *Arbeitskreis "Charta für kultursensible Altenpflege. Eine Handreichung*. Köln: KDA http://www.kultursensible-altenhilfe.de/download/materialien_kultursensibel/handreichung.pdf; [15.12.2011]

Langer, A. (2012). *Ich bin nicht deine Mutter*. Verfügbar unter: http://www.spiegel.de/panorama/gesellschaft/demenz-joern-klares-buch-als-meine-mutter-ihre-kueche-nicht-mehr-fand-a-867270.html; [12.01.2014]

Leyssner, A. & Holch, C. (2011). *Alzheimer: Opa lebt jetzt in Chiang Mai.* Verfügbar unter: http://chrismon.evangelisch.de/artikel/2009/alzeimer-opa-lebt-jetzt-chiang-mai-1362 [12.01.2012]

Lind, S. (2011). *Rezension* zu: Richard Taylor: Der moralische Imperativ des Pflegens. Bern u. a.: Huber. In: socialnet Rezensionen, ISSN 2190-9245, http://www.socialnet.de/rezensionen/11653.php; [17.01.2014].

Linthe, M. (2013). *Du weißt nicht einmal mehr, wie ich heiße*. Süddeutsche.de vom 05.01.13. Verfügbar unter: http://www.sueddeutsche.de/leben/demenz-du-weisst-nicht-einmal-mehr-wie-ich-heisse-1.1565385; [18.11.13]

Luik, A. (2008). *Ich sehe seinem Entschwinden zu*. Interview mit Inge Jens im STERN. Verfügbar unter: http://www.stern.de/kultur/buecher/inge-jens-ich-sehe-seinem-entschwinden-zu-615899.html; [20.02.2012]

Mommert, W. (2009). *Aber schön ist es doch.* Tilman Jens nimmt Abschied von Vater Walter. Die Berliner Literaturkritik, 20.02.2009. Verfügbar unter: http://www.berlinerliteraturkritik.de/detailseite/artikel/aber-schoen-ist-es-doch.html; [20.02.2012]

Mommert, W. (2010). *„Vatermord" von Tilman Jens.* Die Berliner Literaturkritik, 11.05.2010. Verfügbar unter: http://www.berlinerliteraturkritik.de/detailseite/artikel/vatermord-von-tilman-jens.html [20.02.2012]

Müller-Jung, J. (2011). *Das muss die Seele schon aushalten*. FAZ.NET-Frühkritik: Günther Jauch. vom 21.11.2011. Verfügbar unter: http://www.faz.net/aktuell/feuilleton/faz-net-fruehkritik-guenther-jauch-das-muss-die-seele-schon-aushalten-11535904.html; [20.10.2012]

Mund, M. (2011). *Jauchs Alzheimer-Talk und die Kritik an Gunter Sachs*. Verfügbar unter: http://www.welt.de/fernsehen/article13727389/Jauchs-Alzheimer-Talk-und-die-Kritik-an-Gunter-Sachs.html; [29.03.2012]

Muthesius, D. (1999). *Gefühle altern nicht. Musiktherapie mit altersdementen Patienten.* Vortrag von Dorothea Muthesius auf dem 2. Deutschen Alzheimerkongress in Berlin, 1999. Verfügbar unter: http://www.alzheimerforum.de/3/1/6/12/mmadp.html; [20.07.2012]

Opterbeck, I. (2008). *Das Befinden pflegender Angehöriger nach dem Tod eines demenziell erkrankten Familienmitglieds. Eine Untersuchung zum Befinden nach der Pflege im Rahmen der "Längsschnittstudie zur Belastung pflegender Angehöriger von demenziell Erkrankten" (LEANDER).* Dissertation an der Universität Siegen. Verfügbar unter: http://dokumentix.ub.uni-siegen.de/opus/volltexte/2010/432/pdf/opterbeck.pdf

Oschmann, R. (2011). *Herbert Löffler erkrankte 2011 an Alzheimer.* Verfügbar unter: http://www.general-anzeiger-bonn.de/region/rhein-sieg-kreis/koenigswinter/Herbert-Loeffler-erkrankte-2011-an-Alzheimer-article1355218.html [24.09.2014]

Ozankan, M. (2008). *Quo vadis, Zuwanderungsland Deutschland? Perspektivenerweiterung bei der interkulturellen Öffnung der Regeldienste.* Abschlussveranstaltung des Diversity Grundmoduls 2008, 31.10.2008, Ärztekammer Nordrhein Düsseldorf. Verfügbar unter http://www.wiki.psz-duesseldorf.de/images/3/3b/Dr._med._Murat_Ozankan_2008.pdf; [28.07.2011]

Ozankan, M. (2010). *Ein junges Gesicht der Migration: Ältere Migrantinnen und Migranten - zum Stellenwert muttersprachlicher gerontopsychiatrischer Behandlungsangebote*, in: Informationsdienst Altersfragen 37 (6). Verfügbar unter http://www.dza.de/fileadmin/dza/pdf/Heft_06_2010_November_Dezember_2010_gesamt_PW.pdf; [08.09.2011]

Patalong, F. (2011). *Selbstmord als Stilfrage. Suizid-Debatte bei Plasberg.* Verfügbar unter: http://www.spiegel.de/kultur/tv/0,1518,762038,00.html; [27.02.2012]

Peine, S. (2011). "Vatertage" - Die Geschichte eines deutschen Kriegskindes; 31.10.2011. Verfügbar unter: http://www.literaturmarkt.info/cms/front_content.php?idcat=52&idart=5343; [20.01.2014]

Pfauth-Fassl, H. (2012). *Alzheimer - Wenn die Mutter zum schwierigen Kind wird.* FOCUS vom 21.09.2012. Verfügbar unter: http://www.focus.de/gesundheit/diverses/gesundheit-alzheimer-wenn-die-mutter-zum-schwierigen-kind-wird_aid_824544.html; [10.01.2014]

Pick, P., Brüggemann, J., Grote, C., Grünhagen, E. & Lampert, T. (2004). *Schwerpunktbericht der Gesundheitsberichterstattung des Bundes. Pflege.* Berlin: Robert Koch Institut. Statistisches Bundesamt. Verfügbar unter: http://www.rki.de/EN/Content/Health_Reporting/GBEDownloadsT/pflege.pdf?__blob=publicationFile [07.07.2012]Schilling, O. & Wahl, H.-W. (2002). Familiäre Netzwerke und Lebenszufriedenheit alter Menschen. Kölner Zeitschrift für Soziologie und Sozialpsychologie, Jg. 54, Heft 2, 2002: 304-317.

Rauchfuss, K. (2001). *Krankheit kennt keinen Aufenthaltsstatus. Zur gesundheitlichen Situation von Flüchtlingen.* Medizinische Flüchtlingshilfe Bochum. Verfügbar unter: http://www.mfh-bochum.de/Hintergrund/Krankheit_kennt_keinen_Aufenthaltsstatus.pdf; [24.02.2012]

Rüster, T. (2011). *Günther Jauchs emotionalste Sendung* vom 21.11.2011. Verfügbar unter: http://www.news.de/medien/855244986/alzheimer-patient-mit-vorbildfunktion/1/; [29.03.2011]

Schmidt, S. (2010). *Haben Pflegeheime ausgedient?,* Pro und Contra, Altenpflege 7 / 2010: 22

Schmidt, S. (2012). *Achtung Angehörige. Vom Störfaktor zum hilfreichen Kooperationspartner.* pro care 05/2012: 24-26

Schneekloth, U. & Wahl, H. W. (Hg.). 2005. *Möglichkeiten und Grenzen selbständiger Lebensführung in privaten Haushalten (MuG III).* Verfügbar unter: http://www.BMFSFJ.de/doku/Publikationen/mug/01-Redaktion/PDF-Anlagen/gesamtdokument,property=pdf,bereich=mug,sprache=de,rwb=true.pdf; [31.05.2012]

Schwab, W. (2012). *Ich kämpfe wie ein Widder. Gespräch über ein Leben mit Demenz.* TAZ vom 07.01.2012. Verfügbar unter: http://www.taz.de/!85139/; [10.01.2012]

Siemens, J. (2011). *Pornos der Hochkultur.* Verfügbar unter: http://www.stern.de/kultur/buecher/buecher-ueber-demenzkranke-vaeter-die-pornos-der-hochkultur-1704057.html; [14.11.2011]

Statistisches Bundesamt (2010). *Eckzahlen zur Bevölkerung nach Migrationsstatus*, Fachserie 1, Reihe 2.2, Migration in Deutschland 2010. Verfügbar unter http://www.destatis.de/jetspeed/portal/cms/Sites/destatis/Internet/DE/Content/Publikationen/Fachveroeffentlichungen/Bevoelkerung/MigrationIntegration/Migrationshintergrund2010220107004,property=file.pdf; [13.12.2011]

Statistisches Bundesamt (2012). *In Deutschland lebte 2011 jede fünfte Person allein.* Pressemitteilung vom 11.07.2012. Verfügbar unter: https://www.destatis.de/DE/PresseService/Presse/Pressekonferenzen/2012/Alleinlebende/pm_allein_PDF.pdf?__blob=publicationFile; [18.07.2012]

Stolze, C. (2011a). *Vergiss Alzheimer.* Interview in WELT-ONLINE vom 15.10.2011. Verfügbar unter: http://www.welt.de/print/die_welt/wissen/article13661998/Vergiss-Alzheimer.html; [15.12.2011]

Stormer, C. (2011). *Dement unter Palmen.* Zeit-online. Verfügbar unter: http://www.zeit.de/gesellschaft/zeitgeschehen/2011-06/demenz-pflege-thailand; [24.02.2012]

TU Darmstadt (s.d.). *Sozialverträgliches Frühableben.* Unwort des Jahres 1998. Verfügbar unter: http://www.unwortdesjahres.net/?id=24; [27.02.2012]

Widmann, A. (2011). *Im Leben und im Sterben.* Der Abschiedsbrief des Gunter Sachs ist das Werk eines Mannes mit dem Mut zu freien Entscheidung und der Kraft, diese in die Tat umzusetzen. Berliner Zeitung vom 10.05.2011. Verfügbar unter: http://www.berliner-zeitung.de/archiv/der-abschiedsbrief-des-gunter-sachs-ist-das-werk-eines-mannes-mit-dem-mut-zur-freien-entscheidung-und-der-kraft--diese-in-die-tat-umzusetzen-im-leben-und-im-sterben,10810590,10786356.html; [20.12.2012].

Wöckener, L. (2013). *Rudi Assauer weiß nicht mehr, dass er krank ist.* WELT online vom 15.12.2013. Verfügbar unter: http://www.welt.de/sport/fussball/bundesliga/fc-schalke-04/article122939247/Rudi-Assauer-weiss-nicht-mehr-dass-er-krank-ist.html; [02.01.14]

Wortmann, M. & Fletcher, S. (2013). *Foreword to the Alzheimer's Report 2013.* Alzheimer's Disease International. Verfügbar unter: http://www.alz.co.uk/research/world-report-2013; [27.01.2014]

VI Abbildungen und Tabellen

Abbildungen

Vereinfachte Auflistung der ICD-10-Kriterien für die Diagnostik einer Demenz vom Alzheimer-Typ
1. Vorliegen eines Demenzsyndroms: Abnahme des Gedächtnisses und anderer kognitiver Fähigkeiten (Urteilsvermögen, Denkfähigkeit)
2. Schleichender Beginn mit meist progredient sich verschlechterndem Verlauf
3. Störung von Affektkontrolle, Antrieb und Sozialverhalten (mit emotionaler Labilität, Reizbarkeit, Apathie oder Vergröberung des Sozialverhaltens)
4. Kein Hinweis auf vorübergehenden Verwirrtheitszustand
5. Ausschluss aller anderen spezifischen Ursachen einer Demenz durch Anamnese, körperliche Untersuchung und Zusatzuntersuchungen
6. Dauer der unter 1. genannten Störungen mindestens 6 Monate

Abbildung 2: ICD-10-Kriterien für die Demenzdiagnostik, erstellt nach Gutzmann, 1992, S. 30; Mielke & Kessler, 1994, S. 14, Tabellen 7 und 8 sowie DZA, 2001, S. 134, Tab.4

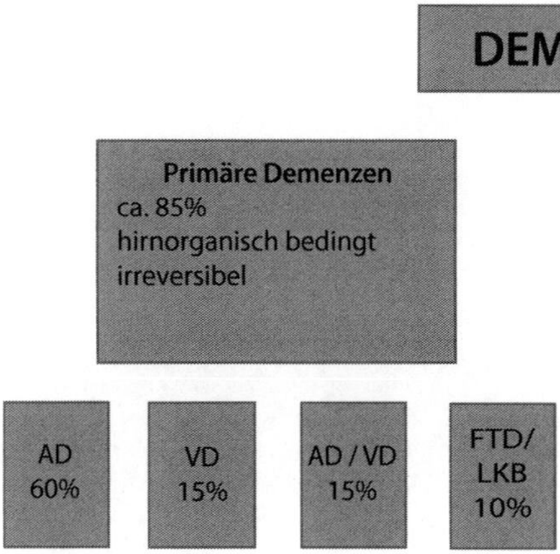

Abbildung 3: Einteilung der Demenzen (erstellt nach Lind, 2007, S. 38; Kastner & Löbach, 2007, S. 29; Freter, 2008, S. 11)

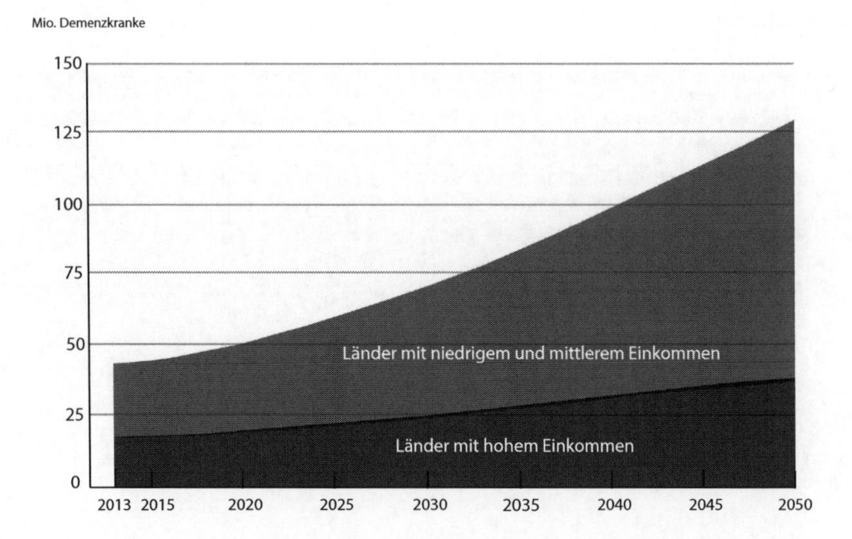

Abbildung 4: Demenzkranke (in Mill.) in Ländern mit unterschiedlichem Einkommensniveau (The Global Impact of Dementia 2013-2050 - veröffentlicht von Alzheimer's Disease International - the global voice of dementia, 2013. Verfügbar unter: http://www.alz.co.uk/research/G8-policy-brief; [27.01.2014]

Tabellen

Tabelle 1: Geschätzte Zunahme der Anzahl demenziell Erkrankter von 2010 - 2050 in Deutschland

Jahr	Geschätzte Anzahl von über 65-Jährigen in Millionen	Geschätzte Krankenzahl
2010	16,8	1.450.000
2020	18,7	1.820.000
2030	22,3	2.150.000
2040	23,9	2.580.000
2050	23,4	3.020.000

Bickel, 2014, S. 4 (Schätzungen auf der Basis der Zensusdaten des Statistischen Bundesamtes 2011, die bis zum Ende des Jahres 2012 fortgeschrieben und im April 2014 veröffentlicht wurden); verfügbar unter: http://www.deutsche-alzheimer.de/fileadmin/alz/pdf/factsheets/infoblatt1_haeufigkeit_demenzerkrankungen_dalzg.pdf; [10.07.2014]

Tabelle 2: Ausgewählte demographische Daten zum Alter in Deutschland

	1953	1973	2000	2020	2050
über 60-Jährige	15,1%	19,9%	23,0%	28,5%	35,8%
über 80-Jährige	1,1%	2,0%	3,6%	6,3%	11,3%
über 90-Jährige	0,1%	0,1%	0,6%	1,0%	2,1%

Anteile von Älteren an der Gesamtbevölkerung[49] (Lebenserwartung nach Geschlecht (2011)[50]: Männer zum Zeitpunkt der Geburt: 78,4 Jahre; Frauen zum Zeitpunkt der Geburt: 83,2 Jahre)

Tabelle 3: Prävalenz von Demenzerkrankungen in Abhängigkeit vom Alter

Altersgruppe	mittlere Prävalenzrate nach EuroCoDe (%)			geschätzte Krankenzahl in Deutschland Ende des Jahres 2010		
	Männer	Frauen	Insgesamt	Männer	Frauen	Insgesamt
65-69	1,79	1,43	1,60	33.700	29.200	62.900
70-74	3,23	3,74	3,50	72.300	97.000	169.300
75-79	6,89	7,63	7,31	109.100	155.600	264.700
80-84	14,35	16,39	15,60	129.900	233.000	362.900
85-89	20,85	28,35	26,11	85.000	271.800	356.800
90 und älter	29,18	44,17	40,95	39.300	217.200	256.500
65 und älter	**6,56**	**10,51**	**8,82**	**469.200**	**1.003.900**	**1.473.100**

Bickel, 2014, S. 2; verfügbar unter: http://www.deutsche-alzheimer.de/fileadmin/alz/pdf/factsheets/infoblatt1_haeufigkeit_demenzerkrankungen_dalzg.pdf; [10.07.2014]

49 Quelle: BMFSFJ, 2002, S. 55 (die Angaben für 2020 und 2050 sind Schätzwerte auf der Grundlage der 9. Koordinierten Bevölkerungsvorausberechnung des Statistischen Bundesamts (Variante 2)

50 Eurostat, 2011; verfügbar unter: http://epp.eurostat.ec.europa.eu/statistics_explained/index.php?title=File:Life_expectancy_at_birth,_1980-2011_(years)-de.png&filetimestamp=20130722095701; [10.10.2013]

Tabelle 4: Jährliche Inzidenz von Demenzen in Abhängigkeit vom Alter

Jahr	Mittlere Inzidenzrate pro Jahr (%)	Schätzung der jährlichen Neuerkrankungen in Deutschland 2009
65-69	0,4	15.500
70-74	0,9	42.000
75-79	1,9	63.800
80-84	4,1	80.500
85-89	6,5	65.600
90 und älter	10,1	37.400
65 und älter	1,9	304.800

Bickel, 2014, S. 2; verfügbar unter: http://www.deutsche-alzheimer.de/fileadmin/alz/pdf/factsheets/infoblatt1_haeufigkeit_demenzerkrankungen_dalzg.pdf; [10.07.2014]

Tabelle 5: Demenzentwicklung nach Reisberg

Stadium	Leitsymptome	Alter, in dem dies gelernt wird in der Kindheit	Schweregrad	Sozialmedizinische Konsequenzen / Hilfsbedarf
I	Keine Symptome	-	Normal	Aktivierung
II	Vergesslichkeit	-	Mild cognitive Impairment (MCI)	Aktivierung / Gedächtnistraining
III	Versagen bei komplexen Aufgaben in Beruf und Gesellschaft (z. B. Reisen an einen neuen Ort)	18 Jahre	Sehr leichte Demenz	Rückzug aus überfordernden Aufgaben
IV	Benötigt Hilfe bei schwierigen Aufgaben des täglichen Lebens (z. B. Buchhaltung, Einkaufen, Einladungen)	12-16 Jahre	Leichte Demenz	Überwachte Selbständigkeit
V	Benötigt Hilfe bei der Wahl der Kleidung und beim Entscheid zum Baden	6-8 Jahre	Mittelschwere Demenz	Organisierter Tagesablauf, Teilzeithilfe, Hilfe an Familie
VI	Hilfe beim a) Ankleiden b) Baden c) Toilettengang	5 Jahre 4 Jahre 3 ½ Jahre 2-3 Jahre	Schwere Demenz	Ganztägige Hilfe und Betreuung nötig
	Urininkontinenz Stuhlinkontinenz	2 Jahre		
VII	a) Sprechvermögen noch 6 Worte b) Kann nicht mehr sprechen c) Kann nicht mehr gehen d) Kann nicht mehr sitzen e) Kann nicht mehr lachen f) Kann nicht mehr Kopf halten	1 Jahr 1-2 Jahre 1 Jahr 6 Monate 1-4 Monate 1-3 Monate	Sehr schwere Demenz	Langzeitpflege (vollumfänglich)

Martin, M. & Schelling, H. R. (Hg.) (2005). *Demenz in Schlüsselbegriffen. Grundlagen und Praxis für Praktiker, Betroffene und deren Angehörige.* (1. Aufl.,). Bern: Huber; S. 110

Tabelle 6: Bindungstypen bei gesunden Erwachsenen und bei Demenz

Bindungstyp	Erwachsener vor der Demenzerkrankung	Demenzkranker
sicher	Wertschätzung von Bindung, ausgeglichen, gutes Selbstvertrauen, Selbstsicherheit, Sicherheit gebend, hilfsbereit, positive Gefühlsäußerungen, einfühlsam	Akzeptanz von Hilfe und Umgehen mit Abhängigkeit, Dankbarkeit zeigen, Vertrauen in Bezugspersonen, Freude, selber helfen wollen
unsicher-ambivalent (verstrickt)	Unsicher in Beziehungen, Neigung zu Panik, Depressionen und Ängsten, überstarke Abhängigkeit und Verlustängste, Sicherheit fordernd, Idealisierung und Abwertung von Beziehungen	Anklammernd, Hilflosigkeit betonend, Hilfe suchen (rufen), Regression, wechselnde Stimmungslage
unsicher-vermeidend	sich autonom gebend, nach außen abweisend - nach innen angespannt, Betonung von Autonomie, weniger Empathie, Misstrauen, Probleme mit Nähe und Körperkontakt	Verleugnung, Projektion, Misstrauen, wahnhafte Erlebnisverarbeitung, mehr Verhaltensauffälligkeiten
unsicher-desorganisiert	ungelöstes Trauma, stark wechselnde Affekte, keine Integration oder Zugang zum Trauma	Trauma-Reaktivierung in auslösenden Situationen (z. B. in der Pflege) oder bei Erinnerungen

Stuhlmann, W. (2004). *Demenz - wie man Bindung und Biographie einsetzt.* München: Reinhardt; 62

Tabelle 7: Wirkungen von Musik bei Personen mit Demenz

Eigenschaft	Bedeutung für Personen mit Demenz
Musik spricht Emotionen an und löst Emotionen aus.	Anknüpfen, Erhalten und Reaktivieren emotionaler Fähigkeiten
Musik ist ordnend und strukturierend.	Synchronisation von Handlungen, Koordinieren von Reizen, Aktivierung alter Muster der Bewegung, der Wahrnehmung und der Bedeutung.
Musik löst Erinnerungen aus.	Verbindungen zum Altgedächtnis werden aufgebaut und Verknüpfungen mit entsprechenden Erinnerungen gefördert. Lieder und Musik wirken identitätsstärkend. Melodien können Liedertexte ins Gedächtnis rufen, die sonst nicht erinnert werden könnten.
Musik regt die Kreativität an	Dabei sollte an vertraute, generationsspezifische Formen der Musik angeknüpft werden.
Musik stärkt das Gemeinschaftserleben, die Zugehörigkeit und fördert die Interaktion.	Erleben von Zugehörigkeit und von "Verstehen" wegen ähnlicher Musikvorlieben oder gemeinsam bekannten Liedern. Auch hier sind die generationsspezifischen Formen zu beachten.
Musik regt zu Bewegung an.	Unterstützung der Erinnerung und Emotionalität mit biographisch relevanter Tanzmusik. Aktivierung von Bewegungen im Takt und Ermöglichung von Körperkontakt. Mit Hilfe von Musik kann die Regulation von Nähe und Distanz besser gelingen.

Stuhlmann, W. (2004). Demenz - *wie man Bindung und Biographie einsetzt.* München: Reinhardt; 87

Tabelle 8: Verwandtschaftsverhältnis der Hauptpflegepersonen zur pflegebedürftigen Person 1991 und 2002 (%)

Verwandtschaftsverhältnis	1991	2002
Lebens- und Ehepartner	37	28
Tochter	26	26
Schwiegertochter	9	6
Mutter	14	12
Vater	0	1
Sohn	3	10
andere Verwandte	7	9
Freunde, Nachbarn, Bekannte	4	8

Schneekloth, U. & Wahl, H. W. (Hg.). 2005. Möglichkeiten und Grenzen selbständiger Lebensführung in privaten Haushalten (MuG III). Verfügbar unter: http://www.BMFSFJ.de/doku/Publikationen/mug/01-Redaktion/PDF-Anlagen/gesamtdokument, property=pdf,bereich=mug,sprache=de,rwb=true.pdf; [31.05.2012]

Tabelle 9: Hauptpflegepersonen von Pflegebedürftigen verschiedener Altersgruppen in Privathaushalten

in %	65-79 Jahre	80 und älter
Lebens- und Ehepartner (w.)	39	12
Lebens- und Ehepartner (m.)	22	5
Tochter	24	44
Sohn	2	6
Schwiegertochter	6	17
andere Verwandte	6	9
Freunde, Nachbarn	2	7

Schneekloth, U., Potthoff, P., Piekara, R. & Rosenbladt von B. (1996). *Hilfe- und Unterstützungsbedürftige in privaten Haushalten*. Endbericht. Schriftenreihe des BMFSFJ. Band 111.2. Stuttgart: Kohlhammer; 135

Tabelle 10: Kognitive Bereiche und Subtests von TRAKULA

	Domänen	Umsetzung bzw. Subtest
1.	Visuelle Wahrnehmung und figurales Kurzzeitgedächtnis Wiedererkennen (Rekognition mit unmittelbarem Abruf)	(1) Figuren-Rekognitionstest (2) Uhren-Zuordnungsaufgabe
2.	Prüfung des figuralen Kurz- und Langzeitgedächtnisses (direkter und verzögerter Abruf)	(3) Paar-Assoziationslernen I & II
3.	Überprüfung der Arbeitsgedächtniskapazität (Merkfähigkeit) bei steigender Anzahl von Farb-Figur-Paaren	(4) Figur-Farbe-Test
4.	Teilaspekt des induktiven (schlussfolgernden) Denkens und semantisches Gedächtnis (Wissen über Fakten und Kategorien)	(5) Zuordnungsaufgabe (Konzept-lernen)
5.	Exekutive Funktionen - Aufmerksamkeit und Inhibition	(6) Labyrinth-Test
6.	Konzentration und geteilte Aufmerksamkeit (Denkschnelligkeit)	(7) Symboltest

Ozankan, M. (2010). Ein junges Gesicht der Migration: Ältere Migrantinnen und Migranten - zum Stellenwert muttersprachlicher gerontopsychiatrischer Behandlungsangebote, in: *Informationsdienst Altersfragen* 37 (6). Verfügbar unter http://www.dza.de/fileadmin/dza/pdf/Heft_06_2010_November_Dezember_2010_gesamt_PW.pdf; [08.09.2011]

Tabelle 11: Diagnosekriterien für verschiedene Demenzen (nach dem ICD-10)

DAT	VD	FTD
A: Die allgemeinen Kriterien für eine Demenz (G1-G4) - siehe Tab. 12 *(vgl. S. 306)* - müssen erfüllt sein B: In der Anamnese, der körperlichen Untersuchung oder aufgrund spezieller Untersuchungen gibt es keinen Hinweis auf folgende Faktoren: - andere Ursache der Demenz (z. B. zerebrovaskuläre Erkrankung, HIV-Krankheit, Normaldruckhydrozephalus, Parkinson- oder Huntington-Krankheit) - Systemerkrankung (z. B. Hypothyreose, Vitamin-B_{12}- oder Folsäuremangel, Hyperkalzämie) - Alkohol- oder Substanzmissbrauch	G1: Die allgemeinen Kriterien für eine Demenz (G1-G4) müssen erfüllt sein. G2: Ungleiche Verteilung der Defizite höherer kognitiver Funktionen, von denen einige betroffen, andere relativ verschont sind; so kann das Gedächtnis bereits eindeutig beschädigt sein, während das Denken, das Urteilen und die Informationsverarbeitung nur mäßig beeinträchtigt sind. G3: Nachweis einer fokalen Hirnschädigung, die durch eines oder mehrere der folgenden Merkmale angezeigt wird: - einseitige gesteigerte Muskeleigenreflexe - positiver Babinski-Reflex - Pseudobulbärparalyse G4: Eindeutiger Nachweis einer zerebrovaskulären Krankheit, die für die Demenz verantwortlich gemacht werden kann, aus der Anamnese, aufgrund von Untersuchungen oder von besonderen Tests (z. B. Insultanamnese, Nachweis einer zerebralen Infarzierung)	1a: frühzeitige und progressive Persönlichkeitsveränderungen, gekennzeichnet durch Probleme in der Verhaltensmodulation, die häufig zu unangemessenen Reaktionen oder Aktivitäten führen und / oder 1b: frühzeitige und progressive Sprachveränderungen, gekennzeichnet durch Probleme im Sprachausdruck oder erhebliche Benennstörung und Probleme mit Wortbedeutungen 2: diese Defizite verursachen bedeutsame Beeinträchtigungen im sozialen und beruflichen Bereich und stellen einen erheblichen Verlust früherer Funktionsfähigkeit dar 3: der Verlauf ist durch schleichenden Beginn und progredienten Funktionsverlust gekennzeichnet 4: die Defizite können nicht durch andere Erkrankungen des zentralen Nervensystems, systemische Erkrankungen oder substanzinduzierte Störungen erklärt werden 5: die Defizite treten nicht ausschließlich während eines Delirs auf 6: die Defizite können nicht besser durch andere psychiatrische Erkrankungen erklärt werden

DAT: Diagnose einer Demenz bei Alzheimer-Erkrankung in der ICD-10 (F00); Bickel, H. (2012). *Epidemiologie und Gesundheitsökonomie.* In: Wallesch, C.W. & Förstl, H. (Hg.). *Demenzen.* Stuttgart: Thieme; 92

VD: Diagnose einer Demenz auf vaskulärer Grundlage gemäß ICD-10 (F01); Bickel, H. (2012). *Epidemiologie und Gesundheitsökonomie.* In: Wallesch, C.W. & Förstl, H. (Hg.). *Demenzen.* Stuttgart: Thieme; 96

FTD: Klinische Konsensuskriterien für frontotemporale Demenz des National Institute of Health (Quelle: McKhann GM, Albert, MS, Grossman, M et al. Clinical and pathological diagnosis of frontotemporal dementia: report of the Work Group on Frontotemporal Dementia and Pick's Disease. Arch Neurol 2001; 58: 1803-1809. Entnommen aus: Bickel, H. (2012). Epidemiologie und Gesundheitsökonomie. In: Wallesch, C.W. & Förstl, H. (Hg.). Demenzen. Stuttgart: Thieme; 103

Tabelle 12: Allgemeine Kriterien für ein Demenzsyndrom (ICD-10)

Demenzsyndrom
G1.1: Abnahme des Gedächtnisses, am deutlichsten bei Lernen neuer Informationen und in besonders schweren Fällen bei der Erinnerungen früher erlernter Informationen; die Beeinträchtigung betrifft verbales und nonverbales Material; die Abnahme sollte objektiv verifiziert werden
G1.2: Abnahme andere kognitiver Fähigkeiten, charakterisiert durch eine Verminderung der Urteilsfähigkeit und des Denkvermögens; dies sollte, wenn möglich, durch eine Fremdanamnese und eine neuropsychologische Untersuchung oder quantifizierte objektive Verfahren nachgewiesen werden; die Verminderung der früher höheren Leistungsfähigkeit sollte nachgewiesen werden
G2: die Wahrnehmung der Umgebung muss ausreichend lange erhalten geblieben sein (d. h. Fehlen einer Bewusstseinstrübung wie in F05, Kriterium A, definiert); bestehen gleichzeitig delirante Episoden, sollte die Diagnose "Demenz" aufgeschoben werden
G3: die Verminderung der Affektkontrolle, des Antriebs oder des Sozialverhaltens manifestiert sich in mindestens 1 der folgenden Merkmale: - emotionale Labilität - Reizbarkeit - Apathie - Vergröberung des Sozialverhaltens
G4: für eine sichere klinische Diagnose sollte G1 mindestens 6 Monate vorhanden sein

Bickel, H. (2012). Epidemiologie und Gesundheitsökonomie. In: Wallesch, C.W. & Förstl, H. (Hg.). Demenzen. Stuttgart: Thieme, S. 88

VII Anhang

Kurzvorstellung der Publikationen, chronologisch geordnet

Robert Davis (1989). My Journey into Alzheimer's Disease
Robert Davis war Pastor in einer der größten Kirchen von Miami, als ihm die Krankheit die Fähigkeit nahm, diese Funktion auszuüben. Als einer der ersten - vielleicht als erster überhaupt - beschreibt er die Innensicht eines Demenzkranken, schildert offen seine Gefühle in den Anfangsstadien und dem weiteren Krankheitsverlauf, solange er dazu in der Lage ist. Er benutzt dabei seinen Computer, denn die Fähigkeit zu sprechen und mit der Hand zu schreiben, hat er bereits verloren. Zu Ende geschrieben wurde sein Buch von seiner Frau Betty.
Eindrücklich beschreibt Davis, wie die Krankheit seinen Verstand verwüstet, wie er z. B. um zwei Uhr in der Nacht die Polizei ruft, um zu berichten, dass sich in seinem Haus ein Fremder befinde. Das Buch verleiht der Krankheit ein persönliches Gesicht und wurde - insbesondere in der ersten Zeit nach seiner Veröffentlichung - von Leidensgefährten und ihren Angehörigen als wertvolle Hilfe angesehen. Die Liebe seiner Frau und der tiefe, unerschütterliche Glaube an Gott gaben Davis den nötigen Halt.

Harry Anifantakis und Jean Tyler (1993). Manley - Das Leben einer Familie mit der Alzheimer Krankheit. Titel der Originalausgabe: The Diminished Mind. (1991)
Der Schriftsteller Anifantakis kommt in Kontakt mit Jean Tyler, die mit bewundernswerter Energie, Belastbarkeit und Einfühlsamkeit ihren demenzkranken Ehemann Manley betreut, ist fasziniert davon, wie Jean und ihr Sohn Steven die gewaltigen Herausforderungen bewältigen, und beschließt zusammen mit Jean, Morbus Alzheimer als *Krankheit der Familie* zu beschreiben. So entstand bereits zu Beginn der 1990er-Jahre ein Erlebnisbericht aus dem Kreis Betroffener über den Weg einer Familie durch die Demenz.
Manley, ein äußerst kompetenter und beliebter Lehrer, wirkt zunehmend in sich gekehrt, mürrisch, frustriert, ist unberechenbar, schweigsam, weigert sich - im Gegensatz zu seinem früheren Verhalten - mit seiner Frau darüber zu sprechen, verliert oder kündigt immer wieder seine Arbeitsstelle, nimmt scheinbar unbeteiligt seinen beruflichen Abstieg vom Rektor einer Schule hin zum einfachen Aushilfshandwerker in Kauf, bringt seine Familie in finanzielle Schwierigkeiten und lässt jegliche Krankheitseinsicht vermissen.
Größeren Raum als die Beschreibung der zunehmenden Einschränkungen in Erinnerung, Denk- und Urteilsvermögen, Einsichtsfähigkeit und den Verlust von Fähigkeiten und Fertigkeiten nimmt in dem Erfahrungsbericht die anschauliche und detaillierte Schilderung von markanten Persönlichkeitsveränderungen und Verhaltensauffälligkeiten und das davon ausgehende Belastungspotenzial für die Familie ein. Das Buch weist zwei Besonderheiten auf: Jean und Manley Tyler sind erst Anfang 40 - Eltern zweier Teenager - , als die Krankheit ausbricht, und Ende der 1970er-Jahre ist Morbus Alzheimer selbst beim medizinischen Fachpersonal noch weitgehend unbekannt. Dieser Umstand veranlasste Jean, die erste amerikanische Organisation zur Unterstützung von Alzheimer-Patienten zu gründen, zahlreiche Initiativen zur Erforschung dieser Krankheit anzustoßen und sich in Talkshows für die Belange von Pflegenden einzusetzen.

Diana Friel McGowin (1994). Wie in einem Labyrinth. Leben mit der Alzheimer-Krankheit
Eines der frühesten und meistzitierten Selbstzeugnisse aus der Patientenperspektive stammt von Diana Friel McGowin. Sie arbeitete als Sekretärin in einer Anwaltskanzlei und war noch keine 50 Jahre alt, als sie bemerkte, dass ihr die Welt, wie sie sie bisher kannte, aus den Händen zu gleiten begann. Als 1991 bei ihr die Krankheit diagnostiziert wurde, begann sie auf ärztlichen Rat hin aus therapeutischen Gründen ihren Kampf mit der Krankheit und ihre Erfahrungen im Umgang mit Verwandten, Freunden und Kollegen minutiös zu protokollieren. Dazu musste McGowin ihre Gedanken immer sofort zu Papier bringen, da sie sich bereits am nächsten Tag verflüchtigt haben konnten.
Aus diesen Notizen entstand das Manuskript zu *Living in the Labyrinth*, einem Buch, das 1993 in den USA auf den Markt kam und bereits ein Jahr später unter dem Titel "Wie in einem Labyrinth" in Deutschland erschien, ein Hinweis darauf, dass es - entgegen der Erwartung der Autorin - einen größeren Leserkreis fand, der davon beeindruckt war, dass die an einer frühzeitigen Variante von Morbus Alzheimer Erkrankte nicht Mitleid zu erregen sucht, sondern auf erfrischende und oft humorvolle Weise die arglosen Irrwege und die erfolgreichen Wegstrecken schildert, auf denen sie und ihre Angehörigen sich - oft ohne Wegweiser - durch die schwierige Situation hindurchkämpfen.
McGowin beschreibt, wie über eine amerikanische Durchschnittsfamilie mit ihren typischen Problemen ein gewaltiges, bisher unbekanntes Problem hereinbricht, fortan den Alltag beherrscht und Verwirrung stiftet. Sie betont, wie wichtig es für jeden Betroffenen ist, verständnisvolle Menschen an seiner Seite zu wissen bei der häufig beängstigenden und von Einsamkeit begleiteten Reise durch das Labyrinth der Krankheit. Bei ihr ist es ihre Familie und Dr. Richard Badessa, ein emeritierter Professor und treuer *Mitreisender* auf dem gemeinsamen Weg über diese schwankende Brücke mit den fehlenden Planken (S. 151), die diese Krankheit darstellt.
McGowin macht viel Mut, die Diagnose Alzheimer nicht als Todesurteil zu betrachten, das in Kürze vollstreckt werden wird, und unterstreicht, dass der Verlauf der Krankheit interindividuell durchaus differiert und der Verlust der Fähigkeiten sich verlangsamen oder für eine gewisse Zeit ganz zum Stillstand kommen kann. Sie selbst ist bewundernswert aktiv. Bereits kurz nach der Diagnosestellung im Jahr 1991 gründete sie in ihrer Heimatstadt Orlando (Florida) eine Gruppe zur Unterstützung von der Krankheit Betroffener und, seit ihr Zustand stabil wurde, engagierte sie sich in verschiedenen Organisationen, die Alzheimerpatienten unterstützen.

Larry Rose (1997). Ich habe Alzheimer
Der Ingenieur Larry Rose ist 54 Jahre alt, als ein traumatisches Geschehen abrupt sein bisheriges Leben beendet und sein Befinden und das seiner Familie völlig verändert: Auf der Fahrt zu seinem Wochenendhäuschen verirrt er sich zweimal, obwohl er diese Strecke schon unzählige Male gefahren ist. Er versucht sich fieberhaft zu erinnern, sich krampfhaft zu konzentrieren und doch erreicht er sein Ziel erst am nächsten Tag. Verwirrt und angsterfüllt sucht er ärztlichen Rat und erhält die Diagnose *beginnende Alzheimer-Demenz*.
Die Autobiographie ist ein fesselnder Bericht eines Betroffenen, der den Leser teilhaben lässt an der Gefühlswelt, der psychischen Berg- und Talfahrt, in die die rätselhafte Krankheit einen Demenzkranken hineinzwingt. In bewundernswerter Offenheit schildert Rose seine Probleme und Sorgen, in bewegender Weise beschreibt er den Beginn und das weitere Fortschreiten der unheimlichen Krankheit. Eindrücklich erzählt er, wie sein Erinnerungsvermögen nachlässt, Vertrautes ihm fremd wird und wie er im Gespräch nach den richtigen Worten sucht.

Astrid Schoene (1998). Meine Mutter hat Alzheimer
Die Maskenbildnerin, Verfasserin von Theaterstücken und Autorin von Zeitschriften- und Hörfunkbeiträgen Astrid Schoene beschreibt den Verlauf der Alzheimer-Erkrankung ihrer Mutter. Sie schildert, wie diese ihre geistigen Fähigkeiten einbüßte, sich immer verlorener vorkam in einer für sie undurchschaubar und unverstehbar gewordenen Welt und wie sich ihre Persönlichkeit veränderte. Lange Zeit habe sie mit ihrer Familie dem geheimnisvollen, zerstörerischen Prozess hilflos und verständnislos gegenübergestanden, viel zu spät sei dann die Diagnose "Alzheimer" gestellt worden, beklagt Schoene. Erst danach konnte sie beginnen, ihrer Mutter aufkommende Ängste zu nehmen, ihre Würde zu bewahren und ihr Selbstwertgefühl zu stärken.

Tom DeBaggio (2003). Losing My Mind
Tom DeBaggio lebt für seine Pflanzen, betreibt mit seiner Frau Joyce eine Kräuterfarm und Baumschule und ist erst 57 Jahre alt, als sich die ersten Krankheitszeichen bemerkbar machen. Nach Erhalt der Diagnose antizipiert er den Verlust seiner geistigen Fähigkeiten, beschäftigt sich eingehend mit Sterben und Tod und sieht die Demenz als sein Todesurteil an (I am now a man under an indeterminate death sentence., S. 45).
Bald darauf entschließt er sich, sein Erleben mit der Demenz zu veröffentlichen, um die Mauer aus Schweigen und Scham zu durchbrechen. In einer für ihn charakteristischen brutalen Ehrlichkeit gibt er dem Buch den Titel *Losing My Mind*. Darin schreibt er: This is an unfinished story of a man dying in slow motion (S. 6) und I finally had a story of hell to tell. (S. 1). Von der Alzheimer-Demenz spricht er als von einem unkontrollierten Übel, das ihn langsam bei lebendigem Leib auffrisst (the closest thing to being eaten alive slowly, S. 41).
In bemerkenswerter Offenheit und mit zum Teil drastischen Begriffen beschreibt er die erschreckende Progredienz der Demenz. Er ist sich voll bewusst, welch schwierige Wegstrecke vor ihm liegt. Mit seiner Familie vereinbart er, dass sein Gehirn posthum der Alzheimer-Forschung zur Verfügung gestellt werden soll. Im Februar 2011 stirbt Tom DeBaggio im Alter von 69 Jahren.

Maren Niebuhr (Hg.). (2004, 2. Aufl., 2010). Interviews mit Demenzkranken. Wünsche, Bedürfnisse und Erwartungen aus Sicht der Betroffenen. Eine qualitative Untersuchung zur subjektiven Lebensqualität von Demenzkranken
Ausgehend von der Erkenntnis, dass die meisten Publikationen auf die objektive Bewertung der Lebenssituation und auf die Fremdsicht der Bedürfnisse Demenzkranker ausgerichtet sind und in der Regel auf Beobachtungen ihres Verhaltens und der dabei zutage tretenden emotionalen Äußerungen beruhen, verfolgt Niebuhr das Ziel, sich der subjektiven Lebensqualität Demenzkranker zu nähern, d. h. zu erfragen, wie Betroffene selbst ihre Lebensqualität definieren, und so mehr über ihre Innenwelt zu erfahren. Dazu wurden diese über ihr Erleben, ihre Wünsche, Bedürfnisse und Zukunftserwartungen befragt und konnten ihre Alltagsnöte schildern. Der besondere Wert der Studie liegt also darin, dass hier eine direkte Befragung von Demenzkranken vorgenommen wurde. Mit dem Beschreiten dieses zu damaliger Zeit weitestgehend ausgesparten Weges der Erkenntnisgewinnung schließt das Buch nicht nur formal eine Lücke, es konnte auch eindrucksvoll gezeigt werden, dass Äußerungen Demenzkranker keineswegs inhaltsleer und bedeutungslos sind, sondern durchaus ernst genommen werden müssen und dass demenziell Erkrankte sehr wohl in der Lage sind, ihre Sicht darzulegen.
Voraussetzung für die Aufnahme in den Kreis der Interviewpartner war das Vorhandensein eines Mindestmaßes an sprachlicher Kommunikationsfähigkeit. Durchgeführt wurden 40 In-

terviews, von denen 25 vollständig transkribiert wurden. Bei den restlichen 15, die aufgrund eines bereits stark reduzierten Sprachvermögens nur bedingt oder gar nicht auszuwerten waren, wurden mithilfe von DCM wenigstens Beobachtungen durchgeführt. Die Gesprächspartner waren zwischen 65 und 87 Jahre alt, lebten vorwiegend in Bochum und den benachbarten Städten und wurden überwiegend in ihrer häuslichen Umgebung betreut. Die Gewinnung von in vollstationären Pflegeeinrichtungen befindlichen Gesprächspartnern erwies sich als schwierig, da die Angehörigen dem Projekt eher zurückhaltend gegenüberstanden und zudem bei den meisten Patienten die Demenz bereits zu weit fortgeschritten und die verbale Kommunikation zu stark eingeschränkt war. Die Mehrheit der Befragten befand sich nach Auskunft ihrer Ärzte im Übergang zwischen einer leichten und mittelschweren Demenz.

Julie Hilden (2005). Böse Tochter. Bericht über eine kranke Mutter
In einem spannenden Erfahrungsbericht beschreibt die Autorin ihre verstörende Kindheit und Jugend. Sie leidet unter den unberechenbaren Wutausbrüchen und den Depressionen ihrer Mutter, flüchtet sich in die Welt der Bücher und zieht sich immer mehr zurück. Der Zustand ihrer Mutter verschlechtert sich zusehends: Ehescheidung, übermäßiger Alkoholkonsum und schließlich Alzheimer. Hilden weiß, dass eine gute Tochter in einem solchen Fall ihre eigenen Bedürfnisse zurückstellt und sich um ihre pflegebedürftige Mutter kümmert. Sie aber entscheidet sich, eine schlechte Tochter zu sein. Sie lässt sie im Stich und ergreift die Flucht für immer. Sie besucht ein College, studiert wie getrieben Jura und beginnt eine berufliche Karriere. Den Kontakt zu ihrer Mutter hat sie völlig abgebrochen; darum weiß sie auch nicht, dass deren Leben auf grausame Weise seinem Ende entgegengeht.
Ihre Mutter stirbt schließlich 1992 im Alter von 53 Jahren an einer früh einsetzenden Alzheimer-Variante. Ihr Tod stürzt Hilden in tiefe Selbstzweifel und ruft massive Schuldgefühle hervor. Warum hat sie damals ihre schwerkranke Mutter im Stich gelassen? War es Egoismus, war es Selbstschutz? *Böse Tochter* ist Beichte, Selbstanalyse und Lebenserinnerung zugleich.
Die Ironie des Schicksals will es, dass Hilden bei sich selbst Störungen feststellt und erkennen muss, dass sie mit 50%iger Wahrscheinlichkeit das Alzheimer auslösende Gen geerbt hat und dann das gleiche Schicksal erleiden wird wie ihre Mutter. Auch erkennt sie nun, dass die Wutausbrüche und depressiven Störungen ihrer Mutter bereits erste Anzeichen der Erkrankung waren. Hilden wollte ihre Vergangenheit hinter sich lassen, kann ihr aber nicht entfliehen.

Inga Tönnies (2006, 5. Aufl., 2013). Abschied zu Lebzeiten: Wie Angehörige mit Demenzkranken leben
Als Inga Tönnies, die Sozialwissenschaften und Psychologie studiert hat und seit einigen Jahren ihre demenzkranke Mutter pflegt, ihr Buch in erster Auflage schrieb, wurde das Thema Demenz überwiegend auf der pflegerischen oder medizinischen Ebene behandelt. Stets stand der Kranke selbst im Mittelpunkt, die Angehörigen mit ihren seelischen Belastungen fanden kaum Gehör. Deshalb schrieb Tönnies dieses Buch. Sie führte Interviews und forderte pflegende und begleitende Angehörige auf, über die Gefühle zu sprechen, die die Demenzerkrankung eines nahe stehenden Menschen in ihnen ausgelöst hat, und zu berichten, wie sie mit den durch die Demenz erzwungenen Rollen- und Aufgabenwechseln umgegangen sind. Die Angehörigen berichten in großer Offenheit und die Autorin nimmt die Aussagen weitgehend im Originalton auf, ohne sie zu kommentieren oder zu bewerten.
Uta van Deun (2006). Alzheimer - der lange Weg des Vergessens. Tagebuch einer großen Liebe
Uta van Deun, Psychologin und Schriftstellerin, Jahrgang 1943, schildert in ihrem Buch die

Stationen im Krankheitsprozess ihres Mannes von den ersten Vergesslichkeiten bis zu gefährlichen Autofahrten ohne Orientierung. Die Krankheit hat sich allmählich und fast unbemerkt in ihr beider Leben eingeschlichen. Als bei Peter van Deun, einem erfolgreichen Werbefachmann, die ersten Symptome von Morbus Alzheimer auftreten, begibt sich seine Frau mit ihm auf den schmerzlichen Weg des Vergessens. Sie beschreibt die letzten zehn Jahre seines Lebens und die Auswirkungen auf ihre Paarbeziehung. Akkurat und liebevoll zeigt sie auf, dass hinter der Erkrankung immer noch die alte Persönlichkeit zu finden ist und dass es sich lohnt, für diese Sicht und für eine optimale Pflege zu kämpfen.
Van Deuns Buch kann als exemplarischer Beleg dafür angesehen werden, dass auch bei einer Alzheimererkrankung Treue und Liebe bis zum Tod möglich sind und dass die Krankheit nicht das letzte Wort haben muss. Damit macht die Autorin Betroffenen Mut, darauf zu vertrauen, dass auch eine solche extrem schwierige Wegstrecke gemeinsam bewältigt werden kann.

Gabriela Zander-Schneider (2006). Sind Sie meine Tochter? Leben mit meiner alzheimerkranken Mutter
Gabriela Zander-Schneider lebt mit ihrem Mann und ihrer Tochter in Köln. Als ihre Mutter an Alzheimer erkrankt, beschließt sie, sie zu Hause zu pflegen, scheidet aus dem Berufsleben aus und gründet 2002 zusammen mit ihrem Mann die Alzheimerselbsthilfe in Köln-Weiden. Sie referiert regelmäßig vor Betroffenen, Angehörigen und Fachpublikum zum Thema Alzheimer und ist Pressereferentin der Alzheimergesellschaft Köln.
Ihr Buch liest sich wie ein spannender Roman und stellt doch einen erschreckenden Tatsachenbericht dar. Zander-Schneider schildert, wie sie den Ausbruch der Krankheit bei der Mutter erlebt: sich häufende Schusseligkeiten, Zurückstellen schmutzigen Geschirrs in den Schrank, Einkauf in Hausschuhen. Dann folgen Persönlichkeitsveränderungen, wie das Umarmen wildfremder Menschen und abrupte Stimmungsschwankungen. Dass sie ihre Mutter bald zänkisch, streitsüchtig und aggressiv, bald wieder übersprudelnd charmant erlebt, stürzt die Tochter in ein emotionales Chaos.
Ein wesentliches Anliegen Zander-Schneiders ist es, darauf hinzuweisen, wie wichtig es ist, die Grenze der eigenen Belastbarkeit richtig einzuschätzen. Als Zander Schneider während der Pflege von ihrer Mutter angegriffen und gewürgt wird, erkennt sie - viel zu spät -, dass sie ihre Mutter nicht mehr pflegen kann, und bringt sie in ein Pflegeheim. In diesem Zusammenhang gibt sie zu bedenken, dass nicht jeder eine 24-Stunden-Pflege schultern und gänzlich auf Erwerbsarbeit verzichten kann und dass dies auch nicht alle Pflegebedürftigen von ihren Angehörigen erwarten.

Ingrid Fuhrmann (2006). Erfahrungen mit meiner demenzkranken Mutter
Ingrid Fuhrmann, Gründungs- und Vorstandsmitglied der Deutschen Alzheimergesellschaft e.V., betreute und pflegte ihre demenzkranke Mutter 17 Jahre lang. In Vorträgen und Artikeln beschreibt sie den Krankheitsverlauf, ihren eigenen Lernprozess und die Veränderungen, die sich in diesem Zeitraum im Umgang mit der Demenz in der Gesellschaft vollzogen haben.
Bekannt wurde Fuhrmann mit einem viel beachteten Vortrag 1999, den sie mit "Die Welt aus der Sicht der Demenzkranken" überschrieb. Damals hatte sie ihre Mutter bereits 14 Jahre lang begleitet, sie fast jeden Tag intensiv beobachtet. Aufgrund dieser Erfahrungen versuchte sie, sich in die Welt eines Demenzkranken hineinzuversetzen und den Zuhörern die Innensicht des Krankheitserlebens zu vermitteln. Diese Gratwanderung gelang. Ingrid Fuhrmann konnte anschaulich schildern, wie die Welt ihrer Mutter immer kleiner und enger wurde (vgl. S. 223),

wie fremd sie sich im Pflegeheim gefühlt haben muss, welche verzweifelten Versuche sie unternahm, um mit der Außenwelt in Kontakt zu treten, und wie dankbar sie war, in der finalen, wortlosen Phase die Nähe und Fürsorge ihrer Tochter zu erleben (Hofmann, 1999).

Berit Degnæs (2006). Ein Jahr wie tausend Tage. Ein Leben mit Alzheimer.
Berit Degnæs, norwegische Autorin, schildert in einem authentischen Erfahrungsbericht, wie sich die Alzheimer-Krankheit bei ihrem Lebensgefährten Richardt bereits im Alter von 51 Jahren bemerkbar machte, wie sie sich rasch voranschreitend im weiteren Krankheitsverlauf auswirkte und mit welchen Schwierigkeiten sie sich dabei konfrontiert sah. Die Autorin lässt den Leser teilhaben an ihrer Not, das langsame, aber unaufhaltsame *Entschwinden* ihres Partners miterleben und allein weitreichende Entscheidungen treffen zu müssen.
Das Buch weist zwei Besonderheiten auf. Die Autorin schildert das spezifische Problemfeld bei einer präsenilen Demenz und gewährt einen Einblick in das norwegische Versorgungssystem. Eine dritte Besonderheit, Demenz in einer Beziehung, die erst relativ kurze Zeit besteht, wird von Degnæs nicht thematisiert, obwohl die Frage, inwieweit eine junge Partnerschaft eine solche Belastungsprobe bestehen kann, angesichts der großen Anzahl jenseits der Lebensmitte eingegangener Beziehungen von hoher Relevanz gewesen wäre.

Maria Riedl (2006). Leben bis zuletzt. Ein Erfahrungsbericht
Maria Riedl, diplomierte Gesundheits- und Krankenschwester im Bereich Geriatrie, begleitet von 1984-2002 ihren demenzkranken Vater durch alle Phasen einer AD. Als einziges Kind ihres Vaters ist sie sein ganzer Stolz. Die harmonische und sehr vertraute prämorbide Beziehung wird allerdings durch die Demenz auf eine harte Probe gestellt. Riedl weist nachdrücklich darauf hin, dass eine alle Krankheitsstadien umfassende häusliche Pflege nur zu bewältigen ist, wenn mithilfe eines umfangreichen Netzwerks die Last auf mehrere Schultern verteilt werden kann.
Eine Besonderheit des Buches liegt darin, dass der Biographie eine Schlüsselfunktion zugewiesen wird, die Symptome in den biographischen Hintergrund eingeordnet und Interventionen aus dem biographischen Hintergrundwissen abgeleitet werden.

Stella Braam (2007/2011, 5. Aufl.,). Ich habe Alzheimer
Die niederländische Journalistin Stella Braam erzählt in chronologischer Reihenfolge die Geschichte ihres an Demenz erkrankten Vaters René van Neer, eines Wissenschaftlers und Schriftstellers. Dabei werden verschiedene Aspekte von Morbus Alzheimer aus unterschiedlichen Perspektiven betrachtet: aus der Sicht des Erkrankten, seiner Tochter und seines sozialen Umfeldes. Das Buch ist ein gemeinsames Projekt von Vater und Tochter. An vielen Stellen finden sich Selbstaussagen des Vaters. Er schildert sein Erleben der Krankheit, seine Gefühle, Empfindungen und Gedanken und die Strategien, die er entwickelt hat im Umgang mit der Demenz. Van Neer beschreibt auch, wie er seine Umwelt erlebt und welche Gefühle dies in ihm auslöst. Anfangs betrachtete der Vater die Krankheit als Abenteuer. Als Psychologe war er neugierig darauf zu sehen, wie die Demenz sich auf seinen Verstand auswirken würde. Es war sein ausdrücklicher Wille, dass seine Tochter ein Alzheimer-Buch schreibt, über das man lachen könne, denn die meisten Publikationen über dieses Thema seien viel zu ernst. Im Pflegeheim glaubte er immer noch, an einem wissenschaftlichen Projekt mitzuarbeiten, verlor aber mehr und

mehr den Bezug zur Realität. Er langweilte sich oft und staunte, wenn seine Tochter ihm ihr gemeinsames Buch zeigte, vergesslich wie er war, immer wieder neu darüber, dass dort sein Erleben und seine Forderungen zum Umgang mit Alzheimerkranken niedergeschrieben waren (Viciano, 2007).

Tahar Ben Jelloun (2007). Yemma - meine Mutter, mein Kind
Tahar Ben Jelloun, bedeutendster Vertreter der französischsprachigen Literatur des Maghreb, schildert in "Yemma - meine Mutter, mein Kind" die Alzheimererkrankung seiner alten Mutter, die mit einer Pflegerin zurückgezogen in einem Haus in Tanger lebt. Die Mutter zeigt die klassischen Symptome: körperlicher und geistiger Verfall, *Rückkehr* in die Kindheit, personale Desorientiertheit. Ihr Haus bevölkert sie mit Phantomen, Erinnerungen und Halluzinationen. Schließlich bleiben auch diese aus; sie verstummt, ihr Blick wird leer.
Das Besondere des Buches liegt darin, dass es die Unterschiede im Verhältnis von Eltern und Kindern und im Umgang mit dem Altern in Marokko und in Westeuropa thematisiert. Dabei bekennt sich der Autor eindeutig zur nordafrikanischen Kultur und übt Kritik an den europäischen Verhältnissen. An Glaubwürdigkeit büßt diese Kritik allerdings ein durch den Umstand, dass die Mutter überwiegend von einer Pflegerin und zwei Hausdienerinnen versorgt wird, also in privilegierten Verhältnissen altern kann.

Cyrille Offermans (2007). Warum ich meine demente Mutter belüge
Cyrille Offermans, niederländischer Schriftsteller, beschreibt einfühlsam und zugleich sachlich den Weg seiner Mutter in und durch die Demenz. Er schildert, wie auftretende Symptome lange Zeit als *normale* Altersgebrechen eingeordnet wurden und dass ihm und seinen Geschwistern mehr als zunehmende Vergesslichkeit wesensfremde Verhaltensweisen wie Nachlässigkeit, Unfreundlichkeit, Übellaunigkeit, Eifersucht, Misstrauen, Hang zu Selbstgesprächen sowie Ruhelosigkeit und repetitives, sinnloses Hantieren auffielen und zu schaffen machten. Eindrucksvoll zeichnet er den der Heimübersiedlung vorausgehenden schmerzhaften Prozess nach und das Erleben seiner Mutter in einem eher unterdurchschnittlich gut auf Demenzkranke eingestellten Pflegeheim, in dem sie sich ohnmächtig dem Personal und den für sie unverständlichen Abläufen ausgeliefert sah.

Richard Taylor (2008). Alzheimer und ich. Leben mit Dr. Alzheimer im Kopf
Taylor, verheiratet, Vater, Psychologe, promovierter Dozent, erhält mit 58 Jahren die Diagnose Morbus Alzheimer und muss abrupt seine Lehrtätigkeit aufgeben. In seinem Buch *Alzheimer und ich* (Originaltitel: *Alzheimer's from the inside out*) schildert er die Innensicht der Erkrankung, die schleichende Veränderung seiner Persönlichkeit und das verzweifelte Bemühen, das langsam entgleitende Ich festzuhalten. In nicht chronologisch geordneten, brillant formulierten Momentaufnahmen vermittelt Taylor den Lesern einen nachhaltigen Eindruck seines radikal veränderten Lebens, lässt sie teilhaben an seinen Nöten, Gedanken und Erkenntnissen. Statt sich wie andere zurückzuziehen, entschließt sich Taylor, offensiv mit seiner Erkrankung umzugehen: den Kampf gegen die Krankheit aufzunehmen und seine Umwelt über seine Erwartungen, Bedürfnisse und Wünsche nicht im Unklaren zu lassen.

Jean Witt (2008). Feder der Stille. Alzheimer - der lange Abschied von meiner geliebten Frau
Nach 20-jähriger Zugehörigkeit verlässt Jean Witt den Dominikanerorden, um seine Frau Janine zu heiraten. 1992 zeigen sich bei ihr erste Auffälligkeiten. Von nun an begleitet Witt seine Frau auf dem langen Weg des Abschiednehmens, greift zur Feder und beschreibt in Briefen, die stets an Janine selbst gerichtet sind, obwohl diese bereits nach den ersten beiden Briefen die Fähigkeit verliert, den Sinn der Worte zu verstehen, die sich langsam ausbreitende Stille. Er dokumentiert die schleichende, unaufhaltsame Progredienz von Morbus Alzheimer und richtet dabei den Fokus auf die Patientin und nicht auf die Krankheit. Breiten Raum nehmen Schilderungen agnostischer Phänomene ein.

Johannes Hilser (2008). Leben mit Alzheimer
Johannes Hilser pflegt zusammen mit seiner Mutter sechs Jahre lang seinen Vater, der 50 Jahre lang berufstätig und niemals krank gewesen ist und nun mit 64 Jahren seinen wohlverdienten Ruhestand genießen will. Im Frühjahr 2000 treten erste Vergesslichkeiten und Orientierungsstörungen auf. Ende Dezember 2005 stirbt sein Vater.
Hilser beschreibt in seinem Buch ungeschminkt die Höhen und Tiefen, die jeder durchlebt, der einen demenzkranken Angehörigen pflegt. Er macht deutlich, dass diese Begleitung ungemein herausfordernd und anstrengend und mit Schmerzen und Entbehrungen verbunden ist, aber auch viele kostbare, unbezahlbare Momente bereithält, die unvergesslich bleiben und die ein Leben zum Positiven hin verändern können.

Bärbel Danneberg (2008). Alter Vogel, flieg! Tagebuch einer pflegenden Tochter
Bärbel Danneberg, Krankenschwester und bis zu ihrer Pensionierung Journalistin, entschließt sich am Ende ihres Berufslebens zusammen mit ihrem Mann, ihre demenzkranke, 90 Jahre alte Mutter zu Hause aufzunehmen und bis zu ihrem Tod zu begleiten. Vier Jahre lang versorgt sie ihre Mutter rund um die Uhr, führt darüber Tagebuch und veröffentlich ihre Aufzeichnungen schließlich in Buchform.
Sie schildert die mit dieser intensiven Betreuung verbundenen Abläufe, Empfindungen, Belastungen und freudigen Momente und gewährt einen tiefen Einblick in ihr Privatleben als Tochter einer demenzkranken Mutter und damit in ihre innersten Gefühle, Ängste und Hoffnungen. In der Rückschau möchte sie die Erfahrungen ihres schweren Pflegealltags nicht missen. Sie erlebt, wie die eigene Mutter zum Kind wird, arbeitet mit und gegen deren Vergesslichkeit und lernt mit dem Altwerden Neues. Sie entdeckt viele unbekannte Seiten an sich, ihrem Mann und vor allem an ihrer alten, demenzkranken Mutter.

Lena Heimhilger (2008). Ich verliere mich
Die Mutter schreibt, bevor sie *sich verliert* und dies nicht mehr möglich ist, ihre Lebensgeschichte nieder, angefangen von Kindheit und Jugend im Ungarn der 1930er- und 1940er-Jahre, inklusive der damals dort herrschenden politischen und sozialen Gegebenheiten, über die traumatische Flucht in der Gruppe der Volksdeutschen aus Ungarn im Jahr 1944, den erzwungenen Neuaufbau einer Existenz in Deutschland bis hin zu ihrem Weg in die Demenz. Ihr Opus übergibt sie der Tochter zur Aufbewahrung und zu einer denkbaren späteren Veröffentlichung. Die Tochter besucht fünf Jahre lang ihre demenzkranke Mutter, die ihre Tochter inzwischen als Mutter wahrnimmt, jeweils an den Wochenenden in einem Pflegeheim und führt darüber Tagebuch. Aus den Aufzeichnungen der Mutter und den Tagebucheintragungen der Tochter

entstand ein sehr persönliches Buch über die Erfahrung und den Umgang mit der Demenzerkrankung.

Helga Fix (2008). . . . Und langsam wird es dunkel - Alzheimer, Tagebuch einer Krankheit
Zehn Jahre lang hat Helga Fix zunächst ihre alzheimerkranke Mutter und schließlich parallel dazu auch noch ihre ebenfalls an Demenz erkrankte Tante bis zu deren Tod zu Hause betreut und gepflegt. In einem bewegenden Tagebuch schildert sie sehr authentisch ihre Gedanken, Gefühle, Erlebnisse und praktischen Erfahrungen. Sie beschreibt, wie der normale Alltag immer schwieriger wird und wie die Rollenumverteilung in der Mutter-Tochter-Beziehung ihr zu schaffen macht. Das Buch dokumentiert die Höhen und Tiefen des Pflegealltags, immer wieder neue Erfahrungen mit der fortschreitenden Krankheit, den inneren Kampf der Angehörigen mit der Diagnose und gegen sie: Verzweiflung, Hoffnung, schließlich Akzeptanz und die klare Entscheidung, sich gemeinsam den neuen Herausforderungen zu stellen.
Das Buch zeigt, dass es möglich ist, diesen Weg lebenswert zu gestalten und mit Licht zu erfüllen, dass die Begleitung eines Demenzkranken nicht nur mit Leid, Abbau und Elend einhergeht, sondern auch mit Glück, Freude und Bereicherung verbunden sein kann.

Julia Engelbrecht-Schnür und Britta Nagel (2009). Wo bist du? Demenz - Abschied zu Lebzeiten
Das Buch *Wo bist du? Demenz - Abschied zu Lebzeiten (2009)* der beiden Journalistinnen Julia Engelbrecht-Schnür und Britta Nagel verfolgt die Intention, den Angehörigen Demenzkranker eine Stimme zu geben. Beide Autorinnen sind Betroffene, die eine als Tochter und die andere als Freundin einer an Demenz erkrankten Person.
Das Buch enthält 14 Reportagen bzw. Porträts von Personen, die familiär oder beruflich mit der Thematik Demenz konfrontiert sind. In acht Beiträgen schildern Angehörige Konflikte und Belastungen des Pflegealltags, aber auch entspannte Momente. Sechs Beiträge stammen von beruflich in unterschiedlichen Arbeitsfeldern tätigen Personen, z. B. den Gerontopsychiatern Bruder und Frölich oder dem Molekularbiologen Beyreuther.

Tilman Jens (2009). Demenz. Abschied von meinem Vater
Zum Inhalt siehe Kapitel 9.3 (vgl. S. 122).

Christa Matter und Noel Matoff (Hg. 2009). Ich habe Fulsheimer
Das anlässlich des 20-jährigen Bestehens der Alzheimer-Gesellschaft Berlin erschienene Buch *Ich habe Fulsheimer* wurde für und über Angehörige und auch von Angehörigen Demenzkranker geschrieben. In zehn Porträts schildern Mitglieder einer Berliner Selbsthilfegruppe, Ehepartner, Kinder und Eltern, wie sie die Veränderungen des Erkrankten erlebt und wie sie gelernt haben, damit umzugehen. Die Texte wurden zwischen 2000 und 2008 von den Angehörigen selbst verfasst, redaktionell nur leicht überarbeitet und - auf Wunsch der Angehörigen - zum Teil anonymisiert. Der ursprüngliche Plan, Angehörige von präsenilen Demenzkranken, Homosexuellen und Migranten einzubeziehen, ließ sich nur teilweise verwirklichen, da Angehörige so genannter Randgruppen selbst in Berlin nur sehr selten in die Beratungssprechstunden oder in die Angehörigengruppe der Alzheimer-Gesellschaft kommen.

Porträtiert werden konnte allerdings Angelika Fuls, bei deren Mann im Alter von 53 Jahren Frontotemporale Demenz diagnostiziert wurde, dessen Verhalten sich in der Folge dramatisch veränderte und der ihr nach und nach zu einem fremden Menschen wurde. Von ihm stammt der Titel des Werkes, denn Noel Matoff gegenüber stellte er sich vor mit den Worten: "Ich habe Fulsheimer". Das Buch will Angehörigen von Demenzkranken ein Forum bieten, Gesicht und Stimme geben. Dazu beschreiben diese in unterschiedlichen, sehr persönlichen Texten ihre individuellen Erfahrungen und Erlebnisse und ihre dadurch ausgelösten Gefühle. Matoff, die selbst auch Fotografin ist, illustriert die Berichte durch eindrucksvolle Fotos aus dem Alltag der Betroffenen.
In einem zweiten Teil des Buches veröffentlicht Matoff Bilder ihrer Mutter, die 1999 mit 63 Jahren an den Folgen einer Demenzerkrankung starb und die sie über ein Jahrzehnt fotografisch begleitet hatte. Dazu schildern sie und ihre beiden Schwestern ihre persönlichen Erinnerungen an den Leidensweg ihrer Mutter. Dabei wird deutlich, dass aus unterschiedlichen Perspektiven dieselbe Situation subjektiv anders wahrgenommen wird.
Der Sammelband will Angehörigen Mut machen, offen mit der Krankheit umzugehen, sich frühzeitig zu informieren, den Austausch mit anderen und den Rückhalt einer Selbsthilfegruppe zu suchen.

Rosmarie Maier (2009). Ich will dich doch erreichen. Begegnungen mit demenzkranken Menschen ermöglichen - Hilfen für Angehörige und Pflegende
Rosmarie Maier ist examinierte Altenpflegerin, Lehrerin für Pflegeberufe und gefragte Referentin. Ausgehend von der Überzeugung, dass ungeachtet der aktuellen oder der zu erwartenden Defizite der Mensch in seiner Gesamtheit, einschließlich seiner langjährigen Lebensgeschichte und seinen differenzierten gegenwärtigen Bedürfnissen, betrachtet werden muss, betont die Autorin in ihrem Buch, dass Demenzkranke auch in späteren Phasen in ihrem innersten Kern noch erreichbar sind und dass die Krankheit nicht das ganze Wesen eines Betroffenen auslöschen kann. Mit vielen Anregungen aus der Praxis und berührenden Fallgeschichten zeigt Maier, wie wertschätzender Umgang, Körperkontakt und spirituelle Angebote Demenzkranken Halt und Trost geben können. In großer Selbstverständlichkeit integriert die Autorin religiöse und traditionelle Aspekte in ihre Ausführungen.

Katrin Hummel (2009). Gute Nacht, Liebster - Demenz. Ein berührender Bericht über Liebe und Vergessen
Hilda und Hans sind seit 30 Jahren verheiratet. Da beginnt Hans sich zu verändern. Hilda findet sein Verhalten unverschämt, bringt es aber nicht mit einer Krankheit in Verbindung. Dann die erschreckende Diagnose: Frontotemporale Demenz, eine Demenzform also, die nicht mit zunehmender Vergesslichkeit, sondern mit Persönlichkeitsveränderungen beginnt. Schon bald kann Hans Hilda kein Partner mehr sein und wird schwer pflegebedürftig. Hilda entscheidet sich dafür, ihren erkrankten Mann zu Hause zu pflegen - trotz der damit verbundenen außerordentlichen Belastungen.
Die FAZ-Redakteurin Katrin Hummel hat mit Hilda viele intensive Gespräche geführt und schildert deren Pflegegeschichte aus der Perspektive der Ehefrau. Sie lässt den Leser gemeinsam mit dieser den Weg durch die Krankheit gehen, schildert Hildas Alltag, ihre Ängste und ihre intimsten Gedanken und zeigt auf, wie schwierig es für pflegende Angehörige ist, die Krankheit zu akzeptieren und eigene Wünsche und Bedürfnisse zurückzustellen.
Die Autorin schildert, ohne zu beschönigen, wie schwer die Last der Pflege ist, aber auch, dass

diese Bürde mit viel Liebe und bei Inanspruchnahme externer Hilfsangebote doch getragen werden kann. Gleichzeitig zeigt sie Verständnis für alle, die eine solche Belastung nicht schultern können, und unterlässt damit eine moralisierende Bewertung.

Virginia Stem Owens (2009). Wo bist du nur hingegangen, Mama? Die letzten Jahre mit meiner demenzkranken Mutter
Das Buch ist ein bewegender Erfahrungsbericht einer Tochter, die ihre Mutter über Jahre auf dem schwierigen Weg durch die Demenz begleitet. Sie schildert eingehend, wie ihre Mutter, eine großzügige, fröhliche und liebevolle Frau, sich an guten Tagen mit ihr unterhält wie früher, ihr Konto selbst führt, sich überreden lässt, Freunde zu besuchen oder einkaufen zu gehen, wie sie hingegen an schlechten Tagen von Wahnvorstellungen und in schlaflosen Nächten immer häufiger von furchterregenden Halluzinationen heimgesucht wird, wie ihre Mutter, die stets penibel bei ihrem Äußeren war, nun in ungeflickten Kitteln und mit unfrisierten Haaren durch die Wohnung schlurft und sich tagelang weigert zu baden.
Stem Owens berichtet, wie sie lange, gestützt durch ein umfangreiches Netzwerk von Verwandten und Freunden, die häusliche Pflege bewältigt, aber schließlich doch eine Übersiedlung in ein Pflegeheim unumgänglich wird. Und sie beschreibt, wie ihr unerschütterliches Gottvertrauen ihr hilft, diesen Weg zu gehen.

Demenz Support Stuttgart (Hg. 2010). Ich spreche für mich selbst. Menschen mit Demenz melden sich zu Wort
In *Ich spreche für mich selbst* will Demenz Support Stuttgart demenziell Erkrankten, die häufig immer noch pauschal als hilf- und sprachlose Wesen angesehen werden, ein Forum bieten, auf dem sie zeigen können, dass nicht wenige von ihnen sehr wohl für sich sprechen können und durchaus in der Lage sind, ihre Gedanken, Erfahrungen, Wünsche oder Forderungen zu äußern.
Die Menschen, die hier zu Wort kommen, befinden sich alle im Frühstadium einer Demenzerkrankung, können noch verbal kommunizieren, unterscheiden sich ansonsten aber in Alter (55-79 Jahre), Lebenssituation (berufstätig, Ruhestand), sozialem Hintergrund (Arbeitnehmer, Unternehmer), Familienstand (verheiratet, ledig), Wohnort und Demenztyp voneinander. Die Meinungsäußerungen und Beiträge sind z.T. anonymisiert, enthalten keine weitergehenden biographischen Angaben und keine sonstigen Kontextinformationen. Dies schmälert den Aussagewert der Publikation.

Elisabeth Bäsch (2010). Mein Partner ist mir entrückt. Mein Partner ist ver...rückt
Elisabeth Bäsch ist Dipl.-Sozialpädagogin und leitet die *Sonare Trauer- und Lebensbegleitung* in der Nähe von Köln. In ihrem Buch beleuchtet sie intensiv unterschiedliche Aspekte des breitgefächerten, facettenreichen und miteinander verwobenen Problemfelds der Paar- und Pflegebeziehung. Sie schildert eindrücklich, was es bedeutet, wenn auf den erträumten Ruhestand oder eine gerade neu aufgeblühte Partnerschaft der Rauhreif der Demenz fällt und den Lebensentwurf zweier Menschen zunichte macht. Sie thematisiert den oft tabuisierten Problembereich Sexualität und Gewalt, macht deutlich, was der Verlust an Nähe, Zärtlichkeit und Sexualität für beide Partner bedeutet, spricht offen über Auslöser und Formen körperlicher und seelischer Gewalt gegenüber dem Erkrankten sowie Kränkungen und Gewalttätigkeiten des Patienten dem pflegenden Partner gegenüber, sie zeigt auf, dass die mit der Progredienz der Demenz einhergehende physische und psychische Dauerbelastung häufig zunehmende

Spannungen verursacht und dass dazu u. a. unzureichende Körper- und Kleiderpflege sowie auffälliges Sexualverhalten des Erkrankten, mangelnde oder verspätete Krankheitseinsicht und -akzeptanz auf beiden Seiten und das Aufleben alter Konflikte beitragen können.

Der Publikation haften zwei Makel an: Die Ausführungen beruhen nicht auf Originalzitaten, sondern auf fiktiven, aus der Beratungspraxis der Autorin stammenden Aussagen und bilden zudem nahezu ausnahmslos Belastungssituationen ab.

Gudrun Piechotta (Hg., 2008, 2. Aufl., 2011). Das Vergessen erleben: Lebensgeschichten von Menschen mit einer demenziellen Erkrankung

Zehn demenziell Erkrankte erhalten den Raum zu erzählen, was sie denken, empfinden und was sie innerlich bewegt. Die Tonbandaufzeichnungen wurden transskribiert und behutsam redigiert, sodass die Individualität der Autorenschaft gewahrt bleibt. Wiederholungen, unvollendete Sätze oder Brüche blieben unverändert, sodass das Erleben der Krankheit sich nicht nur über den Inhalt, sondern auch über die Sprache manifestieren kann. Allerdings konnten die Angehörigen die autobiographischen Erzählungen ergänzen oder korrigieren, was zu einer Verwässerung der Autorenschaft führt. Korrekter wäre es gewesen, die subjektiven Wahrheiten der Beteiligten gleichwertig nebeneinander stehen zu lassen.

In großer Offenheit schildern die Autoren, wie sie die Krankheit und die damit verbundenen Belastungen wahrnehmen und welche Gefühle und Wünsche sie haben. Dabei erhalten sie alle die Möglichkeit, ihre Erinnerungen an Kindheit, Familie und Arbeitsleben weiterzugeben, ehe sie intensiv zum Erleben von Alter und Demenz befragt werden. Eingerahmt werden die skizzenhafte Retrospektive und die Darstellung der aktuellen Lebenssituation jeweils durch eine Vorbemerkung und eine Nachbetrachtung der Herausgeberin. In der Nachbetrachtung fasst Piechotta die aus ihrer Sicht wichtigen Aspekte der Lebensgeschichte und des Erlebens zusammen und bewertet sie zum Teil, wobei sie hier auch auf Aussagen der Angehörigen zurückgreift. Dabei wird deutlich, dass sie den Ergänzungen und Korrekturen der Angehörigen mehr Wahrheitsgehalt beimisst als den Erzählungen der Autoren.

Das Buch hat zwei Stärken: Es vermittelt die Innenperspektive der Betroffenen und richtet den Blick auf die gesamte Lebensgeschichte der Erkrankten. Indem Piechotta den Demenzkranken ein Forum bietet, ihre Lebensgeschichte und ihre Empfindungen zur Demenz selbst darstellen zu können, ermöglicht sie einen sozio-kulturellen Perspektivenwechsel; denn durch das Kommunizieren ihrer eigenen Lebensgeschichte widerlegen die demenziell Erkrankten die immer noch verbreitete Auffassung, sie könnten in Ermangelung kognitiver Kompetenzen keinen *sinnvollen* Beitrag zum gesellschaftlichen Leben leisten und seien ausschließlich Hilfestellung Empfangende. Die Selbsteinschätzung der Erkrankten ist unersetz- und unverzichtbar, denn nur sie können schildern, was sie empfinden, wenn sie Menschen, Gebäude und andere Dinge nicht mehr erkennen, Alltagsgegenstände nicht mehr finden und Gesprächen nicht mehr folgen können. Das zweite Positivum des Buches ist darin zu sehen, dass Piechotta durch die Gesamtkomposition der Publikation deutlich macht, dass die Demenz nur eine Phase im Leben des Betreffenden darstellt, dass erst die gesamte Lebensgeschichte die Person ausmacht und der Lebensverlauf nicht ohne Einfluss auf den Umgang mit der Demenz bleibt.

Lisa Snyder (2011). Wie sich Alzheimer anfühlt

Lisa Snyder, klinische Sozialarbeiterin am Shiley-Marcos Alzheimer's Disease Research Center der University of California in San Diego, legt in ihrem Buch *Wie sich Alzheimer anfühlt* die Porträts von sieben Erkrankten vor, die sie seit 1994 in häuslicher Umgebung interviewt hat. Sie schildert die Lebensumstände, in denen die Krankheit sie traf, ihre Gedanken, Gefühle,

Erfahrungen und Umgangsweisen mit der Krankheit, interpretiert respektvoll und kompetent die Ausführungen der Betroffenen und betont nachdrücklich, wie unerlässlich es ist, in jedem Einzelnen ein unverwechselbares Individuum und einen ernst zu nehmenden Gesprächspartner zu sehen.
Snyder will vor allem Ängste abbauen, Mut machen, die neue Lebensform zu akzeptieren und den Austausch in Gesprächs- und Begegnungsrunden zu suchen. Um dieses Ziel zu erreichen, nimmt sie eine gewisse Einseitigkeit in Kauf: Die Probanden befinden sich alle im Anfangsstadium, zählen ausnahmslos zum bürgerlichen Mittelstand, leben in sicheren Verhältnissen, verfügen auch im Alter über die nötigen Finanzmittel und fühlen sich - mit einer Ausnahme - getragen von einem funktionierenden Ehe- oder Familienverband. Snyder blendet bewusst die dunklen Aspekte und die schweren Phasen einer Alzheimer-Erkrankung aus und auch jene Patienten, die sozial isoliert sind und deren pekuniäre Mittel für eine lange Pflegezeit nicht ausreichen dürften.

Dieter Uhlmann (2011). An ihrer Seite. Alzheimer. Der lange Abschied von meiner lieben Mutter
Dieter Uhlmann schildert in seinem Buch *An ihrer Seite* den schleichenden Prozess des Vergessens und Zerfallens bei seiner an AD erkrankten Mutter, einer ehemals lebensbejahenden, zupackenden, willensstarken und humorvollen Persönlichkeit, zu der er als einziges Kind eine sehr enge Bindung besaß. Uhlmanns Zielsetzung ist es, pflegenden Angehörigen seine Erfahrungen weiterzugeben, die er in einer 13 Jahre währenden Begleitung seiner Mutter, angefangen von den ersten Auffälligkeiten im Jahr 1996 bis zum Tod der 96-Jährigen im Jahr 2009, sammeln konnte.
Bedingt durch seine Außendiensttätigkeit obliegt die Betreuung der Mutter großenteils seiner Frau. An Differenzen über die Pflege und der Entwicklung einer neuen Liebe seitens seiner Frau zerbricht dann jedoch die Ehe. Fortan schultern die Töchter die Betreuung, bis die Übersiedlung in ein Heim, bei dem einige gravierende Missstände (z. B. unangebrachte Sedierung und Fixierung) zu beklagen sind, unumgänglich wird.
Schmerzlich ist es für Uhlmann zu erleben, dass ihn seine Mutter trotz täglicher Besuche eines Tages nicht mehr erkennt. Einziger Trost ist, dass sie in ihm nach wie vor eine ihr vertraute Person sieht. Mehr und mehr verstummt seine *Mudd'l*, wie er sie liebevoll nennt. Und obwohl ihre letzten Lebensjahre, in denen sich ihr Lebensradius immer mehr verkleinerte, aus seiner Sicht alles andere als lebenswert waren (S. 77), ist Uhlmann doch froh und dankbar für diese Zeit, die er noch mit ihr zusammen verbringen konnte.

Helga Rohra (2011). Aus dem Schatten treten. Warum ich mich für unsere Rechte als Demenzbetroffene einsetze
In ihrem Buch *Aus dem Schatten treten* berichtet Rohra mithilfe eines Schreibassistenten von ihren Erfahrungen, Ängsten und Gefühlen, ihren Höhen und Tiefen, um anderen demenziell Erkrankten Mut zu machen und sie gegebenenfalls dazu zu bewegen, ebenfalls "aus dem Schatten" zu treten, und um der Gesellschaft zu zeigen, dass der Verlauf einer Demenz sehr unterschiedlich sein kann, Erkrankte durchaus ein sinnerfülltes Leben führen können und dass die tiefgründig in den Köpfen der Menschen verankerte Vorstellung, Demenzkranke seien immer hilflos dahinsiechende Personen, falsch ist.
Rohra, Simultandolmetscherin mit dem Schwerpunkt Naturwissenschaft und Medizin, ist 53 Jahre alt, als bei ihr eine Lewy-Body-Demenz diagnostiziert wird. In den Jahren zuvor waren sprachliche Ausfälle aufgetreten. So sagte sie z. B. *alle, die mich lab haben*, wenn sie *lieb haben*

meinte, oder *wir sind gut in der Stadt* statt *gut in der Zeit*. Es fiel ihr schwer, sich zu konzentrieren, beim Übersetzen fehlten ihr plötzlich bestimmte Vokabeln. Sie selbst führte die Summe kleiner Merkwürdigkeiten auf Erschöpfung zurück, die Ärzte glaubten an ein Burnout. Eines Tages stellte sie betroffen fest, dass sie ihren Beruf nicht mehr ausüben konnte - die Sprachen waren weg. Die Ärzte empfahlen ihr spazieren zu gehen, doch ihr Zustand verschlechterte sich. Immer öfter traten optische Halluzinationen auf - neben einer stark schwankenden geistigen Leistungsfähigkeit ein charakteristisches Merkmal einer LBD.
Als die *Karrierefrau* sich innerhalb kürzester Zeit aus der Mitte der Gesellschaft in die Ecke der Hilfsbedürftigen katapultiert sieht, weckt dies ihren Kampfgeist (*Ich kämpfe wie ein Widder*, vgl. Schwab, 2012). Obwohl ihr Gehirn zerfällt und sie von Halluzinationen heimgesucht wird, gibt sie nicht auf, sondern kämpft für ihre eigene Würde und die ihrer Leidensgenossen. Sie wird zur Vorkämpferin und Lobbyistin vor allem für früh demenziell Erkrankte. Sie stellt nämlich fest, dass Demenz von vielen immer noch als ein Phänomen der Hochaltrigen angesehen wird. Dabei ist die Jüngste in ihrer Selbsthilfegruppe gerade einmal 31,5 Jahre alt. Wer durch eine LBD aus dem Beruf gerissen wird und möglicherweise noch kleine Kinder zu versorgen hat, hat andere Probleme als ein über 80-Jähriger. Daher ist es wichtig, etwas über die Bedürfnisse und Probleme jüngerer Demenzkranker zu erfahren. Rohra wurde schmerzhaft mit den Schwächen des sozialen Systems in Bezug auf jüngere Demenzkranke konfrontiert, musste als eine der ersten den steinigen und mit Hindernissen gespickten Weg durch die Bürokratie auf sich nehmen und wurde dabei zu einer Vorreiterin auf diesem Gebiet.
Zahlreiche kognitive Fähigkeiten hat sie eingebüßt, jedoch nicht ihre Eloquenz, die ihr zahlreiche öffentliche Auftritte ermöglicht. Zudem ist sie die einzige demenziell Erkrankte, die im Vorstand einer Alzheimer-Gesellschaft vertreten ist. In einem Interview erhebt sie folgende Hauptforderungen: Nichts über uns, ohne uns . . . Nicht den Fokus auf die Defizite, sondern auf existierende Ressourcen. Nicht parentalisieren, sondern eine Rolle geben. Keine Hospitalisierung, sondern Förderung und Aktivieren. (Schwab, 2012).
Sehr hart, vielleicht zu hart ins Gericht geht sie mit Orientierten, die ihren Weg kreuzen. Gelegentlich fehlt ihr der Blick dafür, dass Menschen, die nicht demenzkrank sind, deshalb nicht fehlerfrei sein müssen. Aber möglicherweise ist die überspitzte Kritik auch notwendig, um auf ihre Belange und ihre spezielle Situation gebührend aufmerksam zu machen.

Christine Bryden (2011). Mein Tanz mit der Demenz
Christine Bryden, alleinerziehende Mutter von drei Töchtern und erfolgreiche Führungsperson im australischen Premierministerium, erkrankte im Jahr 1995 im Alter von 46 Jahren an Frontotemporaler Demenz. In ihrem Buch *Mein Tanz mit der Demenz* gewährt sie dem Leser Einblick in die authentische Innenansicht einer Betroffenen. Der Buchtitel löst auf den ersten Blick ambivalente Empfindungen aus. Einerseits macht er Früherkrankten Mut, andererseits kann man sich des Eindrucks nicht erwehren, dass die Autorin mit einer Art Galgenhumor verkennt oder verdrängt, dass die Zeit kommen wird, in der sich die Verhältnisse umkehren werden und in der die Demenz sie in einem wilden Tanz um den Verstand bringen wird. Bei der Lektüre des Buches stellt man allerdings fest, dass Bryden sich durch die Diagnose Demenz zu einem Tanz auf dem Vulkan aufgefordert sieht, einem Tanz, der sie schockiert, ängstigt, verzweifelt und depressiv werden lässt, der für sie zu einer emotionalen Achterbahnfahrt wird und durch den sie sich dennoch nicht aus dem Rhythmus und Takt des Lebens bringen lässt. Bryden ist insofern eine Ausnahmebetroffene, als bei ihr die Krankheit längere Zeit kaum voranschreitet. An der Seite ihres Mannes trotzt sie der Demenz und ringt ihr ein aktives und autonomes Leben ab. Mehr noch, sie sammelt Leidensgefährten um sich, engagiert sich in der Alzheimer-Gesell-

schaft und wird zur führenden Demenz-Aktivistin und zu einer treibenden Kraft der Demenz-Selbsthilfebewegung im englischsprachigen Raum.
Sie sieht sich als Stimme der Verstummten, macht sich zum Sprachrohr für die Interessen anderer Demenzkranker, die dazu nicht mehr in der Lage sind, kämpft gegen Widerstände und Vorurteile an. Sie wird sogar ins Komitee von Alzheimer's Disease International (ADI) gewählt und bereist unter anderem Indien, Brasilien, Taiwan, Japan, Frankreich und England mit ihrer Mission, die Kultur des Schweigens zu durchbrechen und Betroffene zu ermutigen, mit ihrer Erkrankung an die Öffentlichkeit zu treten.
Mit ihrer positiven Lebenseinstellung macht sie Mut, stärkt die Selbstachtung Betroffener und vermittelt ihnen, dass man selbstbewusst mit der Erkrankung umgehen kann und dass das Leben auch mit der Krankheit durchaus noch lebenswert bleiben kann. Damit arbeitet sie an einer Demontage des Zerrbildes Demenz, ohne dabei ihrerseits ein geschöntes Bild der Krankheit zu entwerfen und die mit der Demenz verbundenen Einschränkungen und das krankheitsbedingte psychische Stresspotenzial zu verschweigen.
Eine wesentliche Kraftquelle für sie ist ihr christlicher Glaube. Sie teilt nicht nur mit den Humanisten die Überzeugung, dass die Würde des Menschen unverlierbar ist, sondern sie sieht sich darüber hinaus auch als ein geliebtes Geschöpf Gottes und weiß, wer sie einmal sein wird, wenn sie stirbt. Der Titel ihres ersten Buches lautete: *Who will I be when I die?*

Katja Thimm (2011). Vatertage. Eine deutsche Geschichte.
Zum Inhalt siehe Kapitel 9.3 (vgl. S. 121).

Arno Geiger (2011). Der Alte König in seinem Exil
Zum Inhalt siehe Kapitel 9.3 (vgl. S. 123).

Peter Wißmann und Christian Zimmermann (2011). Auf dem Weg mit Alzheimer
Ein besonderes Buch-Projekt verwirklichten Christian Zimmermann, mittelständischer Unternehmer aus München, und Peter Wißmann, Geschäftsführer und wissenschaftlicher Leiter der Demenz-Support gGmbH Stuttgart. In ihrem Buch *Auf dem Weg mit Alzheimer* führen sie zwei Arten von Experten-Wissen zusammen: Das Wissen und die Erfahrungen eines Betroffenen und das Wissen eines über die Erkenntnisse der Fachwelt verfügenden Wissenschaftlers. Es ist schon ein großer Unterschied, ob ein Wissenschaftler schreibt, der zu wissen glaubt, wie sich diese Krankheit anfühlt, oder ob dies ein Betroffener tut, der seinen einzigartigen und spezifischen *Erfahrungsschatz* anderen zugänglich macht und bei dem die Authentizität der Aussagen nicht hinterfragt werden muss.
Zimmermann, der 2007 als damals 57-Jähriger mit der Diagnose *Alzheimer* konfrontiert wurde und seitdem bewusst mit der Krankheit lebt, wagte als einer der ersten in Deutschland den Schritt in die Öffentlichkeit und sprach inzwischen auf vielen Kongressen und sonstigen Veranstaltungen, im Rundfunk und im Fernsehen über die Binnenperspektive eines Demenzkranken, sein tägliches Erleben, seine Bedürfnisse und Wünsche. In dem mit der Expertise eines Fachmanns in Form des *unterstützten Schreibens* von ihm verfassten Buch berichtet er von seinen Gefühlen und Erfahrungen beim Auftreten der ersten Warnsignale, bei und nach der Diagnoseeröffnung und im weiteren Krankheitsverlauf, aber auch davon, dass das Leben mit Alzheimer weitergeht und es sich mit der Krankheit durchaus leben lässt. Zimmermann will vor allem ein Mutmachbuch schreiben, in dem er die Frage, *Gibt es ein gutes Leben mit Alzheimer?*

überzeugt und überzeugend mit *Aber, ja!* beantwortet. Von Optimismus zeugt auch der Plan der beiden Autoren, in fünf Jahren ein weiteres Projekt in Angriff zu nehmen. Ein besonderes Positivum des Buches liegt darin, dass es in einer so einfachen und verständlichen Sprache geschrieben ist, dass es auch von bereits kognitiv Beeinträchtigten verstanden werden kann.

Ulrike Halmschlager (2012) Ilse, wo bist du? Unsere Mutter hat Alzheimer
Die ORF-Kamerafrau Ulrike Halmschlager hat ihre Mutter Ilse, bei der 2001 Morbus Alzheimer diagnostiziert wurde, von 2002 bis kurz vor ihrem Tod 2007 mit der Kamera begleitet. Entstanden ist dabei zunächst ein 2009 herausgekommener, international viel beachteter und 2011 beim Filmfestival in Cannes ausgezeichneter Dokumentarfilm mit dem Titel *Ilse, wo bist du?*. In dem 2012 erschienenen gleichnamigen Buch dokumentiert Halmschlager in einer Collage aus Texten, Fotos und ausgewählten Gedichten den Krankheitsprozess ihrer Mutter, die mithilfe von Pflegerinnen bis zu ihrem Tod in ihrer vertrauten Umgebung in Krems bleiben konnte.
Halmschlager beschreibt darüber hinaus eindrucksvoll ihre eigenen Unsicherheiten, Kämpfe und Ängste, ihre ambivalenten Gefühle und ihre Auseinandersetzung mit sich selbst. Das Buch ist ein Appell hin- und nicht wegzuschauen, Alzheimerpatienten nicht zu *verstecken* und im Hier und Jetzt zu leben.

Martina Rosenberg (2012) Mutter, wann stirbst du endlich? Wenn die Pflege der kranken Eltern zur Zerreißprobe wird
Rosenberg beschreibt in ihrem Buch mit dem provokanten Titel *Mutter, wann stirbst du endlich?* ihre Leidensgeschichte und die Geschichte ihres Scheiterns bei der Pflege ihrer demenzkranken Mutter nach vielen Jahren der Aufopferung. Ihre Eltern hatten schon früh signalisiert, dass sie keinesfalls in ein Heim *abgeschoben* werden wollen, und das möchte Rosenberg, selbst Mutter einer kleinen Tochter, auch nicht. Als ihre Mutter an Demenz erkrankt, bemüht sie sich nach Kräften, eine gute Hausfrau und Mutter zu sein, die Pflege zu schultern und zudem weiter ihrem Beruf nachzugehen, nicht zuletzt, um die aufwendige Betreuung der Mutter zu finanzieren. Als ihr Vater dann noch einen Schlaganfall erleidet und in schwere Depressionen verfällt, plötzlich beide Eltern schwerkrank zu Hause liegen und die beiden immer heftiger miteinander streiten, reichen die Kräfte nicht mehr aus und die guten Vorsätze schwinden dahin.
Rosenberg selbst wird krank: zuerst Schlafstörungen, Bluthochdruck, dann Hörsturz, Tinnitus. Die nächsten Stationen sind schnell erzählt: Unterbringung der Mutter gegen ihren Willen für einige Wochen in einem Pflegeheim, vorübergehend, zum Wohl aller, wie Rosenberg glaubt. Das Experiment misslingt. Die Mutter wird unzureichend versorgt, dehydriert, verkümmert zusehends. Sie kommt wieder nach Hause und muss zuletzt 24 Stunden am Tag betreut werden. In dieser Zeit nistete sich, so der FOCUS Redakteur Jobst-Ulrich Brand (2012), dieser schwer erträgliche Gedanke ein, wurde zum Wunsch, am Ende zum Stoßgebet: Mutter, wann stirbst du endlich? Weiter schreibt er: Nie wurde ehrlicher geschrieben über eines der zentralen Lebensprobleme der heute 40- bis 60-Jährigen: Wohin mit den Eltern? Wie sie begleiten auf ihrem oft qualvollen Weg in den Tod? Wie ihre Lebensqualität bewahren, ohne die eigene Gesundheit oder wirtschaftliche Existenz zu ruinieren? (Brand, 2012). Der Aufschrei der Verzweiflung und Verbitterung von Rosenberg ist Ausdruck ihres persönlichen Scheiterns, aber auch des Scheiterns der Gesellschaft. Die Autorin fühlt sich, umherirrend im Dschungel der Pflegegesetzparagraphen, zerrieben in den bürokratischen Mühlen von Krankenkassen, Ärzten

und Pflegediensten, vom deutschen Gesundheitssystem im Stich gelassen[51]. Sie erlebt, was Tausende Pflegebedürftige und ihre Angehörigen erleben: den Kollaps der eigenen Familie bei der häuslichen Pflege eines im finalen Krankheitsstadium befindlichen Demenzkranken.
Ein mutiges und vor allem ehrliches Buch, geschrieben aus Verzweiflung, ein Buch mit einem schockierenden Titel, schockierend und abschreckend besonders für die, die das alles nicht erlebt haben, was Pflegende mit Demenzkranken im finalen Stadium erleben und leisten müssen, empfehlenswert besonders für die, die sich nur peripher mit der Problematik auseinandersetzen, Verwandte und Bekannte von pflegenden Angehörigen, die keine Vorstellung davon haben, was es bedeutet, eine 24-Stunden-Pflege zu schultern, wie verzweifelt man dabei sein und wie allein gelassen man sich fühlen kann, und die zu allem Überfluss auch noch aus sicherer Entfernung ihre guten Ratschläge von sich geben (*Du musst auch an dich selbst denken*), ein Buch, mit dem die Autorin vor allem auch das Ziel verfolgt, die längst überfällige große Debatte über das Thema Altenpflege anzustoßen.

Jörn Klare (2012). Als meine Mutter ihre Küche nicht mehr fand
Das Schlüsselerlebnis des Berliner Journalisten Jörn Klare datiert aus dem Oktober 2009. Damals besuchte er seine im Ruhrgebiet lebende Mutter, die, wie er glaubte, in letzter Zeit etwas vergesslich geworden ist. Als sie nach dem Essen das Geschirr in die Küche tragen will und ratlos im Flur steht, ist Klare *aufgewacht*. In der Folge bemüht er sich intensiv, mehr zu erfahren über die Krankheit, an der seine Mutter leidet. Dazu führt er Interviews mit insgesamt 13 Fachleuten aus verschiedenen Disziplinen, darunter einer Gerontologin sowie je einem Psychologen, Pfleger, Sozialarbeiter, Theologen und Philosophen. Aus unterschiedlichen Perspektiven betrachtet und von allen Beteiligten mit großem Respekt vor den komplexen Details diskutiert, ergibt sich aus den Interviews ein vielschichtiges Bild der Demenz.
In einem zweiten Erzählstrang berichtet Klare, wie er den Krankheitsprozess seiner Mutter erlebt und vor welche Herausforderungen er sich dabei gestellt sieht, wie schwer es ihm fällt, die vagabundierenden Gefühle seiner Mutter nachzuempfinden, wie er sich fühlt, als sie ihn nicht mehr erkennt, und wie schwierig sich die Suche nach einem Heim gestaltet, das mehr bietet als eine kostendeckende Menschenverwaltung (Billig, 2012). Den grausamen, kontinuierlichen Verfallsprozess schildert er mit den Worten: Das Gehirn meiner Mutter schrumpft unaufhaltsam. Ihre Erinnerungen, ihr Empfinden für Zeit und Raum, ihre reflektierte Selbstwahrnehmung und auch ihre Eigenständigkeit gehen z.T. langsam, z.T. erschreckend schnell verloren. (Klare, 2012, S. 28). Er fragt sich, ob ein solches Leben noch lebenswert ist und wann der Punkt erreicht ist, an dem man auch dem Leib den Tod wünschen muss (Brand, 2012).
In einem dritten Erzählstrang kommt die Mutter zu Wort. Anhand von Mitschriften alter Tonbandaufzeichnungen erzählt sie aus ihrem Leben, einem bescheidenen Leben am Rand des Sauerlands, geprägt von Armut, Krieg, Heirat, Kindern und Haushalt. Sie blickt zurück auf Bombennächte im Keller, die Befreier durch *schwarze Neger*, Weihnachtsfeste in der Mauerstraße Nr. 5 (Langer, 2012). Der eiserne Wille zum aufrechten Gang, den sie ihr ganzes Leben an den Tag legte, versucht sie auch unter den erschwerten Bedingungen einer Demenzerkrankung zu erhalten. Über Jahrzehnte bewährte Bewältigungsstrategien (z. B. *Man muss nicht alles wissen*) bieten in der Tat keinen schlechten Schutz inmitten der geistigen Erosion. Eine starke Frau. Ein starkes Buch. (Billig, 2012).

51 vgl. http://www.presseportal.de/pm/6694/2382995/-ttt-titel-thesen-temperamente-am-16-dezember- 2012-ttt-kommt-am-sonntag-16-dezember-2012-um-23-05

Ein anrührendes und zugleich informatives Buch, in dem eine ganze Reihe von Fachleuten die Leser teilhaben lassen an ihrem umfangreichen Wissen, ein Mut machendes Buch, das bei nicht wenigen Lesern bewirkt hat, dass die Krankheit ein wenig von ihrem Schrecken verliert, nicht zuletzt, weil die Mehrzahl der Fachleute versichert, dass sie selbst keine ausgeprägte Furcht vor einer eigenen Erkrankung haben und dass ohnehin viele Angehörige sich schlechter fühlen als die Erkrankten selbst, die zumindest in späten Krankheitsphasen bei angemessener Betreuung durchaus Glück empfinden können, wenn eine vertraute Person ihnen die Hand hält, sie ihre Lieblingsspeise verzehren oder die Sonne im Gesicht spüren (Langer, 2012).

David Sieveking (2013). Vergiss mein nicht: Wie meine Mutter ihr Gedächtnis verlor und ich meine Eltern neu kennenlernte

Fünf Jahre lang kümmert sich Malte Sieveking um seine Ehefrau Gretel, als bei dieser nach einer langen Ärzte-Odyssee schließlich Alzheimer diagnostiziert wird. Um seinen Vater zu entlasten und ihm eine Auszeit zu gönnen, zieht der 30-jährige Filmemacher David Sieveking wieder zu Hause ein, kümmert sich für einige Wochen um seine Mutter und verbindet dabei Privates mit Beruflichem: Mit dem Einverständnis seiner Eltern dokumentiert er die Zeit mit seiner Mutter. Mit David in dreifacher Funktion (Sohn, Betreuer, Dokumentarfilmer) und dem Kamerateam lebt die zeitlich und örtlich desorientierte und ihres Gedächtnisses beraubte Mutter regelrecht auf und gewinnt neue Lebensfreude.

Nun wird Sieveking neugierig und will seine Mutter, von der er so wenig weiß, besser kennenlernen. Seine Recherchen werden ungewollt zu einer emotionalen Reise in die Familiengeschichte und zu seinen eigenen Wurzeln. Er stößt darauf, dass seine Mutter, Sprachwissenschaftlerin, Frauenrechtlerin und Lehrerin, als Mitglied einer marxistischen Gruppierung zeitweilig vom Schweizer Staatsschutz überwacht wurde, dass seine Eltern seit über 40 Jahren in einer *offenen Ehe* leben, er erfährt von ihrer Liebe und ihren Ehekrisen und erlebt, dass die beiden jetzt, wo die Demenz bei der Mutter alle negativen Erinnerungen ausgelöscht hat, eine nie gekannte Nähe und Intimität zueinander entwickeln, ja, seine Mutter sich neu in seinen Vater verliebt, den sie schon lange nicht mehr als ihren Ehemann erkennt, dass die ganze Familie enger zusammenrückt und zu einem früher nicht gegebenen herzlichen Umgang miteinander findet.

Vergiss mein nicht ist ein vielschichtiges, einfühlsames Familienporträt, bei dem Augenblicke der Verzweiflung bei Vater und Sohn nicht ausgespart werden, der geistige und physische Abbau der Mutter in liebevoll-zärtlicher Distanz beschrieben wird, vor allem aber immer noch vorhandene frohmachende, glückliche Momente dokumentiert werden, in denen Gretel sich in entwaffnender Offenheit zeigt, ein Buch des Abschieds - die Ehefrau und Mutter ist inzwischen verstorben -, aber auch ein Bekenntnis zum Leben, ein Buch, das Mut macht, den Schock der Diagnose zu überwinden, die Trauer nicht überhand nehmen zu lassen und davon überzeugt zu sein, dass auch in Spätphasen einer Demenzerkrankung Emotionalität und lebenswerte Momente bleiben.

Martin Woodtli und Christoph Müller (2013): Mit Alzheimer im Land des Lächelns. Neue Heimat für Margrit Woodtli

Woodtli schildert, wie er völlig unvorbereitet mit der Herausforderung konfrontiert wurde, seine demenzkranke Mutter zu betreuen und zu pflegen. Überfordert von dieser Aufgabe und enttäuscht von institutionellen Alternativen, beschließt er, mit seiner Mutter nach Thailand auszuwandern, in der Hoffnung, dass der unausweichliche Kulturschock durch die ihm bekannte Zuwendung der Thais zu alten und hilfsbedürftigen Menschen mehr als ausgeglichen würde. In Thailand angekommen, reift in ihm der Entschluss, ein völlig neues Angebot für demenzkranke Menschen zu entwickeln, und so entsteht das Alzheimerzentrum Baan Kamlangchay (vgl. S. 90).

Bernd Eichmann (2013): Vatter baut ab. Eine Geschichte von Demenz und Liebe
Bernd Eichmann, Jahrgang 1953, freier Schriftsteller in Berlin, schildert in einer literarischen Langzeitreportage einfühlsam und zuweilen humorvoll die letzten zweieinhalb Jahre seines an Demenz erkrankten Vaters. Dieser, Jahrgang 1925, gut situierter Akademiker, in der NS-Zeit rassisch verfolgt, aufgrund eines KZ-Syndroms mit 53 Jahren frühverrentet, lebt nach schweren familiären Schicksalsschlägen (Freitod seiner Frau und des ältesten seiner beiden Söhne) allein, ca. 500 km von seinem Sohn entfernt, in Westfalen - deshalb *Vatter*. Jeden Sonntag telefonieren sie miteinander, mehrmals im Jahr besucht Eichmann seinen Vater für zwei bis drei Tage, die Abende sind dann gefüllt mit Disputen über Politik, Philosophie, Literatur und Musik. Doch nach Überschreiten des 80. Lebensjahres kommt es zu ersten markanten Auffälligkeiten. Innerhalb relativ kurzer Zeit mutiert der gepflegte alte Herr zu einem abgemagerten, verstörten Mann in einer verwahrlosten Wohnung.
Ein befreundeter Psychiater diagnostiziert Morbus Alzheimer. Nach kurzzeitiger Unterbringung in einer Nervenklinik übersiedelt Vatter schließlich in die Alterspsychiatrie eines gepflegten Altenheimes. Doch mit dem aufgezwungenen Lebensrhythmus und den unangemessenen sozialen Aktivitäten kommt der Senior überhaupt nicht zurecht. Daher beschließen Eichmann und seine Lebensgefährtin, ihn zu sich zu holen. Nun beginnt die Reportage, in der der Sohn detailliert schildert, was es bedeutet, einen demenziell erkrankten Angehörigen zu pflegen und bis zum Tod zu begleiten, mit welchen Herausforderungen er sich im Krankheitsverlauf konfrontiert sieht, welche Lernprozesse er durchmacht und welche Bewältigungsstrategien er anwendet. Sein Fazit: Eine solche Pflege ist eine gewaltige Herausforderung, aber sie muss keine Zumutung sein. Liebevolle Fürsorge und warmherzige Zuwendung können die letzte Lebensphase sowohl für den Gepflegten als auch für den Pflegenden lebenswert machen und dazu beitragen, der zum Tode führenden Krankheit das Menschenmögliche abzuringen. Auch in diesem Sinn schließt Eichmann mit *Danke, Vatter!*

Richard Taylor (2013): Hallo Mister Alzheimer. Wie kann man weiterleben mit Demenz? - Einsichten eines Betroffenen
Richard Taylor antwortet in 74 kurzen Kapiteln auf Fragen, die ihm Betreuungspersonen auf seinen Vortragsreisen gestellt haben. Es sind Fragen von außen nach innen und Antworten von innen nach außen. (S. 12). Da hier ein Betroffener Zusammenhänge aufzeigt, Erfahrungen weitergibt, Ratschläge erteilt und empfehlenswerte Wege beschreibt, nimmt sein Buch eine Sonderstellung ein unter den zahlreichen Demenzratgebern. Taylor ist sich bei den seinem reichen Erfahrungsschatz entnommenen Antworten durchaus bewusst, dass Personen, Familien und Krankheitsverläufe für sich genommen und im Zusammenspiel miteinander einzigartig sind und dass sich trotz vieler Gemeinsamkeiten eine generalisierende Sicht und eine schlichte Übertragung verbieten.

Sabine Bode (2014): Frieden schließen mit Demenz
Sabine Bode, freie Journalistin und Sachbuchautorin, ist bemüht, den Horrorszenarien, in denen Demenz als *Super-Gau* für betroffene Familien und zunehmend auch für die Gesellschaft dargestellt wird, eine positive Vision entgegenzusetzen. Sie bestreitet nicht, dass es sehr schwere Krankheitsverläufe gibt, betont aber, dass dies die Ausnahme sei; sie leugnet nicht, dass Demenz die Gesellschaft vor gewaltige Herausforderungen stellt, sie glaubt aber, dass diese zu bewältigen sind.
Bei ihren Recherchen stößt sie auf zahlreiche positive, ein Umdenken ausstrahlende Ansätze und Initiativen und viele Mut machende Erfahrungen. So stellt sie ausführlich die Sonnweid im schweizerischen Wetzikon vor, jene Einrichtung, in der man seit nunmehr einem Vierteljahrhundert neue Wege in der Demenzpflege geht, Betroffene nach dem Normalitätsprinzip leben und unter 14 unterschiedlichen Wohn- und Lebensmöglichkeiten wählen lässt, sich die Mitarbeiter den individuellen Bedürfnissen der Bewohner anpassen und ein großzügiger Personalschlüssel die Schaffung einer entspannten, von Ruhe und Zugewandtheit geprägten Atmosphäre ermöglicht. Die Transformation einer Stadt in ein demenzfreundliches Gemeinwesen wird beispielhaft an Ostfildern dargestellt. Daneben schildert Bode einzelne familiäre Konstellationen, in denen es gelingt, Demenzkranke in Würde altern zu lassen.
Das Buch ist ein Plädoyer für einen Perspektivenwechsel, für die Entwicklung eines breiten bürgerschaftlichen Engagements (Kapitelüberschrift: *Wir alle können etwas tun*) und die Verankerung der Demenzpflege im kollektiven Bewusstsein und Gewissen.

Druck: KN Digital Printforce GmbH · Schockenriedstraße 37 · 70565 Stuttgart